# 呼吸器疾患
## 診断治療アプローチ

**5**

# COPD
慢性閉塞性肺疾患

総編集 三嶋理晃
専門編集 金子 猛

Advanced Approach to
Respiratory Practice

中山書店

〈呼吸器疾患 診断治療アプローチ〉

## 総編集

三嶋　理晃　　大阪府済生会野江病院/京都大学名誉教授

## 編集委員（五十音順）

吾妻安良太　　日本医科大学
井上　博雅　　鹿児島大学
金子　　猛　　横浜市立大学＊
髙橋　和久　　順天堂大学
藤田　次郎　　琉球大学

＊本巻担当編集

# シリーズ刊行にあたって

　このたび中山書店から「呼吸器診療のスタンダードとアドバンスをきわめる」という
ねらいを合言葉に，シリーズ《呼吸器疾患 診断治療アプローチ》が刊行されることに
なった．

　本シリーズは，「気管支喘息」，「呼吸器感染症」，「肺癌」，「間質性肺炎・肺線維症」
「COPD」といった臨床ニーズの高い重要疾患を中心に構成され，各巻については日本の
呼吸器分野を代表する碩学の先生方に編集をお願いした．写真・イラスト・フロー
チャート・図表を多用し，視覚的にも理解しやすいように工夫され，さらに，コラムや
サイドノートなどの補足情報も充実させ，呼吸器病学の「面白さ」を伝えようという情
熱にあふれている．

　このシリーズの読者対象は，呼吸器専門医および，専門医を目指す若手医師を中心と
している．したがって，呼吸器診療における主要疾患の臨床をサポートする実践書であ
るとともに，専門医のニーズに応える学術性を備えた基本文献としての役割を目指して
いる．診療ガイドラインをふまえたスタンダードな内容を核としながらも，臨床現場か
らの新たな提言や最新のエビデンスの紹介など，先進性を併せもつ幅広い情報を提供す
ることを旨としている．

　呼吸器疾患は多様性に富み，診断の手段や治療法も多岐にわたっており，非常に魅力
のある領域である．一方，循環器系や消化器系と同程度の患者数を有するにもかかわら
ず，専門医が少ないのが現状である．しかしこのことは逆に，将来にわたって呼吸器専
門医の需要が継続することを示している．まだ進路を決めていない医学部卒業前後の若
い方々にも，このシリーズを読まれることをお勧めする．そして呼吸器診療の魅力を満
喫されたら，多くの方々に呼吸器専門医の道に進んでいただきたい．その道の先には素
晴らしい未来が拓けていると確信する．

2017年6月

総編集　**三嶋理晃**
大阪府済生会野江病院 病院長
京都大学 名誉教授

# 序

　近年，COPDの病態についての理解が進み，発症における肺の発育障害の関与が指摘されるようになり，日本呼吸器学会の『COPD（慢性閉塞性肺疾患）診断と治療のためのガイドライン2018 第5版』において，COPDの定義から炎症の文字が消えた．実際，COPDの薬物療法の主体は気管支拡張療法であり，抗炎症薬である吸入ステロイド薬（ICS）は，本ガイドラインでは喘息病態合併症例に限定して推奨されている．しかし最近になり，長時間作用性抗コリン薬（LAMA），長時間作用性$\beta_2$刺激薬（LABA）およびICSの配合剤である，いわゆるトリプル製剤が発売となったことで，COPDに対するICSの適応に関する議論が再び活発化してきている．本書でも，COPDにおけるICSの位置づけや適応の考え方について取り上げて詳しく解説している．

　さて，本書は，「呼吸器疾患診断治療アプローチ」シリーズの最後の一冊として発刊に至った．本書を心待ちにしていた読者の皆様のもとに届けることができたことは無類の喜びである．COPDの各領域における第一人者の先生方にご執筆いただき，「COPDの疾患概念・定義と疫学」，「COPDの病態」，「合併症と併存症」，「検査・診断・評価」，「安定期の管理」，「増悪期の管理と増悪予防」，「教育・指導，病診連携」の領域を網羅しており，これまでの国内外の専門書と比べても類を見ない非常に充実した内容となっている．そして，何よりも，手にとってページをめくっていただくと即座に実感できるのが，図表を多用した，カラーで視覚的に理解しやすいフォーマットになっていることである．さらに，本書の特筆すべき点は，Column，Mini Lecture，Debateの数がこのシリーズの中でも突出して多く，Column 18本，Mini Lecture 11本，またProsとConsに別れてのDebateが2本，あわせて31本のテーマで執筆され，各所に散りばめられている．興味を引くテーマが目白押しで，いずれも気軽に読むことができ，本文の理解のための一助となるものと考える．医学生や臨床研修医，ならびに呼吸器専門医を目指す若手医師から専門医まで，さらには一般医家や医師以外の医療従事者の方々にも広く本書を活用いただき，COPDについての基本を学び，加えて学術的，先進的な内容，そして臨床現場での課題など幅広い領域についても理解を深めていただきたいと願っている．

　最後に，本書の発刊にあたり，専門編集の機会を与えていただきました京都大学名誉教授の三嶋理晃先生，私の無理な注文に応え素晴らしい原稿を書き上げてくださった執筆者の先生方，そして企画編集において素晴らしいサポートをいただいた中山書店編集部の皆様に深謝したい．本書がCOPDの診療の向上と今後の臨床研究の発展に大いに資することを願ってやまない．

2019年8月

金子　猛

横浜市立大学大学院医学研究科 呼吸器病学 主任教授

呼吸器疾患 診断治療アプローチ ——————————— COPD

# CONTENTS

## 1章　COPDの疾患概念・定義と疫学

疾患概念，定義 ———————————————————— 渡辺徹也，平田一人　2

日本呼吸器学会（JRS）ガイドラインの動向 ———————————— 黒澤　一　6

疫学 ———————————————————————————— 柴田陽光　11

- **Column** 健康日本21（第二次）―COPDの認知率と診断率を
  向上するには ————————————————————— 橋本　修　19
- **Column** 日本の疫学調査1―北海道COPDコホート研究 —————— 鈴木　雅　22
- **Column** 日本の疫学調査2―高畠研究 ——————————— 井上純人，柴田陽光　25
- **Column** 日本人のCOPD潜在患者数はどのくらいと推定されるか，
  NICE studyの予測は妥当か —————————— 尾上あゆみ，大森久光　27
- **Column** 世界COPDデーを知っていますか？ ——————————— 長瀬隆英　29

## 2章　COPDの病態

発症と遺伝因子，環境因子 ——————————————— 坂本　透，檜澤伸之　32

- **Column** 電子タバコとCOPD ———————————————— 大林浩幸　39

病因 ——————————————————————————— 長井　桂，今野　哲　42

病理 ——————————————————————————————— 青柴和徹　48

- **Mini Lecture** blue bloaterとpink puffer —————————————— 伊東亮治　53
- **Mini Lecture** 日本と欧米のCOPDの病型の相違―気腫型vs非気腫型 ——— 國近尚美　56

病態生理 ———————————————————————————— 平井豊博　59

- **Column** 日本では欧米に比べて増悪が少ないのは，病態の違いか，
  あるいは管理の違いか ——————————————— 放生雅章　64
- **Column** 小児期の成長障害が原因でCOPDの診断に至る症例の
  臨床像とは —————————————————————— 古藤　洋　67
- **Column** 女性の非喫煙者で閉塞性換気障害を有する症例の頻度と病態，
  治療の必要性について ——————————————— 喜舎場朝雄　70

# 3章 合併症と併存症

全身併存症 ········································· 山本佳史，室　繁郎　76

肺合併症

　肺癌 ············································· 小林信明　89

　ACO（喘息・COPDオーバーラップ）················· 多賀谷悦子　96

　**Column** ACOは重症度が高く，予後不良か ········· 松本久子　103

　気腫合併肺線維症（CPFE）············· 中山勝敏，佐藤一洋，竹田正秀　106

# 4章 検査・診断・評価

身体所見 ··········································· 横山彰仁　116

胸部画像 ···································· 小川惠美子，中野恭幸　120

呼吸機能検査 ······································· 藤本圭作　127

　**Mini Lecture** IOSとMostGraphの違い─どのように活用すべきか

　·············································· 田中裕士，加藤　冠　134

運動負荷試験，呼吸筋の評価，睡眠時検査 ··············· 小川浩正　137

バイオマーカー ····································· 小荒井晃　142

呼吸困難とQOL ······················ 赤上　巴，相馬真智香，仲村秀俊　149

鑑別疾患 ································· 中田恭介，西村善博　155

　**Column** 質問票 ······························· 宮沢直幹　162

# 5章 安定期の管理

薬物療法

　SABA，SAMA ···························· 平野綱彦，松永和人　166

　LAMA，LABA ···························· 玉田　勉，一ノ瀬正和　171

　**Column** LAMA/LABA配合剤の登場で実際に日本人COPD患者の予後は

　改善したのか ································· 佐藤　晋　181

　ICS（吸入ステロイド薬）······················· 桑平一郎　185

　**Column** LAMA/LABA vs ICS/LABAのメタ解析・システマティックレビュー

　─あのJAMAから総説依頼が来た！ ············· 堀田信之　194

# CONTENTS

テオフィリン …… 杉浦久敏 195

喀痰調整薬 …… 武山 廉 200

**Column** たかが去痰薬，されど去痰薬 …… 寺田二郎 205

マクロライド系抗菌薬 …… 山谷睦雄 207

新規抗炎症薬 …… 長瀬隆英 215

**Column** 管理目標の中で，現在の症状の改善を目指すのか，
将来のリスクの低減が重要か …… 加藤元一 219

GOLD ドキュメント，スペイン COPD ガイドライン等海外薬物療法の考え方
…… 福山 聡，松元幸一郎 222

**Mini Lecture** LAMA はなぜ LABA より増悪抑制効果に優れているのか …… 畑地 治 229

**Debate** LAMA/LABA 併用療法を最初から行うべきか—Pros の立場から
…… 福家 聡 232

**Debate** LAMA/LABA 併用療法を最初から行うべきか—Cons の立場から
…… 寺本信嗣 235

**Mini Lecture** 大規模臨床試験データの見方・考え方 …… 堀田信之 238

## 非薬物療法

COPD と禁煙 …… 津田 徹 241

**Column** 受動喫煙の害 …… 田坂定智 248

**Mini Lecture** 受動喫煙の法的規制—日本と海外の違い，
このままでよいのか喫煙天国日本 …… 田坂定智 250

ワクチン …… 松瀬厚人 252

**Mini Lecture** 肺炎球菌ワクチンのエビデンス—PPSV23 と PCV13 は
併用すべきか …… 山本昌樹 257

呼吸リハビリテーション …… 植木 純 260

**Mini Lecture** 身体活動性の向上・維持の重要性のエビデンス …… 南方良章 266

**Column** 簡単で楽しく長続きする呼吸リハビリテーションの具体例
—座ってできる COPD 体操の紹介 …… 高橋仁美 269

栄養療法 …… 吉川雅則 272

外科療法・気管支インターベンション …… 峯下昌道 277

酸素療法，補助換気療法 …… 一和多俊男 283

**Mini Lecture** 在宅酸素療法導入のタイミング …… 桂 秀樹 290

エンドオブライフケア（終末期ケア）と緩和ケア …… 桂 秀樹 293

患者のQOL評価 ……………………………………………………………… 浅井一久　298

# 6章　増悪期の管理と増悪予防

増悪の診断と重症度判定 ………………………………… 町田健太朗，井上博雅　306

増悪期の治療─薬物療法と呼吸管理 ……………… 川山智隆，森渕粛斗，時澤冴子　311

　**Mini Lecture**　COPD増悪─全身ステロイド薬は投与すべきか ……………… 福永興壱　320

増悪予防と管理 ……………………………………………… 權　寧博，清水哲男　322

# 7章　教育・指導，病診連携

吸入療法管理・支援（指導）……………………………………………… 西川正憲　328

　**Column**　患者教育，吸入指導のための資材と活用法 ………………………… 駒瀬裕子　335

医療連携─病診連携，在宅訪問診療 …………………………………… 堀江健夫　338

　**Mini Lecture**　身体障害者手帳の申請と公的支援─受けられる福祉サービス，

　　　　　助成（国，地方）……………………………………… 原　悠，金子　猛　344

索引 ……………………………………………………………………………………… 349

ix

# 執筆者一覧(執筆順)

| 渡辺徹也 | 大阪市立大学大学院医学研究科 呼吸器内科学 |
| 平田一人 | 大阪市立大学医学部附属病院 |
| 黒澤　一 | 東北大学大学院医学系研究科 産業医学分野 |
| 柴田陽光 | 福島県立医科大学医学部呼吸器内科学講座 |
| 橋本　修 | 湘南医療大学保健医療学部 |
| 鈴木　雅 | 北海道大学大学院医学研究院 呼吸器内科学教室 |
| 井上純人 | 山形大学医学部附属病院呼吸器内科 (第一内科) |
| 尾上あゆみ | 熊本大学大学院生命科学研究部 生体情報解析学 |
| 大森久光 | 熊本大学大学院生命科学研究部 生体情報解析学 |
| 長瀬隆英 | 東京大学大学院医学系研究科呼吸器内科学 |
| 坂本　透 | 筑波大学医学医療系呼吸器内科 |
| 檜澤伸之 | 筑波大学医学医療系呼吸器内科 |
| 大林浩幸 | 東濃中央クリニック |
| 長井　桂 | JCHO北海道病院呼吸器内科 |
| 今野　哲 | 北海道大学大学院医学研究院 呼吸器内科学教室 |
| 青柴和徹 | 東京医科大学茨城医療センター呼吸器内科 |
| 伊東亮治 | 国立病院機構愛媛医療センター呼吸器内科 |
| 國近尚美 | 日本赤十字社 綜合病院山口赤十字病院内科 |
| 平井豊博 | 京都大学大学院医学研究科呼吸器内科学 |
| 放生雅章 | 国立国際医療研究センター病院呼吸器内科 |
| 古藤　洋 | 九州中央病院呼吸器内科 |
| 喜舎場朝雄 | 沖縄県立中部病院呼吸器内科 |
| 山本佳史 | 奈良県立医科大学呼吸器内科学講座 |

| 室　繁郎 | 奈良県立医科大学呼吸器内科学講座 |
| 小林信明 | 横浜市立大学大学院医学研究科 呼吸器病学教室 |
| 多賀谷悦子 | 東京女子医科大学呼吸器内科学講座 |
| 松本久子 | 京都大学大学院医学研究科呼吸器内科学 |
| 中山勝敏 | 秋田大学大学院医学系研究科 呼吸器内科学講座 |
| 佐藤一洋 | 秋田大学大学院医学系研究科 呼吸器内科学講座 |
| 竹田正秀 | 秋田大学大学院医学系研究科 呼吸器内科学講座 |
| 横山彰仁 | 高知大学医学部呼吸器・アレルギー内科学 |
| 小川恵美子 | 滋賀医科大学保健管理センター |
| 中野恭幸 | 滋賀医科大学内科学講座呼吸器内科 |
| 藤本圭作 | 信州大学医学部保健学科 生体情報検査学領域 |
| 田中裕士 | 札幌せき・ぜんそく・アレルギーセンター |
| 加藤　冠 | 札幌せき・ぜんそく・アレルギーセンター |
| 小川浩正 | 東北大学大学院医学系研究科 産業医学分野 |
| 小荒井晃 | 東北大学大学院医学系研究科 呼吸器内科学分野 |
| 赤上　巴 | 埼玉医科大学国際医療センター呼吸器内科 |
| 相馬真智香 | 埼玉医科大学呼吸器内科 |
| 仲村秀俊 | 埼玉医科大学呼吸器内科 |
| 中田恭介 | 神戸大学医学部附属病院呼吸器内科 |
| 西村善博 | 神戸大学医学部附属病院呼吸器内科 |
| 宮沢直幹 | 済生会横浜市南部病院呼吸器内科 |
| 平野綱彦 | 山口大学医学部附属病院 呼吸器・感染症内科 |
| 松永和人 | 山口大学医学部附属病院 呼吸器・感染症内科 |

| | | | |
|---|---|---|---|
| 玉田　勉 | 東北大学大学院医学系研究科<br>呼吸器内科学分野 | 南方良章 | 国立病院機構和歌山病院 |
| 一ノ瀬正和 | 東北大学大学院医学系研究科<br>呼吸器内科学分野 | 高橋仁美 | 市立秋田総合病院リハビリテーション科 |
| 佐藤　晋 | 京都大学医学部附属病院呼吸器内科<br>（リハビリテーション科） | 吉川雅則 | 奈良県立医科大学栄養管理部 |
| 桑平一郎 | 東海大学医学部付属東京病院呼吸器内科 | 峯下昌道 | 聖マリアンナ医科大学呼吸器内科 |
| 堀田信之 | National Human Genome Research<br>Institute, NIH | 一和多俊男 | 東京医科大学八王子医療センター<br>呼吸器内科 |
| 杉浦久敏 | 東北大学大学院医学系研究科<br>呼吸器内科学分野 | 桂　秀樹 | 東京女子医科大学八千代医療センター<br>呼吸器内科 |
| 武山　廉 | 東京女子医科大学呼吸器内科学講座 | 浅井一久 | 大阪市立大学大学院医学研究科<br>呼吸器内科学 |
| 寺田二郎 | 千葉大学大学院医学研究院<br>呼吸器内科学講座 | 町田健太朗 | 鹿児島大学大学院医歯学総合研究科<br>呼吸器内科学 |
| 山谷睦雄 | 東北大学大学院医学系研究科<br>先進感染症予防学寄附講座 | 井上博雅 | 鹿児島大学大学院医歯学総合研究科<br>呼吸器内科学 |
| 加藤元一 | 市立岸和田市民病院呼吸器センター | 川山智隆 | 久留米大学医学部内科学講座<br>呼吸器・神経・膠原病内科部門 |
| 福山　聡 | 九州大学大学院医学研究院<br>呼吸器内科学分野 | 森渕粛斗 | 久留米大学医学部内科学講座<br>呼吸器・神経・膠原病内科部門 |
| 松元幸一郎 | 九州大学大学院医学研究院<br>呼吸器内科学分野 | 時澤冴子 | 久留米大学医学部内科学講座<br>呼吸器・神経・膠原病内科部門 |
| 畑地　治 | 松阪市民病院呼吸器センター | 福永興壱 | 慶應義塾大学医学部呼吸器内科 |
| 福家　聡 | KKR 札幌医療センター呼吸器内科 | 權　寧博 | 日本大学医学部内科学系呼吸器内科学分野 |
| 寺本信嗣 | 東京医科大学八王子医療センター<br>呼吸器内科 | 清水哲男 | 日本大学医学部内科学系呼吸器内科学分野 |
| 津田　徹 | 霧ヶ丘つだ病院 | 西川正憲 | 藤沢市民病院呼吸器内科 |
| 田坂定智 | 弘前大学大学院医学研究科<br>呼吸器内科学講座 | 駒瀬裕子 | 聖マリアンナ医科大学横浜市西部病院<br>呼吸器内科 |
| 松瀬厚人 | 東邦大学医療センター大橋病院呼吸器内科 | 堀江健夫 | 日本赤十字社 前橋赤十字病院呼吸器内科 |
| 山本昌樹 | 横浜市立大学附属市民総合医療センター<br>呼吸器病センター | 原　悠 | 横浜市立大学大学院医学研究科<br>呼吸器病学教室 |
| 植木　純 | 順天堂大学大学院医療看護学研究科<br>臨床病態学分野呼吸器系 | 金子　猛 | 横浜市立大学大学院医学研究科<br>呼吸器病学教室 |

## 本書で用いられる主な略語一覧

| | | |
|---|---|---|
| 6MWT | six-minute walk test | 6分間歩行試験 |
| ACO | asthma and COPD overlap | 喘息・COPDオーバーラップ |
| ADL | activities of daily living | 日常生活動作 |
| ATS | American Thoracic Society | 米国胸部学会 |
| BLVR | bronchoscopic lung volume reduction | 気管支鏡的肺容量減量術 |
| BMI | body mass index | 体格指数 |
| CAT | COPD assessment test | |
| COPD | chronic obstructive pulmonary disease | 慢性閉塞性肺疾患 |
| COPD-PS | COPD population screener | COPD集団スクリーニング（質問票） |
| CPAP | continuous positive airway pressure | 持続陽圧呼吸療法 |
| CPET | cardiopulmonary exercise test | 心肺運動負荷試験 |
| CPFE | combined pulmonary fibrosis and emphysema | 気腫合併肺線維症 |
| DLco | pulmonary diffusion (diffusing) capacity | 肺拡散能力 |
| DIPNECH | diffuse idiopathic pulmonary neuroendocrine cell hyperplasia | びまん性特発性肺神経内分泌細胞過形成 |
| DPB | diffuse panbronchiolitis | びまん性汎細気管支炎 |
| DPI | dry powder inhale | ドライパウダー定量吸入器 |
| EELV | end expiratory lung volume | 呼気終末肺気量 |
| ERS | European Respiratory Society | ヨーロッパ（欧州）呼吸器学会 |
| FEV$_1$ | forced expiratory volume in one (first) second | 1秒量 |
| FEV$_1$/FVC | forced expiratory volume % in one (first) second | 1秒率 |
| GINA | Global Initiative for Asthma | |
| GOLD | Global Initiative for Chronic Obstructive Lung Disease | |
| GWAS | genome-wide association study | ゲノムワイド関連解析 |
| HMV | home mechanical ventilation | 在宅人工呼吸療法 |
| HOT | home oxygen therapy | 在宅酸素療法 |
| HRQOL | health-related quality of life | 健康関連QOL |
| ICS | inhaled corticosteroid | 吸入ステロイド薬 |
| iNOS | inducible nitric oxide synthase | 誘導型一酸化窒素合成酵素 |
| IPAP | inspiratory positive airway pressure | 吸気気道陽圧 |
| IPF | idiopathic pulmonary fibrosis | 特発性肺線維症 |
| IPPV | intermittent positive pressure ventilation | 間欠的陽圧換気 |
| LABA | long-acting beta 2-agonist | 長時間作用性$\beta_2$刺激薬 |
| LABD | long-acting bronchodilators | 長時間作用性気管支拡張薬 |
| LAMA | long-acting muscarinic antagonist | 長時間作用性抗コリン薬 |

| LBM | lean body mass | 除脂肪体重 |
|------|------|------|
| LTOT | long term oxygen therapy | 長期酸素療法 |
| LVRS | lung volume reduction surgery | 肺容量減量手術 |
| MDI | metered dose inhaler | 定量噴霧式吸入器 |
| METs | metabolic equivalents | |
| MRC | (British) Medical Research Council | 英国医学研究会議 |
| NF-$\kappa$B | nuclear factor kappa B | |
| NICE study | Nippon COPD Epidemiology study | |
| NOD | nucleotide-binding and oligomerization domain | |
| NPPV | noninvasive positive pressure ventilation | 非侵襲的陽圧換気 |
| $Paco_2$ | partial pressure of arterial carbon dioxide | 動脈血二酸化炭素分圧 |
| $Pao_2$ | partial pressure of arterial oxygen | 動脈血酸素分圧 |
| PCV13 | pneumococcal conjugate vaccine 13 | 13価蛋白結合型肺炎球ワクチン |
| pMDI | pressured metered dose inhaler | 加圧式定量噴霧式吸入器 |
| PPSV23 | pneumococcal polysaccharide vaccine 23 | 23価莢膜多糖体型肺炎球菌ワクチン |
| QOL | quality of life | 生活の質 |
| SABA | short-acting beta 2-agonist | 短時間作用性$\beta_2$刺激薬 |
| SAMA | short-acting muscarinic antagonist | 短時間作用性抗コリン薬 |
| SAS | sleep apnea syndrome | 睡眠時無呼吸症候群 |
| SF-36 | Medical Outcomes Study Short-Form 36-Item | |
| SGRQ | St.George's Respiratory Questionnaire | |
| SMI | soft mist inhaler | ソフトミストインヘラー |
| $Spo_2$ | saturation of percutaneous oxygen | 動脈血酸素飽和度 |
| SWT | shuttle walking test | シャトルウォーキング試験 |
| TNF | tumor necrosis factor | 腫瘍壊死因子 |
| TPPV | tracheostomy positive pressure ventilation | 気管切開下陽圧換気 |
| VC | vital capacity | 肺活量 |

---

【読者の方々へ】

本書に記載されている診断法・治療法については，出版時の最新の情報に基づいて正確を期するよう最善の努力が払われていますが，医学・医療の進歩からみて，その内容が全て正確かつ完全であることを保証するものではありません．したがって読者ご自身の診療にそれらを応用される場合には，医薬品添付文書や機器の説明書など，常に最新の情報に当たり，十分な注意を払われることを要望いたします．

中山書店

# COPDの疾患概念・定義と疫学

## 1章

## 1章 COPDの疾患概念・定義と疫学

COPDの疾患概念・定義と疫学

# 疾患概念，定義

## 疾患概念の歴史的変遷 ─ 今日までの軌跡

### ■20世紀の疾患概念

● COPDの疾患概念を理解するためには，閉塞性肺疾患に関する定義の歴史的変遷を知る必要がある．1950年代，呼吸生理学および呼吸生理学的検査法の発展とともに閉塞性換気障害を示す慢性肺疾患が注目されるようになっていたが，アメリカでは肺胞壁の破壊などの病理学的視点に基づいた診断名「肺気腫」として，イギリスでは慢性の咳が続くなどの症候学的視点に基づいた診断名「慢性気管支炎」として臨床診断されていた．当時，この両者を包括し，慢性非特異的肺疾患（chronic nonspecific lung disease：CNLD）への統一が提案されたが，その呼称が広く用いられることはなかった．

● その後1960年代には，アメリカのBurrowsらとイギリスのFletcherらが中心となり，慢性の気流閉塞を惹起する疾患群として疾患概念の整理が行われ，chronic obstructive lung disease（COLD）の呼称に統括されることとなった[1]．COLDには慢性かつ非可逆性の気流閉塞で特徴づけられるものの，最終形態としての気流閉塞には，肺胞破壊に伴う肺弾力性収縮力の低下（肺気腫型：Aタイプ），慢性炎症による内腔の狭小化や分泌物貯留による閉塞（気管支炎型：Bタイプ），その中間型・不定型など，さまざまなタイプが存在し分類されるようになった．とくにFilleyらが分類したpink pufferタイプとblue bloaterタイプは有名である[2]（「blue bloaterとpink puffer」p.53参照）．

● 本邦におけるCOPD疾患概念の歴史的変遷を振り返ると，海外の変遷に沿うように1960年，当時の臨床医や研究者らにより企画・開催された「第1回肺気腫研究会（のちの閉塞性肺疾患研究会）」が多大な影響を与えた．この研究会からは，①慢性肺気腫，②線維化を伴う慢性びまん性肺気腫，③合併症としての肺気腫，が提案された．

● 1960年代後半以降には，肺胞壁破壊や末梢気腔拡大などの末梢気道病変に関する病理学的変化と生理機能検査（呼吸機能検査における閉塞性障害，とくに$FEV_1$の低下）との強い関連が注目され，呼吸生理学的研究が進歩していった[3]．その後，1984年アメリカ胸部疾患学会（American Thoracic Society：ATS）で前述のアメリカ，イギリスにおける閉塞性換気障害を示す慢性肺疾患に対する診断名は，ほぼ同一の見解であったことが示された．1987年，ATSはCOLDからCOPDと呼称を変更し，その概念を再整理し，COPDは肺気腫，慢性気管支炎，末梢気道病変によって起こる非可逆的な気流閉塞を特徴とする疾患とした[4]．

● 本邦では，1995年に『慢性閉塞性肺疾患・気管支喘息の診断と治療指針』が日本胸部疾患学会（現在の日本呼吸器学会）から，さらに1999年に『COPD（慢性閉塞性肺疾患）診断と治療のためのガイドライン第1版』が日本呼吸器学会COPDガイドライン作成委員会から発刊された．この時点では，診断基準においてはスパイロメトリーで1秒率（$FEV_1$/FVC）が55％以下を「高度疑い」，70％以下を「疑い」症例として，最終診断には病歴・身体所見・胸部画像などを参考に総合的に判断

2

するものとしている[5]．

## GOLD 2001 ドキュメント

- COPD の疾患概念変遷に画期的影響を与えた，いわゆる分岐点は，2001年に発刊された国際ガイドライン"GOLD"の刊行であった[6]．
- この報告では，肺気腫と慢性気管支炎という 2 つの病名を用いて定義づけた従来の考え方から，COPD は「有害な粒子またはガスによる肺の異常な炎症反応」であるという炎症論から，「完全には可逆性ではない気流制限を特徴とする疾患」であるという生理学的異常を基本とし，呼吸機能における 1 秒率低下を 70％未満と診断基準に示した．具体的かつスパイロメトリーが診断に必須となった．さらに COPD の気流閉塞は「肺気腫病変と末梢気道病変の両者がさまざまな割合で組み合わさって起こる」ものであると示した．この 2001 年の分岐点や GOLD ドキュメントが，その後の 21 世紀の COPD 疾患概念の根幹となった．

## 21 世紀の疾患概念

- 21 世紀の COPD 疾患概念は 2001 年の GOLD ドキュメントから，COPD は超高齢社会における生活習慣病であり全身性疾患として，また予防・治療可能な疾患であり，その診療には早期診断・治療が重要であるという概念が徐々に着目されるようになっていった．
- 2004 年に発刊された COPD ガイドライン第 2 版では，COPD を「肺気腫優位型」と「末梢気道病変優位型」に区分することが提案された[7]．第 2 版のもう一つの特徴は，高分解能 CT (high resolution CT：HRCT) による肺気腫診断・早期診断の有用性を高く評価していることである．
- さらに 2006 年の GOLD ドキュメントでは，新しい 2 つの疾患概念が組み込まれた．第一は，COPD は「予防と治療が可能」な疾患であること，第二は，肺の疾患にとどまらず全身に影響を及ぼす「全身性疾患」としてとらえ，骨粗鬆症，動脈硬化，糖尿病，消化器疾患，うつ病などの併存リスクがあることなど

### 1 COPD の病型

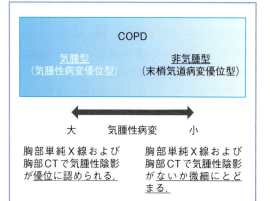

COPD の気流閉塞は気腫性病変と末梢気道病変がさまざまな割合で複合的に作用して起こるため，その病型として気腫性病変が優位である気腫型 COPD と末梢気道病変が優位である非気腫型 COPD がある．この両者の分布は二峰性の分布を示すものではなく，その関与の割合は個体間で連続性に分布している．COPD の病型は，このほかにも慢性気管支炎症状，憎悪の頻度，気流閉塞の可逆性，息切れ，体重減少，呼吸不全，肺高血圧などの有無や重症度によってさまざまに分けられる．
(日本呼吸器学会 COPD ガイドライン第 5 版作成委員会編．COPD〈慢性閉塞性肺疾患〉診断と治療のためのガイドライン 2018，第 5 版．日本呼吸器学会；2018[11] より)

が強調された[6]．

- 2009 年には COPD ガイドライン第 3 版が発刊された．この第 3 版は，気流閉塞は肺気腫と非肺気腫（末梢気道病変）が混在するとし，気腫型 COPD と非気腫型 COPD の病型を提唱したが，個々の病型に分類しなければならないという混同が危惧されたため，2013 年発刊の第 4 版においては，個々の COPD 患者は必ず両方の病変がさまざまな比率で存在すると示された[8,9]．
- 2011 年の GOLD ドキュメントでは，患者の病態評価にスパイロメトリーを用いた気流閉塞による重症度分類に加え，息切れなどの自覚症状と増悪の既往（リスク）評価を行い，それぞれの評価を 2 群に分類し，結果として病態を 4 群に分けることを示した[10]．このように患者の病態評価において，総合的評価の考え方が導入されるようになった．現在の COPD 疾患概念を病型として 1 に示す．

# 定義

- 今日のCOPDの定義は，**2**に示すとおりである[11]．2018年，本邦ガイドラインが改訂され，COPDの成立には炎症だけでなく，肺の発育障害などの非炎症性機転もあるとする概念を重視し，第4版でのタバコ煙を主とする有害物質を長期に吸入曝露することなどにより生ずる「炎症性疾患」を「肺疾患」として記載・変更した．

- 国際的な指針であるGOLDの定義（原文）では"COPD is a common, preventable and treatable disease that is characterized by persistent respiratory symptoms and airflow limitation that is due to airway and/or alveolar abnormalities usually caused by significant exposure to noxious particles or gases"[10]と示され，予防できることや治療できることなどの社会医学的側面が強調されている．

- COPDは慢性気管支炎や肺気腫と同義ではなく，COPDとは診断できない慢性気管支炎，肺気腫が存在し，臨床現場ではこれらの疾患名が汎用され，COPDと混同されており，以下にそれらの定義も示す．

①慢性気管支炎：喀痰症状が年に3か月以上あり，それが2年以上連続して認められる

## 2 COPDの定義

- タバコ煙を主とする有害物質を長期に吸入曝露することなどにより生ずる肺疾患であり，呼吸機能検査で気流閉塞を示す．
- 気流閉塞は末梢気道病変と気腫性病変がさまざまな割合で複合的に関与し起こる．
- 臨床的には徐々に進行する労作時の呼吸困難や慢性の咳・痰を示すが，これらの症状に乏しいこともある．

（日本呼吸器学会COPDガイドライン第5版作成委員会編. COPD〈慢性閉塞性肺疾患〉診断と治療のためのガイドライン2018. 第5版. 日本呼吸器学会；2018[11]より）

ことが基本条件となる．この病状が他の肺疾患や心疾患に起因する場合には，本症として取り扱わない．

②肺気腫：終末細気管支より末梢の気腔が肺胞壁の破壊を伴いながら異常に拡大しており，明らかな線維化は認められない病変を指す．病理学的な肺気腫病変は，画像上は気腫性変化としてHRCT検査により容易に検出ができる．

- 喘息とCOPDのオーバーラップ（asthma and COPD overlap：ACO）の疾患概念や定義については，「ACO（喘息・COPDオーバーラップ）」（p.96）を参照いただきたい．

（渡辺徹也，平田一人）

## 文　献

1) Tsukamura M. Chronic obstructive lung disease. A statement of the committee on therapy. Am Rev Respir Dis 1965；92：513-8.

2) Filley GF, et al. Chronic obstructive bronchopulmonary disease. II. Oxygen transport in two clinical types. Am J Med 1968；44：26-38.

3) Petty TL, et al. The functional and bronchographic evaluation of postmortem human lungs. Am Rev Respir Dis 1965；92：450-8.

4) Standards for the diagnosis and care of patients with chronic obstructive pulmonary disease (COPD) and asthma. This official statement of the American Thoracic Society was adopted by the ATS Board of Directors, November 1986. Am Rev Respir Dis 1987；136：225-44.

5) 日本呼吸器学会COPDガイドライン第1版作成委員会編．COPD（慢性閉塞性肺疾患）診断と治療のためのガイドライン 第1版．日本呼吸器学会；1999.

6) Global Initiative for Chronic Obstructive Lung Disease (GOLD) ホームページ．http//goldcopd.org/.

7) 日本呼吸器学会COPDガイドライン第2版作成委員会編．COPD（慢性閉塞性肺疾患）診断と治療のためのガイドライン 第2版．日本呼吸器学会；2004.

8) 日本呼吸器学会COPDガイドライン第3版作成委員会編．COPD（慢性閉塞性肺疾患）診断と治療のた

めのガイドライン 第3版. 日本呼吸器学会；2009.

9) 日本呼吸器学会COPDガイドライン第4版作成委員会編. COPD（慢性閉塞性肺疾患）診断と治療のためのガイドライン 第4版. 日本呼吸器学会；2013.

10) Global Initiative for Chronic Obstructive Lung Disease（GOLD）. GOLD 2017 Global strategy for the diagnosis, management and prevention of COPD. 2017.
http//goldcopd.org/gold-2017-global-strategy-diagnosis-management-prevention-copd/.

11) 日本呼吸器学会COPDガイドライン第5版作成委員会編. COPD（慢性閉塞性肺疾患）診断と治療のためのガイドライン2018, 第5版. 日本呼吸器学会；2018.

## COPDの疾患概念・定義と疫学

# 日本呼吸器学会 (JRS) ガイドラインの動向

## わが国におけるガイドラインの動向

- わが国におけるCOPDガイドラインは1999年の第1版に続き，第2版（2004年），第3版（2009年），第4版（2013年）と改訂が重ねられ，2018年に最新版である第5版[1]が発表された.

- 第5版までに国際ガイドラインGOLDも改訂が重ねられており，疾患概念や診断などについて基本的には歩調を合わせてきたが，わが国独自の事情や考え方も融合的に導入されてきた.

## COPDガイドライン第5版のポイント

### ■ 全体の構成

- ガイドラインの形式としては従来の記述的な構成が踏襲されている. 今回新たに，5ページにわたる巻頭のガイドラインサマリーがおかれ，非専門医にもCOPDについての大枠の特徴やガイドラインの概要を把握しやすいように工夫された. 冒頭，COPDの特徴が10項目にまとめられている. clinical question（CQ）を中心とした，いわゆるMinds版には第6版から準拠の予定である.

- 日本人と欧米人でCOPD患者の相違点が多く指摘されている[2]. 第5版では，外国主要文献のみならず，日本発のデータも重視されている. 特に，北海道COPDコホート研究，高畠研究，久山町研究，長浜研究などがその代表である.

- 第5版は，日本呼吸器学会による『喘息とCOPDのオーバーラップ（Asthma and COPD Overlap：ACO）診断と治療の手引き2018』[3]との記述内容に齟齬が生じないように互いに連携したものになっている. それまで，"asthma COPD overlap syndrome" としてACOSとも呼称されていたが，ACOの手引きの記載に合わせて，第5版ではACOとして統一して記載されている.

### ■ COPDの定義について―特に炎症の考え方についての動向

- わが国のCOPDガイドラインの第2版から第4版まで，COPDは肺の炎症性疾患として位置づけられてきた. 第5版では，COPDの定義から炎症の文字が消えた. これは，炎症が否定されたわけではない. 炎症のみならず幼少期の感染症や喘息などに起因する発育障害，老化，身体非活動性がCOPDの成因として概念的に包含されたものである[4,5].

- 第3版（2009年）から，COPDの定義に「タバコ煙」が原因因子であることが指摘されており，COPDと喫煙の因果関係が明確に記述されていた. この点，第4版および第5版でも重要な点として踏襲されている.

### ■ 病態について

- 特に第4版では，「全身性炎症」の概念が強調された. COPDの肺局所のみならず，血中にもTNF-αやIL-6などの炎症性メディエーターが増加しており，栄養障害，骨粗鬆症，骨格筋機能障害，心・血管疾患のリスクと関連していることが明らかにされたからである. 第5版でも，この考えは変わらなかったが，炎症の起源については記述が変化した. つまり，第4版では炎症性メディエーターが肺局所からの漏出であるとした，いわゆる「spill over説」に比重がおかれていたが，身体非活動性の低下の関与など，必ずしも肺局所の炎症との関連が必然ではない，とのスタ

ンスに変化している.

- 病型分類については,病型に関する定義が次のようにおかれた.「疾患の経過,予後や治療反応が異なる(可能性のある)一定の傾向をもった亜集団」.その上で,第4版で導入された気腫型と非気腫型(「疾患概念,定義」■ p.3参照)はそのままに,1秒量(FEV₁)低下速度の速い一群(rapid decliner)や頻回増悪群(frequent exacerbator)といった分類についても言及されている.

- 喫煙以外にも遺伝的背景などの疾患成因があることが記述されているものの,喫煙が最大の危険因子であることには変わりない.受動喫煙も危険因子である.さらに,第5版では,妊娠中の母体喫煙とCOPD発症との関連を指摘している.

### ■診断・検査

- 「COPDを疑う」ことが大切である.COPDの疾患認知度が低いこと,未診断の潜在患者が多いことは,わが国の衛生政策上の大きな課題でもある.第5版では,長期の喫煙歴などの曝露因子があることなどをはじめとして,COPDを疑うための実際のヒントが具体的に提示された.

- COPDの診断は基本的には従来と変わりない.閉塞性換気障害(FEV₁<70%)がCOPDの必要条件であるが,診断確定のためには他疾患の鑑別が必須である.第5版では,鑑別すべき疾患をあげるのみならず,鑑別に有用な検査が具体的にリスト化された.

- 身体活動性はCOPDの強い予後規定因子である点[6]が第4版から重要視されていて,第5版でもさらにその点の記載が詳しいものになった.診断においても,身体活動性の評価方法が詳述されることとなった.

### ■管理目標と治療の基本

- 現状の改善として「症状およびQOLの改善」および「運動耐容能と身体活動性の向上および維持」,将来のリスクの軽減として「増悪の予防」および「全身併存症および肺合併症

の予防・診断・治療」の計4つの管理目標が掲げられた.これらの達成の先に,「COPDの疾患の進行抑制」および「生命予後の改善」の目標につながると位置づけられている.

- 現在あるいは過去喫煙者で呼吸機能上閉塞性換気障害が認められない場合でも,COPDと同様の症状や増悪がみられることが2016年に報告されている[7].喘息の鑑別をしたうえで,これらの患者にも禁煙指導や生活指導などの介入とともに,呼吸機能検査,肺癌や生活習慣病などのチェックを定期的に行うことが奨められている.

- 喫煙しないことで大部分のCOPDは予防できる.また,禁煙によってCOPDの進行を鈍化し,増悪を減少させ,予後改善が期待できる.禁煙していることがCOPDの治療の最も基本的な前提である.第5版では喫煙への介入方法が,禁煙外来での介入と一般の外来での介入と区別されて記載されている.また,加熱式などの新型タバコについては,いかなる状況や目的であっても,その使用は推奨されていない.

### ■安定期の治療管理─薬物療法の動向

- COPDの安定期の治療管理は薬物療法と非薬物療法を並行して行う従来の考え方が踏襲されている.閉塞性換気障害の程度(FEV₁の低下)による病期に加え,息切れなどの症状や増悪を加味した重症度を総合的に判断したうえで治療法を段階的に増強していく(■,「LAMA,LABA」■ p.172参照).

- COPD患者に喘息が合併するACO症例が15〜20%程度見込まれている.COPDの治療にあたっては,喘息の合併の有無を適切に診断することが重要である.ACO診断基準における喘息の特徴(■)の項目[3]に沿って,観察および検査を考慮することが常に必要である.

- ワクチンはインフルエンザワクチン,肺炎球菌ワクチンが推奨されている.肺炎球菌ワクチンについては23価(PPSV23)に加えて13

### 1 安定期COPD管理のアルゴリズム

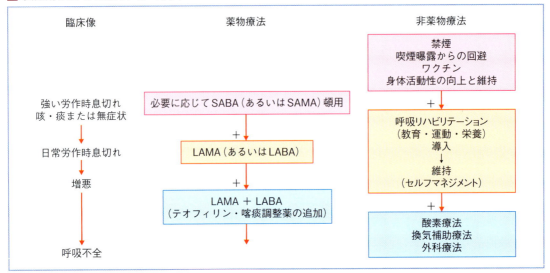

- COPD患者は症状を過小評価しがちなので詳細な聴取が重要.
- 喘息合併（ACO）患者を見逃さないため，**2**の項目に沿って観察および検査を考慮することが常に必要である.
- ACO患者であれば，気管支拡張薬に加えてICSを投与する.

SABA：短時間作用性$\beta_2$刺激薬，SAMA：短時間作用性抗コリン薬，LABA：長時間作用性$\beta_2$刺激薬，LAMA：長時間作用性抗コリン薬，ICS：吸入ステロイド薬，＋：加えて行う治療.
（日本呼吸器学会COPDガイドライン第5版作成委員会編. COPD〈慢性閉塞性肺疾患〉診断と治療のためのガイドライン2018，第5版．日本呼吸器学会；2018[1]より）

### 2 ACO診断基準における喘息の特徴

1，2，3の2項目あるいは
1，2，3のいずれか1項目と4の2項目以上

1. 変動性（日内，日々，季節）あるいは発作性の呼吸器症状（咳，痰，呼吸困難）
2. 40歳以前の喘息の既往
3. FeNO>35 ppb
4-1) 通年性アレルギー性鼻炎の合併
 -2) 気道可逆性（$FEV_1 \geq 12\%$ かつ $\geq 200$ mLの変化）
 -3) 末梢血好酸球数>5%あるいは>300/μL
 -4) IgE高値（総IgEあるいは吸入抗原）

（日本呼吸器学会編. 喘息とCOPDのオーバーラップ〈Asthma and COPD Overlap：ACO〉診断と治療の手引き2018. メディカルレビュー社：2017[3]より）

価（PCV13）が使用できるようになった．定期接種のPPSV23を基本とし，病状によりPCV13の接種と併用することが推奨された．
- 薬物療法では，気管支拡張薬を吸入で使用することを基本とする．軽度の患者では，短時間作用性抗コリン薬（SAMA）あるいは短時間作用性$\beta_2$刺激薬（SABA）の頓用が用いられ，続いて長時間作用性抗コリン薬（LAMA）または長時間作用性$\beta_2$刺激薬（LABA）の単剤使用を試みる．さらにCOPDが重度な患者において，単剤使用で効果が不十分であれば，単剤の増量よりもLAMAとLABAの併用（LAMA/LABA配合剤も可）が推奨されている．
- ACOでは，気管支拡張薬をベースに，喘息病態に対しては吸入ステロイド薬（ICS）を使用する．その場合，LABA/ICSの配合剤も可である．
- 従来，ICSは，重症COPDで増悪を繰り返す場合に使用が推奨されていたが，第5版では推奨されていない．LAMA/LABA/ICSの3剤併用とLAMA/LABAの2剤併用で，増悪には差がなかったとの試験結果が発表されたことが直接の理由であるが[8]，ICSの増悪抑制機序が不明であることや，ICSの副作用の問題も判断の後押しとなったと思われる．
- WISDOM試験のサブグループ解析で末梢好酸球数の多い非ACOのCOPDで増悪が抑制

されたことを示唆する結果が得られており[9]，ICSの増悪抑制目的の使用について，第5版では増悪の項で含みをもたせた記述がみられる．次のガイドライン改訂では，新しい薬剤としてLAMA/LABA/ICSの3剤の配合剤が登場しており，その位置づけが注目される．

### ■ 安定期の治療管理―非薬物療法の動向

● 非薬物治療は，禁煙を含む喫煙曝露からの回避，適切なワクチン接種，日頃からの身体活動性の向上と維持などを指導し実践させることを基礎とする．そのうえで，呼吸リハビリテーションを導入し維持を図る．重度で呼吸不全となった患者では酸素療法，換気補助療法，外科療法などを検討し治療を追加していく．

● 呼吸リハビリテーションのステートメントが刷新され，定義などが新しくなったが，第5版でも反映された形となった．近年，欧米のガイドラインでは，呼吸リハビリテーションは統合ケアの一環としてなされるべきとされ，特にセルフマネージメント教育を中心に，その概念が大きく変化している[10]．

● 身体活動性の向上と維持についての介入が，第5版で新たに項目が追加されて記述された．生活習慣への介入であることから，行動変容を促す動機づけや強化の要素が重要である．

### ■ 増悪期の管理

● COPDの増悪に関して，改めて次のように定義された．「息切れの増加，咳や痰の増加，胸部不快感・違和感の出現あるいは増強などを認め，安定期の治療の変更が必要となる状態をいう．ただし，他疾患（心不全，気胸，肺血栓塞栓症など）の先行の場合を除く．症状の出現は急激のみならず緩徐の場合もある」[1]．

● 増悪は患者のQOL低下，呼吸機能低下，生命予後悪化と関連している．増悪の原因は呼吸器感染症と大気汚染が多い．

● 増悪の重症度は軽症から順に，SABAのみで対応可能，SABAに加え抗菌薬あるいは全身性ステロイド投与が必要，救急外来受診あるいは入院を必要とする，の3段階に分けられる．薬物療法は抗菌薬（A），気管支拡張薬（B），ステロイド薬（C）のいわゆるABCアプローチに呼吸管理することを基本とする．

● 増悪は予防が大切である．非薬物療法では，患者教育，禁煙，ワクチン，身体活動性の維持と呼吸リハビリテーションなどが有用である．薬物療法では，LAMA，LABAともに増悪抑制効果が認められ，LAMA/LABA併用はさらに効果が大きい．

### ■ その他の動向

● 適切なCOPDの診療には，地域連携システムの存在が必要である．それには，プライマリ・ケア医と呼吸器専門医の機能分化，在宅医療の強化，地域の情報共有などの要素が含まれる．この中でプライマリ・ケア医の役割は，総合的かつ全人的に診療を行うことである．

● 第5版では終末期の考え方が整理されて記述された．疾患の終末期では，インフォームドコンセントをもとに，これからの医療のあり方を患者の意思として確認しておくことが必要とされる．COPDでは，増悪の入院の際がそのタイミングの一つである．

● 第5版では，終末期の呼吸困難や咳に対する薬物療法の考え方が示された．進行期の呼吸困難に対して，投与量を適切にコントロールすれば，モルヒネ投与は効果が期待され，呼吸抑制の問題もほとんど発生しない．呼吸回数が少ないのに呼吸困難の訴えが強い患者には，ベンゾジアゼピンなどの抗不安薬を試みる価値がある．オピオイドは，激しい咳漱に対して保険適用である．

## 次回改訂の第6版への展望

● 次回はMinds版に準拠した新しい構成のガイドラインとなる見込みである．その中心は，

CQを作成し，CQごとに関連する研究報告をまとめてレビューし，作成委員会としての推奨度を決めていくものである．特に治療の部分に関しては重要な作業と思われる．ただし，第5版までの総説の集合体のような構成が一変するため，「財産」ともいえるそれまで改訂ごとに蓄積されてきた記述内容やその更新をどのようにするかも考えておく必要がある．

● 今回，第5版では，ICSの使用はACOに対して奨めている．しかし，最新GOLDでは，末梢好酸球数の程度や増悪の頻度などによってACOに限らない使用も記述されている．第5版でも増悪の薬物療法的予防として，非ACOで末梢好酸球数が多い患者での使用に含みをもたせた記述になっていることは前述したとおりである．LAMA/LABA/ICSの配合剤が新しく発売され，注目される点となると思われる．

● COPDでは薬物療法で効果の高い薬剤が出ているとともに，非薬物療法と並行して総合的な管理をしていくことがますます重要になると見込まれる．残念ながら，一般臨床では，多くの医療施設でまだまだ薬剤処方のみしか行われていないのが現状ではないかと考えられる．呼吸リハビリテーション，身体活動性の向上と維持のための生活習慣介入，肺癌や心・血管疾患などの併存症や合併症の診断と管理，ワクチン接種などの感染予防および増悪予防など，総合的な視点での管理方法の推奨を強く推進していくべきである．

（黒澤　一）

## 文　献

1) 日本呼吸器学会COPDガイドライン第5版作成委員会編．COPD（慢性閉塞性肺疾患）診断と治療のためのガイドライン2018，第5版．日本呼吸器学会；2018．

2) Takahashi S, Betsuyaku T. The chronic obstructive pulmonary disease comorbidity spectrum in Japan differs from that in western countries. Respir Investig 2015；53：259-70.

3) 日本呼吸器学会喘息とCOPDのオーバーラップ（Asthma and COPD Overlap：ACO）診断と治療の手引き2018作成委員会編．喘息とCOPDのオーバーラップ（Asthma and COPD Overlap：ACO）診断と治療の手引き2018．メディカルレビュー社；2017．

4) Lange P, et al. Lung-Function Trajectories Leading to Chronic Obstructive Pulmonary Disease. N Engl J Med 2015；373：111-22.

5) Rabe KF, Watz H. Chronic obstructive pulmonary disease. Lancet 2017；389：1931-40.

6) Waschki B, et al. Physical activity is the strongest predictor of all-cause mortality in patients with COPD：a prospective cohort study. Chest 2011；140：331-42.

7) Woodruff PG, et al. Clinical Significance of Symptoms in Smokers with Preserved Pulmonary Function. N Engl J Med 2016；374：1811-21.

8) Magnussen H, et al. Withdrawal of inhaled glucocorticoids and exacerbations of COPD. N Engl J Med 2014；371：1285-94.

9) Calverley PMA, et al. Eosinophilia, Frequent Exacerbations, and Steroid Response in Chronic Obstructive Pulmonary Disease. Am J Respir Crit Care Med 2017；196：1219-21.

10) Spruit MA, et al. An official American Thoracic Society/European Respiratory Society statement：key concepts and advances in pulmonary rehabilitation. Am J Respir Crit Care Med 2013；188：e13-64.

疫学

## COPDの疾患概念・定義と疫学

# 疫学

## はじめに

- 2018（平成30）年4月に『COPD（慢性閉塞性肺疾患）診断と治療のためのガイドライン2018，第5版』が出版された．筆者は本ガイドライン第4版と第5版において，疫学のパートを担当した．ガイドラインは原稿作成から出版まで，さまざまな過程を経るため，執筆を行った時点からかなり時間が経過している．そのため，ガイドライン執筆時点では書き入れることができなかった新しい情報が得られている．本稿においては，内容は基本的にガイドラインを踏襲しながら，新しい情報をアップデートすることにする．

## 日本におけるCOPDの有病率と問題点

### ■喫煙率の推移

- タバコ煙曝露はCOPDの原因として重要である．タバコ消費量の増加と加齢によって呼吸機能は悪化する[1]．よって，本邦における喫煙率は本疾患の疫学的な動向に強く影響を与える．
- 日本国内では，昭和40年代前半に成人男性の喫煙率は80％を超えていたが，徐々に減少して，2017（平成29）年度では29.4％となっている[2]．成人女性では昭和40年代に20％程度であった平均喫煙率は以降緩やかな減少傾向にあり，2017年度では7.2％となっている[2]．しかしアメリカの喫煙率は男性女性ともに20％未満になっている．よって本邦では男性の喫煙率は比較的高いといえる．

### ■世界での有病率

- 世界的にCOPDの有病率は高い．代表的な横断研究として，PLATINO StudyとBOLD Studyがある．

- PLATINO Studyでは，ラテンアメリカの各都市での40歳以上における気管支拡張薬吸入後の気流閉塞陽性率を調べ，有病率を7.8〜19.4％と報告している[3]．
- BOLD Studyでは，西洋諸国において40歳以上でGOLD 2以上のCOPD有病率を調査し，男性16.4％，女性8.5％，全体で10.4％と報告している[4]．

### ■NICE study

- Nippon COPD Epidemiology（NICE）studyにおいては，COPD患者が本邦にどれくらい存在するのかが調査された[5]．
- この研究では日本の人口構成に準拠するように無作為に抽出された40歳以上の一般住民から参加を募り，全国18都道府県の35施設で実施され，2,343人に対して健康調査とスパイロメトリーが実施された．結果，男性では16.4％，女性では5.0％に呼気気流閉塞が指摘された（全体で10.9％）．問診票により喘息による気流閉塞を除外することによって，日本人におけるCOPDの有病率は8.6％と推定された．
- しかし，NICE studyにおいて呼気気流閉塞の認められた被検者の中で，すでにCOPDと診断されていたのはわずか9.4％しかおらず，多くのCOPD患者が未診断かつ未治療の状態におかれていることが理解された．そして，本研究から40歳以上の日本人の530万人がCOPDに罹患しているであろうと見積もられている．一方，厚生労働省の実施している患者調査によれば，2016年のCOPD患者数は26万人と見積もられている[6]．すなわち，本調査のデータとNICE studyの見積もりからも，患者の5％程度しか，COPDとし

11

て診断治療がなされていないことがうかがえる.

### ■日本でのコホート研究

- 近年,地域一般住民において実施された呼吸器の検査をもとにした,呼気気流閉塞の有病率が調査されている.
- 山形高畠研究では山形県高畠町の住民に対して2004～2006年にかけて自治体主催の基本検診の際に呼吸機能検査(気管支拡張薬未使用)が実施された[1].本検査では呼気気流閉塞が40歳以上の検診参加地域住民の男性16.4%,女性5.8%,全体で10.6%に指摘された(**1**).この気流閉塞の有病率は前述のNICE studyときわめて近似していた[1].そして,**2**に示すように,呼気気流閉塞の有病率は年代が上がるほど高くなり,とくに70歳以上男性では約25%に気流閉塞が認められた[1].また,喫煙既往がある場合には70

**1** 高畠研究における気流閉塞陽性率

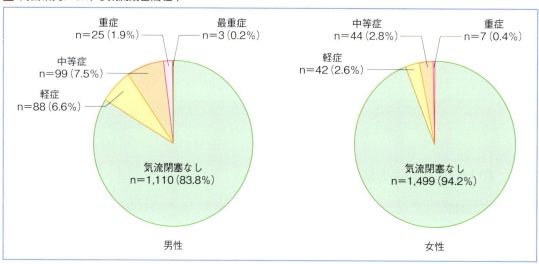

(Osaka D, et al. Intern Med 2010 ; 49 : 1489-99[1] より)

**2** 高畠研究における各年代ごとの気流閉塞陽性率

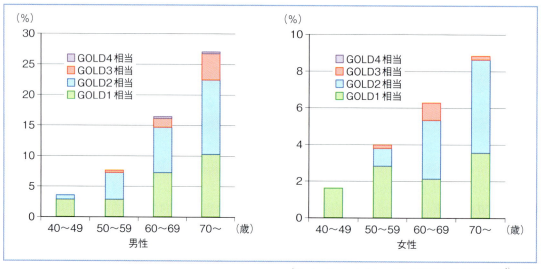

(Osaka D, et al. Intern Med 2010 ; 49 : 1489-99[1] より)

## 3 日本でのコホート研究における気流閉塞有病率

| | 調査期間 | 対象者数 | BD使用の有無 | 平均年齢 | 男/女比 | 気流閉塞有症率 |
|---|---|---|---|---|---|---|
| 山形高畠研究 | 2004〜2006 | 2,917 | no | 全体62.8, 男性63.3, 女性62.5 | 1,325 : 1,592 | 全体10.6%, 男性16.4%, 女性5.8% |
| 京都長浜研究 | 2008〜2010 | 9,040 | no | 54 | 2,953 : 6,087 | 3.80% |
| 福岡久山町研究 | 2009 | 2,232 | yes | 全体集団としての記載なし* | 951 : 1,281 | pre BD：男性14.6%, 女性13.7%<br>post BD：男性8.7%, 女性8.7% |
| 奈良藤原京研究 | 2012〜2013 | 2,862 | no | 77.7 | 1,504 : 1,358 | 全体16.9%, 男性30.1%, 女性2.3%, 喫煙者37.4% |

*非喫煙者：男性63.9, 女性64.3；過去喫煙者：男性67.4, 女性57.2；現喫煙者：男性58.5, 女性55.9.
BD：気管支拡張薬.

（文献7-9をもとに作成）

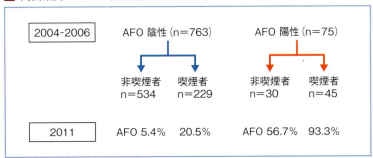

## 4 高畠研究における新規気流閉塞（AFO）陽性者出現状況（喫煙状況別）

（Sato K, et al. Respir Investig 2018；56：120-7[13]より）

歳以上の男性の約35%に気流閉塞が認められた[1]．
- 京都長浜研究，福岡久山町研究，奈良藤原京研究も含めて，概要を 3 にまとめた．対象年齢や男女比などに差があり，報告結果はさまざまである[7-9]．

## COPDの罹患率

- 海外の縦断的疫学研究であるFramingham Offspring Cohortから，喫煙者では1秒量の経年的な減少量が有意に大きいことが示されている．経年1秒量低下量は非喫煙者男性で19.6 mL/年，女性17.6 mL/年であるのに対して，継続喫煙者では男性38.2 mL/年，女性23.9 mL/年であった[10]．喫煙による気道・肺胞の障害がCOPDの病態の基本であるため，喫煙者の中でとくに喫煙曝露量の多い重喫煙者で，喫煙感受性の高い個体がCOPDを発症してくることは想像にたやすい．
- COPD罹患率に関しては研究調査方法によるばらつきが大きいが，2.8〜15.7（1,000 person-years）と報告されている[11]．本邦からのCOPD罹患率に関する疫学研究はきわめて少ないが，男性で8.1，女性で3.1（1,000 person-years）という報告がある[12]．
- 山形高畠研究においては，1次調査時に気流閉塞を認めなかった763人を6年間追跡した結果，非喫煙者群で5.4%が気流閉塞陽性になるのに対して，喫煙者群では20.5%が気流閉塞陽性に転じたと報告されている（ 4 ）[13]．

**5** COPDの死因順位，死亡率，年齢調整死亡率の推移

| 年度 | 総死亡数 | 死亡順位 | | | COPD死亡数 | | | 死亡率* | | | 年齢調整死亡率* | |
|---|---|---|---|---|---|---|---|---|---|---|---|---|
| | | 全体 | 男性 | 女性 | 全体 | 男性 | 女性 | 全体 | 男性 | 女性 | 男性 | 女性 |
| 2005 | 1,084,012 | 10 | 7 | 15 | 14,415 | 11,018 | 3,397 | 11.4 | 17.9 | 5.3 | 7.7 | 1.2 |
| 2007 | 1,108,280 | 10 | 7 | 15 | 14,890 | 11,435 | 3,455 | 11.8 | 18.6 | 5.4 | 6.7 | 1.0 |
| 2008 | 1,142,467 | 10 | 7 | 16 | 15,505 | 11,931 | 3,574 | 12.3 | 19.4 | 5.5 | 6.3 | 0.9 |
| 2009 | 1,141,865 | 10 | 7 | 16 | 15,359 | 11,928 | 3,411 | 12.2 | 19.4 | 5.3 | 5.8 | 0.9 |
| 2010 | 1,197,012 | 9 | 7 | 16 | 16,293 | 12,669 | 3,606 | 12.9 | 20.6 | 5.6 | 5.6 | 0.8 |
| 2011 | 1,253,066 | 9 | 7 | 16 | 16,639 | 12,998 | 3,641 | 13.2 | 21.1 | 5.6 | 5.1 | 0.8 |
| 2012 | 1,256,359 | 9 | 8 | 19 | 16,402 | 12,866 | 3,536 | 13.0 | 21.0 | 5.5 | 4.7 | 0.7 |
| 2013 | 1,268,436 | 9 | 8 | 20 | 16,443 | 13,057 | 3,386 | 13.1 | 21.3 | 5.2 | 4.3 | 0.6 |
| 2014 | 1,273,004 | 10 | 8 | 20 | 16,184 | 13,002 | 3,182 | 12.9 | 21.3 | 4.9 | 3.9 | 0.6 |
| 2015 | 1,290,444 | 10 | 8 | 20 | 15,756 | 12,642 | 3,114 | 12.6 | 20.7 | 4.8 | 3.5 | 0.6 |
| 2016 | 1,307,748 | 11 | 8 | 18 ? | 15,686 | 12,649 | 3,037 | 12.5 | 20.8 | 4.7 | 3.2 | 0.5 |
| 2017 | 1,340,397 | 13 ? | 8 | ランク外 | 18,523 | 15,266 | 3,257 | 14.9 | 25.2 | 5.1 | 4.0 | 0.5 |

*人口10万対.

（文献14, 15をもとに作成）

## 本邦の死因における位置づけ

- 厚生労働省の人口動態調査における死因別の男女全体の死亡数の順位において，COPDは2015年までtop 10内に位置づけられていた．しかし，2016年からはtop 10のランク圏外になっている．男性においては2012年から第8位となっており，2016，2017年も同様であった（**5**）[14,15]．厚生労働省の発表データの中で，ランキングtop 10圏外の死亡順位は記載されていないが，集計表をもとに，筆者独自で解析を行ったところ，2016年は全体では第11位に，女性は18位（あくまで推定順位）に位置づけられていた．

- 2017年から，厚生労働省のデータの集計記載方法が大きく変化している[14]．**6**のように，誤嚥性肺炎が肺炎から分かれて記載されるようになり，また，間質性肺疾患もその他から独立して表記されるようになった．変更後の集計方法の詳細が不明なため，断定はできないが，COPDの全体での死亡順位は第13位になっていると思われる．女性においてはおそらくtop 20以下であろうと推定される．

- COPD死亡数の推移をみてみると，2011年まで総死亡数は増加傾向を示し，その後頭打ちになっているように思えたが，2017年には18,000人を超え，前年の2016年より2,800人も増加している（**7**）．COPD（統計資料では「慢性気管支炎及び肺気腫」としてまとめられている）の年齢調整死亡率（10万対）は，男性では2016年まで低下傾向にあったが[16]，2017年にわずかに増加した（**8**）[14]．女性においては増加傾向を認めず，横ばいである．この増加は実際にCOPDによる死亡患者数が増えたのか，それとも前述のように，厚生労働省のデータの集計記載方法の変化によるものなのか不明である．いずれにせよ，今後のトレンドに注意を払う必要がある．

- COPD死亡者の年代別割合をみてみると，COPD死亡者の半数以上は80歳代が占めており，その傾向が強まっている（**9**）．すなわち，日本のCOPD患者は高齢であり，併存症や他疾患で亡くならないかぎり，比較的長寿を全うできることを示していると考えられる．

疫学

**6** 2016年と2017年の死因別死亡順位

| 順位 | 2016全体 | 2016男性 | 2016女性 |
|---|---|---|---|
| 1 | 悪性新生物 | 悪性新生物 | 悪性新生物 |
| 2 | 心疾患 | 心疾患 | 心疾患 |
| 3 | 肺炎 | 肺炎 | 老衰 |
| 4 | 脳血管疾患 | 脳血管疾患 | 脳血管疾患 |
| 5 | 老衰 | 老衰 | 肺炎 |
| 6 | 不慮の事故 | 不慮の事故 | 不慮の事故 |
| 7 | 腎不全 | 自殺 | 腎不全 |
| 8 | 自殺 | 慢性閉塞性肺疾患（COPD） | 大動脈瘤および解離 |
| 9 | 大動脈瘤および解離 | 腎不全 | 血管性等の認知症 |
| 10 | 肝疾患 | 肝疾患 | アルツハイマー病 |
| 11 | 慢性閉塞性肺疾患（COPD） | 大動脈瘤および解離 | 自殺 |

| 順位 | 2017全体 | 2017男性 | 2017女性 |
|---|---|---|---|
| 1 | 悪性新生物〈腫瘍〉 | 悪性新生物〈腫瘍〉 | 悪性新生物〈腫瘍〉 |
| 2 | 心疾患 | 心疾患 | 心疾患 |
| 3 | 脳血管疾患 | 脳血管疾患 | 老衰 |
| 4 | 老衰 | 肺炎 | 脳血管疾患 |
| 5 | 肺炎 | 老衰 | 肺炎 |
| 6 | 不慮の事故 | 不慮の事故 | 不慮の事故 |
| 7 | 誤嚥性肺炎 | 誤嚥性肺炎 | 誤嚥性肺炎 |
| 8 | 腎不全 | 慢性閉塞性肺疾患 | 腎不全 |
| 9 | 自殺 | 自殺 | 血管性および詳細不明の認知症 |
| 10 | 血管性および詳細不明の認知症 | 腎不全 | アルツハイマー病 |
| 11 | 大動脈瘤および解離 | 間質性肺疾患 | 大動脈瘤および解離 |
| 12 | 間質性肺疾患 | 肝疾患 | 慢性腎臓病 |
| 13 | 慢性閉塞性肺疾患 | 大動脈瘤および解離 | 間質性肺疾患 |

（10位まで：厚生労働省．平成29年〈2017〉人口動態統計〈確定数〉の概況[14]，11位以降は厚生労働省ホームページ資料から筆者作成）

## 今後の疫学的課題

● COPDが甚大な健康被害をもたらすことは多くの文献から明らかにされている．特に増悪が個々の患者に及ぼす影響は医療経済的にきわめて大きいだけでなく，多大な労働損失を伴うことが知られている．一般社会においてはCOPDと確実に診断されていなくても，呼吸機能低下が健康に甚大な被害をもたらすことが，疫学研究によって再確認されている．

● COPDによる健康被害を減らしていくには，喫煙率を減らすことが有効であると考えられ，そのためには防煙活動を展開し，喫煙者に対してはニコチン依存からの離脱を進めてゆくことが大切である．そして，健康日本21における厚生労働省の方針のように，COPDに対する一般住民の認知度を向上させていく必要がある．同時に本疾患が放置してよい病気ではないことも啓発する必要がある．

● 患者数が膨大であることから，COPDを呼吸器専門医だけで対応するのは困難である．よって非専門医が果たす役割も大きいが，現

1章　COPDの疾患概念・定義と疫学

■7 日本のCOPD死亡数の推移

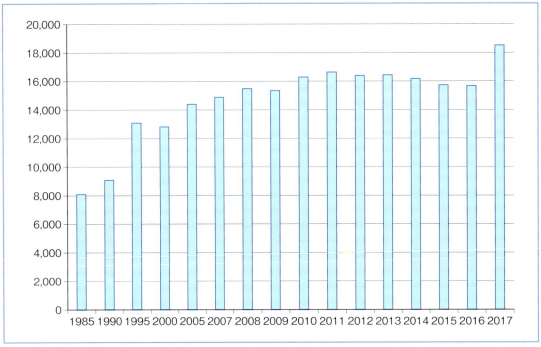

（eSTATホームページ：人口動態調査．死亡数，性・年齢〈5歳階級〉・死因〈死因簡単分類〉より作成）

■8 日本のCOPD年齢調整死亡率（10万対）の推移

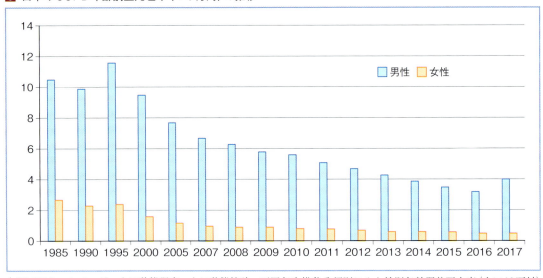

（eSTATホームページ：人口動態調査　人口動態統計　死因年次推移分類別にみた性別年齢調整死亡率〈人口10万対〉より作成）

疫学

**❾ 日本のCOPD死亡者年代別割合の推移**

（eSTATホームページ：人口動態調査．死亡数，性・年齢〈5歳階級〉・死因〈死因簡単分類〉より作成）

時点で非専門医が十分に，COPDによる健康被害を理解しているとは言い難い．悲しいことに，多くの患者が長期重喫煙を見過ごされ，重症COPDへと進展してしまっている．かつては呼吸器専門医の中でも，治療法がほとんどないということから，早期のCOPDと診断しても，禁煙と症状出現時の再来のみを指示して診察を終えることが多々あったが，有効な治療法が整ってきた現在では，もはやそのような対応は許されがたく，COPDガイドラインに沿った管理を遂行することが望ましい．

●COPDを早期診断する社会的なしくみが十分に整っていないことも，重大な問題である．

COPD患者を早期発見する社会的なシステムを作っていくことが求められる．

## おわりに

●長期の喫煙を続けてきた世代の高齢化は今後20年間続き，高齢者の人口比率の増加から考えて，COPDの患者数は高止まりすると推測される．よって，その患者を早期発見し，増悪を予防し，併存疾患による病態悪化を予防することが，公衆衛生学的な住民の健康維持のためには重要である．このような働きかけが，患者の健康状態維持につながることを祈りつつ，本稿を終える．

（柴田陽光）

## 文 献

1）Osaka D, et al. Relationship between habit of cigarette smoking and airflow limitation in healthy Japanese individuals：the Takahata study. Intern Med 2010；49：1489-99.
2）厚生労働省. 平成29年「国民健康・栄養調査」の結果.
https://www.mhlw.go.jp/content/10904750/000351576.pdf（accessed 2019-1-8）.

3) Menezes AM, et al. Chronic obstructive pulmonary disease in five Latin American cities (the PLATINO study): a prevalence study. Lancet 2005; 366: 1875-81.

4) Buist AS, et al. International variation in the prevalence of COPD (the BOLD Study): a population-based prevalence study. Lancet 2007; 370: 741-50.

5) Fukuchi Y, et al. COPD in Japan: the Nippon COPD Epidemiology study. Respirology 2004; 9: 458-65.

6) 日本呼吸器学会COPDガイドライン第5版作成委員会編. 疫学と経済的・社会的負荷. COPD（慢性閉塞性肺疾患）診断と治療のためのガイドライン2018, 第5版. 日本呼吸器学会；2018. p.13.

7) Matsumoto K, et al. Prevalence of asthma with airflow limitation, COPD, and COPD with variable airflow limitation in older subjects in a general Japanese population: the Hisayama Study. Respir Investig 2015; 53: 22-9.

8) Muro S, et al. Relationship Among Chlamydia and Mycoplasma Pneumoniae Seropositivity, IKZF1 Genotype and Chronic Obstructive Pulmonary Disease in A General Japanese Population: The Nagahama Study. Medicine (Baltimore). 2016; 95: e3371.

9) Yoshikawa M, et al. Prevalence of chronic obstructive pulmonary disease in independent community-dwelling older adults: The Fujiwara-kyo study. Geriatr Gerontol Int 2017; 17: 2421-6.

10) Kohansal R, et al. The natural history of chronic airflow obstruction revisited: an analysis of the Framingham offspring cohort. Am J Respir Crit Care Med 2009; 180: 3-10.

11) Rycroft CE, et al. Epidemiology of chronic obstructive pulmonary disease: a literature review. Int J Chron Obstruct Pulmon Dis 2012; 7: 457-94.

12) Kojima S, et al. Incidence of chronic obstructive pulmonary disease, and the relationship between age and smoking in a Japanese population. J Epidemiol 2007; 17: 54-60.

13) Sato K, et al. Impact of cigarette smoking on decline in forced expiratory volume in 1s relative to severity of airflow obstruction in a Japanese general population: The Yamagata-Takahata study. Respir Investig 2018; 56: 120-7.

14) 厚生労働省. 平成29年（2017）人口動態統計（確定数）の概況.
https://www.mhlw.go.jp/toukei/saikin/hw/jinkou/kakutei17/index.html (accessed 2019-1-8)

15) 厚生労働省. 平成28年（2016）人口動態統計（確定数）の概況.
https://www.mhlw.go.jp/toukei/saikin/hw/jinkou/kakutei16/index.html (accessed 2019-1-8).

16) 総務省統計局. 人口動態調査 / 人口動態統計 確定数 死亡 / 死因年次推移分類別にみた性別年齢調整死亡率（人口10万対）2016.
https://www.e-stat.go.jp/stat-search/database?page=1 & query=%E9%9B%A2%E5%A9%9A& layout=dataset & statdisp_id=0003214722 (accessed 2019-1-8).

## Column

# 健康日本21(第二次) ― COPDの認知率と診断率を向上するには

### はじめに

　COPD疫学調査(NICE study)は，40歳以上の10.9%(男性16.4%，女性5.0%)に気流閉塞を認め，喘息を除いた場合でもCOPD有病率は8.6%と推測される．気流閉塞を認めた者の中でCOPDと診断されていた割合は9.4%であった[1]．この疫学調査では日本人の40歳以上の約530万人がCOPDに罹患していると推測される．また，厚生労働省大臣官房統計情報部(2016年)によりCOPDとして治療を受けているのは26万人と報告されている[2]．2009年からGOLD日本委員会はインターネットによる認知度把握調査を開始し継続している[3]．2009年では17.7%，2018年では28.1%であった．本稿ではCOPD認知率・診断率向上に取り組んでいる活動を紹介し，今後の方向性について述べたい．

### COPD啓発の取り組み

#### 一般社団法人日本呼吸器学会

　COPDの疾患の理解の啓発に加えて，「禁煙推進活動」「肺の日」や「呼吸の日」を制定し呼吸器疾患の理解を深める市民向けの活動[4]，『COPD(慢性閉塞性肺疾患)診断と治療のためのガイドライン2018，第5版』[2]『大気・室内気関連疾患の予防と対策の手引き』[5]の発刊などを通してCOPDを含む呼吸器疾患の啓発活動を行っている．公益財団日本呼吸器財団[6]はこれらの一部の活動を共催している．

#### 行政・医師会

　2013年に始まった『国民健康づくり運動プラン(健康日本21)』では，COPDが「発症予防と重症化予防に取り組む非感染性疾患」に加えられ，COPDの認知度を2022年度までに80%に引き上げる目標が掲げられた[7]．日本医師会はこの目標に向かって活動を展開している．

#### 特定非営利活動法人日本呼吸器障害者情報センター

　呼吸器障害をもつ患者とその家族，医療者・福祉関係者，関連事業者の三者を結ぶセンターとして，また，疾患啓発を推進する活動を行っている[8]．

#### 一般社団法人GOLD日本委員会

　GOLDは「COPDについての認識・理解を高めること」「COPDの診断・管理・予防について，その方法を向上させること」「COPDに関する研究を促進させること」を目的として活動をしている．日本では，2012年10月にCOPDに関する正しい知識の普及を通じて国民の健康増進に寄与することを目的として一般社団法人GOLD日本委員会が設立された[3]．

#### 一般社団法人COPD啓発プロジェクト

　2012年に設立され，COPDの認知を促進するために，新聞，雑誌，電車やバス，通路，掲示板，テレビ，ラジオ，ホームページなどに広告を掲載する活動や市民公開講座，セミナー，呼吸機能測定会を開催し，COPDの啓発に努めている[9]．

### 情報を伝達する人材の育成と活用

　健康づくりの重要性を理解していても，健康的な生活に関する情報の収集を積極的に行わず，行動変容を行わない層(健康無関心層)は全体の70%を占める[10]．健康啓発や疾患の予防施策は，健康無関心層にアプローチし実施される必要があるが，この層は自ら健康情報を取得しようとしない．一般的なプロモーション(ポスター，テレビコマーシャル等)はこのような無関心層に影響を与える可能性が低く，与

Column

**1** 事業への参加の決め手となった情報源の割合―口コミを誘発させる広報は無関心層を動かす

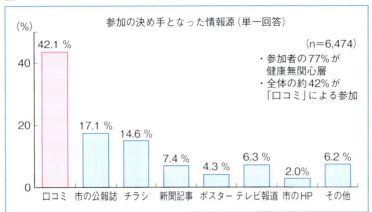

健康事業・健康啓発を扱う場合，広告媒体は「口コミ」が最も優れている．チラシ・ポスター等も一定数の効果があると見込めるが，行動変容を起こしづらい．
（文部科学省．スポーツを通じた地域コミュニティ活性化促進事業．筑波大学久野研究室・つくばウエルネスリサーチ；2015[15]）より）

えられた材料から必要な情報を引き出し活用する能力，応用する力，すなわちリテラシーの向上による行動変容は十分には見込めない[10]．このような現状を変えるために，①コミュニティ単位で情報が拡散される必要性，②口コミを誘発させる広報は無関心層にアプローチできる可能性があるという仮定を元に，口コミによる健康インセンティブ事業の広報を試みたところ口コミが有効であった．すなわち，広報誌やポスターなど従来の広報による事業の参加人数は募集200人のところ30人，従来の広報に加えて口コミによる情報拡散を行った場合は募集1,000人のところ1,040人参加した[11]．このように情報伝達には人から人への口コミが最も有効である（**1**）[11]．「厚生労働省地域におけるインセンティブ情報ネットワークモデル構築等事業」によると，健康に関する情報を伝達する「健康アンバサダー」と呼称されるインフルエンサーは1人当たり年間平均14.9人に情報を伝達し，情報を受けっとった相手が情報に興味をもった割合は83％であった[12]．この結果は，健康情報を伝播させるには従来の画一的な広報より，口コミによる拡散が最も有効であることを示した．

**一般社団法人クリーンエア**

一般社団法人クリーンエア[13]は上記の事業のコンセプトを生かして，産官学民が協業して，「小児喘息やアレルギー発症ゼロのまちづくり」[14]，さらに「咳，特に長引く咳に関する情報を伝達するインフルエンサー」を地域住民に加えて薬局・ドラッグストアーで働く人材を対象に養成する活動を行っている．薬局・ドラッグストアーで働く人材は，咳を訴える人のさまざまな背景を理解し，一般市販薬（医師の処方箋がなくても購入できる薬品）や要指導薬（一般医薬品のうち薬剤師による対面販売が義務づけられている医薬品）で対応あるいは医療機関の受診を勧奨する．このように，産官学民が協業してインフルエンサーを養成し，COPDや気管支喘息を中心に呼吸器疾患の予防，早期発見，診断，適切な治療を目指す活動を企画し推進している（**2**）．

**おわりに**

このようにCOPDの認知率と診断率の向上に多くの団体が活動している．それぞれの団体の特徴を活かしながら有機的に協力し活動することが重要である．

謝辞
原稿執筆にあたりご協力をいただいた一般社団法人GOLD日本委員会事務局大塚千津子氏，一般社団法人COPD啓発プロジェクト事務局名倉基二氏，一般社団法人クリーンエア事務局鈴木篤志氏，黒瀬圭亮氏に感謝いたします．

（橋本　修）

## ② 呼吸器疾患の予防・早期発見・診断におけるインフルエンサーと薬局・ドラッグストアーの役割

咳を訴えて来店した住民に簡単な問診（発症の時期と持続期間，痰の色，息切れ・呼吸困難・喘鳴・胸痛の有無）を行い，アルゴリズムに従って一般用薬品あるいは医療機関の受診を勧める．この方法は咳を訴えるCOPDを含む呼吸疾患・循環器疾患の早期発見・診断に貢献すると思われる．一般社団法人クリーンエアはこの活動を企画し実践する[13]．

## 文献

1) Fukuchi Y, et al. COPD in Japan：the Nippon COPD Epidemiology study. Respirology 2004；9：458-65.

2) 日本呼吸器学会COPDガイドライン第5版作成委員会編. COPD（慢性閉塞性肺疾患）診断と治療のためのガイドライン2018，第5版. 日本呼吸器学会；2018.

3) GOLD日本委員会COPD情報サイト. 健康日本21（第二次）の目標「COPD認知度80％達成をめざして. http://www.gold-jac.jp

4) 日本呼吸器学会ホームページ. http://www.jrs.or.jp

5) 日本呼吸器学会大気・室内環境関連疾患 予防と対策の手引き2019作成委員会. 大気・室内気関連疾患の予防と対策の手引き2019. メディカルレビュー社；2019.

6) 日本呼吸器財団ホームページ. http://www.jrf.or.jp

7) 厚生労働省. 健康日本21. https://www.mhlw.go.jp/stf/seisakunitsuite/bunya/kenkou_iryou/kenkou/kenkounippon21.html

8) 日本呼吸器障害者情報センターホームページ. https://www.j-breath.jp

9) COPD啓発プロジェクト. http://www.asahi.com/ad/copd/

10) 久野譜也. インセンティブ施策の政策的意義. 2018. http://www.pref.nara.jp/secure/116657/H30-kuno.pdf)

11) 久野譜也. インセンティブ施策の政策的意義 ① なぜインセンティブ策：科学的根拠に基づく人と都市の健康づくり；2017.

12) 厚生労働省. 地域におけるインセンティブ情報ネットワークモデル事業地域コミュニティでのインフルエンサー要請プロジェクト報告書. 平成28年度. https://www.mhlw.go.jp/file/06-Seisakujouhou-12400000-Hokenkyoku/0000205671.pdf

13) クリーンエアホームページ. https://cleanair.or.jp

14) JCAA. 安心の育児環境へ産官学民一体クリーンエアの挑戦. https://ps.nikkei.co.jp/cleanair1901/?n_cid＝PSDB0021

15) 文部科学省. スポーツを通じた地域コミュニティ活性化促進事業. 筑波大学久野研究室・つくばウエルネスリサーチ；2015.

## Column

# 日本の疫学調査1—北海道COPD コホート研究

### 北海道COPDコホート研究の背景とプロトコール

　1990年代までは，COPDは慢性気管支炎または肺気腫，あるいはその両者の合併により生じる非可逆性の気流閉塞を特徴とする疾患とされてきたが，2001年のGOLD国際ガイドラインにおいてCOPDの疾患概念が大きく改訂され，気流閉塞は正常には回復しないものの非可逆的ではなく，その気流閉塞は末梢気道病変と気腫性病変の両者がさまざまな割合で複合的に作用して生じるとされた．

　このようにCOPDに対する疾患認識が変わりつつある時代背景の中で，本邦におけるCOPDの実態と新しい病型分類に基づいた臨床的特徴および自然経過等を明らかにする目的で，2003年に「北海道COPDコホート研究」が開始された．本研究は北海道大学病院および9つの関連医療機関での多施設共同前向き観察コホート研究であり，当初は5年間の予定で開始したが，その後調査期間を10年間に延長し，2015年にすべてのフォローアップを終了した．

　当初300人の患者が登録されたが，そのうち279人がGOLDの基準に従ってCOPDと確定診断された．なお，臨床的に気管支喘息と診断歴がある患者は除外された．調査の前半5年間は半年ごとに気管支拡張薬投与前後のスパイロメトリー，1年ごとに肺拡散能検査，SGRQ質問票によるQOL評価，胸部CT，血液検査を行い，また毎月往復ハガキを用いて増悪の有無についての情報を収集した．調査の後半5年間は1年ごとに気管支拡張薬投与後のスパイロメトリー，肺拡散能検査，QOL評価，胸部CT（同意取得者のみ）を行った．

　フォローアップ期間の中央値は9.95年であ

り，95％の患者で10年経過時点の生命予後の状況について確認されている．

### 登録時の患者の特徴

　登録時の患者の平均年齢は69歳，男性が94％，平均BMIは22 kg/m$^2$であり[1,2]，欧米の報告よりも年齢が高く，男性に偏っており，痩せ型であるという特徴があった．これらの特徴は本研究以外の本邦での研究でも示されており，日本人COPD患者の特徴ともいえる．

　登録時の気流閉塞の重症度（対予測1秒量）と胸部CTで定量化した気腫性病変の重症度は有意に逆相関するが，その分布にはばらつきが大きく，同程度の気流閉塞でも気腫性病変の重症度はさまざまであり，気腫型から非気腫型まで連続的に症例が存在することを示している（**1**）[1]．

### 呼吸機能の経年変化

　本研究の前半5年間にわたる1秒量の経年変化量は全体としては正規分布しており，平均−32 mL/年であった．一方で，約25％の患者では急速に1秒量が低下する（急速低下群：−63 mL/年）のに対し，約25％の患者では5年間にわたり1秒量が維持されている（維持群：−2 mL/年）ことが明らかになった[2]．

　1秒量の急速低下と関連する因子として，胸部CTでのより重症な気腫性病変および肺拡散能低下，また血中のアディポネクチン/レプチン比の低下が同定された[2,3]．

　10年間にわたって1秒量の経年変化を生存者に限り解析すると，前半5年間と後半5年間の1秒量経年変化量はまったく相関しないことが明らかになった[4]．前半5年間の1秒量経年変

**1** COPD患者における気流閉塞と気腫性病変との関係

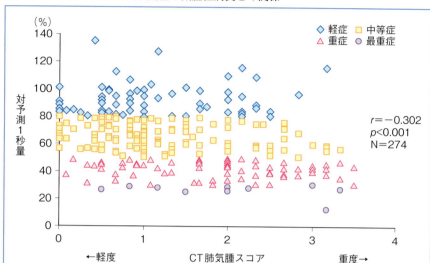

(Makita H, et al. Thorax 2007；62：932-7[1] より)

**2** 10年生存者における1秒量の経年変化

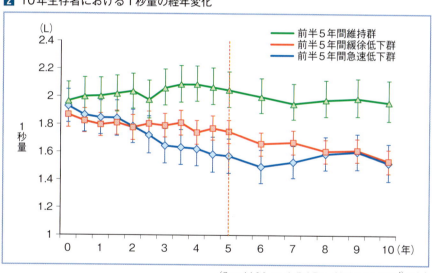

(Suzuki M, et al. Sci Rep 2019；9：2073[4] より)

化量に基づいた患者群で10年間の1秒量のグラフを描くと，後半5年間で特に急速低下群ではその傾きが変化し（**2**），呼吸機能の経年変化という面でも疾患活動性が存在することが示唆された[4]．

### COPD増悪の実態

本研究の前半5年間の呼吸器系薬の処方変更で定義された増悪の平均頻度はGOLD 1で0.12回/年，GOLD 2で0.14回/年，GOLD 3で0.30回/年，GOLD 4で0.77回/年であり，気流閉塞が重症になるほど増悪頻度は増加したが，欧米からの報告よりも頻度は低いものであった[5]．

増悪発症に有意に影響する因子としてBMI低値およびSGRQ高値（QOLの悪化）が同定された[5]．また，短時間作用性抗コリン薬に対す

### 3 COPD患者の喘息様検査所見数と生命予後

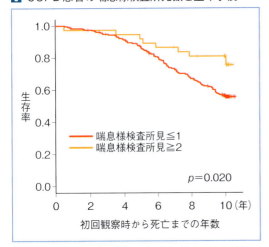

(Suzuki M, et al. Am J Respir Crit Care Med 2016；194：1358-65[7] より)

る気道可逆性が大きい患者は増悪発症のリスクが高かった[6]．

### 喘息様検査所見の影響

本研究では気管支喘息と診断された患者は除外されているものの，なかには気道可逆性（1秒量の増加が200 mL以上かつ12％以上），末梢血好酸球数増加（300/μL以上），アトピー素因（吸入抗原に対する特異的IgE陽性）といった喘息に特徴的な検査所見を有するCOPD患者が存在する．

気道可逆性は21％，末梢血好酸球数増加は19％，アトピー素因は25％の患者に認められた．2つ以上の喘息様検査所見を有していた患者は1秒量の経年低下が緩やかで，10年間の生命予後が有意に良好であった（3）[7]．

### おわりに

本研究は10年間にわたって詳細にCOPD患者を追跡しており，日本人COPD患者の生命予後を含む臨床経過に関する貴重なデータを多く有している．今後もさまざまな側面から解析が進行する予定であり，新たな知見が生まれることが期待される．

（鈴木　雅）

### 文献

1) Makita H, et al. Characterisation of phenotypes based on severity of emphysema in chronic obstructive pulmonary disease. Thorax 2007；62：932-7.
2) Nishimura M, et al. Annual change in pulmonary function and clinical phenotype in chronic obstructive pulmonary disease. Am J Respir Crit Care Med 2012；185：44-52.
3) Suzuki M, et al. Lower leptin/adiponectin ratio and risk of rapid lung function decline in chronic obstructive pulmonary disease. Ann Am Thorac Soc 2014；11：1511-9.
4) Suzuki M, et al. Annual change in $FEV_1$ in elderly 10-year survivors with established chronic obstructive pulmonary disease. Sci Rep 2019；9：2073.
5) Suzuki M, et al. Clinical features and determinants of COPD exacerbation in the Hokkaido COPD cohort study. Eur Respir J 2014；43：1289-97.
6) Konno S, et al. Acute bronchodilator responses to β2-agonist and anticholinergic agent in COPD：Their different associations with exacerbation. Respir Med 2017；127：14-20.
7) Suzuki M, et al. Asthma-like features and clinical course of chronic obstructive pulmonary disease. An analysis from the Hokkaido COPD cohort study. Am J Respir Crit Care Med 2016；194：1358-65.

## Column

# 日本の疫学調査2―高畠研究

## はじめに

2004年に発表されたNICE studyの結果により，本邦におけるCOPDの有病率が40歳以上の約8％程度と推定された．したがってCOPD患者は日本全体に500万人を超えて存在していると考えられた[1]．しかし現在に至ってもCOPDと医師の診断を受けている患者は26万人程度しかおらず，疾患の一般社会における認知度も約25％程度と低い状態が続いている．本邦におけるCOPDの実態を一般住民から調査していくことは，未診断のCOPD患者の実態を把握することにもつながると考えられる．本邦でもNICE study以降さまざまな疫学研究が行われるようになり，本邦におけるCOPDの実態が明らかになってきている．

## 山形高畠研究の概要

本研究は21世紀Center of Excellence（COE），ならびにGlobal COEプログラムによる研究プロジェクトとして，「地域特性を生かした分子疫学研究」というテーマで2003年より「高畠研究」として開始された．山形県東置賜郡高畠町の協力をいただき，地域住民健診に特殊健診を追加し，数千人を超える規模の分子疫学研究を行った．その後山形県内に展開されるさまざまな疫学研究と合同する形で，「山形高畠研究」としてコホート研究を行った．

通常の一般住民健診では，呼吸機能検査を行うことが少ないため，従来の疫学研究で呼吸機能異常を把握することは困難であった．山形高畠研究では2004年から2006年にかけて約3,000人の住民に対し呼吸機能検査を行い，その後約800人には5〜7年後に再度呼吸機能検査を行ったことで，呼吸機能の経年変化を追うことが可能となった．また平均7年間の追跡調査を行い，高畠町から発行される死亡小票をもとに死亡統計をとることができた．

## 山形高畠研究の成果

### 山形高畠研究から推定されるCOPDの有病率

本研究は一般住民を対象とした健康診断であることから，COPDの診断に必要な気管支拡張薬吸入後の呼吸機能検査は実施していない．約3,000人を対象とした呼吸機能検査で，40歳以上の男性の16.4％，女性の5.8％，全体の10.6％に1秒率70％未満というCOPDに相当する呼吸機能障害を認めた[2]．本結果は前述したNICE studyの結果とほぼ同等の結果であった．また本邦の最も代表的なコホート研究である九州久山町研究におけるCOPDの有病率ともきわめて近い値となっており[3]，本邦におけるCOPDの有病率が再現性をもって示されているといえる．

### 呼吸機能低下を予測するバイオマーカーの探索

COPDをはじめとした呼吸器疾患において，呼吸機能の経年的な低下は死亡のリスクとなりうるとされている．それでは呼吸機能低下を予測することはできるのであろうか．山形高畠研究においては，呼吸機能検査と同時にさまざまなバイオマーカーの候補因子を測定し，呼吸機能検査値との相関性を検討することができた．これまでに，血漿フィブリノーゲン値，血漿アディポネクチン値，血清尿酸値，血清ホモシステイン値，血清鉄濃度，抗核抗体値が呼吸機能検査と相関性をもつことを証明した．これらの値は呼吸機能低下を予測し，COPDの病態を把握しうるバイオマーカーとして確立することが期待される．

## 呼吸機能が低下することによる健康リスク

　山形高畠研究において，平均7年間の追跡調査を行い死亡原因の解析を行ったところ，約3人に1人は肺癌を含んだ呼吸器疾患で死亡していることが明らかとなった．さらにどのようなリスクが死亡と関連しているかを検討したところ，年齢や性別，体格や喫煙歴，血圧，肝機能，腎機能，血糖値(HbA1c)，脂質など従来考えられている健康リスクから独立して，呼吸機能(1秒量対予測値比)の低下が独立した総死亡のリスクであると同時に，心血管疾患死のリスクであることが明らかとなった[4]．

## 呼吸機能はいつから低下するのか

　従来COPD患者の呼吸機能は，気流閉塞が中等度の病状で最も低下すると考えられてきた．しかし近年の研究では比較的軽症であるGOLD I期やII期の患者に対し気管支拡張薬の吸入を行い，呼吸機能低下や増悪を抑制したという報告もあり，本疾患においても早期発見，早期治療の重要性が注目されている．

　それでは一般住民において経年的な呼吸機能の低下はどのように起こってくるのか．山形高畠研究において5〜7年間の呼吸機能の変化を追ったところ，軽度の気流閉塞(1秒量70％未満で対予測1秒量が80％以上)を有する喫煙者の群で最も経年的な呼吸機能低下が大きかった[5]．このことから未診断のCOPDを発見し，早期に禁煙を含めた治療介入を行うことの重要性が示唆された．

## 日本人におけるCOPD患者の特徴

　COPD患者の主要な死亡原因は増悪などの呼吸器系の問題が主とされているが，欧米では心血管関連による原因も多いと報告されている．本邦のCOPD患者では，心血管疾患の併存は欧米と比較して少ないと考えられてきた．山形高畠研究では前述したように呼吸機能の低下が心血管死と強く関連しており，心血管疾患の合併は必ずしも無視できない合併症であると考えられる．さらに欧米では糖尿病も代表的な合併症として考えられているが，山形高畠研究においては気流閉塞が進行していても糖尿病の有病率は上昇しないことが示された．このことは気流閉塞が進行しているグループほど体格が痩せ型であることが原因として考えられた[6]．

## 日本人によるCOPDエビデンスの発信

　これらの結果を総括すると，日本人におけるCOPDの病型は欧米人のそれと比較して異なっている部分があり，日本人独自の疫学データに基づいたエビデンスを構築していくことは重要と考えられる．2018年に発表されたCOPDのガイドラインでも本邦から発信されたエビデンスが多数取り上げられたことは重要である．今後呼吸機能の評価が一般住民の健康寿命に重要であることを認識し，本邦からのエビデンスの発信を増やし，社会に対する啓発を行っていくことは重要であろう．

（井上純人，柴田陽光）

### 文献

1) Fukuchi Y, et al. COPD in Japan : the Nippon COPD Epidemiology study. Respirology 2004 ; 9 : 458-65.

2) Osaka D, et al. Relationship between habit of cigarette smoking and airflow limitation in healthy Japanese individuals : the Takahata study. Intern Med 2010 ; 49 : 1489-99.

3) Matsumoto K, et al. Prevalence of asthma with airflow limitation, COPD, and COPD with variable airflow limitation in older subjects in a general Japanese population : the Hisayama Study. Respir Investig 2015 ; 53 : 22-9.

4) Shibata Y, et al. A lower level of forced expiratory volume in 1 second is a risk factor for all-cause and cardiovascular mortality in a Japanese population : the Takahata study. PLoS One 2013 ; 8 : e83725.

5) Sato K, et al. Impact of cigarette smoking on decline in forced expiratory volume in 1s relative to severity of airflow obstruction in a Japanese general population : The Yamagata-Takahata study. Respir Investig 2018 ; 56 : 120-7.

6) Machida H, et al. Prevalence of diabetes mellitus in individuals with airflow obstruction in a Japanese general population : The Yamagata-Takahata Study. Respir Investig 2018 ; 56 : 34-9.

## Column

# 日本人のCOPD潜在患者数はどのくらいと推定されるか，NICE studyの予測は妥当か

このコラムでは，わが国で実施された全国規模の一般住民を対象としたCOPD疫学調査であるNICE（Nippon COPD Epidemiology）studyと他のCOPD疫学調査のデータを比較検討してみる．また，日本人のCOPD潜在患者数の推定について考察してみる．

わが国におけるCOPDに関する疫学調査を **1** に示す．

### NICE study

無作為に抽出された一般住民を対象としてスパイロメトリー（気管支拡張薬使用なし）を用いたCOPD疫学調査（NICE study[1]，2000年に実施）では，40～49歳が3.5％，50～59歳が5.8％，60～69歳が15.7％，70歳以上が24.4％，全体で10.9％であった．当時（2000年）の人口構成と比べて女性の割合がやや低いものの年齢構成はほぼ類似するものであった．この結果から，日本人の40歳以上の約530万人，70歳以上では約210万人がCOPDに罹患していると考えられている．

### 高畠研究

高畠研究[2]（2004年から2005年に実施，気管支拡張薬使用なし）での気流閉塞の有病率は，男性16.4％，女性5.8％，全体10.6％であった．男性では，40～49歳が2.6％，50～59歳が3.6％，60～69歳が10.2％，70歳以上が16.2％であった．女性では，40～49歳が1.4％，50～59歳が4.3％，60～69歳が5.8％，70歳以上が8.1％であった．

### 久山町研究

久山町研究[3]（2009年に実施）では，気管支拡張薬使用なしでの気流閉塞の有病率は，男性

**1** 日本におけるCOPD疫学研究（横断研究）

| 研究名 | 実施年 | 気管支拡張薬使用有無 | 対象者 | 対象年齢 | 対象者数 | 年齢階級 | | | | | 気流閉塞を有する者のうち非喫煙者の割合 |
|---|---|---|---|---|---|---|---|---|---|---|---|
| | | | | | | 40～49歳 | 50～59歳 | 60～69歳 | 70歳以上 | 全体 | |
| NICE study[1] | 2000年 | なし | 全体 | 40歳以上 | 2,343人 | 3.5% | 5.8% | 15.7% | 24.4% | 10.9% | 5.8% |
| 高畠研究[2] | 2004～2005年 | なし | 全体 | 40歳以上 | 2,917人 | | | | | | |
| | | | 男性 | | 1,325人 | 2.6% | 3.6% | 10.2% | 16.2% | 16.4% | 53人（10.3%） |
| | | | 女性 | | 1,592人 | 1.4% | 4.3% | 5.8% | 8.1% | 5.8% | 84人（5.7%） |
| 久山町研究[3] | 2009年 | | 全体 | 40歳以上 | 2,232人 | | | | | | |
| | | 使用前 使用後 | 男性 | | 951人 | | | | | 14.6% 8.7% | 33人（3.5%） |
| | | 使用前 使用後 | 女性 | | 1,281人 | | | | | 13.7% 8.7% | 153人（11.9%） |
| 人間ドック多施設研究[4] | 2012～2013年 | なし | 全体 | 40歳以上 | 21,331人 | 1.7% | 3.1% | 8.7% | | 4.3% | 295人（1.4%） |
| | | | 男性 | | 13,224人 | 2.1% | 4.0% | 11.0% | | 5.6% | |
| | | | 女性 | | 8,107人 | 1.0% | 1.6% | 4.0% | | 2.1% | |

27

14.6%, 女性13.7%であったが, 気管支拡張薬使用ありでの気流閉塞の有病率は, 男性8.7%, 女性8.7%であり, NICE studyに近い有病率であったと報告されている. 気管支拡張薬使用により, COPD疑いの者が, 1/3～2/3に減少したと報告されている.

**多施設調査での横断研究報告**

人間ドック受診者を対象としたスパイロメトリーによる気流閉塞(気管支拡張薬使用なし)の有病率は, 多施設調査(全国14施設)での横断研究報告[4](2012年から2013年に実施)では, 40～49歳が1.7%, 50～59歳が3.1%, 60歳以上8.7%, 全体で4.3%であった. 男性では, 40～49歳が2.1%, 50～59歳が4.0%, 60歳以上が11.0%, 全体で5.6%であった. 女性では, 40～49歳が1.0%, 50～59歳が1.6%, 60歳以上が4.0%, 全体で2.1%であった. 気流閉塞を認めた者の中で, COPDまたは肺気腫と診断されていたのは9.4%であった.

この集団は40～59歳の年齢階級が多いものの, 当時2010年の人口構成から算出された気流閉塞の予測数は, 40歳以上男性の約190万人, 女性約80万人, 全体約270万人と推定された.

**考察**

上記の疫学調査では, 非喫煙者の気流閉塞(NICE studyでは5.8%)が見つかることが多く, その多くは軽度の気流閉塞であり, 喫煙の影響が過小評価されがちである.

一方, 呼吸器以外の疾患で診療所に通院中の患者を対象としたスパイロメトリー検査では, 一般人を対象としたNICE studyよりもCOPDの有病率が高いと報告されている[5]. 厚生労働省「患者調査」によると, 2011年の気管支炎および慢性閉塞性肺疾患の総患者数は26万6,000人と報告されているが, 市中病院でのCOPD患者では重喫煙者が多く, バイオマスなどの曝露が少ないわが国では, 多くは喫煙経験者か受動喫煙の曝露を受けていると考えられる.

わが国におけるCOPDの最大の危険因子は喫煙である[6]. 成人の喫煙率を比較してみると, NICE study時の2000年は, 男性47.4%, 女性11.5%であった. 高畠研究時の2004年から2005年は, 男性43.3%, 39.3%, 女性12.0%, 11.5%, 久山町研究時の2009年は, 男性38.2%, 女性10.9%, 人間ドック多施設調査時の2012年から2013年は, 男性34.1%, 32.2%, 女性9.0%, 8.2%と近年十数年のあいだに低下傾向にあり, 将来の罹患率に影響を及ぼすものと推測される.

対象年齢, 男女比, 喫煙率および喫煙率の推移, および気管支拡張薬使用の有無などが有病率に影響を及ぼすものと考えられ, COPD患者数に関するより正確な情報を得るためには, 大規模なデータベースの構築が必要と考えられる.

(尾上あゆみ, 大森久光)

**文献**

1) Fukuchi Y, et al. COPD in Japan : the Nippon COPD Epidemiology study. Respirology 2004 ; 9 : 458-65.

2) Osaka D, et al. Relationship between habit of cigarette smoking and airflow limitation in healthy Japanese individuals : the Takahata study. Intern Med 2010 ; 49 : 1489-99.

3) Fukuyama S, et al. Prevalence of airflow limitation defined by pre- and post-bronchodilator spirometry in a community-based health checkup : The Hisayama study. Tohoku J Exp Med 2016 ; 238 : 179-84.

4) Omori H, et al. Prevalence of airflow limitation in subjects undergoing comprehensive health examination in Japan : Survey of chronic obstructive pulmonary disease patients epidemiology in Japan. Int J Chronic Obstruct Pulmon Dis 2016 ; 11 : 873-80.

5) 古賀丈晴ほか. 肺機能検査が異なる3集団を対象とした潜在的COPDの疫学調査―人間ドック, プライマリケア, 術前評価での比較. 呼吸 2006 ; 25 : 801-6.

6) 日本呼吸器学会COPDガイドライン第5版作成委員会編. COPD(慢性閉塞性肺疾患)診断と治療のためのガイドライン2018. 第5版. 日本呼吸器学会 ; 2018.

# Column

# 世界COPDデーを知っていますか？

## 世界COPDデーとは

　世界COPDデーは，2002年にCOPDの研究と啓発に力を注ぐ世界的な組織GOLDの主唱のもとに定められた．COPDの重要性が医学界や政府に十分認識されていないことを懸念した科学者が中心となり，アメリカ国立心肺血液研究所（NHLBI）とWHOの参加のもとに組織されたのがこのGOLDである．COPDは，世界的に主要な死亡原因の一つでありながら，社会的な認知が十分とはいえない疾患であり，COPD問題への適切な対応のために，医学会，専門医，患者団体などが協力して，COPD啓発に向けたさまざまな活動を行っていこうということが，世界COPDデーの主旨となっている．

　GOLDは，毎年11月中旬の水曜日の1日を世界COPDデーと定めており，この日に向けて世界各国でCOPDへの関心を高める活動を行っている．日本でも世界COPDデーが制定された2002年からこれまでさまざまな活動が行われてきた．

## 日本での活動

　世界COPDデーは2002年にスタートした．日本では世界COPDデーが制定された同じ2002年に，東京で報道関係者を集め，世界COPDデーとGOLDの活動について，日本の患者の声を交えて発表された．

　2003年には，呼吸器専門医，厚生労働省，日本医師会，薬剤師，臨床検査団体，患者などの関係者とともにCOPDを考える講演会が実施された．特筆すべきは，COPDのシンボルとして「ゴールドリボン」が開発されたことである（後述）．

　2004年には，世界COPDデーの日本におけ

る活動母体として，世界COPDデー日本委員会が組織された．この年のメディアフォーラムでは，アメリカの患者団体代表と，日本の患者代表を交えて，COPD早期診断の重要性について訴えた．2005年には，一般の人々を対象としたCOPDチェックイベントの結果を含め，世界COPDデー日本委員会のメンバーがCOPDに関する研究や学会活動の進展についてメディアフォーラムで講演した．

　2007年には，世界COPDデー日本委員会を発展させる形でGOLD日本委員会（GOLD-JAC）が発足．医療関係者向けの情報も盛り込んだ世界COPDデー2007のウェブサイトを開設した．

　2009年には，GOLD-JACの活動目標をCOPDの認知率向上に再設定し，ウェブによる認知度把握調査を実施した．2011年には，ウェブによる認知度把握調査でCOPDの認知度25.2％という結果が出された．この数値が厚生労働省の「21世紀における第二次国民健康づくり運動—健康日本21（第二次）」（2012年）に取り入れられることとなった．

　2012年には，一般社団法人GOLD日本委員会が設立され，COPDに関する正しい知識の普及を通じて国民の健康増進に寄与することを目的として新たに活動を開始した．

　2013年以降には，健康日本21（第二次）の目標達成に向けて具体的な施策を講じていく立場の自治体担当者にCOPDを理解してもらうことで，全国での啓発事業を活性化するために，自治体健康政策担当者向けCOPD講習会の実施をスタートした．

　2015年以降は，世界COPDデーに合わせ，GOLD日本委員会，日本呼吸器学会，日本呼吸

器財団が中心となり「日本COPDサミット」が開催されている．日本COPDサミットは，自治体健康政策担当者，健診団体担当者，一般の市民を新たに対象に加え，規模を拡大して開催されており，報道機関からの問い合わせにも対応している．

### GOLDリボン

GOLDリボンは，COPDに警鐘を鳴らし，啓発を促すシンボルマークとして用いられている（ 1 ）．COPDの早期発見・早期診断・早期治療の大切さを伝えるシンボルマークとして2003年に日本でデザインされた．世界COPDデー推進日本大会のCOPDチェックイベントで肺機能チェックを体験した人に配布するなど，COPDの知識，認識を広めるための活動シーンで幅広く使用されている．

また2012年より，日本発のこのGOLDリボンが世界のGOLDでも使用されるようになった．このGOLDリボンは，GOLD日本委員会（http://www.gold-jac.jp）より入手が可能となっている．

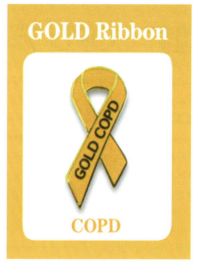

1 GOLDリボン

（GOLD情報サイト http://www.gold-jac.jp/about_wcd/about_gold-ribbon.html より）

（長瀬隆英）

# COPD の病態

## 2章

2章　COPDの病態

COPDの病態

# 発症と遺伝因子，環境因子

## はじめに

　喫煙はCOPD発症に対して単独で影響を与える最も重要な危険因子である．しかしながら，すべての喫煙者がCOPDを発症するわけではなく，COPD発症には環境因子としての喫煙に加え，個体側の因子として遺伝的要因が関与している．また，世界的にみるとCOPD発症者の25～45％は非喫煙者であり[1]，喫煙以外の環境因子の関与も重要である．**1**にCOPD発症にかかわる主な危険因子を示す．本稿では

**1 COPD発症にかかわる危険因子**

環境因子
1) 肺の発達障害
　　周産期
　　　● 母親の喫煙
　　　● 低出産体重児・未熟児
　　　● 出産様式（帝王切開）
　　　● 母親の抗菌薬服用
　　　● 児のマイクロバイオーム
　　　● 社会経済的要因
　　小児期
　　　● 母親の喫煙
　　　● 頻回な喘息発作
　　　● 下気道感染（結核を含む）
　　　● 大気汚染
　　　● バイオマス煙
　　　● 肺結核
　　　● 社会経済的要因
　　　● マイクロバイオーム
2) 呼吸機能の急峻な低下（青年期以降）
　　　● 能動喫煙・受動喫煙
　　　● バイオマス煙
　　　● 職業性曝露（ガス，粉塵等）
　　　● 大気汚染
　　　● 気道過敏性亢進・慢性持続性喘息
　　　● 肺結核
　　　● 社会経済的要因
　　　● マイクロバイオーム

宿主因子
　　　● 性別
　　　● 遺伝因子
　　　● エピジェネシス

COPDの発症に関係する環境因子と遺伝因子について概説する．

## 環境因子

### ■ 肺の発達障害をきたしうる環境因子

● 健常者の肺活量は小児期から思春期にかけて急速に増加し，20～25歳頃でピークに達した後，約10年間は水平状態を維持し，その後は加齢により年々低下する（**2**の青実線）．最近の研究では，COPDの約半数では，成人早期において肺活量が正常な水平状態に達することができず，その後の肺活量の低下が正常範囲であってもCOPDを発症することがわかっている[2]（**2**の赤実線）．これは胎児期あるいは出生後の成長期における肺の発達障害が，COPD発症に大きくかかわっていることを示している．

● 妊娠中および出産後の母親の喫煙は児の肺の発達を妨げ，COPD発症に関与する．

● 低出産体重児や未熟児では肺の発達障害から低呼吸機能をきたし，COPD発症の独立した危険因子となる[3]．

● 小児期の頻回な喘息発作[4]や下気道感染も肺の発達障害をきたすことがある．

● 出産様式の違い（経腟分娩/帝王切開）により，児の体内の微生物叢（マイクロバイオーム[★1]）

.................................................................

**★1　マイクロバイオーム**

ヒトの消化器や皮膚，気道，生殖器などには，細菌や真菌，ウイルスなどの微生物が生息し，微生物叢（マイクロバイオーム）を形成している．マイクロバイオームは身体の部位によって微生物の分布が異なっている．さらに人によっても微生物の分布が異なる．マイクロバイオームは消化吸収や病原菌への感染防御に関係するばかりではなく，免疫系調節にも重要な役割を果たしており，アレルギー疾患，炎症性腸疾患，炎症性肺疾患などの疾患発症や，肥満や動脈硬化などにもかかわっている．

32

## 2 加齢に伴う呼吸機能の変化と危険因子との関係

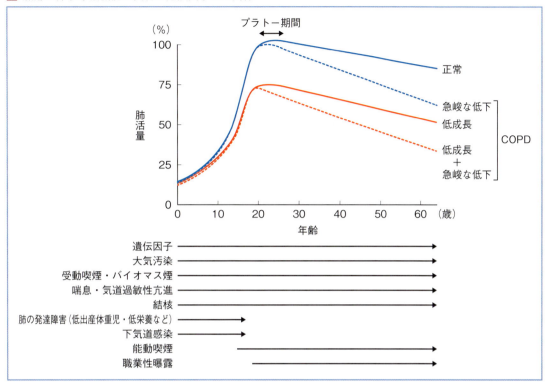

(文献2, 17, 18をもとに作成)

が異なってくる．経腟分娩では腟内・腸内微生物叢に曝露されるが，帝王切開では環境内微生物の曝露しかない．出産様式の違いによるマイクロバイオームの変化が，小児期の喘息発症と関係し[5]，肺の発達障害をきたす可能性が指摘されている．

- 母親の抗菌薬服用も児のマイクロバイオームの変化をきたし，肺の発達障害を起こすことがある．
- ほかに肺の発達障害をきたしうる危険因子として，小児期の低栄養，屋外大気汚染，バイオマス煙の吸入などがあげられる．

### ■呼吸機能の急峻な低下をきたしうる環境因子

- COPDの約半数は，呼吸機能が青年期までに正常値に達したにもかかわらず，その後急峻に低下することにより生じる[2]（2の青点線）．
- 喫煙は急峻な呼吸機能低下を引き起こす最も重要な危険因子である．WHOの報告では，高所得国においてはCOPDによる死亡の73％が，低～中所得国においては約40％が喫煙と関係しているとされている[6]．すべての喫煙者がCOPDを発症するわけではなく，最近の報告では喫煙者のCOPD発症率は50％程度と推定されている[7]．
- 受動喫煙もCOPD発症と関連しており，週40時間，5年以上の受動喫煙は，COPD発症を約1.5倍高める．
- 世界的には，バイオマス燃料が世帯のおよそ50％でエネルギー源として用いられている．とくに低所得国の農村では90％の世帯でバイオマス燃料が使用されている．バイオマス燃料の煙を吸入することにより，COPDの発症率は約2.3倍増加する．これは能動喫煙に匹敵する．
- 職場での有毒性のガス，粉塵，フュームの吸

入や，農場での穀物粒子の吸入など，職業性曝露はCOPD発症と強く関連する．COPDの約15％はこれらの職業性曝露が関係していると報告されている．

- 大気汚染の激しい地域の居住者では，喫煙の有無にかかわらずCOPD罹患率が高いことが明らかになっている．$O_3$や$NO_2$などのガス状物質と，PM10などの微小粒子状物質の両方がCOPDの発症に関与している．
- 気道過敏性亢進は喘息診断の指標となるが，重度の気道過敏性亢進は呼吸機能の急峻な低下をきたし，COPD発症の危険因子となる．
- 慢性持続性喘息では慢性的な気流閉塞が生じ，急峻な呼吸機能の低下が起こりやすい．不可逆的な気流閉塞を伴う喘息では，CT検査で気管支壁の肥厚が認められる．また，慢性持続性喘息の一部症例においては，非喫煙者であっても気腫化が認められることがある．喘息はCOPD発症の独立した危険因子となる．
- 肺結核の既往は，完全治癒後であってもCOPD発症の危険因子となる．
- 社会経済的に悪い状況はCOPD発症に関係している．これは肺の発達障害と呼吸機能の急峻な低下の両方にかかわっている．低栄養状態による胎児・小児の発育障害，劣悪な住宅環境による小児期の頻回な下気道感染，バイオマス燃料煙の吸入，抗酸化物質を含む野菜の摂取不足などが関与していると考えられる．
- 喫煙以外の原因により生じるCOPDが，喫煙COPDと異なる表現型をとるのか，画像や呼吸機能検査の所見が異なるのか，あるいは予後が異なるのかなどについては，今後のコホート解析の蓄積が必要である．

### ■ 肺のマイクロバイオーム

- 次世代シークエンサーにより細菌特異的な16SリボゾームRNAを検出できるようになり，健常人の下気道にも微生物叢（マイクロバイオーム）が形成されていることが明らかになった．
- COPDの下気道においては，健常人と比較してマイクロバイオームの多様性が失われている．この多様性喪失の程度はCOPDの重症度と関係している[8]．
- 喫煙やバイオマス煙などの吸入刺激により，肺の自然免疫防御が障害され，これによりシュードモナス（*Pseudomonas*）属などの病原性微生物が気道へ定着し増殖する．これらの微生物は気道上皮や免疫細胞のパターン認識受容体を介して炎症を惹起させる．本来この炎症は細菌を排除するための反応であるが，この炎症によりさらに自然免疫防御機能が障害されることがある．喫煙によるCOPDなどでは，この炎症の悪循環により末梢気道や肺胞に障害を起こす可能性がある．

## 遺伝因子

### ■ 性別

- 男性のほうが女性よりCOPD罹患率ははるかに高いとされてきたが，これは喫煙率や職業性曝露の違いによるところが大きい．
- 最近の研究では，女性のほうがCOPDを発症しやすいと報告されている[9]．女性のCOPDは男性と比較して，気腫性病変が少なく，末梢気道病変が優位であることが多い．これは，女性の気道が男性と比べて細いことや，女性ホルモンが気道炎症に影響を与える可能性が報告されている[10]．マウスを用いた研究では，エストロゲンは末梢気道でTGF-$\beta$1を活性化させ，気道リモデリングを引き起こす．

### ■ COPD発症関連遺伝子

- 現在までに，COPD発症について36のゲノムワイド関連解析（genome-wide association study：GWAS）が行われ，約880個の遺伝子多型が報告されている．
- これまでに報告されている代表的なCOPD関連遺伝子を作用機序別に示す（**3**）．この中で，COPD発症の責任遺伝子として確定し

発症と遺伝因子，環境因子

### ❸ COPD関連遺伝子

| 作用機序 | 遺伝子 |
|---|---|
| プロテアーゼ・アンチプロテアーゼ | ● *SERPINA1*（serpin family A member 1；α₁-アンチトリプシン）<br>● *MMP9*（matrix metalloproteinase 9；マトリクスメタロプロテアーゼ9）<br>● *MMP12*（matrix metalloproteinase 12；マトリクスメタロプロテアーゼ12） |
| 抗酸化・解毒 | ● *GST*（glutathione S-transferase；グルタチオンS-トランスフェラーゼ）<br>● *HMOX1*（heme oxygenase 1；ヘムオキシゲナーゼ1）<br>● *SOD*（superoxide dismutase；スーパーオキシドジスムターゼ）<br>● *EPHX1*（epoxide hydrolase 1；エポキシド加水分解酵素）<br>● *CYP*（cytochrome P-450；チトクロームP-450）<br>● *IREB2*（iron responsive element binding protein 2；鉄応答エレメント結合蛋白質2） |
| 炎症 | ● *TNF*（tumor necrosis factor；腫瘍壊死因子）<br>● *TGFB1*（transforming growth factor β1；トランスフォーミング増殖因子β1）<br>● *IL1B*（interleukin 1β；インターロイキン1β）<br>● *IL6*（interleukin 6；インターロイキン6）<br>● *TLR4*（toll-like receptor 4；toll様受容体）<br>● *SP-D*（surfactant protein-D；サーファクタント蛋白D）<br>● *ADAM33*（a disintegrin and metalloproteinase domain 33）<br>● *AGER*（advanced glycosylation end product-specific receptor；終末糖化産物特異的受容体） |
| ニコチン性アセチルコリン受容体 | ● *CHRNA3/CHRNA5*（cholinergic receptor nicotinic alpha 3/5 subunit；ニコチン性アセチルコリン受容体α3/5）<br>● *CHRNB4*（cholinergic receptor nicotinic beta 4 subunit；ニコチン性アセチルコリン受容体β4） |
| 肺の発育・呼吸機能 | ● *HHIP*（hedgehog interacting protein；ヘッジホッグ相互作用蛋白）<br>● *FAM13A*（family with sequence similarity 13 member A） |
| 老化 | ● *BICD1*（BICD cargo adaptor 1） |

たものはα₁-アンチトリプシン欠損症のみである．*SERPINA1*遺伝子によりコードされるα₁-アンチトリプシンは，血中の最も重要なプロテアーゼ阻害蛋白である．この蛋白が欠損することにより肺気腫をきたす．α₁-アンチトリプシン欠損症は本邦においてはきわめてまれである．

● α₁-アンチトリプシン欠損症のほかに，プロテアーゼ・アンチプロテアーゼ不均衡からCOPD発症に関係する遺伝子として，マトリクスメタロプロテアーゼのMMP9やMMP12などが報告されている．

● 喫煙などの酸化ストレスはCOPD発症の主要な病因となっている．酸化ストレスに対する防御系が抑制されるとCOPDを発症しやすくなる．還元酵素の*GST*，*HMOX1*，*SOD*遺伝子や，解毒酵素の*EPHX1*，*CYP*遺伝子などの変異がCOPD発症に関係していると報告されている．また，IREB2は鉄代謝の恒常性維持に関与し，酸化ストレスに影響を与えると考えられる．*IREB2*遺伝子はCOPDの肺組織に強く発現していることが報告されている．

● COPD発症には肺の炎症が大きくかかわっている．炎症と関係したCOPD関連遺伝子は多く報告されている．TNFは主にマクロファージから放出される炎症性サイトカインである．*TNF*遺伝子のプロモーター領域-308遺伝子座の多型はTNF発現に影響を与える．TGF-β1は広範な生物学的活性を有するサイトカインであり，炎症性Th17細胞を誘導する一方，抗炎症作用を有する制御性T細胞も誘導する．TGF-β1は気道のリモデリング過程に大きくかかわっている．IL-1βと

35

IL-6も代表的な炎症性サイトカインであり，遺伝子多型とCOPD発症との関連が多く報告されている．TLR4は自然免疫反応において不可欠な蛋白である．TLRシグナル伝達系が活性化されると，炎症性サイトカインの転写促進が起こる．SP-Dも抗微生物作用や抗炎症作用を有し，肺の自然免疫防御にとってきわめて重要である．ADAM33は細胞膜結合型の蛋白分解酵素であり，サイトカインやその受容体蛋白質を切断することにより気道炎症やリモデリングにかかわっている．RAGE（終末糖化産物受容体）は免疫グロブリンスーパーファミリーに属する細胞膜受容体であり，喫煙などの慢性刺激によって炎症やアポトーシスを惹起することがわかっている．

● ニコチン性アセチルコリン受容体サブユニットをコードしている*CHRNA3*，*CHRNA5*，*CHRNB4*遺伝子は，染色体15q25.1遺伝子座にクラスターを形成している．これらの遺伝子の多型は，複数のGWASにおいてCOPDとの関連が報告されている[11]．一方，この領域の多型は肺癌やニコチン依存症との関連も報告されている．これらの遺伝子多型が単にニコチン依存を介してCOPDと肺癌に関連しているのか，あるいはニコチン依存とは独立してCOPDと肺癌発症の共通病態パスウェイに関連しているのかは議論のあるところである．

● 染色体4q31領域に存在する*HHIP*遺伝子も，複数のGWASにおいてCOPD発症との関連が指摘されている[11]．また，HHIPは一般集団の呼吸機能や身長との関連も報告されている[12]．HHIPはhedgehogシグナル伝達経路の内因性阻害蛋白である．hedgehogシグナル伝達経路は，胎生期における肺の分化・発育や骨格形成などにかかわっている．したがって，*HHIP*遺伝子の変異により，肺の発達障害からCOPDを発症すると考えられる．

● 同様に肺の発達障害からCOPD発症をきた

すと考えられているものに，染色体4q22領域の*FAM13A*がある．*FAM13A*遺伝子多型も複数のGWASでCOPDとの関連が確認されている[13]．*FAM13A*遺伝子多型はHHIPと同じく呼吸機能との関連が報告されている[12]．FAM13Aは，肺の発達にとって重要な役割をもつWingless/integrase-1（WNT）シグナル伝達経路に干渉を与えることが報告されている．

● CTにより肺気腫を選別したGWASにより，*BICD1*遺伝子多型が肺気腫症と関連していることが報告されている．BICD1はテロメアの長さに関係していることがわかっている．*BICD1*遺伝子多型により老化が促進する可能性が指摘されている．

● これまでに非常に多くのCOPD関連遺伝子が報告されているが，$a_1$-アンチトリプシン欠損症以外の候補遺伝子は再検証されないことも多く，一定の結論が得られていない．これはCOPDが多様な病型からなる症候群であるため，研究間で病型が必ずしも一致していないことや，研究間での人種の違いなどによると考えられる．また，複数の遺伝子変異の相互作用や，遺伝子変異と環境因子の相互作用，さらにはエピジェネシスなども関与していると考えられる．

## ■ エピジェネシス

● エピジェネシスとは，DNA塩基配列の変化を伴わずに，環境因子などの後天的な作用（気候環境や生活習慣など）により遺伝子発現を制御するシステムである．DNAのメチル化，ヒストンの化学修飾（アセチル化，メチル化，リン酸化など），非コードmicro RNA（miRNA）などにより調節を行う．一般的にDNAのメチル化は転写因子の結合を阻害して遺伝子発現を抑制し，ヒストンのアセチル化はクロマチン構造が弛緩し遺伝子発現を促進させる．また，miRNAはmRNAに部分相補的に結合することによりmRNAの翻訳を阻害する．これらの後天的なエピジェネシス

は次世代に継承されることがある.

- 喫煙刺激などによりDNAのメチル化が肺組織特異的に生じ，遺伝子の転写を抑制する.

- COPDの末梢気道上皮におけるDNAメチル化と遺伝子発現の結果からパスウェイ解析が行われている[14].炎症性サイトカインの産生などにかかわるPTEN（phosphatase and tensin homolog）シグナル伝達経路，酸化ストレス応答にかかわるNrf2経路，アレルギー性気道炎症に関係するIL-17Fシグナル伝達経路がCOPD発症にかかわっていると報告されている.

- ヒストンのアセチル化は遺伝子発現を促進させる.喫煙によりヒストン脱アセチル化酵素（histone deacetylase：HDAC）の発現が抑制される.その結果，ヒストンはアセチル化され，種々の炎症生サイトカインの転写活性が亢進する.COPDの肺組織標本の解析では，臨床病期が進むにつれHDAC活性が低下し，炎症性サイトカインが増加することが知られている[15].

- miRNAは21〜23塩基からなる蛋白をコードしない一本鎖のRNAである.miRNAはmRNAの翻訳を阻害する.現在までに1,500以上のmiRNAが見つかっている.miRNAは個々の臓器の機能的恒常性を維持するためにきわめて重要な役割を果たしている.

- 喫煙は肺においてさまざまなmiRNAの発現を変化させる[16].ほとんどのmiRNAは喫煙により発現が低下する.これらのmiRNAは炎症性サイトカインやプロテアーゼのmRNA

に結合するため，miRNA発現低下により炎症促進や組織破壊が生じる.一方，miRNA発現が増加するものとしてHDACに結合するmiRNAが知られている.これによりHDACの発現が低下し，炎症促進が起こる.

## ■遺伝因子解析の今後の展望

- これまでの遺伝因子解析の主流はGWASであった.ところが，次世代シークエンサーの開発により全ゲノム塩基配列情報が安価に短時間で得られるようになり，これまで解析できなかったまれな遺伝子変異をみつけることができるようになった.これにより新たなCOPD関連遺伝子の発見が期待される.

- さらに，遺伝子変異を解析するジェノミックスに加え，mRNAの発現を解析するトランスクリプトミクス，蛋白を解析するプロテオミクス，代謝物質を解析するメタボロミクスなどの研究手法が開発されている.これらの異なるオミックス（omics）情報を解析することにより，一人ひとりについてどのような遺伝子変異が存在するのか，その遺伝子発現に強弱があるか，あるいはどのような蛋白質が発現し，どのようなシグナルパスウェイが働いているかなどが明らかにできるようになる.これらの情報を統合することにより，精密医療（precision medicine）の実現，すなわち，個人の詳細な分子情報に基づくサブグループごとの疾患発症の予測，発症の予防，早期診断，効果的な治療の選択，予後予測などが可能になることが期待される.

（坂本　透，檜澤伸之）

## 文　献

1) Salvi SS, Barnes PJ. Chronic obstructive pulmonary disease in non-smokers. Lancet 2009；374：733-43.

2) Lange P, et al. Lung-function trajectories leading to chronic obstructive pulmonary disease. N Engl J Med 2015；373：111-22.

3) Hancox RJ, et al. Associations between birth weight, early childhood weight gain and adult lung function. Thorax 2009；64：228-32.

4) Bui DS, et al. Childhood Respiratory Risk Factor Profiles and Middle-Age Lung Function：A Prospective Cohort Study from the First to Sixth Decade. Ann Am Thorac Soc 2018；15：1057-66.

5） Thavagnanam S, et al. A meta-analysis of the association between Caesarean section and childhood asthma. Clin Exp Allergy 2008 ; 38 : 629-33.

6） Lopez AD, et al. Global Burden of Disease and Risk Factors. Washington : The World Bank ; 2006.

7） Lundbäck B, et al. Not 15 but 50% of smokers develop COPD?--Report from the Obstructive Lung Disease in Northern Sweden Studies. Respir Med 2003 ; 97 : 115-22.

8） Mammen MJ, Sethi S. COPD and the microbiome. Respirology 2016 ; 21 : 590-9.

9） Han MK, et al. Gender and chronic obstructive pulmonary disease : why it matters. Am J Respir Crit Care Med 2007 ; 176 : 1179-84.

10） Tam A, et al. Sex Differences in Airway Remodeling in a Mouse Model of Chronic Obstructive Pulmonary Disease. Am J Respir Crit Care Med 2016 ; 193 : 825-34.

11） Pillai SG, et al. A genome-wide association study in chronic obstructive pulmonary disease（COPD）: identification of two major susceptibility loci. PLoS Genet 2009 ; 5 : e1000421.

12） Hancock DB, et al. Meta-analyses of genome-wide association studies identify multiple loci associated with pulmonary function. Nat Genet 2010 ; 42 : 45-52.

13） Cho MH, et al. Variants in FAM13A are associated with chronic obstructive pulmonary disease. Nat Genet 2010 ; 42 : 200-2.

14） Vucic EA, et al. DNA methylation is globally disrupted and associated with expression changes in chronic obstructive pulmonary disease small airways. Am J Respir Cell Mol Biol 2014 ; 50 : 912-22.

15） Ito K, et al. Decreased histone deacetylase activity in chronic obstructive pulmonary disease. N Engl J Med 2005 ; 352 : 1967-76.

16） Schembri F, et al. MicroRNAs as modulators of smoking-induced gene expression changes in human airway epithelium. Proc Natl Acad Sci U S A 2009 ; 106 : 2319-24.

17） McGeachie MJ, et al. Patterns of Growth and Decline in Lung Function in Persistent Childhood Asthma. N Engl J Med 2016 ; 374 : 1842-52.

18） Eisner MD, et al. An official American Thoracic Society public policy statement : Novel risk factors and the global burden of chronic obstructive pulmonary disease. Am J Respir Crit Care Med 2010 ; 182 : 693-718.

## Column

# 電子タバコとCOPD

### 電子タバコは有害性が軽減しているのか？

"I quit ordinary smoking"の頭文字からネーミングされたiQOS（アイコス）は，従来の火，煙，灰，臭いのある喫煙から，火，煙，灰がなく，臭いも少なく，「有害物質を約90％低減した喫煙へ」をアピールした加熱式電子タバコ（単に加熱式タバコともいう．**1**）である．しかし，iQOS主流煙中のニコチン量は通常の紙巻きタバコの煙とほぼ同程度であり，タールは約半分，一酸化炭素は約100分の1，発癌性をもつニトロソアミン類は，約15分の1と報告されるが[1]，発癌性があるアクロレイン，ホルムアルデヒドなどは約8割あり[2]，その有害性は十分にある．

加熱式電子タバコには，多環芳香族炭化水素類などDNA障害を生じる発癌性物質が残るが，安全閾値の設定はなく，有害物質の減少率は発症リスクの減少率と必ずしも比例せず，癌やCOPDを含めた健康被害減少の根拠にはならない．加熱式電子タバコはニコチン供給方法を，単に紙巻きタバコから変えたにすぎない．

### 電子タバコへの移行は，禁煙プロセスになるのか？

アメリカでの近年の喫煙調査では，喫煙者2,254人の約4分の1が電子タバコを使用し，その理由（複数回答可）は58.4％が禁煙目的，57.9％が減煙目的，51.9％が健康被害軽減であった[3]．しかし，主要研究38報をメタアナリシス解析した結果，電子タバコ喫煙群のほうが用いない群と比べ，禁煙成功率が28％低い結果となり[4]，紙巻きタバコから電子タバコへの移行は，禁煙のプロセスにはならない．タバコ企業による電子タバコのイメージ戦略により，誤った認識が一般に浸透している一面をとらえている．

最近の観察的コホート研究で，電子タバコ喫煙者は紙巻きタバコのみと比べ，ニコチン依存度がより高く，喫煙量が増加し，呼吸機能のより著しい低下を認め，COPDなど呼吸器系疾患による健康の悪化がより多い結果となった[5]．

### 電子タバコとCOPD

電子タバコ登場から約10年であり，COPD発症や増悪の直接的エビデンスを得るには，さらに時間経過が必要であるが，電子タバコの有害性は高く，20〜30年以上吸い続けた場合，COPDの発症リスクは高いと考えられ，その発症や増悪メカニズムは，紙巻きタバコと変わらないことを示す基礎的報告が多い．

好中球遊走因子chemokine C-X-C motif li-

---

### 1 電子タバコの種類

**加熱式電子タバコ**

タバコ葉を直接加熱し発生した蒸気を吸うタイプで，煙は出ず，灰も発生しないが，主流煙中のニコチンは紙巻きタバコと同程度含まれる．
- アイコス（iQOS）：フィリップモリス社製
- プルーム・テック（Ploom TECH）：日本たばこ産業（JT）社製
- グロー（glo）：ブリティッシュ・アメリカン・タバコ社製
- その他互換機

**リキッド加熱タイプ**

香りや味のついた液体リキッドを加熱し，その蒸気を吸うタイプで，日本の薬事法でニコチンを含むリキッドの製造販売は禁止されている．
- リキッド補充式（ベイプ〈VAPE〉）：先端の蒸気発生ユニット（アトマイザー）とバッテリーユニット（MOD），リキッドの種類が非常に多く，非常に多岐の組み合わせが存在．
- カートリッジ交換式
- 使い捨て式

gand 8（CXCL8）は，COPD患者肺で増加を認め，喫煙により好中球からの分泌が増加する．好中球の蛋白分解酵素である，neutrophil elastase（NE）やmatrix metalloproteinase-9（MMP-9）の過剰分泌が末梢気道や肺胞を破壊し，気腫化などCOPDの病態を進行させるが，喫煙により肺内NEやMMP-9が増加し，COPDの重症度とも相関する．Highamらは，電子タバコ煙からの抽出物が好中球性炎症を惹起し，好中球からのCXCL8やMMP-9分泌を促し，p38 MAPKを活性化させることをin vitroで報告した[6]．1日1時間4日間の電子タバコ煙に曝露したマウスにおいて，気道過敏状態，末梢気道〜肺胞領域の拡張，粘液分泌亢進を生じ，サイトカインや蛋白分解酵素発現など炎症性破壊病変を認めた[7]．また，電子タバコ蒸気液により，ヒト気道上皮培養細胞で線毛運動の低下，炎症性サイトカイン分泌増加など，COPD進行の際に認める炎症性破壊病変を認めた[7]．

非喫煙健常者から採取した肺胞マクロファージを，電子タバコリキッド（ECL）とECL蒸気の凝縮液（ECVC）に曝露したところ，対照群と比べ，生存率が用量依存的に有意に低下し，ECVCでより大きく低下した[8]．肺胞マクロファージの生存率は，ニコチンを含む2.5％ ECLで78.8％，ニコチンを含まない2.5％ ECL（nfECL）で84.6％，ニコチンを含む0.8％ ECVCで18.2％，ニコチンを含まない0.8％ ECVC（nfECVC）で62.8％となり，ECLが蒸発する過程で起こる化学変化により，ECVCはECLと比べてより低濃度からでも細胞毒性が有意に強くなり，その毒性はニコチン依存性である（**2**）．また，ECVCやnfECVC曝露により，肺胞マクロファージの貪食作用に障害を生じ，高濃度曝露で活性酸素産生量が著増し，ECVC曝露群ではサイトカインやケモカインなど炎症性物質の産生が有意に増加した[8]．このことは，ニコチンを含む加熱式電子タバコのみならず，ニコチンを含まないリキッド加熱式（**1**）でも，COPDのリスクがあることを示唆している．

細菌やウィルスによる呼吸器感染症はCOPD増悪と死亡率増加に大きく影響する．従来のタバコ喫煙は肺内免疫力を低下させ，細菌やウィルス感染が起きやすくなるが，電子タバコでも同様のことが生じる．Sussanらは，肺炎球菌やインフルエンザA感染モデルにおいて，電子タバコ蒸気を2週間曝露したマウスでは肺内クリアランスの低下，肺胞マクロファージの貪食力の一部が損なわれるなどにより，対照群と比較し，肺炎球菌やインフルエンザA感染を発症したマウスが有意に増加した[9]．

人においても電子タバコがCOPD発症リスクを示す報告がある．健常な喫煙男子が5分間電子タバコを吸った際に，対象群と比較し，有意な呼気一酸化窒素値（FeNO）低下と呼吸抵抗値の上昇を認め[10]，短時間曝露で1秒率の軽度低下を認めた[11]．電子タバコは紙巻きタバコと比較し，より有害性が低く，健康への悪影響が少ないと誤った認識のもと，紙巻きタバコから切り替える喫煙者が増えているが，最良の方法は完全禁煙であることを啓発すべきである．

## 電子タバコによる副流煙曝露

受動喫煙によるCOPDのリスクが注目されているが，加熱式タバコの副流煙曝露による健康被害も同様にあると考えられる．国内使用実態調査において，加熱式タバコによる受動喫煙の経験者の37.0％が何らかの健康被害を訴え，のどの痛み20.6％，目の痛み22.3％，気分の悪化25.1％や，その他症状13.4％（複数回答可）などが報告された．

2020年，東京オリンピックを迎えるにあたり，日本は先進国の一員として国をあげて積極的なタバコ対策を行っている．火，煙，灰がなく，臭いも少なく，忍び寄る電子タバコの有害煙に気づかないうちに曝露し，COPDなど健康被害リスクが生じることを容認してよいのであろうか．電子タバコの登場により，われわれは今，新たな防煙対策の局面に立たされている．

（大林浩幸）

２ 電子タバコリキッド（ECL）とECL蒸気の凝縮液（ECVC）曝露による肺胞マクロファージの生存率の比較

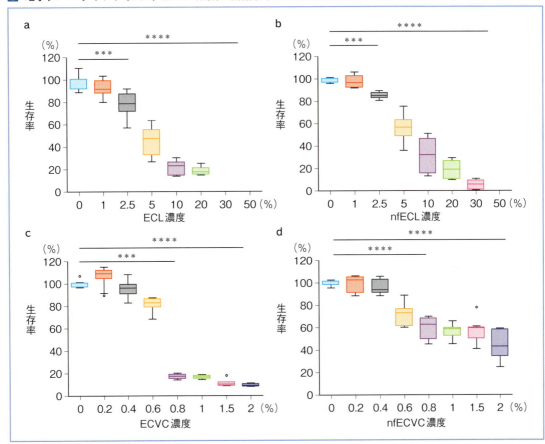

ニコチンを含むECL（a）とECL蒸気凝縮液ECVC（c）のほうが，ニコチンを含まない場合（b, d）と比較し，同じ濃度でもより著しい有意な生存率低下を認める．また，ニコチンを含まない電子タバコでも有意な生存率の低下を認める（b, d）．
ECL：electronic cigarette liquid, ECVC：electronic cigarette vapour condensate, nf：nicotine-free.

(Scott A, et al. Thorax 2018；73：1161-9[8]）より）

### 文献

1) Bekki K, et al. Comparison of Chemicals in Mainstream Smoke in Heat-not-burn Tobacco and Combustion Cigarettes. J UOEH 2017；39：201-7.
2) Auer R, et al. Heat-Not-Burn Tobacco Cigarettes：Smoke by Any Other Name. JAMA Intern Med 2017；177：1050-2.
3) Rutten LJ, et al. Use of E-Cigarettes Among Current Smokers：Associations Among Reasons for Use, Quit Intentions, and Current Tobacco Use. Nicotine Tob Res 2015；17：1228-34.
4) Kalkhoran S, Glantz SA. E-cigarettes and smoking cessation in real-world and clinical settings：a systematic review and meta-analysis. Lancet Respir Med 2016；4：116-28.
5) Bowler RP, et al. Electronic Cigarette Use in US Adults at Risk for or with COPD：Analysis from Two Observational Cohorts. J Gen Intern Med 2017；32：1315-22.
6) Higham A, et al. Electronic cigarette exposure triggers neutrophil inflammatory responses. Respir Res 2016；17：6.
7) Garcia-Arcos I, et al. Chronic electronic cigarette exposure in mice induces features of COPD in a nicotine-dependent manner. Thorax 2016；71：1119-29.
8) Scott A, et al. Pro-inflammatory effects of e-cigarette vapour condensate on human alveolar macrophages. Thorax 2018；73：1161-9.
9) Sussan TE, et al. Exposure to electronic cigarettes impairs pulmonary anti-bacterial and anti-viral defenses in a mouse model. PLoS One 2015；4；10：e0116861.
10) Vardavas CI, et al. Short-term pulmonary effects of using an electronic cigarette：impact on respiratory flow resistance, impedance, and exhaled nitric oxide. Chest 2012；141：1400-6.
11) Flouris AD, et al. Acute impact of active and passive electronic cigarette smoking on serum cotinine and lung function. Inhal Toxicol 2013；25：91-101.

# 病因

## COPDの病因

- COPDの最大のリスクファクターは喫煙であるが、そのほか公害や粉塵吸入、化学物質、幼少期の繰り返す気道感染などがある.

- 喫煙は好中球やマクロファージなどの炎症細胞の集積を促し、肺の透過性を亢進させることが示されており、COPDの気道炎症に深く関与している. 慢性炎症は肺の構造変化やsmall airwayの狭窄、肺実質の破壊を引き起こす[1].

- しかし、喫煙者の中で臨床的に明らかなCOPDを発症するのは10〜15%にすぎないことから、喫煙に対する感受性に個体差が関与することが示唆されている. COPDの発症と進展に関してはさまざまな仮説が存在し、単一の仮説だけではCOPDの病態すべてを説明することはできず、複数の要因が組み合わさっていると推測される.

## 発症・進展にかかわる重要仮説

- COPDは通常短期間の喫煙では発症せず、長期の喫煙で次第に進行する疾患である. 喫煙などの外的刺激が年余にわたり続くことにより、正常な組織構造を維持できなくなると考えられる（**1**）.

### ■プロテアーゼ・アンチプロテアーゼ不均衡説

- 肺に存在する細胞外基質の主成分はコラーゲン、エラスチン、プロテオグリカンおよびグリコサミノグリカン、フィブロネクチンである. そのなかでもエラスチンは肺の骨格を形成する重要な細胞外基質の一つであり、エラスチン線維の断裂は肺気腫に特徴的な所見で

ある. $\alpha_1$-アンチトリプシン（AAT）は血中の主要なプロテアーゼインヒビターで好中球エラスターゼを含む種々のセリンプロテアーゼを阻害する. AAT欠乏症は若年性肺気腫を生じ、COPDを発症する常染色体劣性遺伝性疾患である. 日本での有病率は著しく低く、全国疫学調査では、1,000万人あたり2.03〜2.08人（95%信頼区間）とされる[2]. 現在までこのAAT欠乏症以外に明らかな家族集積や単一遺伝子の欠損症と肺気腫の関係は見つかっていない. AATはカスパーゼ（caspase）依存性アポトーシスの制御、好中球から炎症性サイトカインの放出抑制、好中球走化性や接着の抑制などにも働く.

- 好中球やマクロファージの過剰な集積と活性化が起こり、放出されるプロテアーゼと対応するアンチプロテアーゼの不均衡がCOPDの発症原因になるという説は、AAT欠乏症と肺気腫との関係が報告されたこと、膵エラスターゼの気管内投与で肺気腫病変が実験的に作成されたこと[3]により支持されている.

- 肺におけるエラスチン分解能を有するプロテアーゼの中で好中球エラスターゼとマトリックスメタロプロテアーゼ（matrix metalloproteinase：MMP）は特に注目されている. 早期の肺気腫患者は喫煙者に比べて好中球エラスターゼやMMP-8、MMP-9が増加していた. これらは好中球由来のプロテアーゼであり早期肺気腫の発症メカニズムに好中球が関与していることを推測させる. マクロファージは数種類のMMPsとそのインヒビターであるtissue inhibitor of metalloproteinase-1（TIMP-1）の産生細胞であるが、ヒト肺気腫患者のマクロファージ中では両者の不均衡が

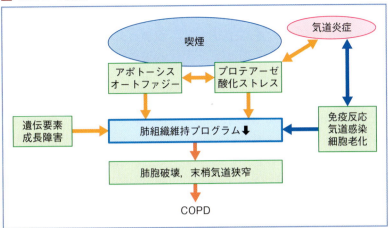

**1 COPDの病態**

喫煙刺激が気道炎症を引き起こしプロテアーゼ活性の増加や酸化ストレスの増大，アポトーシスやオートファジーの異常を引き起こす．遺伝要素や肺の成長障害も肺組織の維持プログラムの低下の原因となり発症・進展にかかわる重要仮説とされる（→）．一方，免疫反応，気道感染，細胞老化などは慢性的な病態進行に関連した因子（→）として直接的な喫煙刺激がなくなっても気道炎症の増強などを介してCOPDの進展にかかわるとされる．

存在しているといわれている．プロテアーゼによって生成されたエラスチン分解産物自体は単球に対する走化作用を有し，炎症反応の持続に関与する．MMPsは主にエラスチンやコラーゲンなどの基質を分解するが，特にMMP-1，2，7，9，12などがCOPDの病態に関与すると報告されている．気道上皮から分泌されるsecretory leukocyte protease inhibitor (SLPI) やelafinも好中球エラスターゼの阻害作用がある．

- プロテアーゼが肺の細胞外マトリックスを構成するエラスチン・コラーゲンを溶解するという説は気道病変に関しては説明が困難であるが，肺気腫の発症には重要視されている[4]．

■ **オキシダント・アンチオキシダント不均衡説**

- オキシダント・アンチオキシダント不均衡説は，プロテアーゼ・アンチプロテアーゼ不均衡説と並ぶ古典的な肺気腫の成因仮説である．好中球エラスターゼの主要なインヒビターであるAATやSLPIがオキシダントに

よって不活化されることから，プロテアーゼ・アンチプロテアーゼ不均衡を助長すると考えられている．タバコ煙はフリーラジカルとその他のオキシダントを含む4,700以上の化学物質を含んでいる．これらが直接細胞に障害を与えるほかに，蛋白・脂質の酸化，DNA損傷を起こすことが確かめられている．

- 肺は元来アンチオキシダントの豊富な組織であり，グルタチオンやビタミンCなどの低分子水溶性アンチオキシダントは血漿中より上皮被覆液に高濃度に存在する．また，喫煙者では気道上皮のアンチオキシダントの発現が上昇するが，上昇の個人差は非常に大きく喫煙に対する個体の感受性が異なる[5]．加齢と長期喫煙の影響が合わさった経年喫煙の影響では，アンチオキシダント酵素活性の低下や気道被覆液中の酸化ストレスが増大する．多数の抗酸化因子・解毒酵素の遺伝子発現を誘導する転写因子であるnuclear factor-erythroid 2-related factor 2 (Nrf2) が注目されており，Nrf2欠損マウスでは喫煙曝露による気腫病変の形成が顕著となる[6]．またCOPD患者の

肺ではNrf2の発現が低下していることが報告されている[7].

● オキシダントは転写因子であるnuclear factor κB（NF-κB）を介してインターロイキン8（IL-8）や腫瘍壊死因子（tumor necrosis factor-α：TNF-α）の発現増強に関与している．障害されたhistone deacetylase（HDAC）2によってグルココルチコイド受容体の脱アセチル化が起こるため，NF-κBを介したproinflammatory cytokineの発現にグルココルチコイドの抑制効果がないという報告もある．

● COPDの成因に喫煙が深く関与していることから，オキシダントが細胞障害，転写活性などの調節に広くかかわっていると考えられるが，健常喫煙者とCOPD患者の差異を指摘した報告は限られている．代表的な報告としては脂質酸化物である8-イソプロスタンの尿中での増加や，活性窒素種の反応産物であるニトロチロシンや脂質酸化物である4-hydroxy-2-nonenalの組織中での増加がある．

### ■アポトーシスとオートファジー

#### アポトーシス

● 肺気腫の成因として従来は細胞外基質の破壊が最初に生じ，その結果として細胞は二次的に足場を失い消失すると考えられてきた．その概念を根本的に覆す説として，アポトーシス（apoptosis）[★1]が肺の構造破壊に先行するという説が提唱された．

● 血管内皮細胞増殖因子であるvascular endothelial growth factor（VEGF）受容体の阻害により血管内皮細胞がアポトーシスを起こ

し，肺の炎症を伴わずに肺気腫を呈するラットのモデルが発表された[8]．次いでヒトの肺気腫においてもVEGFとその受容体の発現が低下しており，上皮細胞や血管内皮細胞のアポトーシスが亢進していることを報告した．さらに，VEGF受容体の阻害自体で酸化ストレスが生じることも示され，アンチオキシダントの投与でアポトーシスが抑制されることから酸化ストレスとアポトーシスとの関連が注目された．

● 気道上皮のRTP801は喫煙により発現が増強し，細胞内シグナル伝達に関与するmTORを阻害することによって細胞の成長や増殖を抑制しVEGFの低下やアポトーシスの促進に働く．アポトーシスを誘導するメディエーターとしてceramide[9]やendothelial monocyte-activating protein II（EMPAII）も報告されている．

● COPD患者の肺を超高解像度マイクロCTで解析すると，肺気腫がほとんどみられない領域でも健常の対照肺と比較し細気管支数が減少し，残存細気管支壁は有意に肥厚していた[10]．終末細気管支の消失や狭窄が肺気腫に先んじて起こるというこの報告は，いままで気腫病変の出現と，末梢気道の狭窄で位置づけられてきたCOPDの進展様式を一新する新しい知見であり，肺のエラスチン溶解に加え間質から末梢，終末細気管支にいたる肺組織の維持プログラムの失敗により肺胞細胞の消失が起こると考えられる．

#### オートファジー

● 近年2型プログラム細胞死と呼ばれたオートファジー（autophagy）[★2]がCOPDの病態にかかわるという報告がある．

● COPD患者から採取した肺サンプルやタバコ

---

**★1 アポトーシス**

細胞の自然死のことを指し，管理・調節された細胞の自殺（プログラム細胞死）のこと．原則的に炎症を引き起こさないという性質があり，細胞が収縮し核が濃縮し最終的に食細胞によって処理される．システインプロテアーゼであるカスパーゼはアポトーシスの主要な誘導経路であり一度活性化されると下流のカスパーゼを活性化しアポトーシスを実行する（カスパーゼカスケード）．

---

**★2 オートファジー**

細胞が飢餓状態になると誘導され自己の一部を分解，再利用して生存促進に働くとされる自食機構である．選択的オートファジーの一つであるマイトファジーはミトコンドリアを選択的に取り除く機構である．

病因

> **COLUMN**
>
> **オランダ学説とイギリス学説**
>
> 　気管支喘息とCOPDが共通の素因で起こり，環境要因の相違で表現型が決まるとされるオランダ学説（Dutch hypothesis）は，1961年にオランダのDick Orieによって提唱された．遺伝素因によって規定されるアトピー体質や気道過敏性亢進が基礎にあり，環境要因としてアレルゲンや刺激物質が加わり気管支閉塞が起こり，さらに感染や喫煙，粉塵曝露などの要因が加わり，慢性気管支炎，肺気腫，気管支喘息など表現型を呈するというものである．それを支持する研究結果も反論する結果も出ている．いずれにしろこれらの疾患が合併することは多く，asthma-COPD overlap（ACO）の病態を考えるうえでは重要な仮説である．それに対しイギリス学説（British hypothesis）は，1953年にStuart-Harrisらによって提唱された，繰り返す感染による気道の過分泌が慢性的な気道狭窄を引き起こすという考え方である．1965年にCharles Fletcherらが，慢性的な咳や痰および繰り返す気道感染は肺機能低下と関係しないことを調べ，咳・痰・気管支炎症状はCOPDに付帯する症状ではあるが発症には関与しないとした．しかし，近年慢性的な咳と痰のある喫煙者が症状のない喫煙者と比較し1秒量低下速度が速いという報告や，慢性気道感染のあるCOPD患者はない患者よりも肺機能低下が進行しやすいという報告がみられ，イギリス学説は再評価されている．

煙抽出液で処理した肺胞上皮細胞では，オートファジーの活性化を示すLC3B-IIの発現が増加していた．LC3Bのノックアウトマウスではタバコ煙曝露による肺気腫形成が抑制される．タバコ煙曝露はミトコンドリア損傷を引き起こしマイトファジー（mitophagy）を誘導する．一方偶発的な細胞死と考えられていたネクローシス（necrosis）の中にもプログラム細胞死がありネクロトーシス（necroptosis）と呼ばれているが，マイトファジーはタバコ煙曝露におけるネクロトーシスを制御する[11]．COPDにおけるネクロトーシス誘導は，気腫性変化のみならず炎症に関与しているという報告もある．

- 近年さまざまなストレスでオートファジーが誘導されることが報告され，小胞体ストレスやカスパーゼの活性化を介してアポトーシスやネクロトーシスを調節する可能性が示唆されている．

### ■ 肺の成長障害

- 独立した3つのコホート研究で，40歳までに対予測1秒量が80％に満たない群は対予測1秒量が80％以上の群と比較し22年後にCOPDを発症する確率が高かった[12]．1秒量の急速な低下を認めなくてもCOPDを発症することから，肺の成長障害がCOPDの要因として考えられる．胎児期の母体の喫煙や小児期の呼吸器感染症，喘息は将来的なCOPDのリスクファクターとされている．しかし，これらのコホートで確認されたのはあくまで気流閉塞であり，一般的に考えられているCOPDと同義にしていいかどうかは議論の分かれるところであろう．

## 慢性的な病態進行に関連した因子

- COPDは禁煙後も進行する場合がある．喫煙刺激がなくても持続的な炎症反応が起こりさらに肺組織の破壊や消失が進行，増悪の原因にもなると考えられている．

### ■ 免疫反応

- 持続する炎症反応の原因として抗原への反応が役割を担っており，獲得免疫反応（自己免疫反応）がCOPDの発症や進展に重要であることが示唆される．タバコ煙などの有害物質により傷害された上皮細胞からの産物がtoll-like receptors（TLRs）のリガンドとなり

45

自然免疫反応が誘導され，NF-κBの活性化によりケモカインやサイトカインが産生され，炎症を引き起こす．

- COPDになりやすい喫煙者において炎症反応が亢進するのはNF-κBの増加とその抑制因子であるIκBαのバランスや，ヒストンのアセチル化が脱アセチル化より優位になることが関係しているという報告がある．その結果樹状細胞は成熟しT細胞への抗原提示を促し，CD4$^+$T細胞やCD8$^+$T細胞の増殖を促進する．免疫調節の破綻は獲得免疫反応によるT細胞の持続的な活性化やB細胞の集積をもたらす．重症のCOPD患者の肺にはCD4$^+$T細胞やCD8$^+$T細胞の増加が指摘されており，気道周囲ではBリンパ球からなるリンパ濾胞がTリンパ球に囲まれている[13]．進行したCOPD患者の肺には自己抗体がみられる．

### ■ 細胞老化

- 慢性的な喫煙刺激は肺の老化をもたらすとされ，細胞老化のマーカーの発現が増加する[14]．細胞のターンオーバーをコントロールするテロメア（telomere）は分裂のたびに短くなり老化の指標とされているが，進行した肺気腫では肺胞壁細胞のテロメアの長さが減少していた．細胞老化自体も炎症の増悪を引き起こすとされる．

- COPD肺では細胞老化により必要な細胞数を維持できないとする説もみられる．COPDでは細胞死に陥った細胞のクリアランスが低下しているとされ，気道上皮細胞におけるオートファジーが不十分であると細胞老化が進む

と考えられている．

### ■ 気道感染

- COPDでは免疫学的防御機構が低下していることから，細菌の定着が起こりやすい．喫煙自体が粘膜線毛クリアランスの障害をきたし，気道被覆液のサーファクタント蛋白の減少も生じる．

- インフルエンザ菌と緑膿菌はCOPD気道のcolonizationとして一般的であるが，COPD患者のマクロファージはインフルエンザ菌や肺炎球菌の貪食能力が低く，reactive oxygen species（ROS）の放出が多い．気道のcolonizationがあるCOPDのほうがない群よりもTNF-αやIL-8，IL-6，ロイコトリエンB$_4$（LTB$_4$），neutrophil myeloperoxidase，エラスターゼが高いという報告もあり，気道感染が炎症反応やプロテアーゼ/アンチプロテアーゼ不均衡を増長している可能性がある．

- 近年，網羅的細菌叢解析技術の進歩により，COPDの肺に含まれるマイクロバイオームは健常者と比較し多様性が失われているという報告がみられる[15]．肺における細菌叢の変化がCOPDの病因となっている可能性もある．

## 今後のアプローチ

- COPDは臨床的にさまざまな表現型を有しており，ゆえに病因も多角的な視点が必要である．肺そのものの病因のみならず合併症や全身疾患としての病態解析が重要になると考えられる．

（長井　桂，今野　哲）

## 文　献

1) GOLD : Global Initiative for Chronic Obstructive Pulmonary Disease : Global strategy for the diagnosis, management, and prevention of chronic obstructive pulmonary disease（2019 REPORT）.

2) 厚生労働科学研究費補助金（難治性疾患政策研究事業）呼吸不全に関する調査研究班．α$_1$-アンチトリプシン欠乏症診療の手引き 2016．日本呼吸器学会；2016．

3) Kuhn C, et al. The induction of emphysema with elastase.II. Changes in connective tissue. Lab Invest 1976 ; 34 : 372-80.

4) Stockley RA. Neutrophils and protease/antiprotease imbalance. Am J Respir Crit Care Med 1999 ; 160 : S49-52.

5) Hackett NR, et al. Variability of antioxidant-related gene expression in the airway epithelium of cigarette smokers. Am J Respir Cell Mol Biol 2003 ; 29 : 331-43.

6) Rangasamy T, et al. Genetic ablation of Nrf2 enhances susceptibility to cigarette smoke-induced emphysema in mice. J Clin Invest 2004 ; 114 : 1248-59.

7) Suzuki M, et al. Down-regulated NF-E2-related factor 2 in pulmonary macrophages of aged smokers and patients with chronic obstructive pulmonary disease. Am J Respir Cell Mol Biol 2008 ; 39 : 673-82.

8) Kasahara Y, et al. Inhibition of VEGF receptors causes lung cell apoptosis and emphysema. J Clin Invest 2000 ; 106 : 1311-9.

9) Petrache I, et al. Ceramide upregulation causes pulmonary cell apoptosis and emphysema-like disease in mice. Nat Med 2005 ; 11 : 491-8.

10) McDonough JE, et al. Small-airway obstruction and emphysema in chronic obstructive pulmonary disease. N Engl J Med 2011 ; 365 : 1567-75.

11) Mizumura K, et al. Mitophagy-dependent necroptosis contributes to the pathogenesis of COPD. J Clin Invest 2014 ; 124 : 3987-4003.

12) Lange P, et al. Lung-Function Trajectories Leading to Chronic Obstructive Pulmonary Disease. N Engl J Med 2015 ; 373 : 111-22.

13) Hogg JC, et al. The nature of small-airway obstruction in chronic obstructive pulmonary disease. N Engl J Med 2004 ; 350 : 2645-53.

14) Tsuji T, et al. Alveolar cell senescence in pulmonary emphysema. Am J Respir Crit Care Med 2006 ; 174 : 886-93.

15) Garcia-Nunez M, et al. Severity-related changes of bronchial microbiome in chronic obstructive pulmonary disease. J Clin Microbiol 2014 ; 52 : 4217-23.

## COPDの病態

# 病理

## 肺の病変部位と病態との関係

- COPDでは中枢気道，末梢気道，肺胞領域，肺血管に病変が生じる[1]．これらの病変はタバコ煙などの有害物質吸入による肺の炎症が原因と考えられているが，近年では肺の成長障害を原因とする炎症にはよらないCOPDの病型も知られている．
- COPDがない健常な喫煙者でもタバコ煙による炎症は生じるが，COPD患者では炎症の程度がより高度である．タバコ煙による肺の炎症は禁煙後も長期間持続する．
- 中枢気道における気管支粘膜下腺の増大と杯細胞の増生は気道過分泌による喀痰の原因になる．末梢気道病変と気腫性病変は気流閉塞，肺血管病変は肺高血圧症の原因になる．肺の炎症が全身に波及すると体重減少，筋力低下，心・血管疾患などの全身併存症を引き起こす（1）．
- 気流閉塞に関与する主要要因は末梢気道病変であるが，肺胞系の破壊が進行した気腫優位型と，気道病変が進行した気道病変優位型がある．

## COPDの病理

### 中枢気道の病変

- 中枢気道粘膜では杯細胞の増生と扁平上皮化生が生じ，気道壁においては気管支粘膜下腺の増大，平滑筋の肥厚，炎症細胞の浸潤，壁の線維化，軟骨の退行性変化がみられる[2]．気管支粘膜下腺の増大と杯細胞の増生は気道過分泌による喀痰症状の原因になる．気管支粘膜下腺は粘液漿液混合腺であるが，COPD患者では粘液腺が増大して漿液腺は減少している．
- 喘息においても同様な気道病変がみられるが，COPDに比べて上皮剝離や基底膜肥厚（上皮下線維化），平滑筋肥大，血管新生が高度である（2）．

### 末梢気道の病変

- 末梢気道（内径2 mm以下の細気管支）では粘液分泌物の貯留，杯細胞の増生，炎症細胞の浸潤，壁の線維化，平滑筋肥厚による気道の狭窄だけではなく，気道が消失（気道数が減

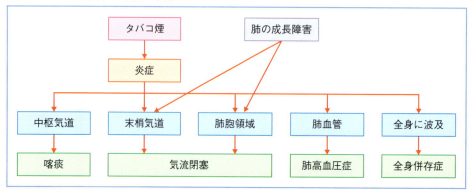

**1** COPDの病変部位と病態の関係

## 2 喘息とCOPDの病理所見の比較

|  | COPD | 気管支喘息 |
|---|---|---|
| 気道 | | |
| 　上皮剥離 | − | +++ |
| 　扁平上皮化生 | +++ | − |
| 　基底膜の肥厚（上皮下線維化） | +/− | +++ |
| 　血管新生 | +/− | +++ |
| 　線維化 | +++ | +（重症例） |
| 　平滑筋の増加 | + | +++ |
| 　杯細胞・気管支腺の増生 | +++ | ++ |
| 　肺胞接着の消失 | +++ | +/− |
| 肺胞領域 | | |
| 　肺胞の破壊・拡大 | +++ | |
| 肺血管 | | |
| 　内膜肥厚, 平滑筋の増生, 線維化 | ++ | − |

## 3 COPDの末梢気道と肺胞領域の病変

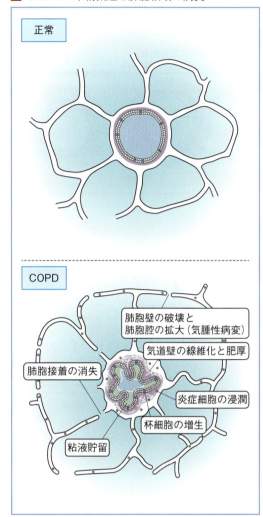

(Barnes PJ. N Engl J Med 2000；343：269-80[19]を参考に作成)

少)して気流閉塞がもたらされる[2-4]（3）．気道壁ではtransforming growth factor-β（TGF-β）などの線維化サイトカインの刺激により線維芽細胞が増殖・活性化して線維化が生じるが，上皮間葉転換による機序も関与している．最近では，傷害を受けた気道の壁が次第に菲薄化し，やがて気道そのものが消失してしまう可能性が指摘されているが[4]（4），気道が消失した場合，その末梢側の気腔とのコネクションがどのように保たれるのかは不明である[5]．

- COPDの末梢気道病変（狭窄と消失）は気腫病変に先行して生じる[4,6]．若年喫煙者においても呼吸細気管支領域に茶色の色素顆粒を含んだマクロファージが浸潤しており，末梢気道の炎症がCOPDの初期病変と考えられる．

### ■ 肺胞領域の病変

- 肺胞領域では気腫性病変（肺気腫）★1が生じる（3）．細葉（小葉）★2内の病変部位により，細葉（小葉）中心型肺気腫，汎細葉（小葉）型肺気腫，遠位細葉（小葉）型肺気腫に分けられるが，気流閉塞の原因となるのは呼吸細気管支を中心に肺胞の破壊が生じる細葉（小葉）中心型肺気腫と細葉（小葉）全体の肺胞が破壊される汎細葉（小葉）型肺気腫である（5）．

---

★1　肺気腫
肺気腫は「終末細気管支より末梢の気腔がそれを構成する壁の破壊を伴いながら非可逆的に拡大した肺で，明らかな線維化病変はみられない」と定義されている[7]．「明らかな線維化がみられない」との記載は肉眼的には線維化病変が認められないことを意味しており，顕微鏡的には肺気腫の肺胞壁では組織修復反応としての膠原線維の増加が認められる．加齢による老人肺でも肺胞が拡大するが，肺気腫とは異なり，壁の破壊は認められない．

★2　細葉
細葉とは終末細気管支より末梢の領域を示し，小葉とは胸膜や静脈隔壁に囲まれた3～6個の細葉を含む領域を指す．

### 4 COPDの気道の消失

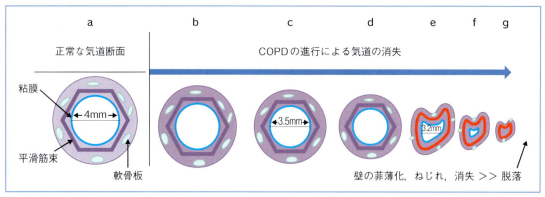

（Diaz AA. Am J Respir Crit Care Med 2018；197：4-6[5]より）

### 5 肺気腫の病型

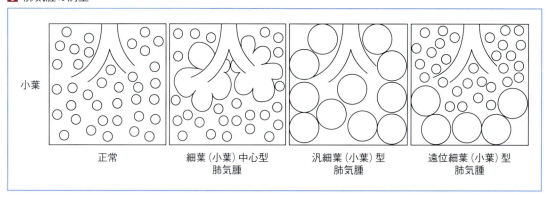

これらの気腫性病変により細気管支壁に付着した肺胞が破壊されると，気道の内腔を広げる力が弱まり，末梢気道が虚脱して気流閉塞の原因になる[2,3]．さらに気腫性病変は肺弾性収縮力を低下させて気流閉塞や呼気時の空気捉えこみ現象（air trapping）の原因になる．一方，遠位細葉（小葉）型肺気腫（傍隔壁肺気腫）は気胸の原因となる．

- 肺気腫の初期病変は，電顕標本では肺胞壁のフェネストラ（肺胞壁の20μm以上の欠損孔）の形成として観察される．やがて個々のフェネストラ同士が融合して巨大な孔（肺胞孔）を形成しながら肺胞が消失し気腫病変を形成する[2]．
- 細葉（小葉）中心型肺気腫の大部分は喫煙者であり，肺の上葉に多い．汎細葉（小葉）型肺気腫は上葉，下葉のいずれにもみられるが，$\alpha_1$-アンチトリプシン欠損症患者の下葉領域にみられるのが典型的である．

■ 肺血管の病変

- 肺動脈では内膜や血管平滑筋の肥厚，炎症細胞の浸潤，壁の線維化がみられる．さらに血管内皮における一酸化窒素（NO）やエンドセリンの産生異常により肺動脈の収縮や拡張不全が生じ，さらに動脈壁の平滑筋細胞や線維芽細胞の増殖も刺激することにより肺高血圧症を引き起こすと考えられている．このような肺血管病変は肺高血圧症や右心負荷の原因になる[8]．

■ 肺の炎症

- COPDの気道・肺胞・肺血管病変はタバコ煙などの有害物資吸入により肺の慢性炎症が原

病理

因と考えられている[9,10]．COPD患者の炎症は，COPDのない喫煙者に比べて高度で禁煙後も長期間持続する．

- COPD患者の気道腔と肺胞腔にはマクロファージと好中球が浸潤し，気道壁，肺胞壁，血管壁にはマクロファージとTリンパ球の浸潤がみられる．Tリンパ球の中ではTc1型$CD8^+$細胞の増加が特徴的であるが[11]，Th1型$CD4^+$細胞やTh17型$CD4^+$細胞の浸潤もみられる[10]．COPDにおけるインターロイキン17（IL-17）の増加は吸入ステロイド治療に対する反応性減弱の原因となる[12]．

- 一部のCOPD患者では，好酸球やTh2型$CD4^+$細胞およびグループ2自然リンパ球の浸潤も認められる．好酸球の増加したCOPDでは吸入ステロイドに対する反応性が良好である[10]．

- 進行したCOPDではBリンパ球も増加し，重症患者の気道壁ではBリンパ球が集簇したリンパ濾胞が認められる[9]．COPD患者のリンパ濾胞では対照者に比べてIgA産生Bリンパ球が増加しており，細菌や自己抗原に対する獲得免疫反応が亢進している可能性がある[13]．

- COPDの炎症に関与するメディエータとしては，ロイコトリエン$B_4$（$LTB_4$），腫瘍壊死因子（tumor necrosis factor-$\alpha$：TNF-$\alpha$），Gro-$\alpha$（CXCL1），IL-8（CXCL8），IL-18，macrophage chemotactic protein-1（MCP-1，CCL2），macrophage inflammatory protein-1$\beta$（MIP-1$\beta$，CCL4），インターフェロン-$\gamma$（INF-$\gamma$）などが，気道壁の線維化を引き起こすメディエータとしてはTGF-$\beta$が重要である[10]．

- COPDの慢性炎症は，タバコ煙により傷害された細胞や組織成分が，Toll様受容体などを介して好中球やマクロファージ，上皮細胞を活性化する自然免疫→樹状細胞の刺激・成熟により生じるTリンパ球の活性化と増殖→獲得免疫反応によるオリゴクローナルなTリンパ球とBリンパ球の増殖の3段階で成立すると考えられている[14]．COPDの炎症が禁煙後も長期間にわたり持続する理由は不明であるが，持続感染や自己免疫反応の獲得などの機序も想定されている．

- 近年では小児期に生じた肺の成長障害が原因となるCOPDの発症も指摘されている[15]．成長障害によるCOPDは非炎症性と考えられているが，その詳細は不明である．

### ■ 全身性炎症

- COPDでは肺自体の炎症が全身に波及，あるいは，タバコ煙が他臓器にも作用することにより，全身性に炎症が生じる[16]．COPD患者では末梢血中の白血球数やC反応性蛋白（C-reactive protein：CRP），フィブリノーゲン，TNF-$\alpha$，IL-6などの炎症性物質が増加している．

- 全身性炎症は，体重減少，筋力低下，心・血管疾患，骨粗鬆症，抑うつなどの全身併存症の一因になる．COPDの全身性炎症を引き起こすメディエータとしてG-CSFや細胞外小胞の関与が指摘されている[17,18]．

（青柴和徹）

## 文　献

1）日本呼吸器学会COPDガイドライン第5版作成委員会編．COPD（慢性閉塞性肺疾患）診断と治療のためのガイドライン2018，第5版．日本呼吸器学会；2018．p.24-6.

2）Nagai A, et al. The National Institutes of Health Intermittent Positive-Pressure Breathing trial：pathology studies. II. Correlation between morphologic findings, clinical findings, and evidence of expiratory air-flow obstruction. Am Rev Respir Dis 1985；132：946-53.

3）Hogg JC, et al. Site and nature of airway obstruction in chronic obstructive lung disease. N Engl J Med 1968；278：1355-60.

4）McDonough JE, et al. Small-airway obstruction and emphysema in chronic obstructive pulmonary

51

disease. N Engl J Med 2011 ; 365 : 1567-75.

5) Diaz AA. The case of missing airways in chronic obstructive pulmonary disease. Am J Respir Crit Care Med 2018 ; 197 : 4-6.

6) Koo HK, et al. Small airway disease in mild and moderate chronic obstructive pulmonary disease : a cross-sectional study. Lancet Respir Med 2018 ; 6 : 591-602.

7) The definition of emphysema. Report of a National Heart, Lung, and Blood Institute, Division of Lung Diseases workshop. Am Rev Respir Dis 1985 ; 132 : 182-5.

8) Wright JL, et al. Pulmonary hypertension in chronic obstructive pulmonary disease : current theories of pathogenesis and their implications for treatment. Thorax 2005 ; 60 : 605-9.

9) Hogg JC, et al. The nature of small airway obstruction in chronic obstructive pulmonary disease. N Engl J Med 2004 ; 350 : 2645-53.

10) Barnes PJ. Inflammatory mechanisms in patients with chronic obstructive pulmonary disease. J Allergy Clin Immunol 2016 ; 138 : 16-27.

11) Saetta M, et al. CD8$^+$ T-lymphocytes in peripheral airways of smokers with chronic obstructive pulmonary disease. Am J Respir Crit Care Med 1998 ; 157 : 822-6.

12) Christenson SA, et al. An airway IL-17A response signature identifies a steroid-unresponsive COPD patient subgroup. J Clin Invest 2019 ; 1 : 169-81.

13) Ladjemi MZ, et al. Increased IgA Expression in Lung Lymphoid Follicles in Severe Chronic Obstructive Pulmonary Disease. Am J Respir Crit Care Med 2019 ; 199 : 592-602.

14) Cosio MG, et al. Immunologic aspects of chronic obstructive pulmonary disease. N Engl J Med 2009 ; 360 : 2445-54.

15) Lange P, et al. Lung-function trajectories leading to chronic obstructive pulmonary disease. New Engl J Med 2015 ; 373 : 111-22.

16) Thomsen M, et al. Inflammatory biomarkers and comorbidities in chronic obstructive pulmonary disease. Am J Respir Crit Care Med 2012 ; 186 : 982-8.

17) Tsantikos E, et al. Granulocyte-CSF links destructive inflammation and comorbidities in obstructive lung disease. J Clin Invest 2018 ; 129 : 2406-18.

18) Feller D, et al. Cigarette smoke-induced pulmonary inflammation becomes systemic by circulating extracellular vesicles containing Wnt5a and inflammatory cytokines. Front Immunol 2018 ; 9 : 1724.

19) Barnes PJ. Chronic obstructive pulmonary disease. N Engl J Med 2000 ; 343 : 269-80.

# Mini Lecture

# blue bloaterとpink puffer

　COPDは長い無症状の後に慢性の咳・痰などがみられ，徐々に労作時の呼吸困難（息切れ）が顕著化する疾患である．1950年代には英国で慢性気管支炎，米国で肺気腫として臨床診断され，その後気流閉塞を惹起する疾患群としてこれらがまとめられた歴史がある．COPDは末梢気道病変と気腫性病変がさまざまな割合で複合的に作用している不均一な疾患である．そのため病態や治療反応性，予後が異なる複数の表現型（フェノタイプ）が存在している．COPDのもっとも古いフェノタイプ分類として"blue bloater"と"pink puffer"がある．これは，1960年代にFilleyら[1]によって分類された分類である（❶❷）．現在ではblue bloaterやpink pufferという表現はあまり使われていないがCOPDの病態を考えるうえで重要な分類の一つである．

## blue bloater

　慢性気管支炎優位の患者の特徴を示している．肥満体形をしていて唇や指先が青みがかっているためこの名前が付けられた．青みがかった肌はチアノーゼを伴っているためである．また下肢などに浮腫を認めている．これは右心不全や肺性心によるものである．

　慢性気管支炎は気管支の内層の炎症である．炎症により粘液が過剰に産生されその粘液によって閉塞性の気道障害が起こる．そのため十分な酸素を取り込むことができずチアノーゼを引き起こす．これが心臓への負担を増大させ最終的には肺性心や右心不全を引き起こし浮腫を伴う体重増加を認める．

　症状は咳や痰が特徴である．また繰り返す呼吸器感染症と浮腫および体重増加を伴う右心不全徴候を認めることがある．ただ，現在では薬

❶ blue bloaterとpink puffer

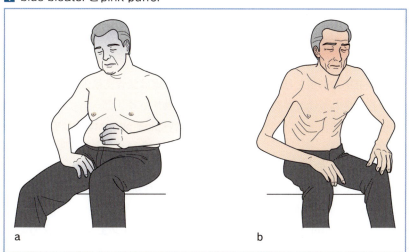

a. blue bloater：肥満と青ざめた顔が特徴．
b. pink puffer：痩せと赤ら顔が特徴．

（Dornhorst AC. Lancet 1955；268：1185-7[6]を参考に作成）

## 2 blue bloater と pink puffer

|  | blue bloater | pink puffer |
|---|---|---|
| 体型 | 肥満 | 痩せ |
| 呼吸困難（息切れ） | 比較的軽度 | 強い |
| 咳，痰 | 多い | 少ない |
| 右心負荷 | 高度 | 軽度 |
| 睡眠時無呼吸 | 高度 | 軽度 |

物療法や酸素療法，増悪時の抗菌薬投与などで右心不全徴候が改善されるためこのような典型的な症状を認めることはまれである．また，低酸素血症があっても息切れを訴えないか軽度のことが多い．典型的な胸部X線写真では心陰影の拡大と肺紋理の増強を認める．予後はpink pufferに比べ不良であり感染による増悪や頻回な入院が特徴である．また，閉塞性睡眠時無呼吸（OSA）との関連も報告されている．欧米の報告ではCOPDとOSAとを併存した症例はOSA単独よりも肥満が多いとの報告があり[2]，その一部の症例はblue bloaterの特徴を示していた．一方日本人ではOSA単独よりもCOPDとOSAの併存症例のほうがbody mass index（BMI）が小さい傾向が報告されており[3]，OSA併存とblue bloaterとの関連は明らかではない．

治療は気管支拡張薬に加えて喀痰調整薬が併用されることが多い．喀痰調整薬は軽度ではあるがCOPD増悪の予防効果が報告されている．また気道炎症や喀痰分泌の抑制を目的にマクロライド系抗菌薬が投与されることがある．

## pink puffer

肺気腫優位の型を示している．日本人のCOPDの多くはこの型である．患者が赤ら顔をしていることからこの名前が付けられた．典型的な患者は年配でblue bloaterとは対照的に骨格筋が萎縮した痩せ型である．体重減少の機序としては呼吸に伴う代謝の亢進，食事摂取量の低下や炎症性サイトカインによる全身炎症に伴う身体組成の低下が考えられている．一方，動物実験モデルにおいて低栄養が肺気腫病変を増強させるとの報告[4]や，神経性食思不振症において肺に気腫性変化が起きていたとの報告[5]があり体重減少そのものが肺気腫の原因の可能性もある．胸部は大きくビア樽状である．これは肺気腫による残気量の増加のため常に胸郭が拡張した状態になっているためである．呼吸は気道内圧を高く保ち肺から少しでも多くの空気を呼出するため呼気時に口をすぼめていることもある．

肺気腫は「終末細気管支より末梢の気腔が肺胞壁の破壊を伴いながら異常に拡大した肺」と定義されている．タバコの喫煙やその他の化学物質の吸入が原因である．この気腫化により末梢気道への肺胞接着（alveolar attachment）の減少や肺の弾性収縮力の低下がもたらされ，呼気時の気流閉塞をきたし空気の捉えこみ（air trapping）が生じる．この空気の捉えこみのため肺の過膨張が生じ残気量が増加する．

症状は労作時の呼吸困難である．咳や痰はblue bloaterに比べ軽度のことが多くこれらの症状を認めないこともある．身体所見は前述の口すぼめ呼吸や樽型胸郭のほかに胸鎖乳突筋や斜角筋などの呼吸補助筋の肥大が認められる．胸部X線所見では，肺野の透過性の亢進，肺野末梢の血管影の細小化，横隔膜の平低化，滴状心，肋間腔の開大など肺気腫に特徴的な所見を認める．

治療は気管支拡張薬を中心とした薬物療法と呼吸リハビリテーションである．特に息切れの強いpink pufferに対しては呼吸リハビリテーションを行うことで呼吸困難の軽減，運動耐容能の改善が期待できる．また栄養介入（栄養治療）も有効と思われる．

## COPDのフェノタイプ分類の行方

COPDの疾患概念は歴史とともに変化している．blue bloaterとpink pufferの分類は，1987年米国胸部疾患学会（ATS）で「肺気腫，慢性気

管支炎，末梢気道病変によって起こる非可逆的な気流閉塞を特徴にする疾患」としてまとめられた．2001年の国際ガイドラインGOLDにおいて「COPDは完全に可逆的ではない気流閉塞である．この気流閉塞は通常進行性で有害な粒子またはガスに対する異常な炎症反応と関連している」と定義された．さらに「COPDの本態である気流閉塞はparenchymal destructionである肺気腫病変とsmall airway diseaseとよぶ末梢気道病変の両者がさまざまの割合で組み合わさって起こるものである」と説明され，慢性気管支炎という診断名が削除された．これは慢性気管支炎そのものがCOPDの気流閉塞に大きな影響を与えていないという歴史的研究成果を踏まえたためである．一方，現在でも臨床の場では慢性気管支炎や肺気腫の疾患名が汎用され，COPDと混同されている．COPDは慢性気管支炎や肺気腫と同義語ではなく，COPDの診断基準を満たさない慢性気管支炎，肺気腫も存在する．しかしCOPDを慢性気管支炎型のblue bloaterと肺気腫型のpink pufferに分類して議論されてきたことで，COPDが均一的な疾患ではなくヘテロな疾患であることが理解され

た．COPDは多くのフェノタイプに分類される「症候群」として認識されつつある．現在，遺伝素因，環境要因，臨床症状，病態，併存症などからフェノタイプ分類が検討されており，その特徴から個別化治療の可能性が出てきている．

（伊東亮治）

**文献**

1) Filley GF, et al. Chronic obstructive bronchopulmonary disease. II. Oxygen transport in two clinical types. Am J Med 1968；44：26-38.
2) Marin JM, et al. Outcomes in patients with chronic obstructive pulmonary disease and obstructive sleep apnea：the overlap syndrome. Am J Respir Crit Care Med 2010；182：325-31.
3) Azuma M, et al. Associations among chronic obstructive pulmonary disease and sleep-disordered breathing in an urban male working population in Japan. Respiration 2014；88：234-43.
4) Sahebjami H, Wirman JA. Emphysema-like changes in the lungs of starved rats. Am Rev Respir Dis 1981；124：619-24.
5) Coxson HO, et al. Early emphysema in patients with anorexia nervosa. Am J Respir Crit Care Med 2004；170：748-52.
6) Dornhorst AC. Respiratory insufficiency. Lancet 1955；268：1185-7.

# Mini Lecture

## 日本と欧米のCOPDの病型の相違
## ―気腫型 vs 非気腫型

　COPDでは，中枢気道，末梢気道，肺胞領域，肺血管に病変がみられる．中枢気道の気管支粘膜では，杯細胞の増生と扁平上皮化生がみられる．末梢気道（内径2 mm以下の細気管支）では粘液分泌物の貯留，杯細胞の増生，炎症細胞の浸潤，肺胞接着の消失，気道壁の線維化，平滑筋肥厚による気道の変形と狭窄，細気管支の破壊による気道の消失が生じる（**1**）．肺胞領域では，気腫性変化（肺気腫）がみられる．肺気腫は「終末細気管支より末梢の気腔がそれを構成する壁の破壊を伴いながら非可逆的に拡大した肺で，明らかな線維化病変はみられない」と定義された病変である（「病理」**3** p.49参照）．中枢気道病変は喀痰症状，末梢気道病変と気腫性病変は気流閉塞，肺血管病変は肺高血圧症を引き起こす[1]．

　日本の『COPD（慢性閉塞性肺疾患）診断と治療のためのガイドライン2018』では，COPDの気流閉塞は気腫性病変と末梢気道病変がさまざまな割合で複合的に作用して起こり，病型として気腫性病変が優位である気腫型COPDと末梢気道病変が優位である非気腫型COPDの2つに分類される（「疾患概念，定義」**1** p.3参照）．この両者の分布は二峰性の分布を示すものではなく，その関与の割合は個体間で連続性に分布している[1]．わが国では，気腫型が非気腫型に比較して有意に多く，気腫型が90％と報告されている[2]．

　病型を調べるうえで，胸部単純X線検査は，他疾患の除外や肺の過膨張など進行したCOPDの気腫性病変および気道病変を診断，評価するのに有用であるが，早期病変の検出には困難な面がある．

　正面像では，①肺野の透過性の亢進，②肺野

**1** 健常者とCOPDの末梢気道の病理学的変化

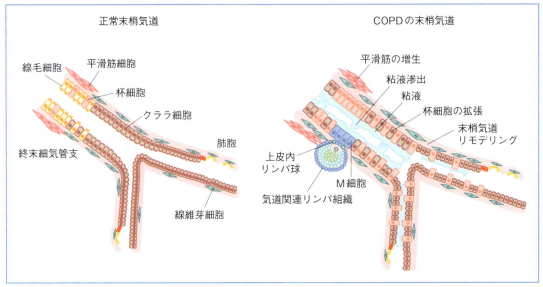

（Hogg JC, et al. Physiol Rev 2017；97：529-52[10]を参考に作成）

末梢の血管陰影の細小化，③横隔膜の低位平坦化，④滴状心による心胸郭比の減少，⑤肋間腔の開大，などがみられる．側面像では，①横隔膜の平坦化，②胸骨後腔の拡大，③心臓後腔の拡大，などがみられる[1]．

COPDの気道病変を示唆する所見としては気道壁の肥厚（tram line や ring shadow など）があるが，高度でない限り胸部単純X線写真で検出することは難しい[1]．

胸部CTでは，気腫性病変は肺野低吸収領域，気道病変は内腔の狭小化や壁肥厚として認められる．胸部CTは気腫性病変と気道病変の両者を同時に評価でき，COPDの病型分類に有用である．

COPDの病型に関係する論文を以下に示す．

北海道COPDコホート研究結果において，約25％の被験者は5年間にわたり1秒量が維持されている一方，別の25％では急速に1秒量が低下する（60 mL/年）ことが明らかとなった（全体の1秒量経年低下平均は31 mL/年）．1秒量急速低下群と維持群のあいだに，登録時の年齢，喫煙歴，1秒量，QOLに有意差はなかった．一方，急速低下群の因子として，胸部CT検査と肺拡散能力検査で評価した調査開始時の肺気腫病変の重症度が最も重要なものであり，気腫型と非気腫型の自然歴の違いが明らかとなった．また，肺の気腫性病変が少なく，末梢血好酸球が多いフェノタイプでは肺機能が保たれることが示されている（sustainer）[3]．

**2 気腫性病変と非気腫性病変との比較**

| 筆頭著者．掲載雑誌．発表年度 | 肺気腫病変<br>（肺胞破壊） | 気道病変<br>（気道壁肥厚） |
|---|---|---|
| Hansel. COPD. 2013<br>Camp. Chest. 2007<br>Grydeland. Eur Respir J. 2009 | 白人＞アフリカン・アメリカン<br>男性＞女性<br>男性：女性＝2：1 | 男性＜女性<br>男性＝女性 |
| Tatsumi. Respirology. 2004 | 日本人のCOPDの90％を占める | 日本人のCOPDの10％を占める<br>女性優位<br>非喫煙者に多い<br>喘息合併例が多い |
| Camp. Eur Respir J. 2013 | 喫煙 | バイオマス（メキシコ） |
| Coxson. Am J Respir Crit Care Med. 2004<br>Cook. Can Respir J. 2001 | 神経性食思不振症 | N/A |
| Lovasi. Acad Radiol. 2011 | 低社会経済環境 | N/A |
| Johannessen. Am J Respir Crit Care Med. 2013<br>Haruna. Chest. 2010 | 死亡リスクを高める<br>死亡予測因子となる | 死亡リスクに関与しない<br>死亡予測因子にはなりにくい |
| Han. Radiology 2011 | 増悪リスクを高める | 増悪リスクを高める |
| Carolan. Am J Respir Crit Care Med. 2013 | 低体重<br>アディポネクチン分泌異常 | N/A |
| Bon. Am J Respir Crit Care Med. 2011 | 骨粗鬆症のリスクを高める | N/A |
| Smith. Chest. 2013<br>Barr. N Engl J Med. 2010 | 左心室血液流入障害 | N/A |
| Patel. Am J Respir Crit Care Med. 2008<br>Martinez. Respir Med. 2013 | N/A | 喫煙に関連する<br>慢性気管支炎症状が強い<br>低QOLに関連する |

N/A：not available．QOL：quality of file．

（川山智隆ほか．日呼吸誌 2014；3：329-36[8] より）

ECLIPSE COPDコホート研究の1,817人において，気腫性変化の強い群は，肺，肺外の組織減少が強く，$FEV_1$，BMI，除脂肪量指数（FFMI）の減衰が強く，増悪率，入院，死亡数が多いと報告されている[4]．そのほかにも，気腫化の程度や1秒率の低下がCOPDや肺癌による死亡の有意な予測因子であることが報告されている[5,6]．

気腫性病変の局所分布を上葉優位群と下葉優位群に分類し解析した結果，下葉優位群では上葉優位群よりもベースラインの気流閉塞が重症で，メタボリック症候群の割合が高く，上葉優位群は5年後の気腫，空気の捉えこみ（air trapping），呼吸困難の進行が大きかったと報告されており[7]，局所分布における相違の可能性も示唆されている．その他の気腫性病変と非気腫性病変との比較について **2** に記載する[8]．

スペインのCOPDガイドライン（GesEPOC）では，COPDを肺気腫，慢性気管支炎，喘息合併（asthma COPD overlap）の3つの病型に分類し，リスクの層別化や薬物治療のフローチャートを示している[9]．日本においても，COPDの病型を考慮し，患者個別の特徴に合わせて治療介入を行うことが可能になるよう，今後の研究が進むことが望まれる．

（國近尚美）

**文献**

1) 日本呼吸器学会COPDガイドライン第5版作成委員会編．COPD（慢性閉塞性肺疾患）診断と治療のためのガイドライン2018．第5版．日本呼吸器学会；2018.

2) Tatsumi K, et al. Clinical phenotypes of COPD：results of a Japanese epidemiological survey. Respirology 2004；9：331-6.

3) Nishimura M, et al. Annual change in pulmonary function and clinical phenotype in chronic obstructive pulmonary disease. Am J Respir Crit Care Med 2012；185：44-52.

4) Celli BR, et al. Emphysema and extrapulmonary tissue loss in COPD：a multi-organ loss of tissue phenotype. Eur Respir J 2018；51：1702146.

5) Zulueta JJ, et al. Emphysema scores predict death from COPD and lung cancer. Chest 2012；141：1216-23.

6) Carr LL, et al. Features of COPD as Predictors of Lung Cancer. Chest 2018；153：1326-35.

7) Boueiz A, et al. Lobar Emphysema Distribution Is Associated With 5-Year Radiological Disease Progression. Chest 2018；153：65-76.

8) 川山智隆ほか．フェノタイプ分類と個別化医療の可能性．日呼吸誌 2014；3：329-36.

9) Miravitlles M, et al. Spanish Guidelines for Management of Chronic Obstructive Pulmonary Disease（GesEPOC）2017. Pharmacological Treatment of Stable Phase. Arch Bronconeumol 2017；53：324-35.

10) Hogg JC, et al. The Contribution of Small Airway Obstruction to the Pathogenesis of Chronic Obstructive Pulmonary Disease. Physiol Rev 2017；97：529-52.

## COPDの病態

# 病態生理

- COPDは，タバコ煙を主とする有害物質を長期に吸入曝露することなどにより生じた肺疾患と定義される[1]．病理学的には，気道，肺実質，肺血管に障害を認め，気流閉塞，動的肺過膨張，ガス交換障害，気道の過分泌などをきたし，進行する労作時呼吸困難，慢性の咳・痰を呈する．

## 気流閉塞

- COPDでは，呼吸機能検査で気流閉塞（閉塞性換気障害）を示すが，気流閉塞は気道病変と気腫性病変とが個々の患者においてさまざまな割合で複合的に関与して起こる．
- 気道病変としては，気道壁の肥厚，粘液分泌物の貯留や気道の虚脱などにより気道内腔の閉塞や狭窄をきたす（**1**）．肺手術を受けたCOPD患者の末梢気道の病理組織を解析した検討[2]では，気道壁の炎症細胞浸潤や線維化の結果，1秒量による病期の進行につれて気道壁肥厚を認めたことが報告されている．
- 一方，肺実質では，肺気腫病変（肺胞壁の破壊と気腔の拡大）により肺の弾性収縮力が低下し，このことは，気道を開存させる力を減少させ（肺胞接着〈alveolar attachment〉の消失），気道内腔の狭窄や閉塞にも寄与することになる．特に呼気時では胸腔内圧の上昇からより閉塞をきたしやすくなる．
- これらを風船にたとえると，正常では，膨らんだ風船は勢いよく空気を排出してしぼむことができるが，COPDでは，風船の出口が狭窄し，また風船のゴムが伸びきった状態で弾力が低下している状態と考えると理解しやすい（**2**）．このような風船では，勢いよく空気を排出してしぼみきることができない．すなわち，COPD患者では勢いよく呼気ができず，呼気時間が延長して（**3**），呼気努力を

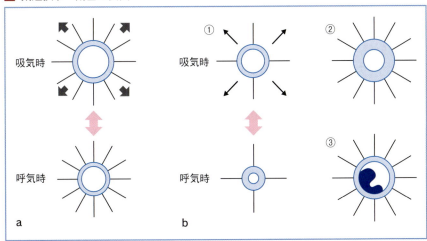

**1** 気道狭窄・閉塞の要因

a. 健常例
b. ①肺胞壁破壊により肺弾性が低下し，気道を開存させる牽引力が低下，②気道壁肥厚，③気道分泌物の貯留．実際の症例では，これらの要因が複合して起こりうる．

**2 肺のモデル図**

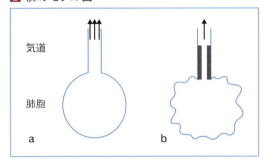

a. 正常
b. COPD：気道病変と肺気腫病変とが個々の患者によりさまざまな割合で起こる．

**3 健常者とCOPD患者における安静換気の比較**

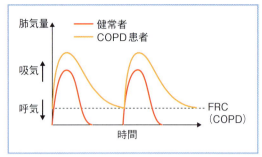

COPD症例では，呼気時間の延長，機能的残気量（FRC）の上昇を認める．

**4 気道抵抗と肺気量との関係**

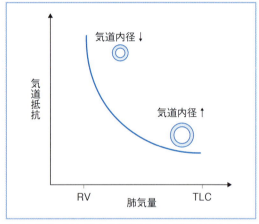

高肺気量位では気道内径が増大し，気道抵抗は減少する．TLC：全肺気量，RV：残気量．
（日本呼吸器学会肺生理専門委員会編．臨床呼吸機能検査，第8版．メディカルレビュー社；2016[5]）をもとに作成）

要することになり，呼吸困難として自覚されることになる．

- また，気道病変は，慢性気管支炎として気道の過分泌から慢性の咳，痰をきたす要因ともなる．

## 肺過膨張[3,4]

### ■静的肺過膨張（static hyperinflation）

- 肺気腫による肺の弾性の低下と気流閉塞は，呼気終末時の肺内の空気の捉えこみ（air trapping）から，肺の過膨張をきたす．すなわち，呼吸機能検査で残気量（RV）や機能的残気量（FRC）の増加を認める（**3**）．全肺気量（TLC）も増加するが，RV，FRCの増加ほどではないため，最大吸気量（IC：安静呼気位から最大吸気位まで吸気できる肺気量）が減少することになる．
- 換気は，呼吸筋の主力である横隔膜が収縮・弛緩することで行えるが，COPDでは肺の過膨張により横隔膜が押し下げられて平低化をきたし，この機能を十分に果たすことができない．
- 肺過膨張が重症になった症例では，樽状胸郭，口すぼめ呼吸，呼吸補助筋（胸鎖乳突筋や斜角筋など）の肥大，Hoover徴候などの身体所見が認められる．
- このような気流閉塞と肺の過膨張が，呼吸困難の要因となる．健常者でも，TLC近くまで吸気し，そのレベルを新たなFRCレベルとして呼吸しようとすると，ICが小さく息が苦しく感じることになるが，COPD患者では，常にこのような呼吸困難を自覚していると推測することができる．

### ■動的肺過膨張（dynamic hyperinflation）

- 労作時では，組織で要する酸素量の増加に対応するため，呼吸回数の増加と1回換気量の増大が起こる．正常では，肺気量位の増大は気道抵抗の減少をもたらし（**4**）[5]，気流の増加によってより多くの呼気が可能となるような代償機構となりうるが，COPDではこの機構が働かない．

病態生理

**5** 運動負荷時における健常者とCOPD患者の換気の比較

運動負荷時，健常者では呼吸回数の増加に対応できているが，COPD患者では完全に呼気を終える前に次の吸気が開始されており，安静時の機能的残気量(FRC)位から，呼気終末肺気量(EELV)が増加していき(動的肺過膨張)，最大吸気量(IC)が減少していく．

- COPD患者では，労作時に増加した吸気量をより短時間で完全に呼気すべく努力しようとするが，努力呼気時の胸腔内圧上昇により気道の閉塞が促されてしまう．このような現象は，スパイロメトリーのフロー・ボリューム曲線の下降脚において，進行したCOPDでは努力呼気時のほうが安静呼気時より気流が低くなることにも示されている．

- このように，労作時の呼吸数と1回換気量の増加は，完全に呼気を終える前に吸気を開始することをもたらすことになる（**5**）．結果として，呼気終末肺気量 (end-expiratory lung volume：EELV) が労作とともに進行性に増加して，肺の過膨張がさらに増大することになる (動的肺過膨張)．運動負荷中の1回換気量と呼吸回数との関係 (**6**)[3,6] にも示されているように，EELVの増加によりICが減少していき，必要な吸気量を確保できず，呼吸困難が増強し，労作を継続できなくなることになる (運動耐容能の低下)．動的肺過膨張は，COPDの労作時呼吸困難の主要な機序と考えられている．

- 増悪時では，気道感染などによる気道炎症の増悪から気流閉塞が悪化し，空気の捉えこみ (air trapping，すなわち肺過膨張) のさらな

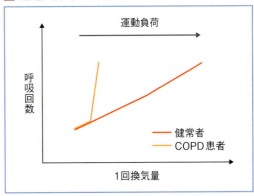

**6** 運動負荷時の1回換気量と呼吸回数との関係

健常者では，運動負荷につれて1回換気量とともに呼吸回数を増加させて肺胞換気量を増加させることができる．COPD患者では，動的肺過膨張のため運動負荷後，1回換気量の増加を十分得ることができず，呼吸困難が増強し，労作を継続できなくなる．

(文献3, 6をもとに作成)

る増大をきたし，症状の悪化や呼吸不全につながる．

- 肺気腫の程度と左室・右室の機能障害との関係[7,8]や，肺容量減量手術 (lung volume reduction surgery) で心機能の改善を認めること[9]などから，肺過膨張は心機能障害にも関係するとされている．

- 治療として用いられる気管支拡張薬は，気道を開存させて気流閉塞を改善するとともに，肺過膨張の改善や換気量位の減少効果があ

61

**7** 健常者（a）と COPD（肺気腫）患者（b）の換気/血流比の比較

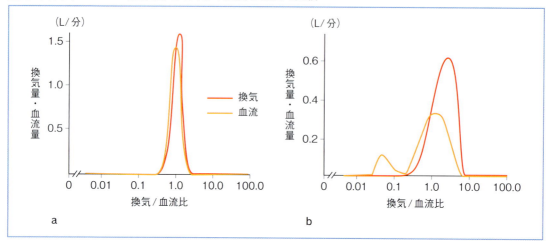

健常者では換気/血流比が1近くでバランスがとれているが，COPD 患者では換気血流比の不均等が生じている．この図は一例として示したものであり，症例により分布はさまざまに異なりうる．
(West JB. Respiratory Physiology：The Essentials. Lippincott Williams & Wilkins；2008[10])をもとに作成)

る．これらにより，正常までには至らないが，呼気時間延長の改善，労作時IC減少の改善につながり，呼吸困難の改善，運動耐容能の増加をもたらすと考えられる．

## ガス交換障害

- 肺気腫病変では，肺の主たる機能のガス交換の場である肺胞が障害されるため，肺胞表面積，肺血管床が減少する．また，気道病変による気道狭窄や肺の過膨張は，換気量の減少や換気の不均等をきたしうることから，換気/血流比の不均等分布の増大も生じうる（**7**）[10]．労作時には，運動に伴い，換気（動的肺過膨張による低下），血流の変化から換気・血流比の不均等のさらなる増大をきたすと考えられる．これらが複合して，低酸素血症，高炭酸ガス血症，呼吸困難の一因になると考えられる．

- 重症のCOPDでは呼吸筋疲労も伴い，低換気が進行して高炭酸ガス血症をきたしうる．特に増悪時には，気流閉塞の悪化から呼吸筋への負荷が増大し，II型呼吸不全の進行をきたすことになる．

## 肺血管障害

- COPDでは，肺の細血管の障害や肺気腫による肺血管床の減少を認める．また，上述のような機序で肺胞腔内の酸素濃度が低下すると，肺の細血管の hypoxic vasoconstriction★1 が慢性的に起こりうる．このようなことから肺高血圧をきたし，右心負荷から右室の拡張や壁肥厚（肺性心），右心不全の要因となりうる．酸素療法は肺高血圧を軽減する効果がある．

## 全身性影響

- 労作時呼吸困難は，身体活動の低下から，食欲不振，栄養障害，また筋萎縮・廃用などをきたし，病状をさらに悪化させるという悪循環をきたしうる．さらに，全身性炎症としての影響もあり，心・血管疾患，骨粗鬆症，骨

★1 hypoxic vasoconstriction（低酸素性血管収縮）
肺胞腔内の酸素分圧が低下すると，該当する肺胞領域へ灌流する肺小動脈に血管収縮が生じて血流が減少するという肺循環系に特徴的な現象．換気不良な肺胞への血流を減少させ，換気/血流比の低い肺胞を減らし，換気と血流のバランスを維持するという意義をもつと考えられる．

格筋機能障害，消化器系疾患，糖尿病などの
併存症も示しうる（詳細は「全身併存症」p.76 参照）．

(平井豊博)

## 文　献

1) 日本呼吸器学会COPDガイドライン第5版作成委員会編．COPD（慢性閉塞性肺疾患）診断と治療のためのガイドライン2018，第5版．日本呼吸器学会；2018.

2) Hogg JC, et al. The nature of small-airway obstruction in chronic obstructive pulmonary disease. N Engl J Med 2004；350：2645-53.

3) O'Donnell DE. Hyperinflation, dyspnea, and exercise intolerance in chronic obstructive pulmonary disease. Proc Am Thorac Soc 2006；3：180-4.

4) Rossi A, et al. Mechanisms, assessment and therapeutic implications of lung hyperinflation in COPD. Respir Med 2015；109：785-802.

5) 日本呼吸器学会肺生理専門委員会編．臨床呼吸機能検査，第8版．メディカルレビュー社；2016.

6) O'Donnell DE, et al. Qualitative aspects of exertional breathlessness in chronic airflow limitation：pathophysiologic mechanisms. Am J Respir Crit Care Med 1997；155：109-15.

7) Barr RG, et al. Percent emphysema, airflow obstruction, and impaired left ventricular filling. N Engl J Med 2010；362：217-27.

8) Grau M, et al. Percent emphysema and right ventricular structure and function：the Multi-Ethnic Study of Atherosclerosis-Lung and Multi-Ethnic Study of Atherosclerosis-Right Ventricle Studies. Chest 2013；144：136-44.

9) Jörgensen K, et al. Effects of lung volume reduction surgery on left ventricular diastolic filling and dimensions in patients with severe emphysema. Chest 2003；124：1863-70.

10) West JB. Respiratory Physiology：The Essentials. Lippincott Williams & Wilkins；2008.

# Column

## 日本では欧米に比べて増悪が少ないのは，病態の違いか，あるいは管理の違いか

### 日本人COPD患者で増悪が少ない原因は？

アジア人，特に日本人のCOPD患者で欧米諸国と比べて増悪が少ないことは，UPLIFT試験のサブ解析[1]など以降，観察研究のみならずランダム化コントロール試験でも多く報告されている． 1 にわが国を含む7か国のCOPD患者の症状ならびに増悪頻度に関する疫学的研究の結果[2]を示す．わが国のCOPD患者は全般に臨床症状も軽症で，増悪頻度も低いが，これは欧米諸国のみならず，同じ東アジア人である韓国人と比較しても低いことがわかる．日本人COPD患者での増悪と関連する遺伝子多型に関して報告はあるが確立されたものはないこと，さらに上記のUPLIFT試験で同じ東アジア人でありながら台湾人，シンガポール人など他のグループと増悪傾向が異なっていることなどから，その原因に民族的特異性が関与している可能性は低いと考えられる．増悪しても報告せずに自然寛解するまで耐えるといった，我慢強い国民性が関連している可能性は残されるが．

### 日本のCOPD患者管理の質は世界一？

日本ではCOPDによる死亡率も低い．前述したUPLIFT試験の結果でも，日本で6.0〜8.0％であるのに対し，全体では12.8〜13.7％，アジア人サブグループでは15.8〜21.9％であった．この原因としては，医療の質が大きく寄与していることは容易に推測できる．

日本における医療機関への受診頻度は

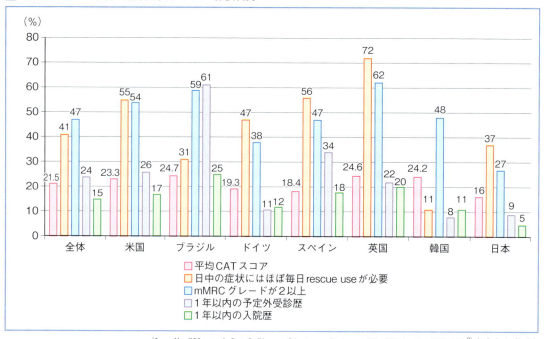

1 各国のCOPD患者の臨床症状ならびに増悪頻度

(Landis SH, et al. Int J Chron Obstruct Pulmon Dis 2014 ; 9 : 597-611[2]をもとに作成)

## ② 各臨床試験におけるエントリー患者の特徴―全体群と日本人サブグループ

| | 全患者 | | | 日本人サブグループ | |
|---|---|---|---|---|---|
| 試験 | IMPACT | DYNAGITO | KRONOS | DYNAGITO | VESUTO |
| 年齢（平均） | 65.3 | 66.4 | 65.2 | 71.6 | 72.8 |
| ％男性 | 66 | 72 | 71.3 | 94.1 | 89.7 |
| BMI（平均） | 26.6 | 26.3 | 26.1 | 21.4 | 22.2 |
| 現喫煙者（%） | 35 | 37 | 40.1 | 16.7 | 17.4 |
| $FEV_1$ % predicted（平均）（%） | 45.5 | 44.6 | 50.1 | 43 | 52.6 |
| エントリー時のICS使用（%） | 70 | 70 | 71.7 | 48.2 | 25 |

（各文献より筆者作成）

OECD加盟国平均のほぼ倍とする報告がある（12.9 vs 6.6/年）[3]．頻回な医療機関の受診は，管理の質全般の向上に寄与する．それは，きめの細かい診療に結びつくのみならず，増悪の早期診断・治療に結びつく可能性がある．日本の医療機関では，胸部CTを診断確定時はもちろん，増悪時にも撮影することが多いため，胸部単純X線では肺の過膨張で陰影を見つけづらいCOPD患者においても，肺炎や肺うっ血を発見しやすくなる．これが早期からの抗菌薬や利尿薬などの処方につながることが多い．AMR（anti-microbial resistance）の観点からみると不必要な抗菌薬かもしれないが，重度増悪の予防につながる可能性は高い．

### 日本人COPD患者の特徴

②に近年行われた主要なCOPD薬物介入RCT試験におけるエントリー患者の特徴を，全体群と日本人サブグループに分けて示す．日本人患者の特徴として，高齢で，より男性の比率が高く，BMIが低値で，CATやSGRQスコア，mMRCが低い傾向がある[4]．これらの項目のいくつかは，日本の医療の質の高さにより説明可能となる．たとえば5年の経過を追った北海道コホートではSGRQスコアが経時的に低下しており，これは他国の観察研究ではあまり認められない所見である[5]．また②に示すように，日本の治療中の（試験に組み入れられた）COPD患者では現喫煙率はきわめて低いが（他国の現喫煙率が高すぎるのかもしれないが），これも医療機関への頻回受診がきめの細かい禁煙指導につながることが一因と考える．

### 日本のCOPDはほとんどが肺気腫型

日本のCOPD患者の80%以上が肺気腫型（気腫性病変優位型）とされている．それに対し欧米諸国においてはTRIBUTE試験などで示されているように，慢性気管支炎型も多い．咳や痰が多い病態は増悪を起こしやすいフェノタイプとされており[6]，このような根本的な病態の違いが増悪率の違いに反映されている可能性も高い．また，日本のCOPD発症の原因は90%以上が喫煙であり，途上国などで多い大気汚染などの影響は元来少ないと考えられる．これはすなわち日本人は常に増悪因子にさらされにくい環境下にあるわけでもあり，喫煙率の低下は受動喫煙の可能性をも下げる．

### 日本人COPD患者は心・血管系疾患の合併が少ない

欧米諸国と比較すると日本人は，食生活で野菜摂取が多くBMIが低いことから，心・血管系疾患の合併率が低く，これは心不全によるCOPD増悪率の低下に直接関与する．

### ACO診断の厳密化はICS使用率の低下につながる

喘息・COPDオーバーラップ（ACO）症候群

はCOPDよりも増悪率が高いとされている．日本においてはACOで使うべきとされている吸入ステロイド薬（ICS）の処方率は欧米諸国と比べるときわめて低い（30% vs 60%以上）．これは日本においてはACOの診断のガイドラインを作成するなど，その診断・治療をより厳密に行っていることが原因として考えられる．COPD患者でのICS使用は肺炎発症と関連するとされており，不適切または過剰なICSの使用は肺炎発症すなわちCOPD増悪に直結すると考えられる．

　本コラムで与えられた課題「日本では欧米に比べて増悪が少ないのは，病態の違いか，あるいは管理の違いか」の答えは，上述してきたようにその両者が関連しているからである．その特殊な医療状況・病態に合わせた日本独自の診断・管理方法を今後も発展させていくことが強く望まれる．

（放生雅章）

**文献**

1) Fukuchi Y, et al. Efficacy of tiotropium in COPD patients from Asia : a subgroup analysis from the UPLIFT trial. Respirology 2011 ; 16 : 825-35.
2) Landis SH, et al. Continuing to Confront COPD International Patient Survey : methods, COPD prevalence, and disease burden in 2012-2013. Int J Chron Obstruct Pulmon Dis 2014 ; 9 : 597-611.
3) OECD HEALTH POLICY OVER VIEW. Health Policy in Japan. 2017.
4) Ishii T, et al. Understanding low COPD exacerbation rates in Japan : a review and comparison with other countries. Int J Chron Obstruct Pulmon Dis 2018 ; 13 : 3459-71.
5) Nagai K, et al. Differential changes in quality of life components over 5 years in chronic obstructive pulmonary disease patients. Int J Chron Obstruct Pulmon Dis 2015 ; 10 : 745-57.
6) Burgel PR, et al. Cough and sputum production are associated with frequent exacerbations and hospitalizations in COPD subjects. Chest 2009 ; 135 : 975-82.

# 小児期の成長障害が原因でCOPDの診断に至る症例の臨床像とは

　胎生期から出生早期における肺や気道の成長障害が成人以降の疾患につながる可能性は以前から疫学調査で指摘されていたが，2015年のLangeら[1]の報告を境としてCOPDの発症要因としても注目されるようになった．彼らは3つのコホートのデータをもとに，観察開始時点の1秒量を対予測値80％以上（正常成長群）と未満（成長障害群），さらにそれぞれを最終的にGOLD 2のCOPDと診断された群とされなかった群の4群に分けた．その結果，正常成長後の急速な1秒量減少によるCOPD群と，成長障害のために1秒量の経年変化はそれほど急峻でなくてもCOPDに至る患者が同じくらいの頻度であると報告して注目を浴びたのである．

　この報告での観察開始年齢は30歳代後半から50歳代であるが，これに先立ってSvanesら[2]はECRHS Ⅱコホートに聞き取り調査を行い，胎生期から出生数年以内の障害因子が成人期における肺機能の低下につながること，因子が複数個あると影響は大きくなることを示し，複数因子の合併は重喫煙と比較してけっしてまれではないと強調している．彼らは成長障害の原因となりうる母親あるいは父親の喘息，小児期の喘息，妊娠中の母親の喫煙，小児期の呼吸器感染症を"childhood disadvantage factors"とよんだ．その後Berryら[3]はTucson Children's Respiratory Studyでの前方視的観察を報告しており，disadvantage factorのため新生児期から幼児期に低肺機能を示す群は30歳代まで一貫して閉塞性障害が持続することを示した．Langeらが正常成長群と低成長群を異なる群とみなしたことが正当化されたわけである．こうしたデータをもとにすると誕生からCOPD発症年齢までの肺機能の経年変化としては ① の

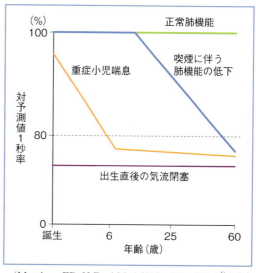

① 肺機能経年変化におけるいくつかの独立したシナリオ

(Martinez FD. N Engl Mod 2016；375：871-8[4]より)

ようなシナリオが考えられる[4]．

　このうち成長障害に起因するCOPDとして，以下のものが考えられる．

①出生直後から気流閉塞があり，そのままcatch-upできずに低肺機能にとどまったもの：遺伝的素因を除き，出生直後に閉塞性換気障害を示す原因として妊娠中の母親の喫煙が繰り返し指摘されている．動物実験ではニコチンのみでも胎児の呼吸器系発育に影響を及ぼす可能性が指摘されており，紙巻タバコが電子タバコに置き換わってもこの問題はなくならないだろう[5]．そのほかに胎生期の成長障害をきたす原因として出生時低体重，早産などがある．また社会的状況によっては低栄養や貧困でも成長障害から思春期までもちこされる低肺機能が起こりうる．

②出生直後には正常肺機能であったが乳幼児期

Column

の障害因子のため成長障害が起こったもの：出生後早期の因子として気道感染，特にRSウイルス感染や細菌性肺炎は新生児の肺の成長に影響を及ぼす可能性がある．また家族の喫煙に伴う受動喫煙も重要な要因である．さらに小児期のコントロール不良の喘息，あるいは喘息と診断されていなくても気道過敏性の存在は成長障害につながりうる．

③思春期までは肺機能の成長過程に問題は少なく，思春期ないし成人早期からの環境因子（主として喫煙）により肺機能の発達が頭打ちとなり，さらに以後の悪化もあってCOPDに至るもの．

疫学研究においては思春期以降の肺機能の経年変化は1秒量で表現されることが多いが，COPDの発症に関しては肺活量と1秒量の経年変化に乖離があるかどうかにも興味がもたれる．先述のECRHS IIのデータ[2]では，予想通りchildhood disadvantage factorの影響は1秒量のほうが努力肺活量（FVC）よりも大きかった．Allinsonら[6]は1秒量だけでなくFVCの経年変化も報告している．この報告では出生早期のリスクファクターによる成長障害に加え，思春期以降の喫煙が成人以降の1秒量減少速度の増大をきたす（上記シナリオ②と③の複合）可能性を示唆しているが，喫煙のない群でもリスクファクターを有する群では1秒量の変化がFVCよりもやや急峻なようである．新生児や乳児においては，これまで肺機能検査として胸壁圧迫による呼気気流速度（$\dot{V}_{max}$FRC）を測定することが多かった[7]ので「低肺機能」は多くの場合閉塞性障害を含意している．わが国では広域周波オシレーション法による幼児の呼吸抵抗測定が普及してきており，今後疫学研究での知見集積が期待される．

呼吸器の成長に関連して"dysanapsis"についても少し触れておきたい．これは肺実質と気道系（あるいは気道の長さと断面積）の不調和な発育を表す概念である．かつては正常の亜型，ないし低酸素などの環境因子に対する適応

として解釈されていたこともあるが，最近小児において肥満がdysanapsisと関連し，小児喘息患者では重症化因子となりうることが報告された[8]．胎生期の母親の喫煙とdysanapsisの関連を示唆する報告もあり興味深い．

NICE study，高畠研究，久山町研究とわが国でも非喫煙者のCOPDがけっしてまれではないことが繰り返し確認されている．非喫煙COPDの少なくとも一部では成長障害が発症要因となっている可能性があり，病歴聴取に留意すべきである．ACOと診断されている患者の一部も小児期の喘息が発症や重症化因子かもしれない．成長障害を主たる原因とする場合の臨床像が通常のCOPDと異なるのかどうか，詳細な病歴聴取をもとに患者を層別化するなど今後の検討が待たれる．1秒量の経年悪化はそれほど目立たず，気道炎症に伴う分泌物などの臨床症状は乏しい可能性があるが，一方で障害が早期に固定していれば治療に対する反応性は低いかもしれず，運動耐容能や活動性が早期から低下している懸念もある．適正な評価方法や治療については今後の検討課題である．

予防医学的見地からは妊娠中の喫煙や小児期の受動喫煙の防止が必須といえる．喫煙の影響は当人の健康のみならず，生まれてくる次の世代の一生にもかかわる危険性があると認識すべきである．また出生直後に成長障害因子を有する患者では，喫煙の害が大きく出やすいと考え，より警戒したほうがよい．そのほか小児期の感染予防（たとえばRSウイルスに対するワクチン）や喘息の適切な管理は，将来のCOPD予防の観点からも重要である．

従来重喫煙歴のある中高年者がCOPDのハイリスク群であると認識されてきた．今後は健康診断に積極的に肺機能検査を取り入れることが推奨され，青壮年期に肺機能障害を示す群ではたとえ喫煙歴がなくても定期的な経過観察を要する．Langeら[1]の論文に話を戻すと，この報告では成長障害を示すがCOPDに至らなかった群で1秒量の経年変化が非常に少ない

（平均2 mL/年）ことも目を引き，機序は不明だがなんらかの代償機転が推測される．したがって経過観察においては，成長障害が確認された群では1秒量の経年変化は少なくなければならないと考えるべきである．

（古藤　洋）

**文献**

1) Lange P, et al. Lung-function trajectories leading to chronic obstructive pulmonary disease. N Engl J Med 2015；373：111-22.
2) Svanes C, et al. Early life origins of chronic obstructive pulmonary disease. Thorax 2010；65：14-20.
3) Berry CE, et al. A distinct low lung function trajectory from childhood to the fourth decade of life. Am J Respir Crit Care Med 2016；194：607-12.
4) Martinez FD. Early-life origins of chronic obstructive pulmonary disease. N Engl Med 2016；375：871-8.
5) Spindel ER, et al. The role of nicotine in the effects of maternal smoking during pregnancy on lung development and childhood respiratory disease. Am J Respir Crit Care Med 2016；193：486-94.
6) Allinson JP, et al. Combined impact of smoking and early-life exposures on adult lung function trajectories. Am J Respir Crit Care Med 2017；196：1021-30.
7) Stick S. Pediatric origins of adult lung disease. 1. The contribution of airway development to paediatric and adult lung disease. Thorax 2000；55：587-94.
8) Forno E, et al. Obesity and airway dysanapsis in children with and without asthma. Am J Respir Crit Care Med 2017；195：314-23.

# Column

## 女性の非喫煙者で閉塞性換気障害を有する症例の頻度と病態，治療の必要性について

### 女性の非喫煙者の閉塞性換気障害

閉塞性換気障害は呼吸機能で気管支拡張薬吸入後の1秒量（$FEV_1$）を努力肺活量（FVC）で割った1秒率が70％を下回ると気流制限ありと判断でき，閉塞性換気障害と診断される．日常診療で最も多い疾患はCOPDである．

わが国ではCOPDの90～95％は喫煙が原因といわれている．また，成人の喫煙率は日本でも減少傾向ではあるが，米国からの70,000人余りの非喫煙者を対象にした研究で小児期の喫煙への曝露，成人してからの曝露のいずれにおいても将来COPDを発症しての致死率が1.3～1.4倍高くなるとの報告もあり（**1**)[1]，国をあげての禁煙活動の推進が喫緊の課題と考える．

その他の原因として，アジアでは中国やインドからの報告で調理や加熱の際の生物資源・固形燃料の煙などに換気不良の環境で習慣的に曝露しているとCOPDになるとの報告もある（**2**)[2]．女性で特に専業主婦の場合には家庭内にいる時間も長く，調理環境や家庭のリフォームなども閉塞性換気障害をきたす可能性がある．長期の曝露は慢性閉塞性換気障害への進展や入院につながることも予想され，長期的な予防は重要となる（**3 4**)[3]．

**1** 受動喫煙とCOPD致死率

|  | ハザード比 | 95% CI |
|---|---|---|
| 小児期曝露 vs COPD致死率 | 1.31 | 1.05-1.65 |
| 成人期曝露 vs COPD致死率 | 1.42 | 0.97-2.09 |

CI：信頼区間．
(Diver WR, et al. Am J Prev Med 2018；55：345-52[1] より)

**2** 中国におけるCOPDの危険因子

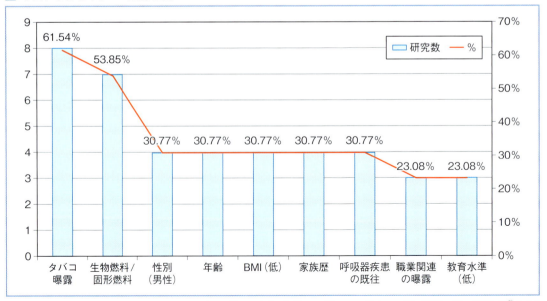

(Zhu B, et al. Int J Chron Obstruct Pulmon Dis 2018；13：1353-64[2] より)

**3** 長期の調理関連の曝露による呼吸器疾患の入院および死亡頻度

| | イベント数 | 割合 (/100,000 person-years) | HR (95% CI) |
|---|---|---|---|
| **主要な呼吸器疾患** | | | |
| 固体燃料なし | 2,576 | 797 | 1.00 (0.96-1.04) |
| 時に固体燃料 | 4,575 | 891 | 1.14 (1.10-1.17) |
| 常に固体燃料 | 12,672 | 1,088 | 1.36 (1.32-1.40) |
| **慢性下気道疾患** | | | |
| 固体燃料なし | 1,093 | 371 | 1.00 (0.94-1.07) |
| 時に固体燃料 | 2,271 | 444 | 1.20 (1.15-1.26) |
| 常に固体燃料 | 7,189 | 619 | 1.47 (1.41-1.52) |
| **COPD** | | | |
| 固体燃料なし | 357 | 192 | 1.00 (0.89-1.12) |
| 時に固体燃料 | 778 | 167 | 0.96 (0.89-1.03) |
| 常に固体燃料 | 3,263 | 222 | 1.10 (1.03-1.18) |
| **急性下気道感染症** | | | |
| 固体燃料なし | 1,037 | 344 | 1.00 (0.93-1.07) |
| 時に固体燃料 | 1,871 | 308 | 1.08 (1.02-1.13) |
| 常に固体燃料 | 4,416 | 328 | 1.16 (1.09-1.23) |
| **急性上気道感染症** | | | |
| 固体燃料なし | 444 | 108 | 1.00 (0.90-1.11) |
| 時に固体燃料 | 584 | 149 | 1.13 (1.04-1.23) |
| 常に固体燃料 | 1,983 | 194 | 1.59 (1.48-1.71) |
| **他の上気道疾患** | | | |
| 固体燃料なし | 327 | 75 | 1.00 (0.89-1.13) |
| 時に固体燃料 | 424 | 70 | 1.10 (0.99-1.22) |
| 常に固体燃料 | 984 | 113 | 1.56 (1.40-1.73) |
| **呼吸器疾患による死亡** | | | |
| 固体燃料なし | 51 | 17 | 1.00 (0.75-1.33) |
| 時に固体燃料 | 126 | 14 | 0.96 (0.78-1.19) |
| 常に固体燃料 | 457 | 38 | 1.56 (1.28-1.89) |

(Chan KH, et al. Am J Respir Crit Care Med 2018 ; 199 : 352-61[3] より)

## 閉塞性換気障害の病態

慢性の喀痰や咳嗽は閉塞性換気障害を疑う最も重要な症状である．喀痰は気道の粘膜下腺や杯細胞に由来し，外界からのさまざまな刺激物質の吸入で気道に炎症が惹起され正常での排泄能を凌駕すると口腔内から喀出される[4]．咳嗽も生体防御反応であるが，気道への異物などの刺激に対して大脳と迷走神経反射が複雑に絡み合って異物を外に追い出そうという働きで生じる．

PM2.5や二酸化窒素，交通量の多さなどが慢性気管支炎や気道症状の遷延化との関連も検討されてきており（**5**）[5]，世界的な環境保護への取り組みも重要と思われる．

非喫煙者のCOPDの中で約40％は職業関連の曝露が因子となっている可能性がある[6]．また，成人喘息の約15％は職業関連との報告もあり，詳細な職業歴の確認と因果関係を評価して職場での抗原曝露対策のアドバイスも担当医として求められる．

## その他の鑑別疾患

非喫煙者のCOPD以外に閉塞性換気障害をきたす疾患としてコントロール不良で罹病期間の長い気管支喘息で気道のリモデリングが生じた場合，リウマチや肺移植後を背景とした閉塞性細気管支炎，さらに中年女性の非喫煙者にまれにみられるびまん性特発性肺神経内分泌細胞過形成（diffuse idiopathic pulmonary neuroendocrine cell hyperplasia：DIPNECH）は，進行

Column

### 4 燃料の曝露期間と呼吸器疾患

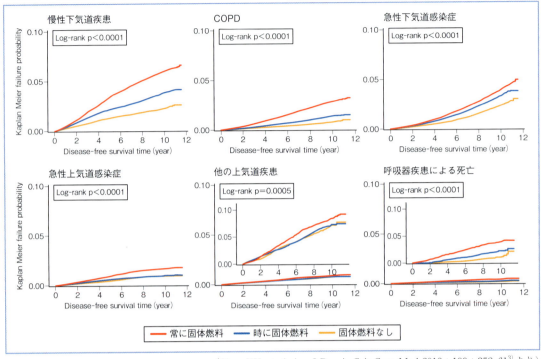

(Chan KH, et al. Am J Respir Crit Care Med 2018；199：352-61[3] より）

### 5 非喫煙者と慢性気管支炎，気道症状との関係

| outcome | 慢性気管支炎 | | 慢性の咳嗽 | | 慢性の喀痰 | |
|---|---|---|---|---|---|---|
| 曝露物 | OR (95% CI) | P_het | OR (95% CI) | P_het | OR (95% CI) | P_het |
| $PM_{2.5}$, (5 μg/m³) | 1.28 (0.95-1.72) | 0.488 | 1.11 (0.90-1.36) | 0.091 | 1.16 (0.91-1.48) | 0.519 |
| $PM_{2.5abs}$, (per $10^{-5}m^{-1}$) | 1.20 (0.92-1.57) | 0.233 | 1.16 (0.96-1.39) 1.27† (0.88-1.85) | 0.032 | 1.10 (0.87-1.39) | 0.602 |
| $PM_{10}$, (10 μg/m³) | 1.35 (0.97-1.88) | 0.763 | 1.08 (0.86-1.35) | 0.535 | 1.32 (1.02-1.71) | 0.474 |
| PMcoarse, (5 μg/m³) | 1.15 (0.87-1.53) | 0.979 | 1.06 (0.87-1.29) | 0.954 | 1.31 (1.05-1.64) | 0.457 |
| $NO_2$, (10 μg/m³) | 1.06 (0.93-1.20) | 0.440 | 1.04 (0.97-1.12) | 0.088 | 1.02 (0.92-1.13) | 0.234 |
| $NO_X$, (20 μg/m³) | 1.09 (0.93-1.28) | 0.151 | 1.04 (0.97-1.12) 1.06† (0.91-1.23) | 0.021 | 1.05 (0.96-1.15) | 0.121 |
| traffic intensity | 1.12 (0.79-1.57) | 0.763 | 1.07 (0.84-1.37) | 0.629 | 1.04 (0.80-1.37) | 0.830 |
| traffic load | 1.11 (0.83-1.49) | 0.354 | 1.03 (0.82-1.29) | 0.51 | 1.02 (0.79-1.32) | 0.422 |

(Cai Y, et al. Thorax 2014；69：1005-14[5] より）

性の息切れ，胸部画像所見での孤立性または多発結節，呼吸機能での閉塞性換気障害が特徴である．

## 女性の非喫煙者における閉塞性換気障害の治療の必要性

閉塞性換気障害をきたすいずれの疾患でも臨床症状とその日常生活への影響が治療に踏み切るポイントとなる．無症状で閉塞性換気障害のみみられる場合には，経時的に$FEV_1$の推移のモニターは重要で，健常人で一般に加齢で年間30 mL前後は低下していくが，50 mL以上の速度で低下する傾向があれば，その基礎疾患に応じて気管支拡張薬，抗炎症薬の吸入などの導入が必要となる．

（喜舎場朝雄）

**文献**

1) Diver WR, et al. Secondhand Smoke Exposure in Childhood and Adulthood in Relation to Adult Mortality Among Never Smokers. Am J Prev Med 2018；55：345-52.
2) Zhu B, et al. Disease burden of COPD in China：a systematic review. Int J Chron Obstruct Pulmon Dis 2018；13：1353-64.
3) Chan KH, et al. Solid Fuel Use and Risks of Respiratory Diseases：A Cohort Study of 280,000 Chinese Never-Smokers. Am J Respir Crit Care Med 2018；199：352-61.
4) Nadel JA. New approaches to regulation of fluid secretion in airways. Chest 1981；80：849-51.
5) Cai Y, et al. Cross-sectional associations between air pollution and chronic bronchitis：an ESCAPE meta-analysis across five cohorts. Thorax 2014；69：1005-14.
6) Blanc PD. Occupation and COPD：a brief review. J Asthma 2012；49：2-4.

# 合併症と併存症

## 3章

## 合併症と併存症

# 全身併存症

## はじめに

- COPDの併存症は，栄養障害，骨格筋異常，心・血管疾患，高血圧，骨粗鬆症，不安・抑うつ，メタボリックシンドローム・糖尿病，胃食道逆流症（gastroesophageal reflux disease：GERD），睡眠時無呼吸症候群などが『COPD（慢性閉塞性肺疾患）診断と治療のためのガイドライン2018．第5版』に書かれている．

- Divoら[1]の1,664人のCOPD患者を検討した多施設の前向き研究（平均年齢66±9歳，観察期間中央値51か月）では，併存症・合併症は79種類も認め，観察期間中に40％の患者が死亡しており，生存者と非生存者に分けて罹患率をグラフにしている（**1**）．頻度の多い，高血圧，脂質異常症，前立腺肥大，変形性関節症は，加齢とともに一般的に合併しやすいものである．また，冠動脈疾患や末梢動脈疾患は喫煙のみでも頻度が増加する．つまり，実際臨床で遭遇するCOPDの併存症はCOPDと独自に起こっているものと，そうでないものが混じっている．

- Divoらは上記の報告で，併存症・合併症の有病率と予後の影響力をわかりやすく図式化している（**2**）．中心に行くに従って，死亡リスクが高く，円が大きいほど有病率が高いことを示している．

- Takahashiら[2]によるレビューでは，日本か

**1** COPDにおける併存症

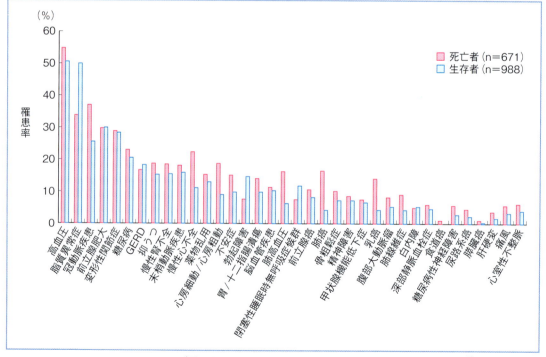

（Divo M, et al. Am J Respir Crit Care Med 2012；186：155-61[1]をもとに作成）

## 2 併存症の頻度とリスク

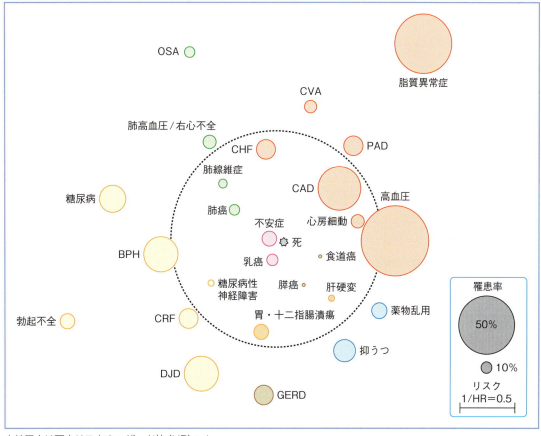

点線円内は死亡リスクのハザード比（HR）＞1．
BPH：前立腺肥大，CAD：冠動脈疾患，CHF：うっ血性心不全，CRF：慢性腎不全，CVA：脳血管障害，DJD：変形性関節症，GERD：胃食道逆流症，OSA：閉塞性睡眠時無呼吸，PAD：末梢動脈疾患．

（Divo M, et al. Am J Respir Crit Care Med 2012；186：155-61[1]）より）

らの既報と欧米からの既報から，日本人は欧米人と比較して，抑うつの頻度ははっきりしないが，心・血管疾患やメタボリックシンドローム・糖尿病の頻度は少なく，栄養障害・骨格筋減少や骨粗鬆症の頻度は多いと述べられており，欧米人とは併存症の割合が異なる．京都大学COPDコホート研究においても邦人男性130例の併存症の割合が報告されており，Divoらの報告と比較すると，全体的に併存症の割合が少なく，心・血管疾患の割合が少ない傾向が認められている．

- 併存症が存在すると，身体活動性が低下すると報告されており，5個以上になるとその低下が顕著となる傾向がみられる（3）[3]．身体活動性の低下はCOPDの予後に影響を与えるといわれており，一般のCOPD診療において，併存症の合併に気づき適切に対処することが肝要と考える．
- Vanfleterenら[4]の報告では，4つ併存症を合併する割合が一番多く（4），併存症を次の5つのクラスターに分けて，併存症合併の傾向を分類している（5）．
①併存症が低頻度
②心・血管（高血圧とアテローム動脈硬化症が高頻度）
③悪液質（体重減少，筋肉量低下，骨粗鬆症，腎機能障害が高頻度だが，肥満やアテローム動脈硬化症が低頻度）

### 3 併存症の数と身体活動性

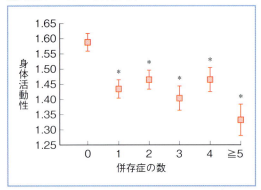

(Sievi NA, et al. Respirology 2015；20：413-83[3])をもとに作成)

### 4 併存症の合併数の割合

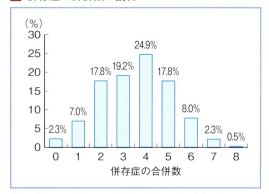

(Vanfleteren LE, et al. Am J Respir Crit Care Med 2013；187：728-35[4])をもとに作成)

### 5 併存症5つのクラスター分類

| 併存症 | ①併存症が低頻度 | ②心血管疾患 | ③悪液質 | ④代謝性疾患 | ⑤精神疾患 |
|---|---|---|---|---|---|
| 症例数 | 67 | 49 | 44 | 33 | 20 |
| 併存症の数 | 2.5±1.4* | 3.8±1.7 | 4.2±1.4† | 4.4±1.1† | 4.1±1.8 |
| 腎不全 (%) | 16 | 24 | 45† | 9 | 5 |
| 貧血 (%) | 9 | 4 | 2 | 3 | 5 |
| 高血圧 (%) | 3* | 98† | 43 | 100† | 5* |
| 肥満 (%) | 30 | 14 | 0* | 61† | 15 |
| 低体重 (%) | 0* | 0* | 66† | 3* | 0 |
| 筋肉減少 (%) | 12* | 10* | 98† | 0* | 20 |
| 高血糖 (%) | 52 | 41* | 43 | 91† | 60 |
| 脂質異常症 (%) | 42 | 16* | 25 | 67† | 40 |
| 骨粗鬆症 (%) | 27 | 37 | 52† | 0* | 35 |
| 不安症 (%) | 5* | 28 | 26 | 0* | 84† |
| 抑うつ(%) | 6* | 23 | 7 | 6 | 68† |
| 動脈硬化 (%) | 56 | 67† | 12* | 81† | 53 |
| 心筋梗塞 (%) | 2* | 11 | 7 | 13 | 32† |

\* 全体と比較して有意に頻度が少ないもの，† 全体と比較して有意に頻度が多いもの．
(Vanfleteren LE, et al. Am J Respir Crit Care Med 2013；187：728-35[4])をもとに作成)

　④代謝性疾患(肥満，アテローム動脈硬化症，脂質異常症，高血糖，高血圧が高頻度だが，不安や体重減少，筋肉量低下，骨粗鬆症は低頻度)
　⑤精神疾患(不安とうつが高頻度に加えて，心筋梗塞も多い)
● 忙しい日常診療のなかで複数の併存症を診断するのは労力を要するが，合併しやすい併存症を理解することで，効率的に併存症が見つけられるだろう．

### 併存症と全身性炎症

● COPDに併存症が起きるメカニズムはまだ正確には解明されていないが，全身性炎症が大きくかかわっていると考えられている．実際，増悪期だけでなく，安定期の患者においても，血中のTNF-αやIL-6などの炎症性メディエーターやCRPが増加しており，全身

## 6 COPDにおける全身性炎症と併存症

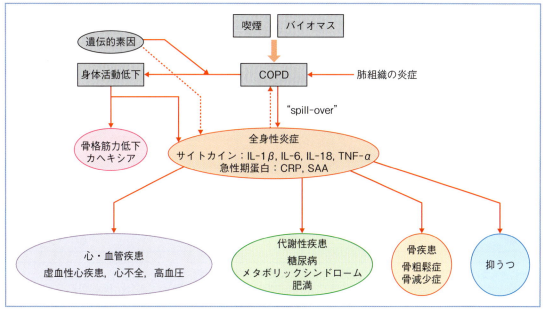

(Barnes PJ, et al. PLoS Med 2010；16：7：e1000220[6])をもとに作成)

性炎症を反映した所見が認められる[5]．
- その最も有名な仮説は，肺における慢性炎症が全身に波及したとする"spill-over"仮説である（6）[6]．最近になり，気道にある細胞外小胞が，タバコの煙や毒性の刺激物，感染，やけどのような機械的刺激などによって，TNF，IL-1βなどの炎症性メディエーター，CD54などの抗原提示にかかわる蛋白，アポトーシス誘導にかかわるFasLなどさまざまな物質を放出し，それらが全身に広がり，細胞のアポトーシス，サイトカインの放出，抗原提示，リンパ増殖などの反応を起こすことで，肺外の臓器に影響を及ぼし疾患の発症に関与している可能性が示唆されており（7）[7]，COPDにおける併存症の発症に関与している可能性がある．
- また，身体活動性の低下は内臓脂肪の蓄積および内臓脂肪へのマクロファージの集積により全身性炎症をきたすと考えられている[8]．先に，併存症が多いと身体活動性が低下すると述べたが（3），身体活動性が低下したことにより全身炎症が増悪し併存症を併発している負のスパイラルになっている可能性がある．
- Vanfleterenら[4]の5つのクラスターの分類では，TNF-α受容体は代謝性疾患のクラスターで，IL-6は心・血管疾患クラスターで高値であり，全身性炎症の制御が併存症の対策となる可能性がある．
- 全身性炎症の抑制に有効な治療法は確立されていないが，吸入ステロイド薬や経口ステロイド薬による血清CRPの低下やTNF-αの抑制を目的としたインフリキシマブ投与などが報告[9]されている．
- また，本邦からの報告で，胃から分泌されるペプチドホルモンで抗炎症作用のあるグレリンを投与した臨床試験がある[10]．グレリンは下垂体にある成長ホルモン分泌促進因子受容体を介して，細胞内カルシウム濃度を上昇させ，強力に成長ホルモンの分泌を促す．それとは別に，摂食促進，抗炎症作用，脂肪組織の利用抑制，交感神経抑制など多彩な生理作用を発揮する．グレリンの3週間投与と呼吸リハビリテーションによって，安定期の

## 7 COPDにおける併存症の発症機序

外的刺激を受けた気道の細胞外小胞が，肺外のさまざまな臓器に影響を及ぼしうる.

(Wahlund CJE, et al. Front Cell Dev Biol 2017；5：39[7] より)

COPD患者の6分間歩行距離およびQOLを改善させることが報告されている.

## 骨粗鬆症・骨折リスク

- TNF-α，IL-1，IL-6などの炎症性サイトカインは骨におけるコラーゲン産生を抑制し，骨吸収を促進することが知られており，COPDでみられる全身性炎症が骨粗鬆症を惹起する可能性が想定されている.

- 骨粗鬆症は脊椎の圧迫骨折や腰痛などをきたし，ADL（activities of daily living：日常生活活動）やQOLを著しく低下させる原因となる. また，大腿骨頸部骨折が死亡率の上昇と関連するとの報告もある. 海外からの報告では骨粗鬆症はCOPD患者の約35％に合併するとされているが，報告により差があり本邦でも十分な評価がなされていない.

- 渡辺ら[11]の報告では，136人の男性COPD患者（平均年齢71.6歳）を対象とした横断研究において，79.4％に椎体骨折を認めており，骨密度を測定できた49人のなかでは19人（38.8％）がTスコアが−2.5以下であり，本邦の2012年骨粗鬆症ガイドラインに照らし

合わせると41人（83.4％）が骨粗鬆症であった.

- 骨密度は気腫化の程度と密接な関連がみられることはよく知られている[12]. 一方で予測1秒率（対標準1秒量：％ FEV₁）が％ DLco/V$_A$やLAV（low-attenuation volume）％などの因子を含めた多変量解析で唯一関連があったとする報告[13]もある.

- また，栄養障害も骨塩量の低下と密接に関連している. ％標準体重（％ ideal body weight：％ IBW）が80％未満の中等度以上の体重減少患者では骨塩量（bone mineral content：BMC）の減少を認め，体重減少は特に体幹部のBMCの減少と関連し，椎体の圧迫骨折のリスクとなる[14]. さらに，活動性の低下も重大な骨粗鬆症の危険因子であり，運動能の低下が骨塩量の減少と強く関連している.

- 骨折のリスクとして，骨粗鬆症とは別に骨質も関与するといわれている. 骨質とは，骨の微細構造や骨代謝回転，微細骨折の集積，骨組織の石灰化の程度と定義されている. 骨強度は，骨密度が70％を占め，残りの30％は骨質が影響するといわれている. 骨質を評価

する海綿骨スコアをレトロスペクティブに検討したコホート研究では，3万人弱の50歳以上女性の海綿骨スコアの低下に，COPDが関連していたと報告されている[15]．しかし，COPDにおいて実際どれほどの骨質低下があり，骨折に関与しているかなどのデータは乏しく，今後の検討が必要である．

- COPD患者では，先述のように骨折が死亡リスクをあげる可能性もあり，骨粗鬆症の早期診断と骨量の維持を行い，骨折の予防に留意すべきである．大腿骨頸部の骨密度の低値とビタミンDの低値が骨粗鬆症に進展するリスクファクターとなるとの報告[16]もあり，活性型ビタミンD製剤による治療は早期から考慮すべきである．COPD合併の骨粗鬆症として確立された治療法はないが，一般的によく使用されるビスフォスフォネート製剤による薬物併用治療や，栄養療法，運動療法による包括的アプローチが必要と考えられる．

## 骨格筋機能障害・サルコペニア

- COPDでは骨格筋の減少や質的変化に基づく骨格筋機能障害が認められる．外来COPD患者のコホート研究では，約1/3で大腿四頭筋筋力が低下しており，しかも軽症・中等症からみられることが報告されている[17]．下肢筋力の低下や下肢筋量の減少は運動耐容能の規定因子として重要であり，早期から適切に評価して，治療介入が遅れないようにしたい．これら抗重力筋は予後因子として注目されており，CTで測定できる第12胸椎レベルの脊柱起立筋横断面積は，呼吸機能を凌駕する予後因子であることが報告されている（8）[18]．日常診療で背部の聴診の際に，脊柱起立筋の触診を行うことは臨床的に有意義かもしれない．

- 近年の高齢化社会において，骨格筋機能障害は重要な病態と認識され，「サルコペニア」という概念が提唱された．サルコペニアは，身体機能障害，QOL低下，死のリスクを伴

### 8 脊柱起立筋面積と予後の関係

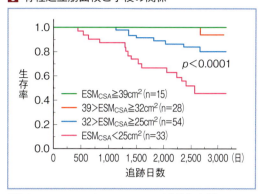

ESM：erector spinae muscles（脊柱起立筋）
CSA：cross-sectional area（横断面積）
（Tanimura K, et al. Ann Am Thorac Soc 2016；13：334-41[18]より）

### 9 サルコペニアの診断基準と段階
サルコペニアの診断基準

| 診断は基準1とその他（基準2か3）に基づく |
|---|
| 1. 筋肉量の低下 |
| 2. 筋力の低下 |
| 3. 身体能力の低下 |

EWGSOPの概念的なサルコペニアの段階

| 段階 | 筋肉量 | 筋力 | 身体能力 |
|---|---|---|---|
| プレ・サルコペニア | ↓ | | |
| サルコペニア | ↓ | ↓ | または ↓ |
| 重症サルコペニア | ↓ | ↓ | ↓ |

EWGSOP：European Working Group on Sarcopenia in Older People.

うものと定義されており，具体的には，筋量の低下に加えて，筋力の低下または身体能力の低下を合併したものとしている．また，プレ・サルコペニアとして筋量のみ低下，重症サルコペニアとして筋量低下＋筋力低下＋身体能力低下すべて満たすものとして，病期分類されている（9）．

- 本邦のサルコペニア診療ガイドラインでは，Asian Working Group for Sarcopenia（AWGS）の診断基準[19]の使用を推奨している．筋量は，dual energy X-ray absorptiometry（DXA）あるいはbioelectrical impedance analysis（BIA）を用いて，四肢除脂肪量また

は四肢骨格筋量を測定する．男性では7.0 kg/m²未満，女性はDXAでは5.4 kg/m²，BIAでは5.7 kg/m²未満を筋肉量減少と定義している．筋力低下は，握力で判断し，男性では26 kg未満，女性では18 kg未満を低下と定義，身体能力低下は，歩行速度0.8 m/秒以下と定義している．

- サルコペニアは加齢に伴う一次性サルコペニアと活動性の低下や疾患自体あるいは栄養障害に伴う二次性サルコペニアに大別される．COPDでは一次性サルコペニアに加えて，身体活動性の低下や栄養障害，全身性炎症に伴う二次性サルコペニアが加わった状態と考えられる．COPDにサルコペニアを合併することで，運動耐容能低下，身体活動性が低下することが報告されており[20]，サルコペニアの併存を評価しマネジメントすることは，COPD患者の予後やQOLを維持するのに重要と考える．安定期の外来COPD患者の約15％にサルコペニアを合併し，年齢とGOLDステージの進行とともに増加すると報告されている[20]．

- 血中IL-6の上昇やCRPの上昇が筋力低下や運動能の低下と関連することや，IL-8が大腿筋力と負の相関を示すことも報告されている．下肢運動筋において誘導型一酸化窒素合成酵素（inducible nitric oxide synthase：iNOS）やnuclear factor kappa B（NF-κB）の発現が亢進しており，それに基づく筋蛋白合成の減少やアポトーシスの誘導がみられる[21]．以上のことから，全身性炎症はCOPDにおける骨格筋機能障害・サルコペニアの原因となり，運動能の低下に関与すると考えられる．

- 運動時に骨格筋からさまざまなサイトカイン産生が誘導され，それらはミオカインとよばれている．ミオカインとしては，IL-6，IL-8，brain-derived neurotrophic factor（BDNF），fibroblast growth factor 21（FGF21）などがある．代表的なミオカインであるIL-6は，運動時に血中レベルが一時的に著しく上昇する．運動後には，IL-6の低下とともにIL-1 receptor antagonist-1（IL-1 ra）やIL-10などの抗炎症サイトカインの上昇が認められる．COPD・サルコペニアにおいて，運動によるIL-6増加は全身性炎症の側面からは好ましくないと考えられるが，継続的なリハビリテーションにより，運動に伴うIL-6の上昇が抑制されると考えられている（10）[22]．

- サルコペニアを合併した患者では運動能力，身体活動性，健康状態が低下していたが，リハビリテーションに対する反応性に変わりが

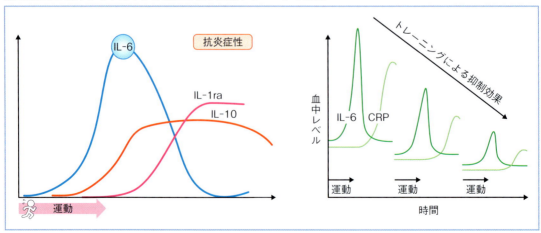

⑩ 運動時の血中サイトカインの動態および運動トレーニング効果

(Fischer CP, et al. Scand J Med Sci Sports 2007：17：580-7[22] より)

なく，包括的なリハビリテーションがサルコ
ペニアに有効であると想定される[20]．

## 心・血管疾患

- CRPの血中濃度の上昇と心・血管疾患の合併や死亡との関連，COPD患者の冠動脈石灰化と，血中IL-6やIL-8レベル，末梢血好中球数などとの関連が報告され，COPDの全身性炎症が心・血管疾患の原因として重視されている．実際，COPDとコントロールの喫煙者を比べると，頸動脈エコーで有意に頸動脈壁の内膜中膜肥厚が認められており[23]，COPD群は％$FEV_1$の平均83.3±13.8％であることから，早期から動脈硬化が進行している可能性がある．

- 気腫の割合の増加や1秒率の低下が，左室拡張末期容積を低下させるため，左室の収縮機能が保たれていても，心拍出量が低下することが示唆されており[24]，COPDであることが心不全のリスクになりうる．本邦からの報告でも，1秒量の低下が心・血管疾患死亡のリスクを高めることが報告されている[25]．

- Divoら[1]の報告では，COPDにおける心・血管疾患併存の頻度は多く重要であると報告されているが，欧米とわが国では罹患率や死亡原因の占める割合に差があることに留意する必要がある．欧米では，Smithら[26]のレビューによると，心不全5.3〜24.4％，虚血性心疾患16.1〜53％と高い併存率であり，Sinら[27]の報告によると，心・血管疾患による死亡の割合は20〜40％の報告が多く，軽症，中等症のCOPDでその傾向が顕著に認められていた．

- 本邦では，Takahashiら[2]によるレビューでは，心・血管疾患の合併頻度は16〜22％で，死亡原因の割合は4〜29％であると報告しており，欧米と比較して頻度・死亡割合とも低い．わが国で心・血管疾患による死亡が少ない機序として，気腫型COPDが多く，肺過膨張と関連して抗動脈硬化作用や抗炎症作用

をもつアディポネクチンの血中濃度が上昇していることが推測されている[28]．

- 一方で個別に検討すると，北海道COPDコホート研究での死亡割合は12％で，高畠研究では死亡割合が29％と，報告で差がある．北海道COPDコホート研究ではCOPDと病院で診断された群であり，高血圧などの併存症も含めて適切にCOPD治療をうけている可能性が高いが，高畠研究では，閉塞性障害があるにもかかわらず，呼吸器疾患の治療をうけていた症例は1％以下であり，適切な介入ができていなかったことや，未診断軽症COPDが心疾患症例に潜んでいることなどが死亡割合に差がでた原因と考察されており[25]，COPDの早期診断治療が好ましいと考える．

- 治療は，基本的には特別なものはなく，各々の疾患のガイドラインなどに沿って行われるが，$\beta$遮断薬の使用がCOPDの病状を悪化させる可能性については，さまざまな報告がある．

### $\beta$遮断薬

- 虚血性心疾患や心不全においても，メタアナリシス解析で，死亡率の改善が報告されており，基本的には$\beta$遮断薬の使用は推奨されると考える．

- 日本からKubotaら[29]の報告で，EFが45％程度の心不全を伴うGOLDステージⅢ・Ⅳが30〜40％含まれるCOPD患者において，非選択性のカルベジロールと$\beta_1$選択性のビソプロロールを比較すると，ビソプロロールのほうが有意に，心不全あるいはCOPD急性増悪の頻度が少なかったと報告されている（**11**）．

- しかし，HOTを必要とする平均$PaO_2$ 48.8±6.8 mmHgの重症COPDの2,249人の検討では，ほとんどが$\beta_1$選択性の$\beta$遮断薬を使用しているが，$\beta$遮断薬の使用が死亡率増加のrisk factorになったと報告されており[30]，$\beta_1$選択性であっても注意が必要である．

- 虚血性心疾患や心不全に対しては，非COPD

## 11 カルベジロールとビソプロロールの心不全＋COPD急性増悪の頻度

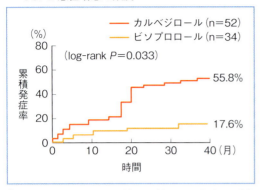

(Kubota Y, et al. Int J Chron Obstruct Pulmon Dis 2015；10：515-23[29]より)

患者と同様に，ガイドラインに沿ってβ遮断薬の使用は好ましいが，$β_1$選択性β遮断薬を少量から導入し，注意深く経過をみていくことが望ましいと考える．

- 心房細動では，COPD患者が急性増悪して入院した36人（平均％ $FEV_1$ 51.9±18.4，$PaO_2$ 60 mmHg未満が3例）のうちの心房細動例が19人（52.7％）を含む検討で，$β_1$選択性のβ遮断薬がほとんどの症例で使用されており，呼吸状態の悪化は認めなかったと報告されている[31]．ただ，Ca拮抗薬やそのほかの抗不整脈薬の使用と比較検討したものはなく，心房細動のときにどの薬剤を最初に使用するのがベストかの答えはない．
- 今度は，逆に心疾患に対して，COPDの治療薬であるLAMA・LABAの影響を考えたい．

### ■長時間作用性抗コリン薬(LAMA)

- LAMAは，明確な機序ははっきりしないが，チオトロピウム製剤を使用したUPLIFT試験のサブアナリシスで，4年間の前向き試験において，心臓血管関連死亡（虚血性心疾患，心不全，心房細動などを含む）を低下させた（HR 0.84：95％ CI 0.73-0.98）と報告している[32]．
- 一方で，メタアナリシスでチオトロピウムソフトミスト製剤がハンディヘラー®製剤と比較して心・血管死亡リスクがある可能性が報告されたが[33]，その後にソフトミスト製剤とハンディヘラー®製剤を比較するために15,000人規模の前向き試験が施行され，非劣勢が証明されている[34]．この試験では，既往に虚血性心疾患を認めるものが約15％程度含まれていたが，6か月以内の心筋梗塞例は除外され，1年以内のNYHA Ⅲ・Ⅳの心不全入院患者，致死的な不整脈のインターベンションや薬剤の変更を行った患者などは除外されている．
- UPLIFT試験なども同様に最近起こった心筋梗塞など心疾患の除外はしており，安定期の心疾患に対しての使用は問題ないと考えるが，すべての患者に大規模試験の臨床データがあてはまるかどうかは注意が必要である．

### ■長時間作用性$β_2$刺激薬(LABA)

- 短時間作用性$β_2$刺激薬（SABA）で心臓に対する悪影響が喘息疾患などで指摘され，COPDにおいても，1,529人，EF 45％未満，収縮不全の心不全患者の検討では，$β_2$刺激薬の使用が予後に影響し，その頻度が増えるとリスクが増加することが示唆されており[35]，$β_2$刺激薬は抗コリン薬よりも心臓に対して悪い影響を与える印象がある．
- しかしLABAにおいては，チオトロピウムとサルメテロールを比較したPOET-COPD試験[36]などでも特に心疾患の増悪の差はなく，多くの試験でLAMAと比較して心疾患の増悪は指摘されていない．ただ，LAMAと同様にこういった大規模臨床試験では重篤な心疾患は除外されていることに注意が必要である．使用に際して判断に迷う場合は，循環器内科専門医との相談のうえで決定するのが好ましいと考える．

## 消化器疾患

- COPD患者では消化性潰瘍の合併頻度が20～40％と高率であり，その機序として低酸素血症，高二酸化炭素血症，喫煙，低栄養，治療薬剤（メチルキサンチン，$β_2$刺激薬，ステ

- ロイド）などの関与が想定されている．
- GERD患者におけるCOPDの合併は対照群（非GERD患者）と比較して有意に多く，GERDの合併が増悪のリスクになることも指摘されている[37]．GERDに対する標準治療はプロトンポンプ阻害薬（PPI）投与だが，投与によりCOPD患者の増悪頻度が抑制されるかどうかに関しての定説はない．

## 抑うつ・不安症

- COPD患者では高率に不安や抑うつなどの精神症状を合併する．不安症は，先述の[2]で示すように死亡のリスク因子として重要であると考える．不安症は2〜80％，抑うつは7〜80％と報告により合併頻度に大きな差がある．診断のツールが多数あり報告によって異なることが一因と考えられる．
- 原因として，疾患の進行に伴う身体機能の障害や呼吸困難による日常生活の制限，さらに社会的な孤立感や疎外感などがあげられている．ECLIPSE試験では，抑うつになる決定因子は，疲労・HRQoLの低下・若年・女性・循環器疾患の既往歴・現喫煙歴などであり[38]，報告により平均年齢や男女比がさまざまであるため，原因の違いが生じると考えられる．全身性炎症との関連ではTNF-αやIL-6などの上昇が抑うつの合併と関連することが指摘されている[6]．一方，ECLIPSE試験では抑うつとCRP，IL-6，IL-8，TNF-αなどとの関連を認めず[38]，詳細は明確ではない．
- Hospital Anxiety and Depression Scale（HADS）は不安症や抑うつ状態の両方に一度に評価できる有用なツールであるが，14項目もありすべての患者に行うことは時間的に難しい．不安の指標であるHADS-Aや抑うつの指標であるHADS-Dが10点以上であれば，有意にCATスコアが高いことが示されており（[12]）[39]，CATスコアが高値になった場合は，HADSを行ってみるのも一つの

### [12] HADSとCATスコア

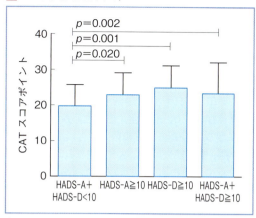

（Hilmarsen CW, et al. Eur Respir J 2014；46：898-900[39]より）

方法と考える．
- 不安症と抑うつに対して，抗不安薬や抗うつ薬などが適切かどうかははっきりしていない．抗不安薬は筋弛緩作用もあり，呼吸筋が疲弊しているようなII型呼吸不全の患者には使用しにくい．また，川山らによるとうつ病合併のCOPDにおいて，うつ病のないCOPDと比較して，セロトニン代謝物質である血中5-ヒドロキシインドール酢酸（5-HIAA）が高値であったことから，脳内セロトニンが高値であるかはわからないが，脳内セロトニンを高めるSSRIやSNRIなどの治療は慎重に考慮すべきと述べている[40,41]．またHADSはうつ病の診断ツールではないので，うつ病の診断・治療については，精神科専門医のコンサルトも検討すべきと考える．
- 包括的なリハビリテーション（呼吸リハビリテーション＋リラクゼーション＋セルフマネージメント教育）は，不安症と抑うつどちらに対しても有効であるとレビューされており[42]，HADSが高値であった場合は，積極的に導入すべきである．

## 糖尿病

- COPDは糖尿病発症の危険因子であり，相対危険率が1.5倍との報告がみられる．また非

> **COLUMN**
>
> **COPDと非COPDにおいて併存症にかかるコストの違い**
>
> スウェーデン国内の17,419人のCOPDと年齢と性別をマッチさせた84,514人の非COPDの併存症とそのコストを，電子医療記録をもとにレトロスペクティブに解析した報告がある．主な併存症として，心不全，虚血性心疾患，高血圧，抑うつ/不安症，睡眠障害，骨粗鬆症，肺癌，脳卒中，骨関節炎，喘息などが含まれていたが，それらにかかわる2年間の累積した医療資源利用は，8,253人のCOPD患者において27,692ユーロ，43,547人の非COPDでは5,141ユーロであり，COPD合併している併存症が医療コストの負担になっていると述べている（図）[46]．COPDの併存症を見逃さないことに加えて，逆にCOPDに多い併存症をみたときにCOPDの有無を早期に診断＋治療介入し適切に管理することで，併存疾患の増悪を減少させ医療費が削減できるかもしれない．
>
> **図 COPDと非COPDの2年間の累積医療資源利用**
>
>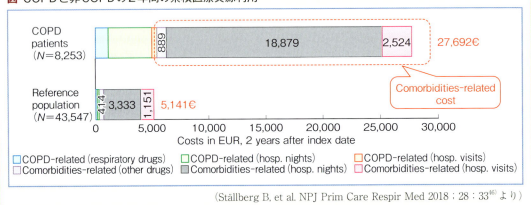
>
> (Ställberg B, et al. NPJ Prim Care Respir Med 2018；28：33[46] より)

気腫型COPDでは気腫型COPDと比較して相対危険率が2.13倍との報告があり，非気腫型COPDにおいて特に注意が必要である[43]．
- 全身性炎症としてTNF-αの上昇とNF-κBの活性化は相互に炎症や酸化ストレスを増幅し，結果的にインスリン抵抗性を生じる．また，サルコペニアに伴う筋力低下や運動能低下は肥満の原因となり，インスリン抵抗性を惹起する．
- 本邦では気腫型COPDが多く，欧米よりは合併頻度が低いことが予想されるが，具体的な罹患率は明確ではない．
- 治療は，糖尿病ガイドラインにそった治療となるが，マクロライドを使用しているときは，SU剤の効果が増強される可能性があり注意が必要である．

## 睡眠時無呼吸症候群

- 米国では，以前よりCOPDと睡眠時無呼吸症候群(sleep apnea syndrome：SAS)の合併が注目されており，overlap syndromeと定義されている．Shawonら[44]のレビューによるとCOPDにおける合併率は2.6～65.9％と報告により差がある．本邦では欧米人と比較しBMIが低い傾向にあり併存率は低いと考える．
- COPD単独群と比較し有意に死亡率と増悪による入院が増加するものの，CPAP治療により死亡率・入院率が低下するとの報告[45]があり，睡眠時無呼吸症候群の合併が疑われれば，積極的な精査と治療が勧められる．

（山本佳史，室　繁郎）

## 文　献

1) Divo M, et al. Comorbidities and risk of mortality in patients with chronic obstructive pulmonary disease. Am J Respir Crit Care Med 2012；186：155-61.

2) Takahashi S, et al. The chronic obstructive pulmonary disease comorbidity spectrum in Japan deffers from that in western countries. Respir Investig 2015；53：259-70.

3) Sievi NA, et al. Impact of comorbidities on physical activity in COPD. Respirology 2015；20：413-83.

4) Vanfleteren LE, et al. Clusters of comorbidities based on validated objective measurements and systemic inflammation in patients with chronic obstructive pulmonary disease. Am J Respir Crit Care Med 2013；187：728-35.

5) Gan WQ, et al. Association between chronic obstructive pulmonary disease and systemic inflammation：a systematic review and a meta-analysis. Thorax 2004；59：574-80.

6) Barnes PJ, et al. Chronic obstructive pulmonary disease：effects beyond the lungs. PLoS Med 2010；7：e1000220.

7) Wahlund CJE, et al. Pulmonary extracellular vesicles as mediators of local and systemic inflammation. Front Cell Dev Biol 2017；5：39.

8) Pedersen BK. The diseasome of physical inactivity--and the role of myokines in muscle--fat cross talk. J Physiol 2009；587：5559-68.

9) Rennard SI, et al. The safety and efficacy of infliximab in moderate to severe chronic obstructive pulmonary disease. Am J Respir Crit Care Med 2007；175：926-34.

10) Miki K, et al. Ghrelin treatment of cachectic patients with chronic obstructive pulmonary disease：a multicenter, randomized, double-blind, placebocontrolled trial. PLoS One 2012；7：e35708.

11) Watanabe R, et al. Osteoporosis is highly prevalent in Japanese males with chronic obstructive pulmonary disease and is associated with deteriorated pulmonary function. J Bone Miner Metab 2015；33：392-400.

12) Ohara T, et al. Relationship between pulmonary emphysema and osteoporosis assessed by CT in patients with COPD. Chest 2008；134：1244-9.

13) Sakurai-Iesato Y, et al. The Relationship of Bone Mineral Density in Men with Chronic Obstructive Pulmonary Disease Classified According to the Global Initiative for Chronic Obstructive Lung Disease (GOLD) Combined Chronic Obstructive Pulmonary Disease (COPD) Assessment System. Intern Med 2017；56：1781-90.

14) Yamamoto Y, et al. Distribution of bone mineral content is associated with body weight and exercise capacity in patients with chronic obstructive pulmonary disease. Respiration 2014；87：158-64.

15) Leslie WD, et al. Clinical factors associated with trabecular bone score. J Clin Densitom 2013；16：374-9.

16) Graat-Verboom L, et al. Progression of osteoporosis in patients with COPD：A3-year follow up study. Respir Med 2012；106：861-70.

17) Seymour JM, et al. The prevalence of quadriceps weakness in COPD and the relationship with disease severity. Eur Respir J 2010；36：81-8.

18) Tanimura K, et al. Quantitative Assessment of Erector Spinae Muscles in Patients with Chronic Obstructive Pulmonary Disease. Novel Chest Computed Tomography-derived Index for Prognosis. Ann Am Thorac Soc 2016；13：334-41.

19) Chen LK, et al. Saropenia in Asia：consensus report of the Asian Working Group for Sarcopenia. J Am Med Die Assoc 2014；15：95-101.

20) Jones SE, et al. Sarcopenia in COPD：prevalence, clinical correlates and response to pulmonary rehabilitation. Thorax 2015；70：213-8.

21) Agusti A, et al. NF-kappa B activation and iNOS upregulation in skeletal muscle of patients with COPD and low body weight. Thorax 2004；59：483-7.

22) Fischer CP, et al. Plasma levels of interleukin-6 and C-reactive protein are associated with physical inactivity independent of obesity. Scand J Med Sci Sports 2007；17：580-7.

23) Iwamoto H, et al. Airflow limitation in smokers is associated with subclinical atherosclerosis. Am J Respir Crit Care Med 2009；179：35-40.

24) Barr RG, et al. Percent emphysema, airflow obstruction, and impaired left ventrilcular filling. N Engl J Med 2010；362；217-27.

25) Shibata Y, et al. A lower level of forced expiratory volume in 1 second is a risk factor for all-cause and cardiovascular mortality in a Japanese population：the Takahata study. PLoS One 2013；8；e83725.

26) Smith MC, et al. Epidemiology and clinical impact of major comorbidities in patients with COPD. Int J COPD 2014；9；871-88.

27) Sin DD, et al. Mortality in COPD：role of comorbidities. Eur Repir J 2006；28；1245-57.

28) Tomoda K, et al. Elevated circulating plasma adiponectin in underweight patients with COPD. Chest 2007；132；135-40.

29) Kubota Y, et al. Impact of $\beta$-blocker selectivity on long-term outcomes in congestive heart failure patients with chronic obstructive pulmonary disease. Int J Chron Obstruct Pulmon Dis 2015；10：515-23.

30) Ekström MP, et al. Effects of Cardiovascular Drugs on Mortality in Severe Chronic Obstructive Pulmonary Disease. Am J Respir Crit Care Med 2013；187；715-20.

31) Neef PA, et al. Commencement of cardioselective beta-blockers during hospitalisation for acute exacerbations of chronic obstructive pulmonary disease. Intern Med J 2017；47；1043-50.

32) Tashkin DP, et al. A 4-Year Trial of Tiotropium in Chronic Obstructive Pulmonary Disease. N Engl J Med 2008；359；1543-54.

33) Dong YH, et al. Comparative safety of inhaled medications in patients with chronic obstructive pulmonary disease：systematic review and mixed treatment comparison meta-analysis of randomized controlled trials. Thorax 2013；68；48-56.

34) Wise RA, et al. Tiotropium Respimat inhaler and the risk of death in COPD. N Engl J Med 2013；369；1491-501.

35) David H, et al. Risk of mortality and heart failure exacerbations associated with inhaled beta-adrenoceptoragonists among patients with known left ventricular systolic dysfunction. Chest 2003；123；1964-9.

36) Vogelmeier C, et al. Tiotropium versus Salmeterol for the Prevention of Exacerbations of COPD. N Engl J Med 2011；364；1093-103.

37) Terada K, et al. Impact of gastro-oesophageal reflux disease symptoms on COPD exacerbation. Thorax 2008；63；951-5.

38) Hanania NA, et al. Determinants of depression in the ECLIPSE chronic obstructive pulmonary disease cohort. Am J Respir Crit Care Med 2011；183；604-11.

39) Hilmarsen CW, et al. Impact of symptoms of anxiety and depression on COPD Assessment Test scores. Eur Respir J 2014；43；898-900.

40) 川山智隆ほか. 睡眠障害, うつ病. 成人病と生活習慣病 2014；44；1070-7.

41) Sekiduka-Kumamoto T, et al. Positive association between the plasma levels of 5-hydroxyindoleacetic acid and the severity of depression in patients with chronic obstructive pulmonary disease. BMC Psychiatry 2013；13；159.

42) Panagioti M, et al. Overview of the prevalence, impact, and management of depression and anxiety in chronic obstructive pulmonary disease. Int J Chron Obstruct Pulmon Dis 2014；9；1289-306.

43) Hersh CP, et al. Non-emphysematous chronic obstructive pulmonary disease is associated with diabetes mellitus. BMC Pulm Med 2014；14；164.

44) Shawon MS, et al. Current evidence on prevalence and clinical outcomes of co-morbid obstructive sleep apnea and chronic obstructive pulmonary disease：A systematic review. Sleep Med Rev 2017；32；58-68.

45) Marin JM, et al. Outcomes in patients with chronic obstructive pulmonary disease and obstructive sleep apnea：The overlap syndrome. Am J Respir Crit Care Med 2010；182；325-31.

46) Ställberg B, et al. Real-world retrospective cohort study ARCTIC shows burden of comorbidities in Swedish COPD versus non-COPD patients. NPJ Prim Care Respir Med 2018；28；33.

## 合併症と併存症

# 肺合併症
# 肺癌

## はじめに

- COPDと肺癌は喫煙というリスクファクターを共有するが，独立した危険因子でもあり合併症例は多い．また，互いが治療の支障となることも多く，注意すべき合併症である．本稿では，COPDの合併症としての肺癌と，肺癌の合併症としてのCOPDについて記載する．

## COPDの合併症としての肺癌

### ■発症頻度

- COPD症例に肺癌の合併が多いことは多くの研究で報告されている．これらを統合した18の後向きコホート試験のメタ解析（n＝12,442）によると，COPDにおける肺癌の相対危険度（relative risk：RR）は2.0（95％ CI 1.50-2.87）と報告されている（**1**）．また，COPDの重症度とも相関しており，それぞれのRR（95％ CI）は，軽症1.46（1.20-1.76），中等症2.05（1.67-2.52），重症2.44（1.73-3.45）と重症になるにつれてリスクが高くなる[1]．

### ■合併頻度を上げる理由—気流制限か，気腫性変化か

- 気流制限に関して，1秒量の低下と肺癌リス

**1** COPD症例における肺癌の相対危険度

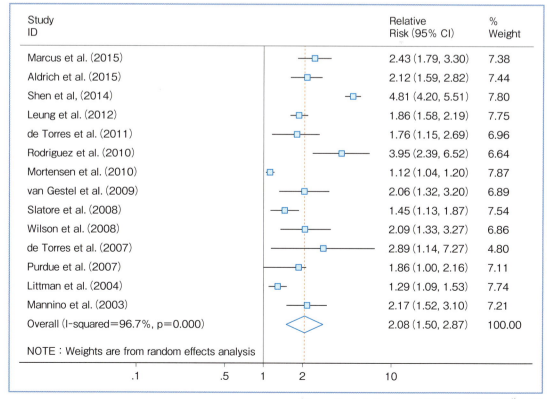

（Zhang X, et al. Oncotarget 2017；8：78044-56[1]より）

89

### 2 COPD合併肺癌発症のメカニズム

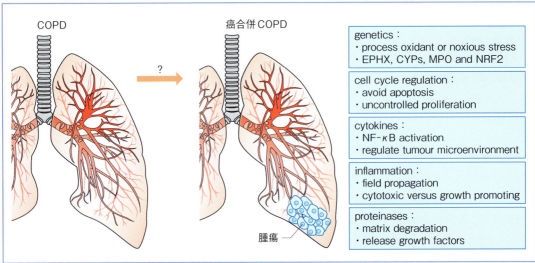

(Houghton AM. Nat Rev Cancer 2013；13：233-45[4])より)

クを検討したメタ解析で, 10％の1秒量低下につき, リスクが20％上昇すると報告されている[2]．

- また肺の気腫性変化に関しては, COPDに合併する肺癌を慢性気管支炎型と肺気腫型で分けて検討した結果, 慢性気管支炎型より肺気腫型が肺癌のリスクが高く, このほかに間質性変化がリスクの高い画像所見だったとする報告がある[3]．

- 以上より, COPDでは気流制限, 肺の気腫性変化のいずれにおいても, 肺癌の合併率が多くなり, 重症化に従い相対危険度も高くなる．

### ■COPDの死因としての肺癌

- 6,200例のCOPD症例が参加したTowards a Revolution in COPD Health (TORCH) trialでCOPD症例の主たる死因について報告されている. その中で, 1位は肺疾患(35％), 2位は心・血管疾患(27％), 癌による死亡は21％と3番目に多かった．

### ■メカニズム

- COPDと肺癌が合併するメカニズムは不明であるが, 炎症および炎症関連サイトカイン, 喫煙, 細胞周期調節の異常, 免疫細胞および他の間質細胞によって産生される特定のプロテイナーゼの関与などが想定されている．

- 遺伝的およびエピジェネティックな変異もリスクであり, 複合的な因子によって発症すると考えられている. **2** にはそれぞれの要因で想定されているメカニズムを示した[4]．

- 喫煙がCOPD, 肺癌の双方に与える影響は大きく, 喫煙の影響に関しては **3** に示した[5]．

### ■COPD症例の肺癌予防

- COPDは呼吸器医が比較的長く患者の管理を行う疾患の一つである. COPD症例で肺癌発症を予防できる治療介入に関して, 禁煙, 吸入ステロイド薬, スタチン製剤について検討されている．

#### 禁煙

- 禁煙はCOPDにおける非薬物療法として最も重要であるが, 肺癌発症のリスク低減という意味においても重要である．

- 冠動脈CTで気腫性変化を呈した538症例を解析したコホート研究で, 非喫煙者の肺癌による死亡の増加は認めなかったものの, 10 pack-year未満の喫煙者でリスク比1.23 (95％ CI 1.03-1.48), 10 pack-year以上の喫煙者でリスク比1.36 (95％ CI 1.23-1.50) と肺

肺合併症／肺癌

**3** COPD，肺癌の喫煙による影響

タバコ煙
（およびその他の汚染物質）

ROS/アルデヒド　　　　　　　　　　　　　　　　　　発癌物質

プロティナーゼ　　　　　　　　　　　　　　　Immunosculpting
自己免疫　　　　　　　炎症
　　　　　　　　　異常免疫

ヒストン　　　　　　　　　　　　　　　　　　DNA
アセチル化　　　エピジェネティック　　　　　　メチル化

COPD　　　　　　　　　　　　　　　　　　　　　肺癌

無血管性　　　　　血管新生　　　　　　高微小血管

オートファジー　　　　　増殖　　　　　　　　増殖
アポトーシス　　　オートファジー
　　　　　　　　アポトーシス

（Yao H, et al. Curr Opin Pharmacol 2009：9：375-83[5]より）

癌による死亡が有意に多くなると報告されており，禁煙による肺癌死亡リスクの低減が期待できる可能性が示唆されている（**4**）[6]．

### 吸入ステロイド薬

- COPD患者10,474例の観察研究で，吸入ステロイド薬の使用症例で肺癌リスクの低下が報告された（ブデソニドとして1日量1,200 $\mu$g以上の吸入ステロイド薬投与群のHR 0.39 〈95% CI 0.16-0.96〉）[7]．しかし，その後に行われた4つの前向きランダム化試験を含むシステマティックレビューの結果，吸入ステロイド薬による肺癌リスク低減効果は認められず，吸入ステロイド薬の有用性は定かではない（**5**）[8]．

### スタチン

- スタチンはHMG-CoA還元酵素の働きを阻

---

**COLUMN**

### 肺癌に対して有効な化学予防 (chemoprevention) は？

　COPD患者における肺癌の発症予防の検討は少なく，禁煙，吸入ステロイド薬，スタチン製剤の有用性について本文で示した．肺癌そのものの発症予防に関しては，いくつかの薬剤やビタミン類が報告されている．アスピリンは，大腸癌で発症予防に有効であるとする報告が多くあるが，肺癌ではその効果は限定的である[19]．かつて肺癌発症予防に有効と考えられていたビタミンCの補充は14,610例の男性を対象としたプラセボ比較試験で有効性を示せなかった[20]．さらに，$\beta$-カロテンのサプリメントは特に喫煙者において肺癌リスクをむしろ上昇させることが報告されており，喫煙者の多いCOPD診療において注意が必要と思われる．

91

**4** 冠動脈CTで気腫性変化を認めた症例の喫煙歴別呼吸器疾患死亡リスク

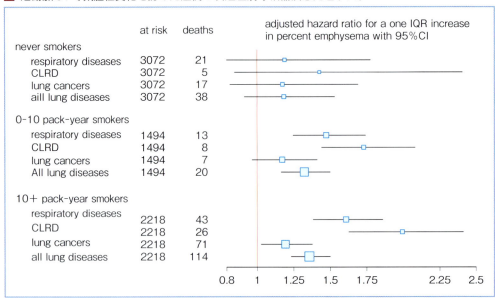

CLRD : chronic lower respiratry disease.

（Oelsner EC, et al. Thorax 2016；71：624-32[6]より）

**5** COPD症例における吸入ステロイド薬使用の有無と肺癌による死亡の相対リスク

| study | risk among ICS exposed/treated | risk among ICS-unexposed/controls | RR（95% CI） |
| --- | --- | --- | --- |
| Calverley et al. | 35/3067＝1.1% | 34/3045＝1.1% | 1.02（0.64-1.63） |
| Lung Health Study Research Group | 5/559＝0.9% | 4/557＝0.7% | 1.25（0.34-4.61） |
| Pauwels et al. | 3/634＝0.5% | 3/643＝0.5% | 1.01（0.21-5.01） |
| Tashkin et al. | 1/1120＝0.1% | 0/584＝0% | 1.57（0.06-38.29） |

（Raymakers AJ, et al. Respirology 2017；22：61-70[8]より）

害することで，腫瘍増殖の抑制やアポトーシスの誘導，血管新生阻害作用を有しており，大腸癌の観察研究などで発癌の低減効果が報告されている．COPD 43,802例を対象としたコホート研究では，スタチン使用群で肺癌リスクが有意に低かった（補正ハザード比0.37）．一方で，この効果は特定のスタチンでのみ認められたと報告されており，今後のさらなる研究が必要である[9]．

### ■COPD症例の肺癌スクリーニング

- COPDにおける肺癌スクリーニングに関しては，一定のrecommendationはない．米国では低線量CTは肺癌の高リスク症例（55～74歳，現喫煙または禁煙後15年以内，30 pack-yearの喫煙歴）で肺癌による死亡率の低下が報告され，スクリーニングとして推奨されており，重喫煙者の多いCOPD診療において参考とするべきである[10]．また，同様のCT検診の有用性を検討したNELSON trialで，ブラ壁が発生母地となった肺癌の見逃しが報告されており，気腫性変化の多いCOPD症例のCT読影に際して注意が必要と考えられる[11]．

### ■COPD治療中の肺癌治療

- COPD合併症例の肺癌治療については，非COPD合併症例と同様に治療法を検討する

**6** 肺癌症例におけるCOPDの有無と生存率

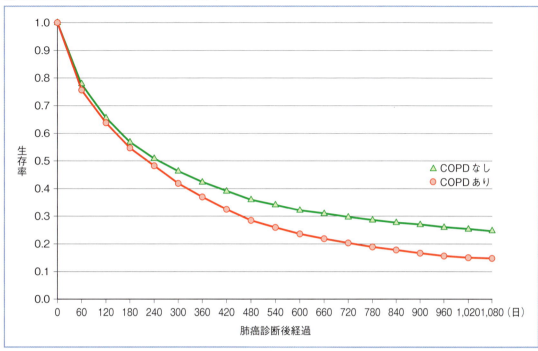

(Kiri VA, et al. Prim Care Respir J 2010；19：57-61[16]より)

が，COPDによる肺機能低下を考慮する必要がある．外科治療や放射線治療による肺への影響は，肺機能低下の程度に従い大きくなるため，治療中の合併症のリスク，治療後のQOLを想定して治療を総合的に検討する．

- 外科治療においては，%$FEV_1$が80％以上であれば周術期死亡のリスクは少ないが，高リスク症例では術後予測1秒量（predicted postoperative $FEV_1$：PPO-$FEV_1$）や術後予測$DL_{CO}$（predicted postoperative $DL_{CO}$：PPO-$DL_{CO}$）を算出し，これらが30％未満の症例は非常に高リスクであり手術適応について特に慎重に検討する．PPO-$FEV_1$ 50％未満の早期肺癌は，外科治療の代替療法として定位放射線療法も検討すべきである[12]．
- COPD合併肺癌に対する化学療法では，間質性肺炎のように禁忌となる薬剤はないが，EGFR阻害薬による急性肺傷害のリスクとしてあげられている喫煙歴，高齢，男性は多くのCOPD患者に該当することから，これらの薬剤の使用時には注意を要する[13]．
- また，COPDでは骨粗鬆症の合併が多く，骨転移を有する肺癌症例では骨関連有害事象を低減するためにより積極的にゾレドロン酸やデノスマブの投与を検討すべきである[14]．

## 肺癌の合併症としてのCOPD

### 合併頻度

- 本邦において肺癌患者383人を対象としたレトロスペクティブ研究で，肺癌でCOPDの診断基準を満たした症例は23.9％であったと報告されている．
- 肺癌の組織型は，小細胞癌が最も多く（48.4％），ついで扁平上皮癌（33.8％），腺癌（13.9％）であった．
- また，治療前の肺癌患者256人と低線量肺癌CT検診を受診した健常者947人の比較において，COPDの合併率は肺癌患者38.4％に対して健常者4.2％であった[15]．

## ■予後不良因子としてのCOPD

● 多くの報告から肺癌においてCOPDの合併は独立した予後不良因子と認識されている．英国のGeneral Practice Research Databaseに登録された400万人以上の検討で，COPD合併肺癌の3年生存率は非合併群の約半分であった（ **6** ）[16]．

● メタアナリシスにおいてもCOPDの合併は全生存期間でHR 1.19（95 % CI 1.10-1.25），無増悪生存期間でHR 1.52（95 % CI 1.01-2.23）と有意な予後不良因子と報告されている[17]．

## ■肺癌治療中のCOPDに対する治療

● COPD肺癌合併症例におけるCOPD治療に関するランダム化試験はなく，基本的に通常のCOPD診療と同様に対応する．

● 外科治療における周術期管理では，COPD合併肺癌に対して外科治療を行った191例の後方視的研究で，吸入ステロイド薬の周術期合併症に対する有用性に関して否定的な報告がされている[18]．

● 一方，術前の呼吸器リハビリテーションは術後呼吸器合併症を減少させる効果の明確な報告はないものの，運動耐容能の改善が得られることから積極的に検討すべきである．

（小林信明）

## 文 献

1) Zhang X, et al. Chronic obstructive pulmonary disease and risk of lung cancer : a meta-analysis of prospective cohort studies. Oncotarget 2017 ; 8 : 78044-56.

2) Fry JS, et al. Systematic review with meta-analysis of the epidemiological evidence relating $FEV_1$ decline to lung cancer risk. BMC Cancer 2012 ; 12 : 498.

3) Chubachi S, et al. Radiologic features of precancerous areas of the lungs in chronic obstructive pulmonary disease. Int J Chron Obstruct Pulmon Dis 2017 ; 12 : 1613-24.

4) Houghton AM. Mechanistic links between COPD and lung cancer. Nat Rev Cancer 2013 ; 13 : 233-45.

5) Yao H, et al. Current concepts on the role of inflammation in COPD and lung cancer. Curr Opin Pharmacol 2009 ; 9 : 375-83.

6) Oelsner EC, et al. Per cent emphysema is associated with respiratory and lung cancer mortality in the general population : a cohort study. Thorax 2016 ; 71 : 624-32.

7) Parimon T, et al. Inhaled corticosteroids and risk of lung cancer among patients with chronic obstructive pulmonary disease. Am J Respir Crit Care Med 2007 ; 175 : 712-9.

8) Raymakers AJ, et al. Do inhaled corticosteroids protect against lung cancer in patients with COPD? A systematic review. Respirology 2017 ; 22 : 61-70.

9) Liu JC, et al. Statins dose-dependently exert a chemopreventive effect against lung cancer in COPD patients : a population-based cohort study. Oncotarget 2016 ; 7 : 59618-29.

10) National Lung Screening Trial Research Team, Aberle DR, et al. Reduced lung-cancer mortality with low-dose computed tomographic screening. N Engl J Med 2011 ; 365 : 395-409.

11) Scholten ET, et al. Computed tomographic characteristics of interval and post screen carcinomas in lung cancer screening. Eur Radiol 2015 ; 25 : 81-8.

12) Vansteenkiste J, et al. 2nd ESMO Consensus Conference on Lung Cancer : early-stage non-small-cell lung cancer consensus on diagnosis, treatment and follow-up. Ann Oncol 2014 ; 25 : 1462-74.

13) Kudoh S, et al. Interstitial lung disease in Japanese patients with lung cancer. Am J Respir Crit Care Med 2008 ; 177 : 1348-57.

14) Inoue D, et al. COPD and osteoporosis : links, risks, and treatment challenges. Int J Chron Obstruct Pulmon Dis 2016 ; 11 : 637-48.

15) 肺癌とCOPDの合併頻度は38%と高い（呼吸器学会2012）．日経メディカル2012/4/26. https://medical.nikkeibp.co.jp/leaf/all/gakkai/sp/jrs2012/201204/524674.html.

16) Kiri VA, et al. Recent trends in lung cancer and its association with COPD : an analysis using the UK GP Research Database. Prim Care Respir J 2010 ; 19 : 57-61.

17) Gao YH, et al. Impact of COPD and emphysema on survival of patients with lung cancer : A meta-analysis of observational studies. Respirology 2016 ; 21 : 269-79.

18) Yamanashi K, et al. The relationship between perioperative administration of inhaled corticosteroid and postoperative respiratory complications after pulmonary resection for non-small-cell lung cancer in patients with chronic obstructive pulmonary disease. Gen Thorac Cardiovasc Surg 2015 ; 63 : 652-9.

19) Thun MJ, et al. The role of aspirin in cancer prevention. Nat Rev Clin Oncol 2012 ; 9 : 259-67.

20) Wang L, et al. Vitamin E and C supplementation and risk of cancer in men : posttrial follow-up in the Physicians' Health Study II randomized trial. Am J Clin Nutr 2014 ; 100 : 915-23.

3章　合併症と併存症

合併症と併存症

肺合併症
# ACO（喘息・COPDオーバーラップ）

## ACOの疾患概念

● 喘息とCOPDはともに，慢性気道炎症により閉塞性換気障害をきたす疾患である．喘息は中枢から末梢気道における好酸球性炎症が主体で，COPDは好中球性炎症が優位で，末梢気道病変や気腫性病変が認められる．

● 2009年にGibsonらにより，喘息とCOPDの両方のコンポーネントを有する病態として，喘息・COPDオーバーラップ症候群（asthma-COPD overlap syndrome：ACOS）が報告された[1]．

● 2014年に喘息の国際委員会であるThe Global Initiative for Asthma（GINA）とCOPDの国際委員会のThe Global Initiative for COPD（GOLD）の合同会議でACOSという呼称に統一され[2]，その後，単一の病態でないことなどからGINA2017でACOと変更された．

● 喫煙歴のある喘息で，非可逆性の気流閉塞をきたす場合や，COPDで発作性の呼吸困難があり，アトピー素因の存在，呼気中一酸化窒素（FeNO）[★1]高値や気道可逆性がみられる場合には，ACOが疑われる．

## 喘息，COPD，ACOの臨床的特徴 ❶

● 喘息典型例では，小児発症でアトピー素因を有するものが多く，咳，喘鳴や呼吸困難は発作性で症状は変動があり，好酸球性炎症が主体であり，気管支拡張薬吸入後の1秒量の気道可逆性があることが特徴である（$FEV_1 \geqq$ 12%かつ200 mL増加）．

● 一方COPD患者は，ほとんどは喫煙歴がある中高齢者で好中球炎症が主体であり，体動時の呼吸困難と不可逆的な気流閉塞（$FEV_1/FVC < 70\%$）が進行性である．

---

**★1　呼気中一酸化窒素（fractional exhaled NO：FeNO）[16]**
喘息では，抗原曝露により好酸球やTh2サイトカインのIL-4，IL-13が活性化し，転写因子であるSTAT-6がリン酸化され，誘導型NO合成酵素（inducible type of NO synthase：iNOS）が誘導される．iNOSの作用によりL-アルギニンからL-シトルリンに転換される際に，気道上皮細胞やマクロファージからのNO産生が増加し高値を示す．Th2炎症のバイオマーカーとして用いられる．

---

**❶ 喘息，COPD，ACOの特徴**

| | 喘息 | COPD | ACO |
|---|---|---|---|
| 発症年齢 | 全年齢<br>（小児期発症が多い） | 通常＞40歳 | 通常＞40歳<br>（それ以前から喘息症状） |
| 症状 | 変動する | 持続性・進行性 | 持続性・進行性 |
| 呼吸機能 | 可逆性の気道閉塞<br>気道過敏性 | 気管支拡張薬吸入後<br>$FEV_1/FVC < 70\%$ | 気管支拡張薬吸入後<br>$FEV_1/FVC < 70\%$ |
| 既往歴・家族歴 | アレルギー，喘息 | 喫煙 | アレルギー，喘息，喫煙 |
| 自然経過 | 自然に，あるいは治療により軽快 | 徐々に進行 | 治療により症状は軽減 |
| 胸部X線 | 正常 | 肺過膨張など | COPDと同じ |
| 気道炎症 | 好酸球/好中球 | 好中球が主体<br>全身性炎症 | 好酸球/好中球 |

肺合併症／ACO（喘息・COPDオーバーラップ）

**2** ACOの診断基準

| 基本的事項 | | |
|---|---|---|
| 40歳以上，<br>慢性気流閉塞：気管支拡張薬吸入後1秒率（FEV₁/FVC）が70％未満 | | |
| 【COPDの特徴】1，2，3の1項目 | | 【喘息の特徴】1，2，3の2項目あるいは<br>1，2，3のいずれか1項目と4の2項目以上 |
| 1. 喫煙歴（10 pack-years以上）<br>あるいは同程度の大気汚染暴露 | | 1. 変動性（日内，日々，季節）あるいは<br>発作性の呼吸器症状（咳・痰・呼吸困難） |
| 2. 胸部CTにおける気腫性変化を示す<br>低吸収領域の存在 | | 2. 40歳以前の喘息の既往 |
| 3. 肺拡散能障害<br>（％DLco＜80％<br>あるいは％DLco/Vₐ＜80％） | | 3. 呼気中一酸化窒素濃度（FeNO）＞35 ppb |
| | | 4-1）通年性アレルギー性鼻炎の合併<br>-2）気道可逆性（FEV₁＞12％かつ200 mLの変化）<br>-3）末梢血好酸球＞5％あるいは300/μL<br>-4）IgE高値（総IgEあるいは通年性吸入抗原に対する特異的IgE） |

（日本呼吸器学会編．喘息とCOPDのオーバーラップ〈Asthma and COPD Overlap：ACO〉診断と治療の手引き2018．メディカルレビュー社：2017[4]より）

- ACOは，喘息とCOPDのコンポーネントを併せもつものとして位置づけられる．
- ACOは，喘息またはCOPD単独に比較して，QOL（quality of life）が低く，増悪率が高く，呼吸機能の経年低下が早いことが報告されている．喘息のコントロールが不良なACOでは，喘息コントロール良好なACOやCOPDに比べて呼吸機能の経年低下が早い．
- ACOの予後はCOPDと比較して，不良，同程度，良好とさまざまな報告があり，ACOの共通する定義がないため，一定の見解に乏しい．

## ACOの診断

- 2014年にGINA-GOLDの合同委員会において，ACOの診断にStep 1〜5からなるチェックリストを用いたプラクティカルなアプローチが示された[2]．Step 2では発症年齢，症状の特徴，呼吸機能，既往歴，家族歴，治療に対する反応性など，喘息とCOPDの特徴的所見をチェックする．3項目以上の所見が陽性であれば，喘息かCOPDと診断する．
- 喘息とCOPDの該当項目が同点数であればACOの診断を考慮する．

- スペインのCOPDガイドライン（Guia Española de la EPOC：GesEPOC）では，COPDの4つのフェノタイプのうちの1つとしてACOを位置付けている[3]．COPDでアトピー素因や喘息の既往があり，検査項目として，大項目では呼吸機能検査にて気道可逆性（1秒量の改善が400 mL以上かつ15％以上）や喀痰好酸球増加が，小項目では末梢血総IgE高値などが含まれている．
- 上記の海外のガイドラインを勘案し，2017年12月に日本呼吸器学会から『喘息とCOPDのオーバーラップ（Asthma and COPD Overlap：ACO）診断と治療の手引き2018』が提唱された（**2**）[4]．この手引きでは，症状と検査所見（呼吸機能検査，胸部CT所見）やバイオマーカーとして，末梢血好酸球（＞5％あるいは300/μL），IgE値やFeNO（＞35 ppb）などを組み合わせている．
- 喘息患者で，肺胞の破壊の指標となる肺拡散能（DLco）が予測値の80％未満であれば，気腫病変の合併を示唆するものと考えられ，胸部CTで確認する．

97

**3** 閉塞性肺疾患のオーバーラップ症候群の割合：年齢別評価

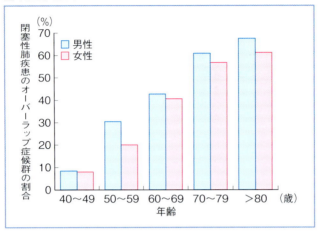

（Gibson PG, Simpson JL. Thorax 2009；64：728-35[1]）をもとに作成）

**4** 喘息有症者のCOPD合併率

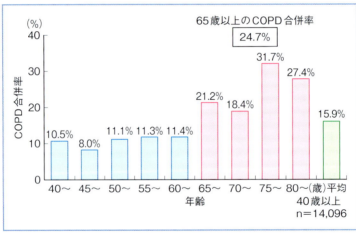

（気管支喘息の有病率・罹患率及びQOLに関する全年齢階級別全国調査に関する研究．平成16年度厚生労働科学研究補助金：免疫アレルギー疾患予防・治療研究事業研究報告書[5]）をもとに作成）

## 疫学

- ACOの統一した診断基準が定まっていないため，有症率には報告により違いがあるが，喘息において加齢とともにCOPDの合併頻度が高くなることが，多数報告されている．
- 米国の解析では喘息の23％がCOPDを，そしてCOPDの30％が喘息を合併していた．その比率は年齢とともに増加しており，喘息とCOPDの合併率は70歳以上では60％を超えていた（**3**）[1]．
- 本邦では2005年の厚生労働省「気管支喘息の有病率・罹患率およびQOLに関する全年齢階級別全国調査」において，ACOの頻度は65歳以上の高齢者喘息の24.7％であった（**4**）[5]．
- 2008年に行われたインターネットWEB調査では，高齢喘息の約半数にCOPDが併存していた[6]．
- 本邦において40歳以上のCOPDを対象とし

**5 ACOと好酸球性COPDの割合**

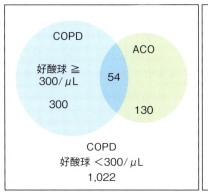
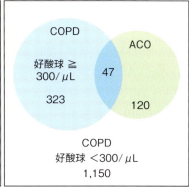

(Yun JH, et al. J Allergy Clin Immunol 2018；141：2037-47[10] をもとに作成)

たインターネット調査では，喘息が32％に合併していた[7]．

## ACOの病態

- 喘息もCOPDも多様性を示す病態からなり，ACOの病態も病歴や背景により多様性を示す．
- 喘息とCOPDの共通の遺伝子の報告は少なく，喘息とCOPDが異なる疾患として形成される過程で，幼少期の抗原やタバコ煙曝露，またウイルス感染などの環境因子の影響により，部分的に病像が重なりACOの病態が生じる可能性が指摘されている[8]．
- COPDの発症には喫煙の関与が大きいが，胎生期の母親の喫煙，出生児の低体重や肺の発達障害も，不可逆的な気道閉塞をきたす要因として重要である[9]．
- 喘息の長期間罹患により，気道リモデリングが生じ不可逆性の気流制限が残存するCOPDのコンポーネントが加わることがある．COPDの発症リスクは，小児期に重症喘息であった患者では，非喘息患者の約10倍高いことが報告されている．
- COPDの増悪を繰り返す患者において，気道の好酸球浸潤が持続しACOの病態をきたすことがある．

## ACOと好酸球性COPD

- COPDで好酸球性気道炎症の存在する患者では，重症化しやすく，増悪頻度が多く，呼吸機能の低下が大きい．
- 好酸球性COPDの14〜18％にACOを合併し，ACOの40％に好酸球性COPDが合併することが報告されている（**5**）[10]．
- 40歳以上のCOPD患者において，喘息の既往がある患者群と末梢血好酸球数300/μL以上の好酸球性COPD患者群を比較した結果，前者は後者に比べ，年齢が若く，アレルギー歴が多く，増悪回数が多かった．ACOにもアレルギー性や好酸球性など臨床的に異なるフェノタイプが存在することが報告されている[11]．

## 治療

- ACOにおいても，喫煙によりFEV$_1$の経年低下が大きいことやヒストン脱アセチル化酵素（HDAC）活性を抑制することによりステロイドの抗炎症作用を減弱させる可能性が指摘されており，まずは禁煙を行う．
- ACOでは，喘息のコントロールが不良であると予後が悪く，ICSの投与が必須である．日本呼吸器学会『COPD（慢性閉塞性肺疾患）診断と治療のためのガイドライン2018，第5

版』において，安定期COPDのICSの適応は喘息病態が合併する場合，すなわちACOの症例で検討される[12].

- 『喘息とCOPDのオーバーラップ（Asthma and COPD Overlap：ACO）診断と治療の手引き 2018』に従い，ACOの重症度を判定する．喘息重症度とCOPD重症度が不一致の場合は，より重症度の高い（あるいは病期の進行した）ほうを採用し（**6**），重症度に応じた治療を行う（**7**）[4].
- 喘息と診断されている患者では，すでにICSが投与されているため，重症度に応じたICSの増量や長時間作用性$\beta_2$刺激薬（LABA）の追加を行う．また，ICS/LABA配合剤が投与されていれば，長時間作用性抗コリン薬（LAMA）の追加投与を検討する．
- 筆者ら[13]の検討では，中等症持続型および重症持続型喘息で気腫病変がある症例に，ICS/LABA配合剤にLAMAであるチオトロピウムを追加した結果，投与8週間後にはFEV$_1$が平均136 mL増加した.
- 一方，COPDと診断されている場合には，気管支拡張薬のLAMAやLABAが投与されているため，ICSやICS/LABA配合剤の上乗せ投与を行う．特に，喀痰中の好酸球増加例やFeNOが高値の場合には，ICSの有効性が期待できるため，積極的にICSの投与を行う.

### 6 ACOの重症度判定

| ACOS重症度 | 喘息重症度分類 | COPD病期分類 |
|---|---|---|
| グレード1 | 軽症間欠型 軽症持続型 | 病期I（% FEV$_1 \geqq$ 80%） |
| グレード2 | 中等症持続型 | 病期II（50%$\leqq$% FEV$_1 <$80%） |
| グレード3 | 重症持続型 | 病期III（30%$\leqq$% FEV$_1 <$50%） |
| グレード4 | 最重症持続型 | 病期IV（% FEV$_1 <$ 30%） |

（日本呼吸器学会編．喘息とCOPDのオーバーラップ〈Asthma and COPD Overlap：ACO〉診断と治療の手引き 2018．メディカルレビュー社：2017[4] より）

## ACOを示唆する所見

- 喀痰中好酸球は，喘息だけでなくCOPDにおいても気流閉塞や気道過敏性との関連性が報告されているが[14]，一般的に行う検査としては煩雑であり，その点，末梢血好酸球検査は簡便である．COPDにおいて，末梢血好酸球が>5%あるいは300/$\mu$Lに増加している場合に，好酸球性COPDやACOを疑う.

### 7 ACOの薬物治療

| | グレード1 | グレード2 | グレード3 | グレード4 |
|---|---|---|---|---|
| 基本治療 | ICS（低） + LABA or LAMA | ICS（中） + LABA or LAMA | ICS（中〜高） +LABA +LAMA | ICS（中〜高） +LABA +LAMA |
| 追加治療 上記治療で効果不十分な場合に1剤あるいは複数を併用 | — | テオフィリン LTRA | テオフィリン LTRA （痰の多い場合） マクロライド 去痰薬 | テオフィリン LTRA IgE抗体 IL-5抗体 経口ステロイド 酸素療法 （痰の多い場合） マクロライド 去痰薬 |
| 発作治療 | 吸入SABA頓用 | | | |

（日本呼吸器学会編．喘息とCOPDのオーバーラップ〈Asthma and COPD Overlap：ACO〉診断と治療の手引き 2018．メディカルレビュー社：2017[4] より）

- FeNOは喫煙により減少するため，喫煙者喘息では上昇しないことが指摘されており，非侵襲的な検査でありCOPD患者においてACOを見極めるバイオマーカーとして有用である．

- 気道上皮細胞やⅡ型肺胞細胞において，酸化ストレスにより分泌が亢進する好中球由来の分泌蛋白である neutrophil gelatinase-associated lipocalin（NGAL）が，ACOの患者でCOPDや喘息患者と比べて喀痰中で優位に増加していることが報告された[15]．

- Th2型気道炎症の指標となるペリオスチン，DPP4，ECPや，気道におけるTh2炎症関連の遺伝子の発現がCOPDからACOを見分けるマーカとして注目されているが，臨床的意義は不明な点が多く，今後実臨床での検討が望まれる．

- 高齢および喫煙歴のある喘息患者では，胸部CTにて肺気腫を確認することや，呼吸機能検査にてDLcoの低下がみられた際にはACOを疑う．

## 今後の展望

- 喘息，COPD，ACOの診断意義として，初期治療のコンセプトが異なることが重要である．すなわち，喘息ではICSが第一選択薬でありLABAの単独投与は行わないこと，COPDでは気管支拡張薬の投与を行いICS単独投与は行わないことがあげられる．したがって，ACOの診断により治療および予後が変わるため，ACOを見分けていくことが重要である．

- 従来の臨床研究において，ACOの症例は試験対象から除外されていたため，エビデンスはいまだ不十分である．今後，ACOの病態の解明や，有用なバイオマーカーの確立のみならず遺伝的因子の検討が推進されることにより，ACOの疾患概念や診断基準が確立され，疫学調査や治療の選択，そして予後の改善が期待される．

（多賀谷悦子）

## 文　献

1) Gibson PG, Simpson JL. The overlap syndrome of asthma and COPD：what are its features and how important it? Thorax 2009；64：728-35.

2) Diagnosis of diseases of chronic airflow limitation：Asthma COPD and Asthma-COPD Overlap Syndrome（ACOS）. The Global Strategy for Asthma Management and Prevention and the Global Strategy for the Diagnosis Management and prevention of chronic obstructive pulmonary Disease. 2014. https://www.sogapar.info/wp-content/uploads/2016/12/9.-ACOS-Gold-Gina.pdf

3) Miravittles M, et al. Spanish guideline for COPD（GesEPOC）：Update 2014. Arch Bronconeumol 2014；50（Supple 1）：1-16.

4) 日本呼吸器学会 喘息とCOPDのオーバーラップ（Asthma and COPD Overlap：ACO）診断と治療の手引き2018作成員会編．喘息とCOPDのオーバーラップ（Asthma and COPD Overlap：ACO）診断と治療の手引き2018．メディカルレビュー社：2017.

5) 気管支喘息の有病率・罹患率及びQOLに関する全年齢階級別全国調査に関する研究．平成16年度厚生労働科学研究補助金：免疫アレルギー疾患予防・治療研究事業研究報告書.

6) 足立満，廣瀬敬．本邦における高齢者喘息の現況と課題．アレルギー・免疫 2009；16：248-59.

7) 橋本修ほか．慢性閉塞性肺疾患（COPD）患者および喘息合併者における治療の現状─インターネット調査より．Prog Med 2013：33：355-62.

8) Postma DS, et al. The Asthma-COPD Overlap Syndrome. N Engl J Med 2015；373：1241-9.

9) Postman DS, et al. Risk factors and early origins of chronic obstructive pulmonary disease. Lancet 2015；385：899-909.

10) Yun JH, et al. Blood eosinophil count thresholds and exacerbations in patients with chronic obstructive pulmonary disease. J Allergy Clin Immunol 2018；141：2037-47.

11）Kolsum U, et al. Clinical characteristics of eosinophilic COPD versus COPD patients with a history of asthma. Respir Res 2017；18：73.

12）日本呼吸器学会COPDガイドライン第5版作成委員会編．COPD（慢性閉塞性肺疾患）診断と治療のためのガイドライン2018, 第5版．日本呼吸器学会；2018.

13）多賀谷悦子ほか．後期高齢者気管支喘息における慢性閉塞性肺疾患合併例の検討．日呼吸誌2012：1：541-7.

14）Zanini A, et al. Bronchial hyperresponsiveness, airway inflammation, and reversibility in patients with chronic obstructive pulmonary disease. Int J Chron Obstruct Pulmon Dis 2015；10：1155-61.

15）Iwamoto H, et al. Differences in plasma and sputum biomarkers between COPD and COPD-asthma overlap. Eur Respir J 2014；43：421-9.

16）Fabbri LM, et al. Differences in airway inflammation in patients with fixed airflow obstruction due to asthma or chronic obstructive pulmonary disease. Am J Respir Crit Care Med 2003；16：418-22.

## Column

# ACOは重症度が高く，予後不良か

ACO（喘息・COPDオーバーラップ症候群）は喘息，COPD単独に比べ重症度が高く，コントロール不良で増悪も多く，適切な治療が必要である[1]．一方で近年，ACOは必ずしも予後不良ではないとする報告が散見されるようになってきた．この違いは何に起因するのであろうか．Columnということで私見を述べさせてもらうと，この違いは時代とともにACOへの適切な介入がされてきた結果と解釈できるのではないであろうか．ACOへの吸入ステロイド薬（ICS）による介入は，COPD単独への介入に比べ$FEV_1$を改善し，増悪を抑制する．したがってACO研究を読む際にICS使用頻度の確認は重要である．また患者の登録基準や背景はすべての臨床研究で基本となる情報であるが，さまざまに定義されてきたACO研究では特に注意を払って読む必要がある．本Columnでは，ACO研究におけるICS使用頻度などに着目してACOの重症度・予後について考えてみたい．

一般人口をもとにした複数の疫学研究において，ACOは喘息，COPD単独よりも，症状が強く入院頻度が多く，生命予後が不良とされる．これらの疫学研究ではICS使用頻度などの情報がないか，20％台とICS使用頻度が低い．疫学研究の結果をACOの自然史とみなすと，ACOは喘息単独，COPD単独よりも重症度が高く予後不良である．一方，下記のコホート研究ではICSが一定程度以上使用されており，ACOはCOPD単独よりも予後がよいようである．

- オーストラリアのコホート研究（ACOの89％でICS使用）：COPD単独に比し6分間歩行距離が4年後も保持．

### 1 スペインCOPDコホート研究におけるACO例と非ACO例の予後

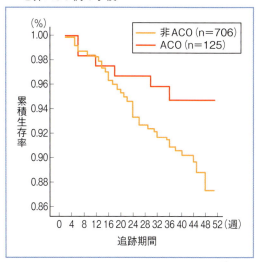

（Cosio BG, et al. Chest 2016；149：45-52[2]より）

- スペインのコホート研究（ACOの63％でICS使用）：COPD単独に比し生命予後良好（**1**）[2]．
- フランスのコホート研究（ACOの80％でICS使用）：ACOとCOPD単独のあいだに生命予後に差なし．
- 韓国のコホート研究（ACOの53％でICS使用）：COPD単独に比し中央値5.8年間の観察期間で$FEV_1$低下が小さい．

しかしICS治療下でもACOはCOPD単独より重症とする報告もある．

- Kurashimaらの報告（ACOの94％でICS使用）：ACOはCOPD単独に比し咳，痰，胸苦しさ，労作時息切れなどの症状が強い．
- COPD gene研究（ACOの69％でICS使用）：COPD単独に比しQOLが低く増悪が多い．
- ECLIPSE研究（ACOの82％でICS使用）：COPD単独に比し喘鳴，労作時息切れが強く，増悪回数も多い（**2**）[3]．

Column

**2** ECLIPSE研究におけるACO例とCOPD単独例の比較

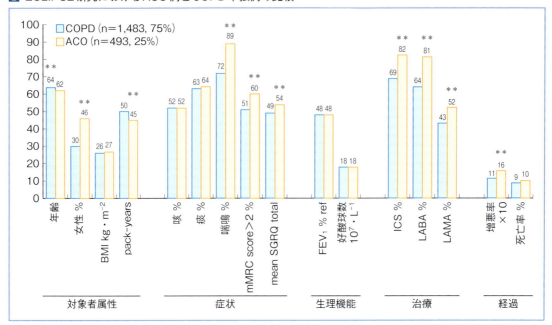

(Wurst KE, et al. Eur Respir J 2016；47：1559-62[3]より)

注意すべき点として，ECLIPSE研究の対象者には比較的重症例が含まれており，ACO例の平均％$FEV_1$は43.5±15.4％であった．オーストラリア，スペイン，フランスの報告では％$FEV_1$が50〜60％であり，ACOの気流閉塞の程度も予後に影響する可能性がある．またCOPD gene研究では，呼気位の胸部CT所見から，ACOはCOPDに比し空気の捉えこみ(air trapping)が強いことを示している．最近の本邦からの複数の報告で，ACOはCOPD単独に比し，$FEV_1/FVC$や％$FEV_1$は同等ながら肺拡散能が良好で胸部CT上の低吸収域(視覚的評価)は少ないとされる．ACOとCOPDでは低吸収域に差がないとする報告もあるが，ACOでは気腫による末梢気道の易虚脱よりも，末梢気道病変による気流閉塞，空気の捉えこみが主体なのかもしれない．

最後に，最近報告されたACOにおける抗IgE抗体の有用性を評価したリアルワールド研究を紹介する[4]．ACOを喘息＋医師診断または自己申告に基づくCOPD(**3**のACO A)，ま

**3** ACOにおけるオマリズマブの有用性
　　―PROSPERO研究のpost hoc解析

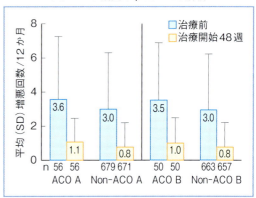

(Hanania NA, et al. J Allergy Clin Immunol 2019；143：1629-33[4]より)

たは喘息＋気管支拡張薬吸入後の$FEV_1/FVC$＜0.7かつ10 pack-year以上の喫煙歴(**3**のACO B)と定義して，Non-ACOと比較したところ，ACO A，ACO Bのいずれにおいても Non-ACO(重症喘息)と同等に抗IgE抗体(オマリズマブ)治療後に増悪が減ったことが示されている．ICSによる介入はACOの自然史を

改善したと思われるが，高用量のICS使用は肺炎のリスクが懸念される．喘息要素の強い重症ACOに対しては抗IgE抗体などの生物製剤による介入によりACOの自然史をさらに改善できる可能性がある．冒頭の疑問には「ACOの重症度・予後は患者背景や治療内容に依存する可能性がある」として*Column*を終える．

（松本久子）

**文献**

1) 日本呼吸器学会 喘息とCOPDのオーバーラップ（Asthma and COPD Overlap：ACO）診断と治療の手引き2018作成委員会編．喘息とCOPDのオーバーラップ診断と治療の手引き2018．メディカルレビュー社；2017.

2) Cosio BG, et al. Defining the Asthma-COPD overlap syndrome in a COPD cohort. Chest 2016；149：45-52.

3) Wurst KE, et al. A comparison of COPD patients with and without ACOS in the ECLISPSE study. Eur Respir J 2016；47：1559-62.

4) Hanania NA, et al. Omalizumab effectiveness in asthma-COPD overlap：Post hoc analysis of PROSPERO. J Allergy Clin Immunol 2019；143：1629-33.

3章 合併症と併存症

合併症と併存症

肺合併症
# 気腫合併肺線維症(CPFE)

## 疾患概念

- 気腫合併肺線維症(combined pulmonary fibrosis and emphysema：CPFE)は，2005年にCottinら[1]により提唱された臨床症候群で，高分解能CT(HRCT)において上肺野の気腫病変と下肺野の線維化病変を合併した病態を指す．

- 気腫と肺線維症の合併は古くから認識されており，海外では1974年にAuerbachら[2]が1,824例の剖検肺に対し肺実質の気腫化・線維化と喫煙の関係を検討し，ともに喫煙により頻度が上昇することを示し，両者の併存病理像も提示している．また，1990年にはWigginsら[3]が両病態の合併と肺拡散能低下を示す8症例を報告している．

- 本邦でも両病態の合併は，1992年厚生省肺線維症調査研究班報告書において「慢性型非定型(B群)」として記載されており，1993年Hiwatariら[4]が，肺気腫152例の9例に肺線維症の合併を認め，各病変の分布と，全例男性，重喫煙者であることを報告している．

- 気腫と線維化は喫煙を共通の危険因子とするが，単独では異なる病態生理を示すものであり，また併存形態も多様であることから，CPFEを疾患概念として確立しうるかは議論がある．しかし，両者の併存による臨床症状，機能障害，合併症は，各病態が単独の場合と比して特徴的であり，CPFEを診断し病態生理や病因の詳細を研究することは重要な医学的課題と考えられる．特に近年はHRCT画像に対する定量的画像解析システムを用いた検討が行われ新しい知見が得られており，それらを含め解説する．

## 疫学

- CPFEに関する22報をまとめたレビューにおいて，607例のCPFE患者のうち592例(97.5%)が喫煙歴を有し，549例(90.4%)が男性であった[5]．CPFEの発症に喫煙刺激と男性が重要な要因であることが推測される．疫学としては，肺線維症に対するCPFEの頻度は約30%とする報告が多い．

- Washkoら[6]は重喫煙者2,416人を対象としたHRCT解析によるコホート研究(COPDGene study)において，COPD患者1,210人(50%)，間質性陰影陽性194人(8%)，間質性肺炎患者12人(0.5%)と報告している．COPDに限ると，間質性陰影は7.4%，間質性肺炎は0.25%に認めている．CPFEでは換気障害が顕在化しにくいことから，COPDを母集団とすると一定程度のCPFE症例を除外する可能性がある．

- 一方アジア人でみると，韓国男性の無症状喫煙者2,016人のHRCT解析ではCPFEの有病率は3.1%と報告されており[7]，前述のHiwatariら[4]の研究では肺気腫中のCPFEの合併は5.9%となる．

## 診断

### ■症状および画像所見

- Cottin[8]の61症例のサマリから，身体所見・症状(**1**)と画像所見(**2**)を示す．圧倒的に男性かつ重喫煙者が多く，平均年齢は65歳ほどである．症状としては呼吸困難，咳嗽，喀痰が多く，線維化病変・拡散能低下を反映してfine crackle，ばち指の頻度が高い．

- 画像所見として，HRCTにおいて上葉優位の

### ■1 CPFE患者の身体所見・症状（n＝61人）

| | |
|---|---|
| 男性/女性 | 60/1（98%/2%） |
| 年齢，歳 | 65.2±10.2 |
| BMI，$kg/m^2$ | 26±3 |
| 喫煙状態 | |
| 　現喫煙者 | 19（31%） |
| 　既喫煙者 | 42（69%） |
| 　非喫煙者 | 0（0%） |
| 喫煙指数，pack・year | 46±27 |
| 喘息 | 14（23%） |
| NYHA 息切れグレード | |
| 　グレード 1 | 10（16%） |
| 　グレード 2 | 23（38%） |
| 　グレード 3 | 23（38%） |
| 　グレード 4 | 5（8%） |
| 咳嗽 | 29（48%） |
| 喀痰 | 22（36%） |
| 胸痛 | 10（17%） |
| ばち指 | 26（43%） |
| 肺底部ラ音 | 53（87%） |
| 喘鳴 | 8（13%） |

（Cottin V. Eur Respir Rev 2013；22：153-7[8]より）

### ■2 CT所見における気腫病変と線維化病変の出現頻度

| 所見 | % |
|---|---|
| 気腫病変 | 100 |
| 　小葉中心性 | 97 |
| 　傍隔壁性 | 93 |
| 　ブラ | 54 |
| 線維化病変 | 100 |
| 　蜂巣肺 | 95 |
| 　網状陰影 | 87 |
| 　牽引性気管支拡張 | 69 |
| 　すりガラス状陰影 | 66 |
| 　浸潤影 | 15 |

（Cottin V. Eur Respir Rev 2013；22：153-7[8]より）

気腫病変および下葉優位の線維化病変を認める．CottinによるCT上の画像所見の頻度は，線維化病変として蜂巣肺，網状陰影，牽引性気管支拡張，すりガラス状陰影が多く，気腫病変として小葉中心性肺気腫，傍隔壁性肺気腫，ブラがあげられている．

#### ■呼吸機能

- CPFEは呼吸機能に関しては，肺線維症（拘束性換気障害）と肺気腫（閉塞性換気障害）を併せもった特徴を示す（**3**）[9]．一般に肺線維症は肺気量減少，肺コンプライアンス低下，牽引性気管支拡張を示し，逆に気腫性病変は肺過膨張，肺コンプライアンスの上昇，気道閉塞を呈する．これらの病態は，両者が併存することにより相殺され，スパイロメトリーと肺気量分画は正常に近づくことになる．したがって通常，肺線維症の病態評価に有用なFVCの低下（速度）が，CPFE患者においては気腫の存在によりマスクされてしまい，病態進行を正確に表現しない可能性がある．

- 一方，CPFEのガス交換能に関しては，気腫と肺線維症の併存により肺胞毛細血管膜の肥厚，肺胞の虚脱・破壊による有効換気面積の減少，シャント，換気・血流比不均等などが作用して拡散能は強く障害され，DLcoの顕著な低下を示す．

## 病因

- CPFEにおける肺気腫と肺線維症の共存が，一定確率での「同居」にすぎないのか，あるいは両者の発症に共通するメカニズムの結果なのか明確ではない．しかし，喫煙刺激と何らかの遺伝的素因との相互作用によりCPFEが発症する可能性が議論されている．たとえば，TGF-βとSmadシグナル経路は，肺傷害に対する修復過程で生じる線維化と気腫化の両方の病態形成に重要な役割を果たすとされており[9]，また近年，細胞老化のメカニズムが特発性肺線維症（idiopathic pulmonary fibrosis：IPF）にもCOPDにも認められており[10]，CPFEの発症との関連性が考えられる．

- Janssenら[11]は細胞外マトリックスの研究から，肺気腫もIPFも肺でのコラーゲン蓄積をみるが，エラスチンは肺気腫でのみ低下しており，この差はエラスチン生成でなく修復過

## 3章　合併症と併存症

**3** IPF，肺気腫，CPFEにおける呼吸機能とCT所見等の特徴

| | IPF | CPFE | 肺気腫 |
|---|---|---|---|
| 呼吸機能検査 | | | |
| FEV$_1$ | ↓ | ↓ or N | ↓ |
| FVC | ↓ | ↓ or N | ↓ |
| FEV$_1$/FVC | ↑ | ↓ or ↑ or N | ↓ |
| TLC | ↓ | ↓ or ↑ or N | ↑ |
| FRC | ↓ | ↓ or ↑ or N | ↑ |
| RV | ↓ | ↓ or ↑ or N | ↑ |
| DL$_{CO}$ | ↓ | ↓↓ | ↓ |
| 労作時低酸素血症 | ＋ | ＋＋ | ＋ |
| CT所見 | | | |
| 　気腫 | － | ＋ | ＋ |
| 　線維化 | ＋ | ＋ | － |
| 病理所見 | UIP | UIP or f-NSIP＋気腫 | 気腫 |
| 肺高血圧 | ＋ | ＋＋ | ＋ |
| 肺癌リスク | ＋＋ | ＋＋ | ＋ |

IPF：特発性肺線維症，CPFE：気腫合併肺線維症，UIP：通常型間質性肺炎，f-NSIP：線維性非特異性間質性肺炎，FEV$_1$：1秒量，FVC：努力性肺活量，TLC：全肺気量，FRC：機能的残気量，RV：残気量，DL$_{CO}$：一酸化炭素肺拡散能力，N：正常．

（Papaioannou AI, et al. Respir Med 2016；117：14-26[9]より）

程の差によると結論している．鍵となる酵素がCu依存性リシルオキシダーゼ（LOX）であり，肺内でのCuの分布が（血流の関係から上葉で低く，下葉で高い）LOX活性の差を生み，CPFEの病態を引き起こすと述べている．

● 遺伝子変異による非喫煙性のCPFE発症例として，サーファクタントプロテインC（SFTPC）ヘテロ接合体変異[12]と，Ⅱ型肺胞上皮細胞内のサーファクタント輸送に重要なABCA3の複合ヘテロ接合体変異[13]の報告がある．前者は上葉の気腫病変と下葉のNSIP肺病変を呈しており，後者は左肺優位に上葉の気腫病変と下葉の線維化病変を認めている．いずれも肺サーファクタント機能に変調をきたし，肺胞虚脱リスクの亢進から，Ⅱ型肺胞上皮細胞の損傷や筋線維芽細胞の増殖が誘導され，最終的にCPFEに進展すると考えられる．

● 膠原病（CTD）関連肺病変でのCPFEも多く報告されている．Cottinら[14]がまとめた34例の報告によれば，通常のCPFEに比して年齢はやや若く（平均57歳），男性はやや少なく（67.6％），喫煙係数はやや低く，非喫煙者も存在する．おそらく喫煙刺激がなくとも自己免疫的機序により気腫病変が進展するものと考えられる．症状は同様で，咳嗽，喀痰，労作時呼吸困難を呈する．背景のCTDは多岐にわたり，関節リウマチ（53％），全身性強皮症（29％），混合性結合組織病（6％），overlap症候群（6％），Sjögren症候群（3％），多発筋炎（3％）となっている．呼吸機能は通常のCPFEと同様で比較的保たれるが，高度なDL$_{CO}$の低下を示す．画像所見も類似するが，傍隔壁性肺気腫が多く，汎小葉性肺気腫はまれで，下葉に壁肥厚型の大型嚢胞をみることがある．予後はIPFに合併したCPFEよりも良好とされる．

### 予後

● CPFEの中央生存期間は2.1〜8.5年と報告に

より開きがある[5]．CPFEと肺気腫との生存曲線の比較ではCPFE群が有意に予後が悪く，さらに癌患者を除いた多変量解析でもCPFE患者は肺気腫患者の5倍の死亡リスクを示した[15]．CPFEとCOPDの経年的呼吸機能変化の比較では，CPFEのほうがVC，$DL_{CO}$の低下量が有意に大きく，一方$FEV_1$の減少量に有意差はなかった[16]．CPFEは肺気腫やCOPDに比して間質性病変の進展による呼吸機能障害が強く，肺高血圧症の合併も加わり予後不良となると推測される．

- 一方，CPFEと肺線維症の生命予後の比較では異なる結果が報告されており[17,18]，一定の結論に至っていない．その理由として，CPFEは肺気腫と肺線維症に関して量的・質的定義が曖昧であり，また比較的小規模あるいは後方視的研究報告が多い．そのために，本来フォローされるべき症例の脱落，肺気腫と肺線維症の重症度や病理学的不均質性，予後に重要な肺癌と肺高血圧の合併頻度の偏りなどが生じるためと考えられる．

- これに対して近年，より客観的な解析を目的にHRCTに自動画像解析ツールを用いて病変を定量し，背景病態をIPFに統一して，併存する気腫病変の影響を評価する試みがいくつか登場している．まず，Jacobらはコンピュータ支援画像診断システムCALIPER（Computer-Aided Lung Informatics for Pathology Evaluation and Rating）を用いて，CPFEは特別に悪性度の高い病態でなく，肺線維症に気腫が併存した相加的な病態にすぎないとの解析を提示し，議論となっている．

- この研究ではmultidisciplinary team（MDT）で診断した272人のIPF患者を対象に，HRCT画像からCALIPERまたは視覚的評価により線維化病変および気腫病変の広がりをスコア化し，それらと肺機能指数や予後との関連を検討した．その結果，予後に関与するのは，HRCT上の総肺病変範囲（気腫病変＋線維化病変）および$DL_{CO}$であり，気腫の有無・程度の指標は生存に寄与しなかった（単変量でも有意でない）．気腫病変はIPF母集団の中では相加的なリスク寄与しかなく，気腫の程度が増すと飛躍的に病態の悪性度が増すようなことはないと結論付けている[19]．

- またCottinら[20]は，IPFのコホート試験において，気腫病変の広がりとFVCの経時変化を詳細に検討し，気腫病変が15％以上となるとFVCの経時的低下が強く抑制されることを示した．15％≦気腫病変の場合，IPF患者の病態進行評価にFVCの低下（速度）が信頼されないことになり，今後の臨床試験のデザインにも影響すると指摘している．

- さらにYoonら[21]は209人のIPF患者について，画像テクスチャー解析定量システムAQS（Automated Quantification System）を用いて気腫病変の定量を行い，その程度によって何が予後因子となるか検討した．気腫の広がりは0～<5％（1群），5～<10％（2群），10～<15％（3群），15％～（4群）の4段階とした．その結果，1＋2群（気腫病変<10％）ではFVCの低下速度が死亡リスクの最もよい予測因子となるが，3＋4群（10％≦気腫病変）では$DL_{CO}$が最もよい指標であった．また気腫病変が増加するとFVC低下速度が抑制されるが，気腫病変10％の付近で，その前後での平均FVC低下速度の差異が最大となった．以上から10％≦気腫病変をCPFEとすることを提案している．

- CPFEにおける予後因子として肺線維症の病型による解析も行われている．Kimら[22]は113人のCPFEを検討し，肺癌以外で，蜂巣病変の存在（HR＝1.95）と$DL_{CO}$（HR＝0.97）を死亡リスクとして報告した．Alsumrainら[23]は総肺病変（気腫病変＋線維化病変）>10％かつ追跡可能であったCPFE患者179人に対し，肺線維症の病型と生命予後の関係を検討した．病型はUIP型（32％），2次性間質性肺炎型（23％），分類不能間質性肺炎型（44％）とした．ここでも独立した予後因子として蜂

巣病変（HR＝1.58），DLco（HR＝0.97），年齢（HR＝1.03）があげられ，病型では前2者が同程度に不良で，分類不能間質性肺炎型が最も予後がよかった．

- 一方，COPDGene研究グループ[24]から既喫煙の肺気腫患者8,266人を対象として，肺気腫に対する間質性病変の影響に関する研究が報告された．彼らは客観的CT解析ツールを用いて間質性病変と気腫病変を計測し，肺気腫と肺気腫＋間質性病変との違いを検討している．この研究では明らかな間質性肺炎は除かれており（正確にはCPFEではない），間質性病変の有無の閾値は全肺の10％としている．その結果，肺気腫群＋間質性病変群は肺気腫単独群に比して有意に，％FEV$_1$高値（絶対差＝6.4％），％DLco低値（絶対差＝7.4％），右室/左室容積比高値（絶対差＝0.019），6分間歩行距離低値（絶対差＝43.2 m），SGRQ高値（絶対差＝5.9 p），そして生命予後不良（HR＝1.82）を示した．

## 合併症

### ■ 肺高血圧症

- CPFEで肺高血圧症の合併した症例は，非合併例に比して生存率が著明に低下する[25]．また，CPFEでは肺線維症やCOPDの単独症例より肺高血圧の合併頻度が高く，かつより重症の肺高血圧になると報告されている[26]．

- これに関して前述のJacobら[27]のグループは，MDT診断時に心エコーを行ったIPF患者385人を対象に，CPFEの各種病変範囲と肺高血圧の合併（診断時）および予後の関係を検討した．その結果，肺高血圧合併に対しては総肺病変範囲（気腫病変＋線維化病変）が有意な関連を示したが，これをそろえれば，気腫病変の有無・程度は肺高血圧合併の有意なリスクとはならなかった．また，生存曲線においてもCPFEとIPFのあいだには有意な差を認めなかった．さらに，肺高血圧についてCPFEの高悪性度を示す過去の論文に

関しては，CPFEの診断の際に気腫も肺線維症もある程度広がりをもつ群が組み入れられており，その時点で肺組織のリモデリングとしてはかなり進行した疾患群を括っていた可能性（セレクション・バイアス）を指摘している．

- 一方で，肺高血圧や生命予後に関してCPFEのもつ異質性を示した論文もある．Awanoら[28]は，CPFE，肺線維症，肺気腫の患者に対する血管傷害の病理学的検討を行い，線維化領域，気腫領域での差異はないが，正常にみえる領域での血管傷害は3群で大きな違いがあり，CPFEで最も傷害の程度が高く，肺の全領域に血管傷害が起きている可能性を示した．この研究は病理による検討であり，CPFE病変が肺高血圧の発症に大きな影響をもつことを示す重要な知見である．

- CPFE合併肺高血圧症に対する肺高血圧治療薬の有用性については，Tanabeら[29]がホスホジエステラーゼ5阻害薬（PDE5I）の治療により予後の改善が認められることを報告している．しかし効果なしとの報告もあり，結果は一定していない．『肺高血圧症治療ガイドライン（2017年改訂版）』では，「エビデンスがなく一般的に使用は推奨されない」としている．

### ■ 肺癌

- CPFEにおいて原発性肺癌の合併は35.8〜46.8％で認められ，肺線維症（22.4〜31.3％）やCOPD（6.8〜10.8％）よりも高い[30]．喫煙，肺気腫，肺線維症はそれぞれが独立した肺癌のリスクであり，繰り返す肺傷害と慢性炎症，不十分な治癒過程が癌を発生させる素地となると考えられる．

- 最近，CPFEに合併した肺癌に関する13報809症例をまとめたメタ解析が報告され，さまざまな因子についてCPFE肺癌と非CPFE肺癌とで比較している[31]．それによればCPFE肺癌は，有意に高齢で（MD＝3.39），男性が多く（OR＝8.46），喫煙率が高く（OR

＝39.65），喫煙期間が長く（MD＝15.56），％DLcoが低値であり（MD＝－13.82），下葉病変が多く（OR＝1.92），進行病期であった（OR＝1.55）．

- さらに予後として，30日以内の死亡（OR＝4.72），90日以内の死亡（OR＝5.33），術後合併症の頻度（OR＝5.25），全死亡（HR＝2.006）のすべてについて不良であった．また，臨床病期I期の非小細胞肺癌の手術患者において，CPFEの有無が予後に与える影響について複数の報告があり，CPFE肺癌の5年無再発率（27.9～36.1％）は正常肺における肺癌（82.1～82.5％）に比してきわめて不良であり[32,33]，術後病理検討においても低分化傾向，腫瘍内血管浸潤陽性率，リンパ節転移陽性率など悪性度が高いことが示唆された．

## 治療と管理

- CPFEを対象とした強固な臨床試験は報告されていない．合併する病態からCOPDと肺線維症の治療に準ずることとなり，禁煙，気管支拡張薬，酸素療法，抗線維化薬などが考慮される．喫煙はCPFEの病態成立に強く関与しており，また喫煙の継続が有意にCPFE病変の進行と関連する[7]ことから，禁煙は必須の治療といえる．
- 肺構造の壊変が高度であり感染症のリスクも高い[15]ことから，ワクチン接種も推奨される．
- 気管支拡張薬に関しては，COPDの気道病変に対する効果は期待できる．Dongら[34]はCPFE患者に対し12か月のICS/LABA加療を施行し，呼吸機能の改善と増悪頻度の低下を認めた．しかし，ICSは喘息合併のない症例では大きな効果は期待できず，むしろ感染症リスクが懸念される．この場合は，LABAやLAMAの単剤やそれらの合剤のほうが望ましいと考えられる．
- 呼吸リハビリテーションに関しては3週間の短期入院介入の報告があり，総じてCOPD

に比してCPFEでは効果が少なかったと報告されている[35]．

- 抗線維化薬（ピルフェニドン，ニンテダニブ）は肺線維症病変に対する有力な治療法として期待できる．肺線維症の背景がIPFである場合に適応となるが，これに関して最近ニンテダニブのIPFに対する再現性第III相試験（INPULSIS-1，INPULSIS-2）のpost-hoc解析（合算データによる）が報告された[36]．その結果，ベースラインでの気腫病変の有無や閉塞性換気障害の程度（$FEV_1$/FVC≦0.8 vs ＞0.8）によらず，ニンテダニブはFVCの低下を有意に抑制することが示された．すなわち，CPFEに対しても線維化の進行を抑えることが期待される．
- 少数ではあるが，膠原病に合併したCPFEの場合は，ステロイド全身投与や免疫抑制薬が適応となる．主に肺線維症に対する効果を期待するが，やはり感染のリスクがあることとステロイドの場合，気胸のリスクが亢進することに注意が必要である．
- CPFEの管理治療においては，原疾患に対する治療だけでなく，肺癌，肺高血圧の合併を早期に発見して管理することが重要である．また，IPFと同様に急性増悪やアスペルギルスなどの感染症の合併にも留意する必要がある．症状把握に加えて，心エコー，HRCT，採血検査などを定期的に施行し，患者教育や禁煙の実践によりQOLの維持・安定を図ることが重要である．

## まとめ

- CPFEは，スパイロメトリーでは換気障害が軽度であるにもかかわらず拡散能が悪く，肺高血圧や肺癌の合併を高率で起こすことから，その診断は重要である．COPD患者はHRCTによる肺線維症の合併を精査する必要がある．近年，より正確な肺病変解析定量システムを用いた報告がなされている．それによれば，肺線維症に気腫病変が一定以上

（肺容積に対し10〜15％）存在すると，呼吸機能パラメータの重要性が変化することがわかってきた．一方，CPFEは単に肺線維症に気腫が併存した病態にすぎず，それ以上の相乗的な悪性病態ではないとの解析も提示され，議論となっている．

● 治療としては禁煙，気管支拡張薬，抗線維化薬，長期酸素療法の使用が考えられるが，抗線維化薬がCPFEの呼吸機能維持に有効である可能性が示された．

（中山勝敏，佐藤一洋，竹田正秀）

## 文　献

1) Cottin V, et al. Combined pulmonary fibrosis and emphysema：a distinct underrecognised entity. Eur Respir J 2005；26：586-93.

2) Auerbach O, et al. Relation of smoking and age to findings in lung parenchyma：a microscopic study. Chest 1974；65：29-35.

3) Wiggins J, et al. Combined cryptogenic fibrosing alveolitis and emphysema：the value of high resolution computed tomography in assessment. Respir Med 1990；84：365-9.

4) Hiwatari N, et al. Pulmonary emphysema followed by pulmonary fibrosis of undetermined cause. Respiration 1993；60：354-8.

5) Jankowich MD, Rounds SI. Combined pulmonary fibrosis and emphysema syndrome：a review. Chest 2012；141：222-31.

6) Washko GR, et al. Lung volumes and emphysema in smokers with interstitial lung abnormalities. N Engl J Med 2011；364：897-906.

7) Chae KJ, et al. Prevalence and progression of combined pulmonary fibrosis and emphysema in asymptomatic smokers：A case-control study. Eur Radiol 2015；25：2326-34.

8) Cottin V. The impact of emphysema in pulmonary fibrosis. Eur Respir Rev 2013；22：153-7.

9) Papaioannou AI, et al. Combined pulmonary fibrosis and emphysema：The many aspects of a cohabitation contract. Respir Med 2016；117：14-26.

10) Kuwano K, et al. Cellular senescence and autophagy in the pathogenesis of chronic obstructive pulmonary disease（COPD）and idiopathic pulmonary fibrosis（IPF）. Respir Investig 2016；54：397-406.

11) Janssen R, et al. Copper as the most likely pathogenic divergence factor between lung fibrosis and emphysema. Med Hypotheses 2018；120：49-54.

12) Cottin V, et al. Combined pulmonary fibrosis and emphysema syndrome associated with familial SFTPC mutation. Thorax 2011；66：918-9.

13) Epaud R, et al. Combined pulmonary fibrosis and emphysema syndrome associated with ABCA3 mutations. Eur Respir J 2014；43：638-41.

14) Cottin V, et al. Combined pulmonary fibrosis and emphysema syndrome in connective tissue disease. Arthritis Rheum 2011；63：295-304.

15) Lee CH, et al. The impact of combined pulmonary fibrosis and emphysema on mortality. Int J Tuberc Lung Dis 2011；15：1111-6.

16) Kitaguchi Y, et al. Annual changes in pulmonary function in combined pulmonary fibrosis and emphysema：over a 5-year follow-up. Respir Med 2013；107：1986-92.

17) Zhang L, et al. Combined pulmonary fibrosis and emphysema：a retrospective analysis of clinical characteristics, treatment and prognosis. BMC Pulm Med 2016；16：137.

18) Jankowich MD, Rounds S. Combined pulmonary fibrosis and emphysema alters physiology but has similar mortality to pulmonary fibrosis without emphysema. Lung 2010；188：365-73.

19) Jacob J, et al. Functional and prognostic effects when emphysema complicates idiopathic pulmonary fibrosis. Eur Respir J 2017；50：1700379.

20) Cottin V, et al. Effect of Emphysema Extent on Serial Lung Function in Patients with Idiopathic Pulmonary Fibrosis. Am J Respir Crit Care Med 2017；196：1162-71.

21) Yoon HY, et al. Effects of emphysema on physiological and prognostic characteristics of lung func-

tion in idiopathic pulmonary fibrosis. Respirology 2019；24：55-62.

22）Kim YS, et al. Visually stratified CT honeycombing as a survival predictor in combined pulmonary fibrosis and emphysema. Br J Radiol 2015；88：20150545.

23）Alsumrain M, et al. Combined pulmonary fibrosis and emphysema as a clinicoradiologic entity：Characterization of presenting lung fibrosis and implications for survival. Respir Med 2019；146：106-12.

24）Ash SY, et al. Interstitial Features at Chest CT Enhance the Deleterious Effects of Emphysema in the COPDGene Cohort. Radiology 2018；288：600-9.

25）Cottin V, et al. Pulmonary hypertension in patients with combined pulmonary fibrosis and emphysema syndrome. Eur Respir J 2010；35：105-11.

26）Mejia M, et al. Idiopathic pulmonary fibrosis and emphysema：decreased survival associated with severe pulmonary arterial hypertension. Chest 2009；136：10-5.

27）Jacob J, et al. Likelihood of pulmonary hypertension in patients with idiopathic pulmonary fibrosis and emphysema. Respirology 2018；23：593-9.

28）Awano N, et al. Histological analysis of vasculopathy associated with pulmonary hypertension in combined pulmonary fibrosis and emphysema：comparison with idiopathic pulmonary fibrosis or emphysema alone. Histopathology 2017；70：896-905.

29）Tanabe N, et al. Multi-institutional retrospective cohort study of patients with severe pulmonary hypertension associated with respiratory diseases. Respirology 2015；20：805-12.

30）Inomata M, et al. An autopsy study of combined pulmonary fibrosis and emphysema：correlations among clinical, radiological, and pathological features. BMC Pulm Med 2014；14：104.

31）Li C, et al. Clinical characteristics and outcomes of lung cancer patients with combined pulmonary fibrosis and emphysema：a systematic review and meta-analysis of 13 studies. J Thorac Dis 2017；9：5322-34.

32）Takenaka T, et al. The prognostic impact of combined pulmonary fibrosis and emphysema in patients with clinical stage IA non-small cell lung cancer. Surg Today 2018；48：229-35.

33）Maeda R, et al. Combined pulmonary fibrosis and emphysema predicts recurrence following surgery in patients with stage I non-small cell lung cancer. Med Oncol 2018；35：31.

34）Dong F, et al. Clinical efficacy and safety of ICS/LABA in patients with combined idiopathic pulmonary fibrosis and emphysema. Int J Clin Exp Med 2015；8：8617-25.

35）Tomioka H, et al. Combined pulmonary fibrosis and emphysema：effect of pulmonary rehabilitation in comparison with chronic obstructive pulmonary disease. BMJ Open Respir Res 2016；3：e000099.

36）Cottin V, et al. Therapeutic effects of nintedanib are not influenced by emphysema in the INPULSIS trials. Eur Respir J 2019：53：1801655.

# 検査・診断・評価

## 4章

4章　検査・診断・評価

検査・診断・評価

# 身体所見

## はじめに

- 慢性閉塞性肺疾患（COPD）の診断はスパイロメトリーの結果と他疾患の除外による[1,2]. まずは喫煙歴と症状からCOPDを疑うが，症状は慢性の咳・痰や持続的で進行性の呼吸困難（息切れ）が主であり，非特異的である. 他疾患の鑑別診断においては，職業・生活歴，家族歴，既往歴，喫煙歴など詳細な問診のほか，身体所見も重要となる.

- 気道閉塞に基づく身体所見はかなり進行しなければ出現しないこともあり，それぞれの感度・特異度は低く，診断能は低い. 当然であるがそのような身体所見がないということで，COPDを除外することもできない[2].

- 胸部の身体所見では，胸部前面・背部の形状，呼吸運動，心尖拍動などの視診・触診，声音振盪，脊柱の触診，肺肝境界，心濁音界，肺野の打診，肺野および心音の聴診などが重要である[3].

- 身体所見によってCOPDが診断できるわけではないが，鑑別すべき疾患を念頭におきながら所見をとることが重要であり，本稿では知っておくべきCOPDで認められうる身体所見（**1**）について述べる.

## 視診

### ■全身観察・顔貌

- 進行したCOPDでは，肺でのガス交換が不十分となるため浅い頻呼吸となり，しばしば口すぼめ呼吸が認められる. 進行すればごく軽度の労作あるいは安静時にも出現する. 口すぼめ呼吸は，気道内圧を $2～4（<10）cmH_2O$ 上昇させ，あるいは気流の速度を低下させ，呼気時の気道の閉塞を防ぎ効率よく呼出する

## 1 COPDで認められる身体所見

### 視診

樽状胸郭
気管の短縮
呼吸数の増加
口すぼめ呼吸
呼吸補助筋（胸鎖乳突筋や斜角筋など）の肥大
吸気時の肋間や鎖骨上窩の陥入
Hoover徴候
奇異呼吸
チアノーゼ
ばち指
頸静脈の怒張
肝腫大
下腿浮腫　右心不全
Kussmaul徴候
サルコペニア，フレイル

### 触診および打診

奇脈（paradoxical pulse）
心尖拍動の消失，剣状突起下に触知
肝肥大なしに触知
声音震盪の減弱
打診にて鼓音

### 聴診

呼吸音減弱
異常呼吸音（副雑音）
断続性ラ音（coarse crackles, wheezes）
rhonchi

### スパイロメーターを使わない気流の測定方法

努力呼出時間
マッチ（ろうそく）試験

ためのものである. 早い呼吸は動的過膨張の因子でもあり，口すぼめ呼吸は呼気を延長し，呼吸数を下げ，動的過膨張を減少させる効果もある.

- COPDでは全身の併存症がみられることが多いため，種々の身体所見がみられる[4,5]. 赤ら顔で呼吸困難が強く，やせ型のCOPD患者は"pink puffer"と称され，青黒いような多血症の顔貌で，それほど呼吸困難がなく肺

性心を合併しやすい"blue bloater"と対比される[6]（「blue bloater と pink puffer」p.53参照）．抑うつや不安などの精神症状を示す苦悶様顔貌などにも留意しておく．

### ■呼吸運動と胸郭の異常－樽状胸郭

● 進行したCOPDでは胸鎖乳突筋や斜角筋などが肥大し，これに伴い吸気時の肋間や鎖骨上窩の陥入が認められる．また，過膨張により横隔膜の運動制限を呼吸補助筋が代償するために，吸気時に下部肋間が内側へ陥凹する場合がある（Hoover徴候）[7]．

● 健常者では吸気時にはポンプの持ち手のように胸骨の前上方へ向かう運動（ポンプの持ち手運動）と，肋骨の外側（外側骨幹部）が挙上し，いかにもバケツの倒れた取っ手を少し持ち上げたときのようにその面積が広がる（バケツの取っ手運動）．COPD患者ではバケツの取っ手運動が消失する．

● さらに，呼吸筋疲労時には，吸気時に胸郭が拡張するのに対して腹部が陥没し，呼気時にはそれと反対の動きがみられることがある（奇異呼吸）．

● 進行したCOPDにおいてしばしば認識される所見に「樽状胸郭（barrel chest）」がある．肺の過膨張のために胸郭が「樽型」となり，胸郭前後径が大きくなるといわれているが，実は体重減少によって腹部の前後径が小さくなるために，胸郭前後径が見た目に大きく見えるだけであるともいわれている[8]．また合わせて，胸骨頚切痕から甲状軟骨の喉頭隆起までの距離が，呼気終末に4cm以下となる「気管の短縮」が認められることもある．

### ■チアノーゼ

● 一般に，血液中の酸素濃度が低下した際に，爪床や口唇などが青紫色になる状態をいう．毛細血管血液中の還元ヘモグロビンが5g/dL以上で出現するため，低酸素血症の代償として多血症がみられる場合は現れやすく，貧血では認めにくい．先に述べたblue bloater型のCOPDにみられやすく，また，低酸素

血症以外にも静脈うっ血，心拍出量減少，末梢血管収縮などでもみられる．

### ■ばち指

● ばち指（clubbed finger）の典型的なものは容易に診断可能であるが，早期の診断のため種々の方法が知られている．特に爪床からの爪の角度が180°以上（側面徴候）となる点が強調されている．

● また，末節骨とDIP関節の厚みの比（phalangeal depth ratio：PDR）がばち指の診断に用いられる場合があり，PDRを用いると，健常人にはclubbingありと判断されるものはおらず（0/54），COPDで10%程度，肺癌（組織型によらない）では1/3の例で認められたとの報告がある[9]．

● 左右の同じ指の末節骨の背面を合わせると，爪床間に小さなダイアモンド型の窓ができるが，ばち指ではこの窓が消失する場合がある（Schamroth徴候）．

### ■呼吸不全・右心不全の徴候

● 頚静脈の怒張や肝腫大，下腿浮腫などがあれば，肺性心（右心不全）を疑う．頚静脈は通常，患者を45°起こした状態で観察する．正常の場合は静脈柱の先端は鎖骨直下にくる（正常上限：垂直面で胸骨頚切痕の4cm上とされる）．静脈柱の上昇は心不全，容量増加，収縮性心膜炎，三尖弁狭窄，上大静脈閉塞，または右室のコンプライアンス低下などで認められ，重度の場合，静脈柱は顎の位置にまで及ぶことがある．

● 正常では，胸腔内圧の低下により末梢から大静脈に血液が吸引されるため，吸気時に静脈柱はわずかに下降する．吸気時に静脈柱が上昇するKussmaul徴候は，COPDのほか，心タンポナーデ，慢性収縮性心膜炎，右室梗塞などで起こりうる．

### ■フレイル，サルコペニア

● COPDが進行すると，食欲不振から体重減少が出現し，合わせて筋肉量・筋力の低下が生じる．これらは予後に影響する因子である

が，肺癌や胃癌など他疾患の合併による場合もあるので注意を要する．足の筋肉量の減少は，最も大きな予後因子である日常の身体活動性の低下[10]につながる．

- サルコペニア（sarcopenia）は，骨格筋量と骨格筋力の低下のことであり，視診および触診で診ることができる．身体活動性の低下やQOLの低下などをもたらす．高齢者に認められるものであるが，COPDでは食欲不振や体重減少により筋肉量が減少するため，このような病態を呈しやすい[11]．

- フレイル（frailty）とは筋力や活動が低下している状態（虚弱）のことであり，フレイルとフレイルの原因でもあるサルコペニアは低栄養との関連が強く，予防には包括的リハビリテーションが重要である[11]．

## 触診

- 奇脈（paradoxical pulse）とは，脈が吸気時に弱くなり，呼気時に強くなる現象であるが，定義としては，呼気時および吸気時の収縮期血圧を測定し，吸気時に血圧低下を認め呼気時との血圧差が10 mmHg（15 mmHgとする場合もある）以上とされる．肺が過膨張となり胸腔内圧が高くなったCOPDでみられることがある．しかし，その診断的意義はあまり研究されていない．

- 奇脈を呈する疾患としては，心嚢液貯留により右室充満を制限する心タンポナーデが有名である．ほかに重症喘息の身体所見としても有名で，% FEV$_1$が40％未満でなければ認められないとする報告もあるが，発作重症度の指標となるものではないとされている．そのほか，心不全，上大静脈閉塞症候群などでもみられる．

- 心尖拍動は肺の過膨張により触診で検出が難しくなる．心尖拍動消失に関する診察医師間の一致率は低いとされている．位置はより中央に移動するが，重症例では剣状突起下に触れる場合もある．また過膨張により肝臓が下

方へ移動し，肝腫大がないのに肝臓を容易に触れることがある．

- 声音震盪（vocal fremitus, tactile fremitus）は高度のCOPDでは減弱する．音声振盪ともいう．手掌基部を背部の肺野にあて，患者に低い声で「ひとーつ，ひとーつ」と発声してもらい，喉頭で発せられた音声が肺を通って体表まで伝わる振動を胸壁で評価する．限局性の肺炎などがあるときには増強し，胸水貯留，気胸，肺気腫では減弱する．特に左右差に気をつける．

## 打診

- 胸部の打診では鼓音（tympanic sound）を呈し，また深呼吸に伴う横隔膜の運動範囲が制限される．打診による横隔膜の位置が低下する．

- また，第5肋間胸骨左縁ではcardiac dullnessがみられるが，COPDではこれが消失する場合がある．本所見のCOPD診断における陽性尤度比が16であり，高いとする報告がある．

## 聴診

- COPDでは過膨張により，呼吸音が減弱していることがあるが，特徴的な所見ではない．また，本所見の診察医師間の一致率はcracklesやwheezesに比べて低い．呼吸音は減弱しているが，肺炎や無気肺などにより音の伝播がよくなる場合には，気管支呼吸音が強調されて聴こえることもある．また，心尖拍動で述べたように，重症例では心音の最強点が移動し，剣状突起領域で最もよく聴き取れることがある．

- 気道平滑筋の収縮，気道分泌物の増加などに起因する異常呼吸音（副雑音）が聴取されることがある．すなわち，断続性ラ音でやや低調なcoarse cracklesや，連続性の細い気管支から生じるとされる高調性の喘鳴wheezesと太い気道から生じるとされる低調性の

rhonchiが聴取されることがある．これらは慢性気管支炎型のCOPDで聴取されやすいが，高調性・低調性の連続性ラ音を区別する意義は乏しいとされている．

## スパイロメーターを使わない気流の測定方法

- 教科書的には努力呼出時間とマッチ（ろうそく）試験が知られている．このような方法は，スパイロメーターが使用できない場合に閉塞性障害を診るもので，もちろん厳密には本法で診断できるわけではないことに留意する．

- 重要な点は，あくびをするように口と声門を開いた状態で行う検査ということで，最大吸気位から努力性の呼出を行い，気流の音を喉頭部で聴診器で聴こえる時間を測定する．9秒以上の呼出時間は1秒率70％未満を示唆するとされている．

- マッチ試験は同様の呼出を行い，口から10 cm離した位置のマッチ（あるいはろうそく）の火が消えるかどうかを判定する．消せない場合は気流制限の可能性がより高くなる．

## おわりに

- COPDの自覚症状は発症早期には必ずしも認められないし，特徴的な身体所見も進行した重症以上の症例でなければ認められにくい．すなわち，自覚症状や身体所見からCOPDの早期診断ができることはほとんどない．

- 当然のことながら，身体所見に異常がなくてもCOPDを否定することはできない．また，身体所見からCOPDの重症度を判定することもできない．

- 身体所見は検者間の一致率や精度に関する情報が乏しいものの，問診や胸部X線写真などと相補的にみていくことで診断に寄与する．COPDの診断は，最終的には肺機能検査を行い確定することになる．したがって，COPDの早期診断のためには，自覚症状や身体所見の有無にかかわらず，40歳以上の喫煙者あるいは既喫煙者で肺機能検査を施行することが重要である．

（横山彰仁）

### 文　献

1) 日本呼吸器学会COPDガイドライン第5版作成委員会編．COPD（慢性閉塞性肺疾患）診断と治療のためのガイドライン 第5版．日本呼吸器学会；2018.

2) Global Strategy for the Diagnosis, Management, and Prevention of Chronic Obstructive Pulmonary Disease. Global Initiative for Chronic Obstructive Lung Disease；2011.

3) 横山彰仁．COPD治療のキーポイント：診断；身体所見．Mebio 2013；30：29-33.

4) Agusti A, et al. Characterisation of COPD heterogeneity in the ECLIPSE cohort. Respir Res 2010；11：122.

5) Divo M, et al（BODE collaborative group）. Comorbidities and risk of mortality in patients with chronic obstructive pulmonary disease. Am J Respir Crit Care Med 2012；186：155-61.

6) Heath JM. Outpatient management of chronic bronchitis in the elderly. Am Fam Physician 1993；48：841-8.

7) Johnston CR 3rd, et al. The Hoover's Sign of Pulmonary Disease：Molecular Basis and Clinical Relevance. Clin Mol Allergy 2008；6：8.

8) Kilburn KH, Asmundsson T. Anteroposterior chest diameter in emphysema. From maxim to measurement. Arch Intern Med 1969；123：379-82.

9) Baughman RP, et al. Prevalence of digital clubbing in bronchogenic carcinoma by a new digital index. Clin Exp Rheumatol 1998；16：21-6

10) Waschki B, et al. Physical activity is the strongest predictor of all-cause mortality in patients with COPD：a prospective cohort study. Chest 2011；140：331-42.

11) 木村弘ほか．身体活動性と全身性炎症．日呼吸誌2015；4：15-22.

検査・診断・評価

# 胸部画像

## COPDにおける画像診断の役割

- COPDは気流制限がその診断基準となっているため，画像のみでは診断できない．しかし，診断にあたっては，他疾患の除外のためにも画像診断は必須である．
- 画像所見はCOPDの気流制限の程度と必ずしも一致しない．しかし，日本のガイドラインでも提唱され，広く受け入れられているCOPDの病型分類（気腫型と非気腫型）などの判定にはCTによる評価が必要である．
- ここでは，胸部単純X線検査，胸部CT検査，その他の検査について述べる．

## 胸部単純X線検査

- 胸部単純X線検査は，安価であり，日常診療で検査が容易で，胸部CT検査などと比較して被曝量が少ない．そのため，広く全世界的に用いられている．
- 他疾患の鑑別や肺炎，肺癌，気胸など合併症の診断に有用である．一方で，一般的に早期の診断には検出力が低く，COPDにおいてもその早期は典型的な所見を得にくく，病変検出は困難である．
- 進行したCOPDでは，①肺の破壊，②それに伴う血管の変化，③肺容量の増加，の3つを反映した所見を認める（**1**）．これらは，正面像では，①肺野の透過性の亢進，②肺野末梢血管陰影の細小化，③横隔膜の低位平坦化，④心胸郭比（cardiothoracic ratio：CTR）の減少，⑤肋間腔の開大，などとして認められ，側面像では，①横隔膜の平坦化，②胸骨後腔や心臓後腔の拡大，などとして認められる．
- 診断にあたって最も信頼できる所見は横隔膜の低位平坦化で，重症COPD患者の94％，中等症患者の76％，軽症患者の21％にみられ，COPDではない患者の4％のみがこの異常を示すといわれる[1]．もちろん，2つ以上の所見を組み合わせることにより診断精度は

**1** COPDの胸部単純X線写真

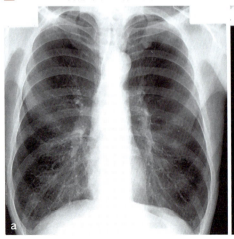
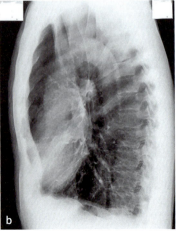

COPDの胸部単純X線写真においては，以下のような所見を認める．
a. 正面像：①肺野の透過性の亢進，②肺野末梢血管陰影の細小化，③横隔膜の低位平坦化，④心胸郭比（CTR）の減少，⑤肋間腔の開大．
b. 側面像：①横隔膜の平坦化，②胸骨後腔や心臓後腔の拡大．

向上する．胸部Ｘ線写真における肺の過膨張所見と血管の変化所見の組み合わせにより，剖検にて肺気腫と証明された症例のうち，症状の存在した症例の97％，症状の存在しなかった症例の47％が正確に診断されたという[1]．

- 以上の所見以外に，COPDの気道病変を示唆する所見としては気道壁の肥厚を表すring shadowやtram lineがあるが（**2**），高度でないかぎり胸部単純Ｘ線写真で検出することは難しい．また，気道病変による空気の捉えこみ現象（air trapping）のために，肺野の過膨張がみられることもある．
- 一般的に，胸部単純Ｘ線写真では，病変の定量評価が困難であり，経時的変化をとらえにくい．肺容量の経時的増大は，胸部Ｘ線写真でもとらえることが可能であるが，間質性肺炎などと比してその進行が比較的ゆっくりであることから，長年にわたる経過観察が必要となる．

## 胸部CT検査

- 胸部CT画像は，他疾患の鑑別や肺炎，肺癌，間質性肺炎，気胸など合併症の診断・除外ができ，また，COPDに特徴的な気腫性病変や気道病変を描出，評価できる点で胸部単純Ｘ線より優れた検査方法である．わが国は，人口あたりのCT検査機器の所有数が世界1位であり，COPDの診断，診療においても広く用いられている検査の一つである．
- 一方，胸部単純Ｘ線検査に比較して被曝量が多く，近年使用されるようになってきた低線量CT撮像法などＸ線被曝量の低減に努めるべきである．
- デジタル画像であるCT画像は一般的に512×512画素からなり，組織の比重を反映したCT値★1 が割り当てられている．そのため，

★1　CT値
水：0 HU（Hounsfield unit），空気：−1,000 HU．

### 2 ring shadowとtram line

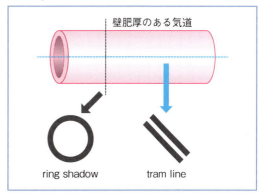

画像上，気道壁の肥厚を示す2つのパターンである．気道の長軸方向に向かって垂直に切れた像がring shadowであり，肥厚した気道壁が指輪のようにみえることからこの名がある．一方，気道の長軸方向に切れた像はtram lineであり，電車の線路のようにみえるところからこの名がついた．

視覚による定性・半定量評価のみならずCT値を用いた病変の定量評価を行うことができる．

- 高分解能CT（high resolution CT：HRCT）とは，表示スライス厚を1～2 mm程度とし，FOV（field of view；ひとつの画像で表示する範囲）を小さく設定し，肺野用再構成関数（高周波強調関数）を用いることで，空間分解能を上げ，詳細な内部の構造を評価できるようにしたものである．このHRCTを用いると，COPDにおける気腫性病変と気道病変，肺内血管の変化を細かく描出できる．
- CT機器の進歩とコンピュータ技術の向上に伴い，撮像時間の短縮，スライス厚の減少，解像度の増加，ノイズの低減，被曝量の低減などが図られている．一方，コンピュータソフトウエアの進歩に伴い，水平断のみではなく，矢状断，冠状断，さらには3次元立体画像などの再構成も簡単に行われるようになった．また，面検出器型CT（area detector CT）を用いることで，時間軸を含めた4次元画像を作ることも可能である[2]．最新の超高精細画像では1,024×1,024画素のデジタル画像を用い，これまで以上に細かいところまで

描出できるようになった.

## ■胸部CTによるCOPD病変の評価

- CTによるCOPDの評価では，一般的に気腫性病変と気道病変の評価を行う．COPDの病態を理解するために，気腫性病変と気道病変の両方を評価することで，「気腫型」か「非気腫型」かといった病型の判断ができる．この病型分類の方法は，日本のガイドラインでも提唱され，広く受け入れられている（「疾患概念，定義」p.2，「日本と欧米のCOPDの病型の相違—気腫型vs非気腫型」p.56参照）.

- CTデータを用いると，定量的な評価を行うことができる．CTを用いた定量的評価では，定量化が可能である反面，その結果は撮像方法や表示条件に左右されるため，経年比較などの際には，特に以下の注意が必要である．①吸気時の息止めを確実に行うこと，②通常，胸部CTは深吸気位で撮像されるが，その息止めのレベル（深吸気位）をできる限り一定にする，③撮像条件（電流，電圧，再構成アルゴリズム，ヘリカルピッチ，FOV，スライス厚など）を一定にする.

- 最近では，深呼気時と深吸気時のCT を比較評価する手法もある（後述p.124左段）.

## ■気腫性病変の評価

### 一般的事項

- 気腫性病変の定性，定量評価は低線量CT画像でも可能である.

- 「肺気腫」は病理学的診断名であり，CT画像をみて「肺気腫」とよんではいけない.

- CT画像においては，空気に近いCT値が多くみられる部分を低吸収領域（low attenuation area：LAA）とよび，病理学的な肺気腫病変に対応することが証明されている．この部位は気腫性病変と表現される.

### 気腫性病変の分布

- 肺気腫は，病理学的にその分布や形態により汎細葉型，細葉中心型，遠位細葉型に分類される.

- CT画像では，以下の特徴をもつ.

①汎細葉型肺気腫は，細葉全体の構造が破壊され，肺野全体が低吸収（CT値の低下）を示す．典型的な例は$\alpha_1$-アンチトリプシン欠損症によるものであるが，わが国ではまれな疾患である.

②細葉中心型肺気腫は，その初期は正常肺野に囲まれた壁のない低吸収領域から小葉中心部の低吸収領域として認識される．進行すると低吸収領域は拡大し，互いに融合していく．さらに進行すると，大きな嚢胞性変化となり肺実質が胸膜下にわずかに残存し，嚢胞性病変のあいだに血管が残るのみとなる．わが国に最も多く，そのほとんどが喫煙によるものである.

③遠位細葉型肺気腫は限局して胸膜直下に拡大した気腔が一層に並んだように認められるが，実際には細葉中心型肺気腫に合併していることが多い.

### 気腫性病変の定性的・半定量評価方法

- 二次元画像を用いてLAAを気腫性病変として主観的，視覚的に評価する．肺野全体に占める気腫性病変の面積の割合を25％，50％，75％，100％に分けてスコア化するGoddard法がその代表である（**3 4**）[3].

- この方法の利点は，特殊なソフトウエアが不要で，簡便であることであるが，同時に欠点としては，評価には熟練が必要で，評価者間のばらつきが問題となることがあり，また，軽微な変化，経時変化をとらえにくい点があげられる.

### 気腫性病変の定量的評価法

- 専用のソフトウエアを用いて，ある閾値以下のCT値を低吸収と設定して低気腫性病変を検出する方法が主流である．閾値は−950HUや−960HUといった固定値や肺野全体のCT値の分布から決定された値が使用される方法がある.

- 二次元解析では，LAAが肺野全体に占める割合（LAA％）を計算して評価される.

- 近年，撮像条件の進歩に伴い，三次元解析が

行われるようになると，LAAは体積としてLAV（low attenuation volume）で評価されるようになり，LAA％にかわり肺野全体に占める割合をLAV％として評価されるようになっている．

- 定量的解析による気腫性病変の評価は，肺機能検査　特に肺拡散能（DLco），全肺気量（TLC），残気量（RV），1秒量（FEV$_1$）などと相関する．また，肺機能検査結果と相関するだけではなく，息切れの指標など症状や低体重などの臨床像とも相関する．さらに，肺容量減量手術の適応や手術部位の決定，COPD

### 3 肺気腫の視覚的評価法（Goddard法）

左右それぞれ上・中・下肺野の計6部位について，視覚的に各部位の気腫性病変の程度を5段階に分類

| 0点 | 肺気腫病変なし |
| --- | --- |
| 1点 | 肺野の25％未満 |
| 2点 | 肺野の25％以上50％未満 |
| 3点 | 肺野の50％以上75％未満 |
| 4点 | 肺野の75％以上 |

各肺野の点数を合計（満点24点）
軽症：8点未満，中等症8点以上16点未満，重症：16点以上

（Goddard PR, et al. Clin Radiol 1982；33：379-87[3]より）

### 4 気腫性病変のHRCT画像

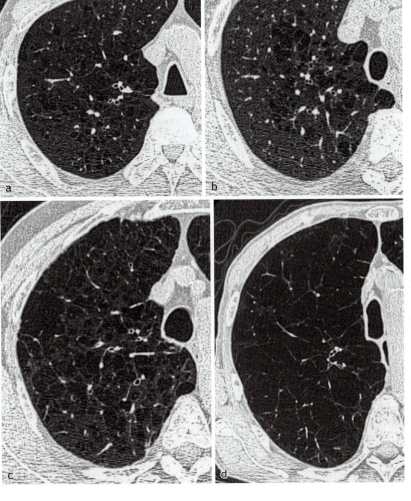

a. Goddard分類1点：径1cm以下の気腫性病変が散在する．
b. Goddard分類2点：気腫性病変が癒合して大きな低吸収領域が認められる．
c. Goddard分類3点：気腫性病変の癒合がさらに進み，低吸収領域がかなりの部分を占める．
d. Goddard分類4点：大部分が気腫性病変で健常肺はわずかに残るのみである．

患者の肺切除後の肺機能予測などにも利用できる.

- ヒト肺の低吸収量域にはフラクタル性が存在する. 病理学的な肺気腫が進行して, 肺胞破壊の程度が大きくなるとフラクタル性が低下する. LAAのサイズや数よりフラクタル次元を求め, 気腫性病変の早期発見や増悪時を含め気腫性病変の進展の検討に有用であることが示されている[4].

- 深吸気位CT画像データと深呼気位CT画像データを比較し, 画像の位置合わせ(レジストレーション)を行い, 吸気呼気によるCT値の変化から, 気腫性病変とair trappingと正常域に分別する手法が報告されている[5]. より詳細な病態解明が期待される一方, 吸気呼気CT撮像に伴う被曝量の問題や, さらに特殊なソフトウエアが必要であること, 解析に時間がかかるといった問題がある.

- コンピューターを使った定量解析の利点としては, ①気腫性病変を早期から検出できること, ②気腫性病変の分布や病態の進展など経時変化をとらえることができること, などがあげられる.

- 一方, 欠点・注意点としては, ①定量的評価にはソフトウエアが必要となること, ②定量解析に必要な閾値の設定には, CT装置の機種, 撮影管電圧, 再構成関数, ヘリカルピッチなどが関与することから, 異なる撮像条件で得られた画像の比較評価には限界があることを理解しておく必要があること, ③測定項目によっては評価に時間がかかり簡便ではないこと, などがある.

### ■気道病変の評価
#### 一般的事項

- COPD患者では気道内腔の狭小化や気道壁肥厚が認められる. 中枢気道ではCTで壁肥厚の所見が認められることがある.

- CT画像の解像度から末梢気道の評価は困難であるが, 近年の機器の進歩と診断支援ソフトウエアの改良により亜区域枝より末梢の内径2mm程度までの気道についても評価可能となっている.

### 気道病変とCT画像

- CT画像と直交している(断面図と気道軸が垂直な)気管支では, 壁の肥厚や内腔の狭窄がring shadowとして描出される. また, 断面図と平行ないし斜めに走行する気管支では, その壁がtram line様の所見として描出される. これは, 胸部単純X線検査と同じである(**2**).

### 気道病変の定量的評価方法

- 二次元で計測されるパラメータとしては, 気道壁の厚み, 気道壁面積(wall area:WA)や気道壁面積を気道全面積での割合で示したWA%などがある(**5**). WA%などは, $FEV_1$, 努力肺活量(FVC), 残気量(RV)などと相関する. しかし, 肺拡散能($DL_{CO}$)との相関はない. また, 前述の気腫性病変の評価であるLAA%と気道病変の評価であるWA%を同時に評価することによって, COPDのフェノタイプなどさらに詳細な解析が可能となった[6,7].

- 気道の走行方向とCT画像の断面との関係がその断面積には影響するため, 近年では三次元的な解析が主流となってきた.

- コンピューターを使った定量解析の利点としては, ①病態の進展を評価することができること, ②気管支拡張薬などの薬剤効果を判断することができること, などがある. 一方, 欠点/注意点としては, ①定量的評価にはソフトウエアが必要となること, ②過度に空間分解能を強調した画像再構成関数では, 壁肥厚が強調されるので注意が必要であること, ③CT装置の機種や再構成関数などの異なる施設間, 撮像条件で得られた画像の比較評価は困難であること, ④測定項目によっては評価に時間がかかり簡便ではないこと, などがあげられる.

### ■血管の評価

- COPD患者において肺血管の変化は特徴的な

**5 CTによる定量的気道解析の例**

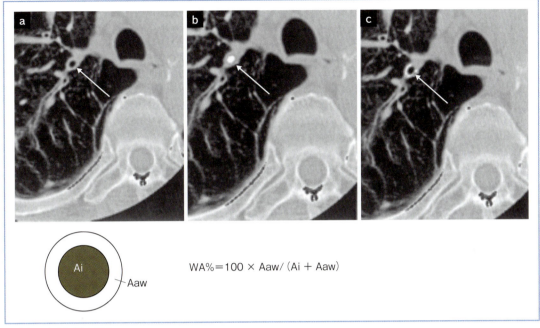

a. CTによる気道の同定
b. CT解析ソフトウエアによる内腔の認識
c. CT解析ソフトウエアによる気道壁の認識

(Nakano Y, et al. Am J Respir Crit Care Med 2000；162：1102-8[6] より)

所見の一つであり，ソトウエアを用いた血管病変のCT画像解析法などが報告されている．

- CTの水平断面に直行する直径5mm未満の微小血管断面積（%CSA<5）と，気腫性病変やCOPDの併存症である肺高血圧との関連[8]や，肺動脈径の大動脈径に対する比（PA/A比>1）とCOPDの増悪との関連などが報告されている[9]．

### その他の画像診断

- XeガスとdualenergyCTを用いたXe-CTによる評価が行われている[10]．この手法によって，COPD患者の換気イメージを示すことができる．ただし，特定の施設でのみ可能な検査であること，被曝量が多くなることは問題であり，今後も検討が必要である．
- MRIは従来肺の解析には使用しにくいと考えられていたが，近年，HeやXe，酸素などを用いて換気イメージを撮像する方法が開発され，COPD患者の呼吸機能と良好な相関性が得られている[11,12]．また，呼吸運動に伴う胸郭や気道の動きをMRIやCTを用いて評価する試みも行われている．

### 肺外病変の評価

- COPDでは身体活動性や併存症がその予後に影響することが知られている．これらと関連する因子について，胸部CT画像を用いた検討がなされている．たとえば，脂肪量[13]，脊柱起立筋を含む筋肉量[14]，骨粗鬆症の指標として椎体の骨塩定量[15]などの情報を胸部CTから得ることができ，COPDの病態との関連が示されている．

〈小川恵美子，中野恭幸〉

## 文 献

1) Müller NL, et al. Radiologic Diagnosis of Diseases of the Chest. Saunders；2001. p.472-83.

2) Yamashiro T, et al. Continuous quantitative measurement of the proximal airway dimensions and lung density on four-dimensional dynamic-ventilation CT in smokers. Int J Chron Obstruct Pulmon Dis 2016；11：755-64.

3) Goddard PR, et al. Computed tomography in pulmonary emphysema. Clin Radiol 1982；33：379-87.

4) Mishima M, et al. Complexity of terminal airspace geometry assessed by lung computed tomography in normal subjects and patients with chronic obstructive pulmonary disease. Proc Natl Acad Sci U S A 1999；96：8829-34.

5) Galbán CJ, et al. Computed tomography-based biomarker provides unique signature for diagnosis of COPD phenotypes and disease progression. Nat Med 2012；18：1711-5.

6) Nakano Y, et al. Computed tomographic measurements of airway dimensions and emphysema in smokers. Correlation with lung function. Am J Respir Crit Care Med 2000；162：1102-8.

7) Ogawa E, et al. Body mass index in male patients with COPD：correlation with low attenuation areas on CT. Thorax 2009；64：20-5.

8) Matsuoka S, et al. National Emphysema Treatment Trial Research Group. Pulmonary hypertension and computed tomography measurement of small pulmonary vessels in severe emphysema. Am J Respir Crit Care Med 2010；181：218-25.

9) Wells JM, et al.；COPDGene Investigators；ECLIPSE Study Investigators. Pulmonary arterial enlargement and acute exacerbations of COPD. N Engl J Med 2012；367：913-21.

10) Chae EJ, et al. Xenon ventilation CT with a dual-energy technique of dual-source CT：initial experience. Radiology 2008；248：615-24.

11) Kirby M, et al. Hyperpolarized 3He and 129Xe MR imaging in healthy volunteers and patients with chronic obstructive pulmonary disease. Radiology 2012；265：600-10.

12) Ohno Y, et al. Oxygen-enhanced magnetic resonance imaging versus computed tomography：multicenter study for clinical stage classification of smoking-related chronic obstructive pulmonary disease. Am J Respir Crit Care Med 2008；177：1095-102.

13) Higami Y, et al. Increased Epicardial Adipose Tissue Is Associated with the Airway Dominant Phenotype of Chronic Obstructive Pulmonary Disease. PLoS One 2016；11：e0148794.

14) Tanimura K, et al. Quantitative Assessment of Erector Spinae Muscles in Patients with Chronic Obstructive Pulmonary Disease. Novel Chest Computed Tomography-derived Index for Prognosis. Ann Am Thorac Soc 2016；13：334-41.

15) Goto K, et al. Relationship of annual change in bone mineral density with extent of emphysematous lesions and pulmonary function in patients with COPD. Int J Chron Obstruct Pulmon Dis 2018；13：639-44.

検査・診断・評価

# 呼吸機能検査

## COPDの病態と呼吸機能

- COPDは，強制呼出時に気道の狭窄のため，息をスムーズに呼出できないという気流閉塞をきたす疾患である．
- 気流閉塞は気道病変と気腫性病変がさまざまな割合で複合的に関与し生じる．
- 診断には，気管支拡張薬吸入後のスパイロメトリーで1秒率が70%未満であること，他の気流閉塞をきたしうる疾患を除外することとなっており，呼吸機能検査（スパイロメトリー）によって診断される疾患である．

## スパイロメトリー

- 努力呼出曲線において，最大吸気位から最大努力呼出したとき，1秒間に呼出された量である1秒量（$FEV_1$）を全体の呼出量である努力肺活量（FVC）で除した値を1秒率（$FEV_1$/FVC）とよび，70%以上となるのが正常である（**1**）．
- 短時間作用性$\beta_2$刺激薬（SABA）を吸入させ，20~30分後に最大努力呼出させ，$FEV_1$/FVC＜70%を示すことがCOPD診断根拠の必要条件となる[1]．
- SABAを吸入させる前後の努力呼出曲線において，1秒量が200 mL以上，かつ12%以上の改善があれば可逆性があると判定するが（SABAによる気流閉塞の可逆性試験，**2**），可逆性があるからといって喘息とは診断できない．もちろん，1秒量の増加量が大きいほど，喘息を疑う根拠となる．
- 喘息・COPDオーバーラップ（ACO）[2]の診断はCOPDと喘息の特徴を併せもつことが基準であるが，その基準の補助診断項目の一つ

**1** 努力呼出曲線

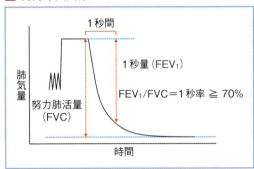

**2** 気管支拡張薬による可逆性試験

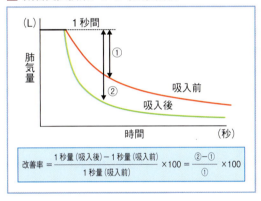

として可逆性の有無が含まれている[3]．またSABAによる可逆性が乏しくても吸入ステロイド薬（ICS）の治療による改善効果は大きいことが特徴である[4]．

- COPDによる気流閉塞の重症度，すなわち病期分類には$FEV_1$を予測値で除した% $FEV_1$が用いられる．病期Ⅰは% $FEV_1$≧80%，病期Ⅱは80%＞% $FEV_1$≧50%，病期Ⅲは50%＞% $FEV_1$≧30%，病期Ⅳは30%≧% $FEV_1$である．病期が進行するに伴い呼出時に気道が虚脱し肺に空気が取り残される（空気の捉えこみ）ためにFVCが，さらに予測値で除し

### 3 動的肺過膨張の機序

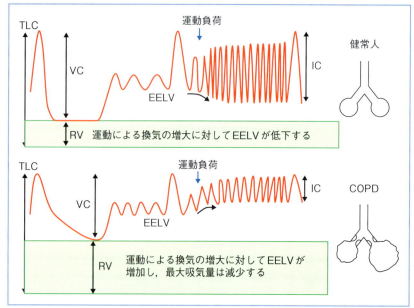

健常人では運動によって過呼吸になっても呼気終末肺気量位はむしろ低下するが，COPDでは過呼吸になると，十分に呼出しきるまえに吸気となるため肺の中に空気がトラップされ肺がさらに過膨張となる．
TLC：全肺気量，VC：肺活量，RV：残気量，EELV：呼気終末肺気量，IC：最大吸気量．

### 4 肺年齢

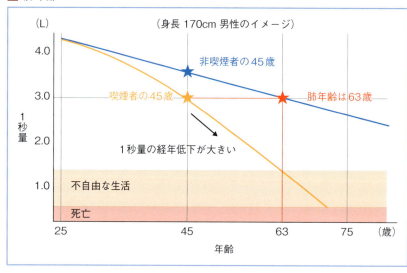

身長170 cm，45歳男性の予測1秒量（$FEV_1$）は3.5Lであるが，3.0Lしかなかった場合，予測1秒量が3.0Lに相当する年齢は63歳となり，これが肺年齢であり実年齢よりも18歳老化が進行しているということになる．
（相澤久道，工藤翔二．Prog Med 2007；27：2418-23[15]より）

た％肺活量（％VC）も80％未満に減少し混合性の換気障害を示す．
- 安静呼気位から最大吸気位までの肺気量を最大吸気量（IC）とよび，肺過膨張が顕著になるに従いICは減少する．また，労作や運動によって呼吸数や換気量が増加するとさらにICは減少し肺が過膨張となる（**3**）．この現象を動的肺過膨張とよび，労作時息切れおよび運動耐容能を規定する重要な要因である[5]．
- 「肺年齢」とはスパイロメトリーにより測定された$FEV_1$を$FEV_1$の予測値を求める標準回帰式に身長とともに代入し，算出した年齢のことである[6]（**4**）．本来のスパイロメトリーの指標が患者にわかりにくく，肺の老化の程度を表す肺年齢という身近な指標を用い，呼吸器疾患に対する意識を高め，肺の健

### 5 閉塞性換気障害の進行とともに変化する努力呼出曲線とフローボリューム曲線

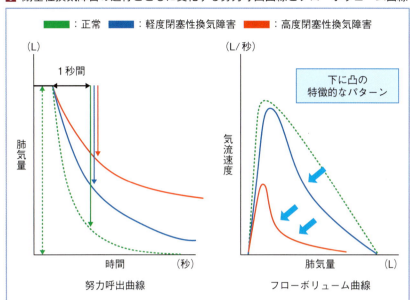

軽度の閉塞性障害でもフローボリューム曲線の下降脚が下に凸の形状を示し，高度閉塞性障害ではピークの流速値も低く，かつ下降脚の落ち込みも高度になる．

### 6 重症肺気腫型COPDのフローボリューム曲線

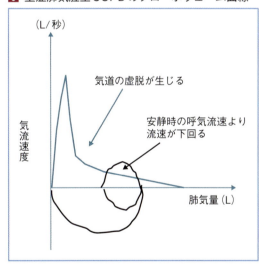

康の理解と呼吸器疾患に対する予防の重要性を理解させるために作られた指標であり，COPDの診断には用いられない．

## フローボリューム曲線（F-V曲線）

- 最大努力呼出したときの流速を縦軸に，肺気量を横軸に表した曲線をF-V曲線とよび，曲線の形状から①被検者が最大の努力で上手に呼出できたか，②閉塞性肺疾患や拘束性肺疾患に特徴的な曲線であるのか，を判定する．
- COPDにおけるF-V曲線の形状は曲線の下降脚が下向きに凸の形状を示す．病期が進行するに従い，ピークの流速が低下しさらに下向きに凸の形となりFVCも減少していく（5）．
- COPDにおける気流閉塞は，気道病変による気管支壁肥厚や粘液産生亢進に伴う粘液の貯留による気道の狭小化と，肺胞構造の破壊に伴う肺弾性収縮圧の低下による気道の易虚脱性の両者によって生じる．努力呼出時には一過性の胸腔内圧の上昇により気道が虚脱を生じ，急速に呼気流速が低下するため下降脚が屈曲した形状（dog-leg pattern）を呈し，重症COPDでは安静呼吸時の呼気流速を下回ることがしばしば観察される（6）[7]．

## 肺気量分画

- 肺胞の破壊に伴う肺弾性収縮圧の低下により静肺コンプライアンス（$\Delta V/\Delta P$）は高値を示し，空気の捉えこみも加わり肺が過膨張となる．その結果，病期の進行とともに安静呼気位での肺気量である機能的残気量（FRC），

## 7 健常人と重症COPDの肺気量分画の比較

健常人

気腫型COPD

IC

TLC

FRC

RV

IC

VC

FRC

TLC

RV

気腫型COPDでは機能的残気量（FRC），残気量（RV），全肺気量（TLC）が高値を示し，胸部Ｘ線写真では横隔膜は低位，平低化を示し肺過膨張を呈している．最大吸気量（IC）もFRCの増加を反映し，COPDでは低値となっている．

最大呼気位での肺気量である残気量（RV），全肺気量（TLC），残気率（RV/TLC）は増加を示す（**7**）.

- COPDには気腫型COPDと気腫病変に乏しく末梢気道病変が主体となる非気腫型COPDが約20％弱存在する[8]．この場合，RVは増加するがFRCは基準値内を示すことが多い．
- FRCの測定はガスを用いて測定するヘリウム（He）希釈法と酸素開放回路法，ガスを用いずBody boxを用いて測定する体プレティスモグラフ法がある．He希釈法はHeが肺からは吸収されない特性を利用し，恒量式閉鎖回路法にて回路内で再呼吸を行わせ，その希釈率からFRCを測定する．体プレティスモグラフ法では安静呼気位で気道を閉鎖し，ボイルの法則を応用して測定される．

## 肺拡散能力（DLco）

- DLcoはガス交換の指標であり，その測定には酸素，He，一酸化炭素（CO），窒素（$N_2$）の4種混合ガスを用いる．COはヘモグロビンとの親和性が高く，拡散係数も酸素に近似しているため用いられる．最大呼気位から一気に混合ガスを最大吸気し10秒間息止めを行う．この間にCOがどれだけ肺から吸収されたかで測定される（**8**）．Heは肺から吸収されないためサンプリングしたCOのHeとの比から算出される．
- 気腫型COPDでは肺胞構造の破壊による有効換気面積の減少と換気血流比不均等によって顕著に低下を示す．また最大吸気時の肺胞気量（VA）で補正したDLco/VAは，肺過膨張によりVAが増加するために，その比はさらに低値を示す．非気腫型COPDではDLcoの低下は軽度である．
- DLcoが低下していると，労作時に経皮的酸素飽和度（$SpO_2$）が顕著に低下する．これは肺拡散障害が存在すると，運動・発熱・興奮時に心拍出量が増加し，肺を循環する時間が短縮することによって十分な酸素を受け取れずに低酸素をきたしてしまうためである（**9**）[9].

# 呼吸機能検査

**8** 1回呼吸法によるCO肺拡散能力（DLco）の測定

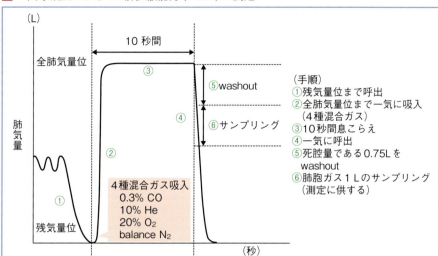

**9** 肺毛細血管の通過に伴う酸素の取り込みと血流速度

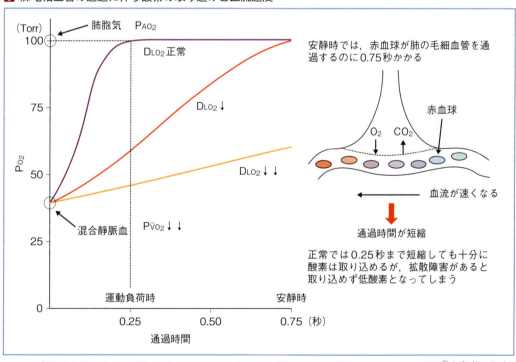

（West J. Respiratory Physiology-the essentials. The Wiliams & Wilkins, Baltimore；1974[9]を参考に作成）

## 広域周波強制オッシレーション法による呼吸インピーダンスの評価

- スパイロメトリーは最大努力呼出が必要であるため，患者の努力に依存する．このため小児や高齢者では測定が困難な場合がある．広域周波強制オッシレーション法による呼吸抵抗の測定は，座位でマウスピースをくわえ安静呼吸を数十秒行うだけで簡単に測定されるため患者の努力に依存することが少なく測定

4章 検査・診断・評価

**10** 健常人と重症COPD患者での広域周波強制オッシレーション法による呼吸抵抗（Rrs）と呼吸リアクタンス（Xrs）

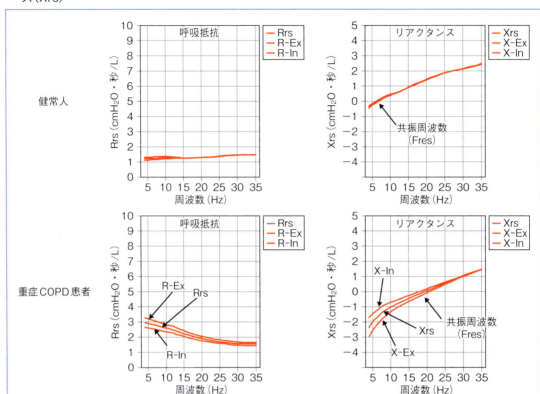

健常人ではオッシレーターの周波数が変化してもRrsはほとんど変化しないが（左上），重症COPDでは低い周波数域でRrsが上昇を示している（左下）．Xrsは周波数の増加に伴い，マイナスからプラスに曲線を描いて変化するが，ゼロとの交点を共振周波数（Fres）とよぶ．重症COPDでは低い周波数域でより陰性となり共振周波数が増加している（右下）．さらに呼気相（R-ExあるいはX-Ex）では吸気相（R-InあるいはX-In）と比較してRrsは大きく，Xrsはより陰性となり呼吸に伴う変動が大きいことがわかる．

（MostGraph-01，チェスト株式会社による測定）

が可能であり，小児や高齢者でも簡便に測定できる．また，スパイロメトリーではわからない肺のメカニクスの評価もできる[10]．

- 測定方法と原理は，5～35 Hzの周波数の振動波を被検者に与え，発生した圧力変化と気流速度から呼吸インピーダンスを求める．呼吸インピーダンスは粘性抵抗成分（Rrs）と弾性抵抗と慣性抵抗の和であるリアクタンス成分（Xrs）に分けられ，周波数との関係がグラフで表示される[11]．

- 健常人ではオッシレーターの周波数が変化してもRrsはほとんど変化しないが，COPDでは気道病変による換気不均等を主に反映して5 Hzの低周波数領域で抵抗が上昇するパターンを示す（**10**）．Xrsは周波数の増加に伴いマイナスからプラスに曲線を描いて変化し，抵抗がゼロとなる交点の周波数を共振周波数（Fres）とよぶ．COPDでは，Xrsは気道の狭小化・閉塞を反映しより陰性値をとりFresは高値を示す．また気道の呼気時の虚脱性を反映して呼吸に伴うX5（5 Hzにおけるリアクタンス値）の変動を示し，呼気時により陰性となるのが特徴とされる[12]．

## おわりに

- COPDは単一の病態ではない．気腫型

COPD，非気腫型COPD，ACO，SABAに
よる可逆性が比較的大きいCOPDなどがあ
る．また，呼吸機能の経年的低下がほとんど
みられないCOPDもあれば，急速に呼吸機
能が低下するrapid declinerもある[13]．さら
に増悪を頻回に繰り返すCOPD（frequent
exacerbator）もある[14]．このような複雑な病
態を抱えるCOPDであるが，基本はスパイ
ロメトリーが，診断，治療効果，病期の進行
を判断するうえで最も重要な呼吸機能検査で
ある．

（藤本圭作）

## 文　献

1) 日本呼吸器学会COPDガイドライン第5版作成委員会編．COPD（慢性閉塞性肺疾患）診断と治療のた
めのガイドライン2018，第5版．日本呼吸器学会；2018.

2) 橋本修ほか．慢性閉塞性肺疾患（COPD）患者および喘息合併患者における治療の現状—インターネッ
ト調査より．Prog Med 2013；33：355-62.

3) 日本呼吸器学会 喘息とCOPDのオーバーラップ（Asthma and COPD Overlap：ACO）診断と治療の
手引き2018作成委員会編．喘息とCOPDのオーバーラップ診断と治療の手引き2018．メディカルレ
ビュー社；2017.

4) Kitaguchi Y, et al. Sputum eosinophilia can predict responsiveness to inhaled corticosteroid treat-
ment in patients with overlap syndrome of COPD and asthma. Int J Chron Obstruct Pulmon Dis
2012；7：283-9.

5) O'Donnell DE, et al. Dynamic hyperinflation and exercise intolerance in chronic obstructive pulmo-
nary disease. Am J Respir Crit Care Med 2001；164：770-7.

6) 日本呼吸器学会「肺の健康」啓発推進委員会編．肺年齢ハンドブック—肺年齢測定と肺機能検査の実
際．日本呼吸器学会；2009.

7) 日本呼吸器学会肺生理専門委員会編．臨床呼吸機能検査，第8版．メディカルレビュー社；2016.

8) Kitaguchi Y, et al. Characteristics of COPD phenotypes classified according to the findings of HRCT.
Respir Med 2006；100：1742-52.

9) West J. Respiratory Physiology-the essentials. The Willams & Wilkins. Baltimore；1974.

10) Shirai T, Kurosawa H. Clinical Application of the Forced Oscillation Technique. Intern Med 2016；
55：559-66.

11) Mori K, et al. Colored 3-dimensional analyses of respiratory resistance and reactance in COPD and
asthma. COPD 2011；8：456-63.

12) Kanda S, et al. Evaluation of respiratory impedance in asthma and COPD by an impulse oscillation
system. Intern Med 2010；49：23-30.

13) Nishimura M, et al. Annual change in pulmonary function and clinical phenotype in chronic obstruc-
tive pulmonary disease. Am J Respir Crit Care Med 2012；185：44-52.

14) Hurst JR, et al. Susceptibility to exacerbation in chronic obstructive pulmonary disease. N Engl J
Med 2010；363：1128-38.

15) 相澤久道，工藤翔二．「肺年齢」を用いたCOPD啓発について．Prog Med 2007；27：2418-23.

# Mini Lecture
## IOSとMostGraphの違い
―どのように活用すべきか

### 広域周波強制オッシレーション法の現況

強制オッシレーション法（forced oscillation technique：FOT）では初期には単波長ごとに結果を出していたが，多くの波長による結果をFourier変換により同時に解析できる広域周波強制オッシレーション法が開発され，一般臨床に応用されるようになった．本法を利用した呼吸インピーダンス（Zrs）測定機器は，呼吸抵抗の周波数特性やリアクタンスを，安静呼吸で測定するもので，スパイロメトリーのパラメーターとの相関は中等度であり，咳喘息，喘息，COPDの補完的検査法として認識されている．本邦では2種類，一つは2003年に発売されたマスタースクリーンIOS-J（IOS：ドイツJaeger社，フクダ産業輸入販売）とその後発売されたコンパクトなIOS-TP，もう一つは2009年にMostGraph-01（Most：日本チェスト社），さらに2016年に卓上型のMostGraph-02が発売されている．両機種ともに類似した性能であり，インパルスの出し方に違いがあるが，基本的に測定項目は同じである．両機種間における各測定項目の相関が認められ，**1 2**に示すように，筆者らが行った（未発表データ）健常人と気道疾患をもつ74人におけるR5（5Hzにおける呼吸抵抗）とAx[★1]の相関では，小さい値では相関は良好であるが大きな値ではバラツキが目立つ．本邦でのこれまでの比較検討[1,2]では，

① 呼吸抵抗（Rrs）ではMostのほうがIOSより有意に高値（約10%高値）
② 5Hzにおけるリアクタンス値（X5）はMostがIOSより有意に高値
③ 共振周波数（Fres）はIOSのほうがMostより有意に高値

---

[★1] Ax：リアクタンスの積分値
共振周波数とX5と呼吸抵抗ゼロの3点に囲まれた面積．

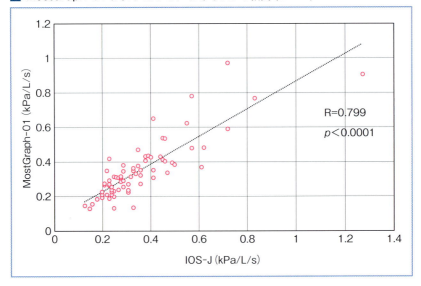

**1** MostGraph-01およびIOS-JにおけるR5の相関（n=74）

## IOSとMostGraphの違い—どのように活用すべきか

**2** MostGraph-01およびIOS-JにおけるAxの相関（n=74）

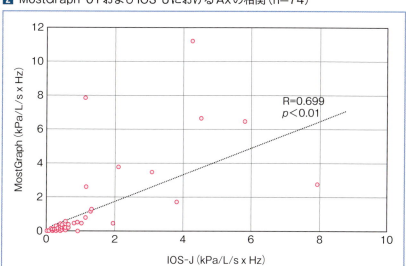

**3** 75歳男性COPDの同一日でのIOS，MostGraph，スパイロメトリー

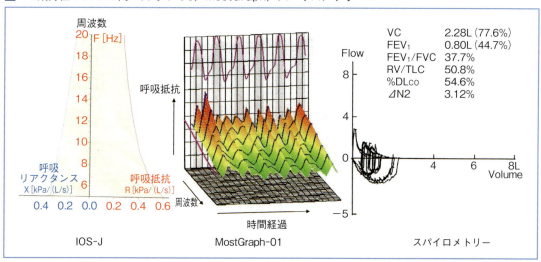

とされている．筆者らは両機種をプライマリ・ケアで用いているが，最大の違いは，患者への結果のプレゼンテーションである．**3**は当院で行った75歳男性COPD病期分類Ⅲ期における両機種での結果である．IOSでは肺内不均等分布を示す周波数依存性が，図の下方（低周波数）で広がっているのが特徴で，治療により中枢〜末梢気道病変が改善する様子が，この黄色の面積が細長くなることで患者に理解してもらいやすい．一方Mostでは3D立体カラー画像

で呼吸抵抗の悪化が信号機の緑，黄，赤と同じく推移するため患者には直感でわかりやすく，吸気/呼気での差を呼吸周期依存性として認識しやすく，気管支の呼吸による虚脱が認識しやすい．

### スパイロメトリーと比較した評価

IOSとMostに関してよくまとまった総説が海外[3]と本邦[4]で発表されているので参考にされたい．それらの中では，スパイロメトリーよ

135

りも本法のほうが気管支内腔の狭窄の程度，つまりairway caliberの状態をより鋭敏に反映するため，特に気道可逆性試験では有効で（喘息診断のカットオフ値はIOSのR5またはX5で40％），COPDでは吸気と呼気間でのX5の差（⊿X5）が呼気流速制限を最も反映している（Most）．IOSでの同一患者内での変動は5〜15％と報告されている[3]．筆者らもMostを用いて遷延性・慢性咳嗽の鑑別の中で，R5が15％改善すると咳喘息（咳優位喘息）として診断できることをROC解析で報告[5]した．さらに活動性のある鼻炎・副鼻腔炎を合併している症例ではこの15％以下の改善率になる（未発表データ）．

## 海外での評価

しかしながら，GINA，GOLDなど海外主要ガイドラインでは本法は無視されており，本邦の『喘息予防・管理ガイドライン2018』ではp.59，p.70に掲載されているのみである．FOTは，世界的にはimpulse oscillometry system（IOS），MostGraph-02，Quark i2 m，Resmon Pro，Pulmoscan，TremoFloなど多くの機種が乱立しており，それぞれパルス波と測定法が異なるため正常値，カットオフ値などがバラバラであり，今後は統一した概念の定着と，それぞれの機種でのそれぞれの民族での正常値，カットオフ値が求めらる．

（田中裕士，加藤　冠）

**文献**

1) 五味ヒサ子ほか．健常人の呼吸抵抗測定におけるIOSとMostGraphの比較について．医学検査 2012；61；773-7.
2) Tanimura K, et al. Comparison of two devices for respiratory impedance measurement using a forced oscillation technique：basic study using phantom models. J Physol Soc 2014；64；377-82.
3) Brashier B, et al. Measuring lung function using sound waves：role of the forced oscillation technique and impulse oscillometry system. Breathe 2015；11；57-65.
4) Shirai T, et al. Clinical application of forced oscillation technique. Intern Med 2016；55；559-66.
5) 加藤冠，田中裕士．遷延性・慢性咳嗽を呈した咳喘息の診断における強制オッシレーション法の有用性．アレルギー 2018；67；759-66.

運動負荷試験，呼吸筋の評価，睡眠時検査

検査・診断・評価

# 運動負荷試験，呼吸筋の評価，睡眠時検査

## 運動負荷試験

### ■目的

● COPDでは，動的過膨張・骨格筋のディコンディショニング（deconditioning）のため，運動耐容能が低下している．運動耐容能の低下は，身体活動性やQOLを低下させ，生命予後悪化の原因の一つにあげられる．COPD管理において，運動耐容能を評価することは，重症度判定，労作時呼吸困難の病態把握，リハビリテーションの運動処方や酸素投与量の決定，治療効果判定（運動療法や薬物療法など），術前評価，予後予測等を目的として用いられる．

### ■運動負荷試験の種類（1）

平地歩行試験[1]

● 6分間歩行試験（six-minute walk test：6 MWT）およびシャトルウォーク試験（shuttle walk test：SWT）が一般的に行われている．平地歩行試験は，治療効果判定，活動性評価，予後予測などに有用ではあるが，運動制限因子や労作時呼吸困難の原因を特定することはできない．

6 MWT：

● 6 MWTは，6分間に自分のペースで歩ける最長距離を測定するものである．COPDでは，最も広く行われている検査である．主要測定項目は，6分間歩行距離（6 MWD）である．歩行距離以外に，$SpO_2$，脈拍数，呼吸困難度，足の疲労度なども測定する．$SpO_2$，脈拍数は，6分間歩行前，歩行中そして歩行後すべてで測定・記録する．呼吸困難度および足の疲労度は，6分間歩行前および終了時に，修正BorgスケールもしくはVASスケールで評価する．

● 通常，長さ30～100 mの直線の室内廊下で行う．歩行は，自分のペースで行わせる．必要であれば立ち止まってもよい，と説明する．歩行前少なくとも10分程度は安静にしてもらう．検査の説明はあらかじめ書面に記載したものを読むようにして標準化する．検者は，被験者とともに歩くべきではないし，被検者のペースを決めてはならない．また，言葉や手ぶりなどで不必要な励ましを行っては

**1 運動負荷試験**

| 検査 | 6 MWT | SWT | CPET |
|---|---|---|---|
| 主要評価項目 | 最長距離 | 最長距離 | $V_{O_2}$ peak |
| 二次評価 | $SpO_2$<br>呼吸困難度<br>心拍数<br>下肢疲労度 | $SpO_2$<br>呼吸困難度<br>心拍数<br>下肢疲労度 | $SpO_2$<br>呼吸困難度<br>心拍数<br>下肢疲労度 |
| 予後との関連性 | 生存率<br>入院率<br>増悪 | 生存率<br>再入院 | 生存率 |
| MCID | 25～33 m | 47 m | 0.04±0.01 L/分 |

MCID：臨床的に有意な最小変化量．

137

いけない．コーチング効果を防ぐため，声がけは1分ごとに，決められた言葉で行う．たとえば「その調子です．あと4分です」など．少なくとも15分間の間隔をとり，最低2回は行い，最も長い距離を結果とする．呼吸機能以外に障害がある場合，評価は慎重に行われなければならない．

### SWT：

- SWTは，あらかじめ決められたペースで歩行速度をあげていき歩行最長距離を測定するものである．主要測定項目は，歩行最長距離(SWD)である．

- SWTは，9mの標識間(10mコース)を，決められた発信音に歩行速度を合わせ往復歩行させるものである．1分ごとに歩行速度を増加させる漸増式負荷法が基本で，レベル1で3シャトル(30m/分)，1分ごとに達成するシャトル数を1つ増やし，最大はレベル12で14シャトル(140m/分)である．したがって，最大12分の検査である．被検者が，症状のため，これ以上ペースを上げることができない，もしくは立ち止まるとき，検査は終了とする．検査では，$SpO_2$および脈拍数も測定することが推奨される．

### 心肺運動負荷試験(CPET)[2]

- 心肺運動負荷試験(cardiopulmonary exercise test：CPET)は，負荷量を規定して運動負荷を行う方法で，漸増負荷試験と一定負荷試験があり，負荷装置にはエルゴメータやトレッドミルがある．CPETを施行することで，運動耐容能を定量的に評価が可能となり，また運動制限因子の特定ができる．酸素摂取量$\dot{V}O_2$，二酸化炭素産生量$\dot{V}CO_2$，分時換気量$\dot{V}E$，1回換気量，呼吸数，$SpO_2$，心電図，血圧とともに，モニターしながら行う．自覚症状については，呼吸困難(修正Borgスケール)を評価し，下肢疲労の程度についても評価する．

- COPDでは，一般的に安全性がより高く，短時間で終了するエルゴメータを用いた漸増負

荷試験を選択すべきであり，また死腔が多くなるマスクよりマウスピースを使用すべきである[3]．

- COPD患者のCPETでは，ウォーミングアップを5〜10Wで3〜4分間実施したのち，漸増負荷量は5〜10W/分とする．終了ポイントは，目標心拍数[(220 − 年齢) × 0.85]に達する，$\dot{V}O_2$が増加しない，呼吸商RQが1.1となる，呼吸困難度(修正Borgスケール)で5〜7に達する場合などが目安となる．

## ■評価

### 平地歩行試験

### 6MWT：

- 6MWDを運動耐容能の指標とする．6MWTは持久力検査であり，6MWDはCPET(自転車エルゴメータ)の最高酸素摂取量$\dot{V}O_2$peakの85〜90％程度である．臨床的に有意な最小変化量(a minimal clinically important difference：MCID)は25〜33mである．

- 6MWTは自分のペースを決定できるので，2回目のほうが6MWDは伸びる(最大17％との報告あり)．コースレイアウトもパフォーマンスに影響を与える．直線距離が伸びると，6MWDは増加する(直線距離が10mから90mに伸びると，6MWDは54m増加する)．オーバルトラックだと直線コースより6MWDは増加する(平均28m増加)．酸素や気管支拡張薬の使用は，6MWTのパフォーマンスに影響する．運動時の酸素飽和度低下がみられる場合，酸素吸入は6MWDを改善させる．加えて，検査前の気管支拡張薬使用も6MWDを増加させる．短時間作用性$\beta_2$刺激薬(SABA)を使用する場合，吸入後30分から2時間ぐらいで，検査を行う．呼吸機能以外に障害がある場合，評価は慎重に行われなければならない．

### SWT：

- SWTはあらかじめ決められたペースで歩行速度を上げていくことを要求されることから，最大運動検査の位置づけである．主要評

価項目はSWDであり，これを運動耐容能の指標とする．SWDは，6MWDよりもCPET（自転車エルゴメータ）の$\dot{V}O_2$peakによく相関する（$\dot{V}O_2$peak：r＝0.73-0.88，6MWD：r＝0.70-0.91）[4]．MCIDは47mである．

### 心肺運動負荷試験（CPET）[2]

- 運動耐容能は，最大酸素摂取量$\dot{V}O_2$max，最高酸素摂取量$\dot{V}O_2$peak（呼吸困難や下肢疲労での中止），無酸素代謝閾値（anaerobic threshold：AT），最大仕事量WRmaxなどで評価する．

- COPDでは，心疾患や骨格筋のディコンディショニングを併発していることも多く，運動制限因子として換気以外に循環系因子や骨格筋機能の関与も考慮しなければならない．換気系，ガス交換系，循環器系，筋肉系の運動制限因子は，それぞれ，換気量，血液ガス，心拍数，下肢疲労などで評価する．換気量は最大換気量MVVと，心拍数は目標心拍数との比較で，その限界度を判断する．また，呼吸困難や下肢筋疲労などの症状で，生理学的限界に達する前に運動を中止する可能性がある．COPDでは$\dot{V}O_2$maxが低下し，AT不変もしくは低下する．呼吸困難や下肢疲労などで運動が中止してしまうことが多く，その場合$\dot{V}O_2$maxは測定できず，$\dot{V}O_2$peakのみとなる．また，ATがみられないことがある．$\dot{V}O_2$には換気機能，運動筋の酸素消費効率とともに，心機能やヘモグロビン濃度が影響するので，運動耐容能を評価する場合，それらの因子の影響を留意する必要がある．

- 重度のCOPDでのMCIDは，$\dot{V}O_2$peakで0.04±0.01L/分である．

### ■ 臨床的意義

#### 平地歩行試験

#### 6MWT：

- 6MWDは気流閉塞度と相関する．死亡リスクについては，6MWDで層別化されている．増悪後の再入院率との関連性もある．また，6MWDはBODE indexの構成因子であ

る．BODE indexでは6MWDが350mより少ないと予後不良とされ，少なくとも1年で50mの6MWDの低下は，18%の死亡リスク増加につながると報告されている．

- 薬物療法（気管支拡張薬）での6MWD反応性は小さく，大部分の報告で6MWD増加はMCID以下である．呼吸リハビリテーション介入では6MWDは増加する．吸気筋トレーニング，肺容量減少術，酸素療法で6MWDは増加する．

#### SWT：

- SWDの1秒量との相関は強くない．SWDは日常の生活活動性とは有意に相関する．生存率や増悪後の再入院率の有意な予測因子とされている．

- 6MWTほど検討されてはいないものの，SWTも治療介入により改善する．SABA吸入はSWTでの歩行距離改善効果を有する．LAMA単独，呼吸リハビリテーション単独，そしてこれらのコンビネーションいずれにおいてもSWTの改善効果が報告されている．

#### 心肺運動負荷試験（CPET）

- $\dot{V}O_2$peakは，日常の生活活動とよい相関を示す．生存率に対してよい予測因子となる．生存率および気流閉塞度は$\dot{V}O_2$peakで層別化可能である．

- 呼吸リハビリテーションにより，$\dot{V}O_2$peakは増加する．また，酸素療法でも増加する．薬物療法で効果は軽度であるが増加する．

## 呼吸筋の評価

### ■ 目的

- COPD患者では，肺過膨張や栄養障害などにより呼吸筋の疲労や呼吸筋力の低下が生じ，呼吸困難悪化，運動耐容能低下，活動性低下，増悪悪化の原因となる．したがって，病態評価，呼吸リハビリテーション効果判定などを目的として呼吸筋力の測定を行う．特に，通常の呼吸機能検査では説明のつかない呼吸困難や高二酸化炭素血症，夜間の$SpO_2$

低下がみられる場合は、行うべき検査である．

## ■ 呼吸筋力の測定法

### 口腔内圧測定

- 口腔内圧計を用いて測定する．少なくとも1.5秒間圧を維持し，1秒間維持できた最大圧を用いる．最大呼気位（RV位），安静呼気位（FRC位），最大吸気位（TLC位）で測定する．
- RV位およびFRC位で最大吸気努力を行わせ，それぞれの最大吸気圧（PImax）を測定する．TLC位およびFRC位で最大呼気努力を行わせ，それぞれの最大呼気圧（PEmax）を測定する．
- RV位およびTLC位での測定では，筋力とともに肺・胸郭の弾性力が加わっていることに留意すべきである．FRC位では肺・胸郭の弾性力の影響は除外されている．
- 胸腔内圧が大きく変動するので，気胸の既往歴や大きなブラのある場合は行わないようにする．

### sniff圧

- 鼻汁をすするように経鼻的に短時間で行う吸気運動をsniffという．sniff時の鼻腔内圧をsniff圧（sniff nasal inspiratory pressure：SNIP）といい，マウスピースを保持できない場合，口腔内圧測定の代わりに測定される．最大吸気筋力として評価される．
- 座位姿勢で，片鼻孔・口を閉じ，安静呼吸をしたのち，FRC位から早くそして深い呼吸を開始させる．最低15～20秒ほど続けさせ，最も高い圧を採用する．
- SNIPはPImaxと比較し，高い特異度を有している．

### 経横隔膜圧差（Pdi）

- 食道・胃バルーンを用いて，横隔膜直上の食道内圧と横隔膜直下の胃内圧の圧差としてPdiを求める．横隔膜は，主要な吸気筋であり，正常呼吸においては1回呼吸の60～70%は横隔膜でまかなっている．Pdiには横隔膜

平定化など横隔膜の形状も関与しているため，Pdiを単純に横隔膜の筋力として評価することはできないことに留意すべきである．

## ■ 呼吸筋力の評価

- COPDでは，病態の進行とともにPImaxおよびPEmaxが低下するが，前者の低下がより大きいのが一般的である．これは過膨張のため，横隔膜の平定化や肋間筋筋長の短縮などが影響している．
- 日本人の予測式を以下に示す[5]．

・PImaxの予測式

男性：PImax $= 45.0 - 0.74 \times$ 年齢（歳）$+ 0.27 \times$ 身長（cm）$+ 0.60 \times$ 体重（kg）

女性：PImax $= -1.5 - 0.41 \times$ 年齢（歳）$+ 0.48 \times$ 身長（cm）$+ 0.12 \times$ 体重（kg）

・PEmaxの予測式

男性：PEmax $= 25.1 - 0.37 \times$ 年齢（歳）$+ 0.20 \times$ 身長（cm）$+ 1.20 \times$ 体重（kg）

女性：PEmax $= -19.1 - 0.18 \times$ 年齢（歳）$+ 0.43 \times$ 身長（cm）$+ 0.56 \times$ 体重（kg）

# 睡眠時検査

## ■ 目的

- 日中低酸素血症や高二酸化炭素血症を認める場合，睡眠呼吸障害症状（夜間の呼吸困難，睡眠の質の不良など），肺性心や肺高血圧を認める場合，睡眠時検査を考慮する．日中の呼吸困難度や倦怠感の悪化に，睡眠時低酸素が原因となることが報告されているので，日中の症状悪化の場合も睡眠時検査を考慮する[6]．ほかに，酸素流量決定のために睡眠時検査は必要である．加えて，COPDに睡眠時無呼吸が合併していると予後不良であるので，増悪を繰り返している場合も睡眠時検査を検討する．

## ■ 検査法

①睡眠時パルスオキシメトリー検査：メモリー型パルスオキシメータを用いて，睡眠中のSpO$_2$を測定する．

②簡易睡眠ポリソムノグラフィ検査：呼吸運動

（呼吸フローセンサー）とパルスオキシメータによる睡眠検査

③睡眠ポリソムノグラフィ検査：上記検査において睡眠時低酸素血症が疑われた場合，病態評価のため睡眠ポリソムノグラフィ検査を考慮し，その結果により酸素療法やNPPV療法などの治療導入の可否について検討する．①および②の検査は在宅での検査が可能であるが，本検査は入院での検査となる．

## ■評価

- ①，②の場合，睡眠時間が特定できないので，行動記録表に入眠時間，起床時間，中途覚醒時間および，その際の行動等を記録してもらい，睡眠時のみを評価するようにする．

平均$SpO_2$値，最低$SpO_2$値とともに，$SpO_2$レベルによるヒストグラムから，$SpO_2 <$90％がどの程度持続するか，また睡眠時間の何％を占めているかについてもみる．睡眠時$SpO_2 < 90$％が5分以上持続する場合や睡眠全体の10％以上である場合，日中・夜間の症状および肺性心や肺高血圧の有無などを評価し，酸素投与や補助換気療法を考慮する．

- COPDでは，睡眠時低換気とともに睡眠時無呼吸が認められる場合があるので，$SpO_2$値のトレンドを必ずみるようにする．睡眠時無呼吸が疑われる場合は③を行い，その結果からCPAP等の睡眠時無呼吸治療を検討する．

（小川浩正）

## 文 献

1) Holland AE, et al. An official European Respiratory Society/American Thoracic Society technical standard：field walking tests in chronic respiratory disease. Eur Respir J 2014；44：1428-46.

2) American Thoracic Society；American College of Chest Physicians. ATS/ACCP Statement on cardiopulmonary exercise testing. Am J Respir Crit Care Med 2003；167：211-77.

3) 日本呼吸器学会肺生理専門委員会編．臨床呼吸機能検査，第8版．メディカルレビュー社；2016.

4) Puente-Maestu L, et al. Use of exercise testing in the evaluation of interventional efficacy：an official ERS statement. Eur Respir J 2016；47：429-60.

5) Suzuki M, et al. Age-related changes in static maximal inspiratory and expiratory pressures. Nihon Kyobu Shikkan Gakkai Zasshi 1997；35：1305-11.

6) Price D, et al. Impact of night-time symptoms in COPD：a real-world study in five European countries. Int J Chron Obstruct Pulmon Dis 2013；8：595-603.

4章 検査・診断・評価

## 検査・診断・評価

# バイオマーカー

## バイオマーカーとは

- 「通常の生物学的過程，病理学的過程もしくは治療的介入に対する薬理学的応答の指標として客観的に測定され評価される特性」と米国国立衛生研究所（NIH）において定義される.

- 生体サンプル由来の分子バイオマーカー（血清や喀痰など）に加え，生理学的バイオマーカー（呼吸機能検査における1秒量など），イメージングバイオマーカー（CT，MRIによる気腫化など）なども含まれ[1]，その用途は疾患の診断，重症度，予後予測，治療の反応性のモニターなどが考えられる.

- 肺疾患ではバイオマーカー測定のためのサンプルとして血液や尿，喀痰，呼気ガス，"ex vivo"での評価，気管支鏡検査で得られる検体などが用いられる（**1**）[2].

## COPDのバイオマーカー

- 慢性閉塞性肺疾患（COPD）は通常，タバコ煙などの有害な粒子やガスへの曝露によって生じる疾患であり，肺の気腫化や末梢気道閉塞を伴う複合的疾患である．COPDは進行性の気流制限を特徴とする疾患であり，従来，1秒量をはじめとする生理学的指標が診断およびその評価に用いられてきた．しかし，近年では疾患の病態解明や診断，管理，治療の反応性，予後予測の観点から，COPDの病態を反映する疾患固有のバイオマーカーの確立が求められている.

- COPDの病態は好中球などの炎症細胞による慢性気道炎症を特徴とし，プロテアーゼ・アンチプロテアーゼの不均衡やオキシダント・

**1** COPDにおけるバイオマーカーの種類

| バイオマーカー測定のサンプルの種類 |
| --- |
| 血液 |
| 尿 |
| 痰 |
| 呼気ガス |
| "ex vivo"での評価 |
| 気管支鏡検体 |
| 　　生検 |
| 　　気道上皮擦過 |
| 　　気管支肺胞洗浄と気管支洗浄 |

| 病態生理によるバイオマーカーの例 |
| --- |
| 炎症 |
| 　　CRP，IL-6，フィブリノーゲン |
| 酸化ストレス |
| 　　8-イソプロスタン |
| 組織障害 |
| 　　サーファクタント蛋白D（SP-D） |
| 間質破壊 |
| 　　デスモシン |
| 感染 |
| 　　プロカルシトニン |

CRP：C反応性蛋白，IL-6：インターロイキン6.
（Woodruff PG. Proc Am Thorac Soc 2011；8：350-5[2]より）

アンチオキシダント不均衡に伴う酸化・窒素化ストレスによる組織障害の関与に加え，近年では肺の成長や加齢，自然免疫の異常などの関与も考えられている[3].

- これまで，COPDの病態を反映する喀痰上清中の炎症性サイトカインやケモカイン，蛋白分解酵素，レドックス関連物質など多くの分子バイオマーカーが報告されているが（**1**）[2,4]，臨床的に確立されたものはなかった．しかし，近年，その確立を目的としてECLIPSE（Evaluation of Chronic Obstructive Pulmonary Disease Longitudinally to Identify Predictive Surrogate End-Points）研究（**2**）[5]やCOPDGene（Genetic Epidemiology of

142

バイオマーカー

**2** ECLIPSE研究から得られたバイオマーカーに関する主な検討結果

| バイオマーカーの種類 | 主な結果 |
|---|---|
| **細胞性** | |
| 喀痰中好中球 | 1年間の経過観察において好中球数の変動率は3.5% |
| | % $FEV_1$, SGRQ, 気腫, 全身性炎症マーカー, 増悪頻度, 呼吸機能の経年低下との関連性が弱いまたは乏しい |
| 血中白血球数 | 遷延する全身性炎症や頻回の増悪, 死亡率と関連あり |
| **血液蛋白** | |
| フィブリノーゲン | 症状, 運動耐容能, 増悪頻度, BODEインデックスと有意な関連あり. 現在, バイオマーカーとしての適正が検討中 |
| CC16 | 呼吸機能の経年低下, 気腫, 抑うつと弱い関連あり |
| SP-D | COPD増悪と弱い関連あり, 経口および吸入ステロイド治療に反応 |
| CCL18 (PARC) | 心血管疾患による入院や死亡のリスクが増加 |
| 可溶性RAGE | 血液中の可溶性RAGE低値が気腫の重症度と関連あり, また, 可溶性RAGEの値がAGERの遺伝子多型と関連 |
| inflammome | 遷延する全身性炎症がある患者 (16%) は炎症のない患者 (30%) より死亡率と増悪頻度が高い |
| | 全身性炎症は心疾患, 高血圧, 糖尿病と関連 |
| アディポカイン | レプチンはCRPと正の相関, アディポネクチンはCRPと負の相関あり；BMIと性別がアディポカインへの最も強い影響因子 |
| ビタミンD | ビタミンDの低値は気腫, 6分間歩行距離, 気道反応性, CC-16と関連あり |
| **遺伝子** | |
| 喫煙歴 | 喫煙開始年齢 (クロモゾーム2q21, 6p21), 1日当たりの平均喫煙本数 (CHRNA3/CHRNA5とCYP2A6) |
| | 現在の1日当たりの喫煙本数 (CYP2A6), 禁煙 (DBH) との関連が示唆 |
| COPDへの感受性 | COPDへの感受性と関連ある遺伝子領域：FAM13A, HHIP, CHRNA3/CHRNA5/IREB2とクロモゾーム19上の領域 |
| | ADAM19, FGF7, SP-Dに関しては別のコホートでの再検が必要 |
| COPDのサブタイプ | CHRNA3/5は喫煙歴 (pack-year), 気腫, 気流制限と有意な関連あり, HHIPは喫煙歴 (pack-year) と関連しないが, $FEV_1$/FVC, 除脂肪体重, 増悪とは関連あり |
| 肺気腫 | 全ゲノム関連解析でBICD1と有意な関連あり |
| やせ | *FTO*遺伝子がBMI (body mass index) や除脂肪量指数 (FFMI) と関連が示唆, また$FEV_1$とも関連あり |
| 血液バイオマーカー | 全ゲノム関連解析でCC16 (クロモゾーム11), SP-D (SFTPDとクロモゾーム6, 16のSNP) のみ有意な関連あり |
| **喀痰のトランスクリプトーム** | |
| 気流制限 | 227の遺伝子が気流制限の重症度 (GOLDグレード) と関連あり |
| 肺気腫 | 198の遺伝子が気腫の存在と関連あり |
| 血液バイオマーカー | 血中CC16が痰中のクロモゾーム11上のCC16をコードする遺伝子であるSCGB1A1の発現と有意に関連し, SNPが影響 |
| COPDへの感受性 | 統合ゲノム解析によりクロモゾーム15のCOPD GWASの遺伝子座 (CHRNA5 and IREB2) の2つの遺伝子とクロモゾーム6のHLA-C領域に機能的な遺伝子多型領域が同定 |
| **血清メタボローム解析** | |
| 血清プロファイル | 結果：1) すべてのCOPD患者では蛋白質代謝回転が増加, 2) 肺気腫と悪液質のある患者では蛋白質分解が増加 |
| **呼気凝縮液** | |
| pH | pH低値はCOPDと健常喫煙者で認められるが, $FEV_1$, 喀痰中白血球数との関連はなく, ステロイド治療に対する反応なし |
| アデノシン/プリン | COPD患者で増加し, アデノシンは$FEV_1$と関連あり |

CC16：クララ細胞分泌蛋白, SP-D：サーファクタント蛋白D, CCL18：ケモカインリガンド18, RAGE：AGE受容体.

(Agusti A, et al. Respirology 2016；21：24-33[5] より)

143

COPD）研究，SPIROMICS（Subpopulations and Intermediate Outcomes Measures in COPD Study）などの大規模試験が行われ，新たな知見が得られてきている.

## 各種検体による評価[6]

### ■喀痰検査

- 喀痰検査は，原因微生物の検索や気道炎症の評価に用いられる．喀痰は比較的中枢部の気道に由来する成分であり，必ずしもCOPDの末梢気道病変を反映しているわけではない．自然喀出痰も検査に用いられるが，評価可能な細胞を気道から十分に採取するためには高張食塩水吸入による喀痰の誘発が必要なことも多い.

### 誘発喀痰検査

- 3〜7％の高張食塩水を超音波ネブライザーを用いて吸入させる[7]．吸入による気道の攣縮を予防するため，誘発前に短時間作用性$\beta_2$刺激薬であるサルブタモール200 $\mu$g（2吸入）を吸入させる．高度の閉塞性換気障害の患者（%FEV$_1$＜30％）では高張食塩水吸入による気道攣縮を招くことがあり，十分注意が必要である.

- 喀痰が得られるまで高張食塩水を15〜20分程度吸入させるが，5〜10分ごとにFEV$_1$を測定し，吸入前値の90％以下になる場合には誘発を中止する.

- 得られた喀痰は唾液部分を除去した後，ジチオトレイトール（dithiothreitol：DTT）などの処理により喀痰の粘度を低下させ，遠心分離により細胞成分と液性成分（上清）に分ける．DTTは還元作用があり，その処理により抗原蛋白が変性し，抗体反応を利用したメディエーター測定や表面マーカー評価などに支障をきたすことがあるため注意が必要である.

### 色調

- COPD増悪の主因はウイルスや細菌による気道感染であり，増悪時の喀痰が膿性であれば細菌感染の可能性を疑い，抗菌薬を使用したほうが治療の成功率が高いとされる[8].

- COPD患者では安定期においても下気道に細菌が定着している場合があり，喀痰から検出された細菌が増悪の原因菌であるかは，グラム染色による貪食像や治療への反応性などから総合的に判断する必要がある.

### 炎症細胞

- COPD患者の喀痰では好中球が増加しているが，喀痰中の好中球数はCOPDの重症度や症状との弱い相関を示すのみで増悪回数や肺の気腫化の程度との関連性は乏しく，臨床的指標としての有用性は限定的である[5]．喀痰中の好中球数増加は，ステロイドに対する治療反応性が乏しいことを示す.

- 一方，喀痰中の好酸球が増加している患者では，ステロイドに対する反応性が良好なことが多く[9]，吸入ステロイド薬によりCOPDの増悪頻度を低下させるという成績も報告されている.

- COPD患者の誘発喀痰を用いた網羅的な遺伝子発現解析では閉塞性障害や気腫化との関連性を示す遺伝子群が報告されている[10].

- 喀痰による炎症細胞の検査は，COPDの気道炎症評価と治療効果判定に有用な可能性がある.

### 喀痰上清

- 喀痰中のインターロイキン（IL）-6，IL-8，腫瘍壊死因子（TNF）-$\alpha$などの炎症性メディエーターの濃度は，COPDの重症度と相関し，増悪や予後の予測因子となることが報告されている[11]．また肺局所でのプロテアーゼ・アンチプロテアーゼ不均衡を反映し，喀痰中の好中球エラスターゼやmatrix metalloproteinase（MMP）-8および9，12の濃度が増加することが示されている[11].

- 近年のSPIROMICS試験の結果では，慢性気管支炎の患者では喀痰中の粘液の主要構成成分であるムチン濃度が増加し，その増加はCOPDの重症度や増悪頻度の増加との関連が

示されている[12]．将来，痰中のムチン濃度測定が慢性気管支炎のバイオマーカーとなる可能性がある．

### ■ 呼気ガスと呼気凝集液

- 呼気ガスと呼気凝集液検査は，気道炎症の非侵襲的評価法として，日常診療への応用が期待されている[11]．呼気ガス成分では，一酸化窒素（NO）と一酸化炭素（CO）が現在，測定可能であり，呼気凝集液ではpHの測定が比較的再現性が示されている．その他，呼気ガスでは酸化ストレスのマーカーとしてエタンやペンタンなどが，呼気凝集液ではサイトカイン，脂質メディエーター，酸化ストレス関連物質などの測定成績が報告されている．

### 呼気ガス

#### 一酸化窒素（NO）：

- 呼気NOは主に気道上皮細胞において，炎症細胞由来のIL-4やIL-13などの2型炎症性サイトカイン刺激により誘導型NO合成酵素（iNOS）が増加し，産生される[13]．喘息患者では呼気中のNO濃度（FeNO）が上昇しており（**3**），好酸球性炎症および気道過敏性の程度と正の相関をすることが示されている．
- ステロイド治療により低下することから，喘息診療においてFeNO測定は非侵襲的に好酸球浸潤やステロイドの反応性を予測する優れた臨床指標として2013年に保険収載され，また，2018年には測定時の注意点や測定値の解釈の仕方をまとめた『呼気一酸化窒素（NO）測定ハンドブック』[13]が上梓された．
- COPD患者では気道のNO合成酵素の発現が増加しているが，FeNOは上昇していない[4]．これは喫煙がFeNOを低下させるためであり，また，禁煙していてもCOPD患者では気道で産生されたNOが酸化ストレスとの反応により活性窒素種などに代謝されてしまうためと考えられている[4]．一部のCOPD患者ではFeNOが上昇しており，FeNOが高値の患者では吸入ステロイド薬が呼吸機能を改善する可能性がある．

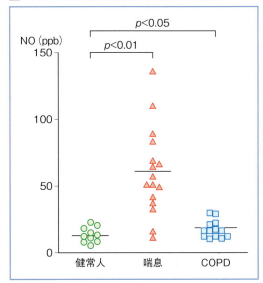

**3** 呼気一酸化窒素測定値の疾患群での比較

健常者やCOPD患者に比して喘息患者では呼気NO濃度の有意な上昇が認められる．
（Ichinose M, et al. Am J Respir Crit Care Med 2000；162：701-6[4]より）

- 近年，喘息とCOPDが合併する病態である喘息・COPDオーバーラップ（asthma COPD overlap：ACO）の概念が提唱され，2017年に国際的なガイドラインが作成された．筆者らのFeNOを用いた検討ではCOPDの16.3％がACOという結果が得られている[14]．ACOの治療においては吸入ステロイド薬の使用が重要となるが，2017年に本邦においても『喘息とCOPDのオーバーラップ診断と治療の手引き2018』[15]が作成された．本邦では喘息合併の客観的指標として，末梢血好酸球数や血清中IgEに加え，FeNO高値（＞35 ppb）が用いられている．

#### 一酸化炭素（CO）：

- タバコ煙中に含まれるCOの影響で，喫煙者では呼気CO濃度が上昇している．禁煙により低下することから，呼気CO濃度測定は禁煙指導時の患者の禁煙継続の動機づけとして使用される．COPD患者では禁煙後も呼気CO濃度は高値であり[16]，気道炎症を反映する所見と考えられる．しかし呼気CO濃度は

大気中のCOの影響を受けることから，現時点ではCO測定の臨床的意義は確立されていない．

### 呼気凝集液

- 呼気凝集液（exhaled breath condensate：EBC）は採集できる液量が少なく，含有物の濃度も低いのが欠点であるが，COPDでも数多くのメディエーターが測定されてきた．比較的簡便に測定できるのはpHである．喘息やCOPD患者では，気道炎症を反映してEBCのpHは低下しており[17]，COPD増悪時はさらに低下することが示されている．しかし，多数のCOPD患者で検討した最近の報告では，喫煙コントロール群と差がないとされている．

- 近年ではCOPD患者のEBC中におけるアデノシンの増加が示され，閉塞性障害との関連性が報告されている[5]．しかし，EBCは再現性や唾液による影響，検体の処理などの問題点があり，現在のところEBCの臨床的意義は確立されていない．

### ■血液検査

#### 血中メディエーター

- 喫煙は末梢血中のC反応性蛋白（CRP），IL-6，白血球数などを増加させるが，COPD患者では禁煙後でも血液中の白血球数およびCRP，IL-6，フィブリノーゲンなどの全身性炎症マーカーの増加を示す一群が存在する．全身性炎症を伴うCOPD患者では増悪頻度や死亡率が高く，心疾患や高血圧，糖尿病などの併存症の合併増加との関連が報告されている[5]．

- 近年のECLIPSE研究の結果から，血漿中のCRPおよびフィブリノーゲン，IL-8，サーファクタント蛋白D（SP-D），chemokine ligand-18/pulmonary and activation-regulated chemokine（CCL-18/PARC）がCOPDのバイオマーカー候補と示されている[5]．中でも，血漿フィブリノーゲンが症状や運動耐容能，増悪回数，生命予後を予測する指標とされる

BODE index，死亡率との関連が認められ，最も有用な候補とされている[18]．また，BODE indexに年齢，入院歴を加えた生命予後予測因子にIL-6をはじめとする複数のマーカーを加えた複合指標がより優れた予測因子となることが示された[5]．

- ECLIPSE研究のサブ解析からCCL-18/PARC上昇がCOPDの死因として重要な心血管系疾患による入院や死亡と関連することから，血中のCCL-18/PARCは心血管系疾患の合併に関連するバイオマーカーとなる可能性が示されている[5]．その他，TNF-$\alpha$，tissue inhibitor of metalloproteinase（TIMP）-1，N末端プロ脳性ナトリウム利尿ペプチド（N-terminal pro-brain natriuretic peptide：NT-proBNP），soluble receptor for advanced glycation end-products（sRAGE），アディポネクチン，ビタミンD，歯周病関連抗体などが増悪やFEV$_1$の低下，気腫化，予後との関連が示されている[5]．

- COPDGeneとSPIROMICS研究による検討では，血中エオタキシンとIL-6が閉塞性障害と，IL-6とIL-8が気腫性変化との関連が示され[19]，また，血小板増加や血中IgA低値の増悪との関連が示されている[20,21]．2つの研究の多変量解析より重症増悪を予測する血液バイオマーカーとして線維芽細胞が分泌するプロテオグリカンであるデコリンと$\alpha_2$-マクログロブリンが示された[19]．しかし，これらのマーカーを用いた場合の増悪歴などの臨床指標による増悪予測に対する上乗せ効果は数パーセントにすぎないため，バイオマーカーとしての有用性は低い．

#### 末梢血好酸球数

- 末梢血の好酸球は喀痰中の好酸球と同様に気道の好酸球性炎症を反映する指標となる可能性が近年の大規模臨床試験の事後分析や後向き研究から示唆されている．末梢血好酸球数2％がCOPD増悪時の喀痰中好酸球数3％を示す指標として報告[22]されて以降，末梢血を

用いた多くの検討が行われた．

- 末梢血中の好酸球数が多いCOPD患者では吸入ステロイド薬によるCOPDの増悪頻度の抑制効果が高く（**4**）[23]，また，末梢血中の好酸球数の増加がなければ吸入ステロイド薬を中止してもCOPDの増悪頻度は増加しないという成績が報告されている[24]．また，COPDの増悪時においては末梢血中の好酸球数が2%未満の患者では増悪時の治療としての全身ステロイドを投与せずともステロイド投与群とその後の臨床経過は変わらないという成績が報告されている[25]．
- その後の前向き検討や大規模研究のサブ解析結果より，国際的なCOPDの診療指針であるGOLDの2019年の改訂版では増悪歴のあるCOPD患者において末梢血好酸球数300個/μL以上が増悪のリスクを示す閾値としてはじめて記載された（GOLD2019）[3]．
- 以上より，末梢血中の好酸球数増加は増悪歴のあるCOPD患者における将来の増悪リスクの指標となり，増悪予防に対する吸入ステロイドの有用性や増悪時の全身ステロイド治療適応のバイオマーカーとして有用である可能性がある．

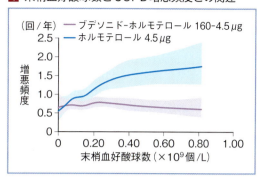

**4** 末梢血好酸球数とCOPD増悪頻度との関連

吸入ステロイド薬未使用群では末梢血好酸球の増加に伴い，増悪頻度の増加が認められる．
(Bafadhel M, et al. Lancet Respir Med 2018；6：117-26[23]より）

（小荒井晃）

## 文　献

1) Haruna A, et al. CT scan findings of emphysema predict mortality in COPD. Chest 2010；138：635-40.
2) Woodruff PG. Novel outcomes and end points：biomarkers in chronic obstructive pulmonary disease clinical trials. Proc Am Thorac Soc 2011；8：350-5.
3) Global Initiative for Chronic Obstructive Lung Disease（GOLD）2019 REPORT. Global strategy for the diagnosis, management, and prevention of chronic obstructive lung disease. Update November 2018. Available from：http://www.goldcopd.org/.
4) Ichinose M, et al. Increase in reactive nitrogen species production in chronic obstructive pulmonary disease airways. Am J Respir Crit Care Med 2000；162：701-6.
5) Agusti A, et al. Biomarkers, the control panel and personalized COPD medicine. Respirology 2016；21：24-33.
6) 日本呼吸器学会COPDガイドライン第5版作成委員会編．COPD（慢性閉塞性肺疾患）診断と治療のためのガイドライン2018，第5版．日本呼吸器学会；2018. p.72-4.
7) Szefler SJ, et al. Asthma outcomes：biomarkers. J Allergy Clin Immunol 2012；129：S9-23.
8) Llor C, et al. Efficacy of antibiotic therapy for acute exacerbations of mild to moderate chronic obstructive pulmonary disease. Am J Respir Crit Care Med 2012；186：716-23.
9) Brightling CE, et al. Sputum eosinophilia and short-term response to prednisolone in chronic obstructive pulmonary disease：a randomised controlled trial. Lancet 2000；356：1480-5.
10) Singh D, et al. Induced sputum genes associated with spirometric and radiological disease severity in COPD ex-smokers. Thorax 2011；66：489-95.
11) Barnes PJ, et al. Pulmonary biomarkers in chronic obstructive pulmonary disease. Am J Respir Crit Care Med 2006；174：6-14.
12) Kesimer M, et al. Airway Mucin Concentration as a Marker of Chronic Bronchitis. N Engl J Med

2017：377：911-22.

13）呼気一酸化窒素（NO）測定ハンドブック作成委員会，日本呼吸器学会肺生理委員会編．呼気一酸化窒素（NO）測定ハンドブック．日本呼吸器学会；2018. p.2-5.

14）Tamada T, et al. Biomarker-based detection of asthma-COPD overlap syndrome in COPD populations. Int J Chron Obstruct Pulmon Dis 2015：10：2169-76.

15）日本呼吸器学会 喘息とCOPDのオーバーラップ（Asthma and COPD Overlap：ACO）診断と治療の手引き2018作成委員会編．喘息とCOPDのオーバーラップ診断と治療の手引き2018．メディカルビュー社；2017. p.1-104.

16）Sato S, et al. Optimal cutoff level of breath carbon monoxide for assessing smoking status in patients with asthma and COPD. Chest 2003：124：1749-54.

17）Kostikas K, et al. pH in expired breath condensate of patients with inflammatory airway diseases. Am J Respir Crit Care Med 2002：165：1364-70.

18）Dickens JA, et al. COPD association and repeatability of blood biomarkers in the ECLIPSE cohort. Respir Res 2011：12：146.

19）Keene JD, et al. Biomarkers Predictive of Exacerbations in the SPIROMICS and COPDGene Cohorts. Am J of Respir Crit Care Med 2017：195：473-81.

20）Putcha N, et al. Lower serum IgA is associated with COPD exacerbation risk in SPIROMICS. PLoS One 2018：13：e0194924.

21）Fawzy A, et al. Association of thrombocytosis with COPD morbidity：the SPIROMICS and COPD-Gene cohorts. Respir Res 2018：19：20.

22）Bafadhel M, et al. Acute exacerbations of chronic obstructive pulmonary disease：identification of biologic clusters and their biomarkers. Am J Respir Crit Care Med 2011：184：662-71.

23）Bafadhel M, et al. Predictors of exacerbation risk and response to budesonide in patients with chronic obstructive pulmonary disease：a post-hoc analysis of three randomised trials. Lancet Respir Med 2018：6：117-26.

24）Watz H, et al. Blood eosinophil count and exacerbations in severe chronic obstructive pulmonary disease after withdrawal of inhaled corticosteroids：a post-hoc analysis of the WISDOM trial. Lancet Respir Med 2016：4：390-8.

25）Bafadhel M, et al. Blood eosinophils to direct corticosteroid treatment of exacerbations of chronic obstructive pulmonary disease：a randomized placebo-controlled trial. Am J Respir Crit Care Med 2012：186：48-55.

検査・診断・評価

# 呼吸困難とQOL

## 呼吸困難

- COPDの臨床所見として，呼吸困難（息切れ），慢性の咳・痰，喘鳴，体重減少などがあるが，最も一般的な症状は労作時の呼吸困難である．慢性の咳と痰が呼吸困難に先行する場合もある．初期には無症状のことも多いが，進行すると労作時の息切れを自覚するようになる．さらに呼吸機能が低下すると呼吸困難は持続性となる．

- COPDの呼吸困難は，年単位でゆっくり進行するのが特徴である．日常生活では，はじめは階段や坂道を上がるときに気づく程度であるが，進行すると平坦な道でも同年代の人と同じ早さで歩けなくなる．さらに重症化すると，着替えや洗面などの日常の体動でも呼吸困難がみられるようになり，QOL（quality of life）が低下する[1]．

### ■ 質問票

### 日常動作における息切れの評価方法

- 呼吸困難の程度を評価する簡便な方法として，modified British Medical Research Council（mMRC）の質問票がよく用いられる（**1**）[2,3]．mMRCは日常生活に対する呼吸困難の影響をスコア化したもので，COPD assessment test（CAT）など，QOLを評価する他の指標とも良好に相関し，予後とも関連することが知られている．

- 日常動作の中での息切れを評価する質問票には，mMRCのほかにも，BDI（baseline dyspnea index），TDI（transition dyspnea index），Dyspnea-12，OCD（oxygen cost diagram）などがある[4]．

- BDIは呼吸困難を起こす仕事量，呼吸困難のために生じる機能障害，行動遂行に要する労力の程度の3項目をそれぞれ0～4点，計0～12点で評価する．

- TDIはBDIの変化を3項目それぞれ−3～3，総計−9～9のスコアで評価する．

- Dyspnea-12は，呼吸器疾患，心疾患患者の呼吸困難感に関する12種類の表現に対し，0～3のスコアで回答する．労作の程度のみならず，身体的，感情的側面も考慮されている．

**1** mMRC−MRC dyspnea scale（ATS/ERS, 2004）

| Grade 0 | not troubled with breathlessness except with strenuous exercise. | 激しい運動時を除き，息切れで困ることはない． |
|---|---|---|
| Grade 1 | troubled by shortness of breath when hurrying or walking up a slight hill. | 急いで歩いたとき，あるいは緩い坂道を登ったとき，息切れして困る． |
| Grade 2 | walks slower than people of the same age due to breathlessness or has to stop for breath when walking at own pace on the level. | 息切れのため同年齢の人よりもゆっくり歩く．あるいは，自分のペースで平地を歩くときでも，息継ぎのため立ち止まらなければならない． |
| Grade 3 | stops for breath after walking 100 m or after a few minutes on the level. | 平地を約100 m，あるいは数分間歩いただけで息継ぎのため立ち止まる． |
| Grade 4 | too breathless to leave the house or breathless when dressing or undressing. | 息切れが強くて外出できない．あるいは，衣服の着脱だけで息切れする． |

（宮本顕二．日呼吸会誌 2008；46：593-600[2]，Celli BR, et al. Eur Respir J 2004；23：932-46[3]より）

4章　検査・診断・評価

**2** OCD（Oxygen Cost Diagram）の日本語版

（METsは参考値）

100

6〜7 METs…………　坂道を急いで上がる

　　　　　　　　　　坂道を普通の速さで上がる

5〜6 METs…………　　　　　　　　　　　　　平地を急いで歩く

　　　　　　　　　　坂道をゆっくり上がる　　　　　　　　　　重い買物をする

3〜4 METs…………　ふとんを敷く　　　　　　平地を普通に歩く

　　　　　　　　　　　　　　　　　　　　　　　　　　　　　軽い買物をする

2 METs………………　風呂で身体を洗う　　　　平地をゆっくり歩く

1 METs………………　座っている　　　　　　　立っている

　　　　　　　　　　　　　　　　　　　　　　　眠っている

0

これ以上は苦しくてできないと思うところに×印をつけてください．

（Yamada K et al. J Nippon Med Sch 2001；68：246-52[5]）をもとに作成）

- OCDは100 mmの線分上に日常の活動内容が酸素必要量を考慮して配置されている（**2**）[5]．METs（metabolic equivalents）との対応が可能で半定量的な評価と考えられる．

**運動中の呼吸困難の評価方法**

- 運動中の呼吸困難感の指標としては，Borg CR-10（Category-Ratio 10）（修正Borgスケール）（**3**）[4]とVAS（visual analogue scale）などがある．

- 修正Borgスケールは6分間歩行試験後や漸増運動負荷試験中などに息切れの程度を評価する．「0：感じない」から「10：非常に強い」のあいだでスコア化する．嫌気性代謝閾値は4〜5に相当する．オリジナルのBorgスケールは6〜20のあいだで評価し，そのスコアは心拍数のおおよそ10倍に対応している．

- VASでは100 mmの水平直線に呼吸困難の程度を直接マーキングする．呼吸困難を正確に評価するには，心肺運動負荷試験など運動強度が定量的にわかる状況で，修正Borgスケールなどを用いて息切れの程度もできるだけ定量的に評価すべきと考えられる．

**3** 修正Borgスケール

| 0 | 感じない | nothing at all |
|---|---|---|
| 0.5 | 非常に弱い | very very weak |
| 1 | やや弱い | very weak |
| 2 | 弱い | weak |
| 3 | | |
| 4 | 多少強い | somewhat strong |
| 5 | 強い | strong |
| 6 | | |
| 7 | とても強い | very strong |
| 8 | | |
| 9 | | |
| 10 | 非常に強い | very very strong |

（日本呼吸器学会肺生理専門委員会編．臨床呼吸機能検査．第8版．メディカルレビュー社；2018．p.214-20[4]をもとに作成）

■ **呼吸困難に関連する神経伝達シグナル**

- 呼吸困難感がCOPD患者のQOLと予後に影響を与える重要な因子であることは間違いないが，その発生メカニズムには不明な点も多い．労作時の低酸素血症はその一つの要因にすぎない．

150

呼吸困難とQOL

**4 呼吸困難に寄与する遠心性および求心性シグナル**

遠心性シグナル / 求心性シグナル
運動中枢　換気努力　知覚中枢
化学受容器
換気努力？
空気飢餓感
脳幹
上気道　上気道
胸部圧迫感
呼吸筋　胸壁

（Manning HL, Schwartzstein RM. N Engl J Med 1995；333：1547-53[6]）をもとに作成）

● **4** に呼吸困難に関連する遠心性および求心性シグナルを示す[6]．COPDでは，呼吸筋への運動指令と同時に運動皮質（運動中枢）から感覚皮質（知覚中枢）に伝達される呼吸努力感の増加，低酸素血症，高二酸化炭素血症およびアシドーシスによる化学受容器を介する空気飢餓感（air hunger）の増強，呼吸運動に伴う気道の圧排などが呼吸困難の増悪に関与すると考えられている．また，喘息を合併した場合，気道に存在する迷走刺激受容器を介する胸部圧迫感（chest tightness）も加わると考えられる．

## QOLの評価

### ■ COPDとPRO評価

● COPDの症状や，増悪・予後といった臨床上重要なアウトカムは，呼吸機能障害との相関が必ずしも強くないと報告されている．したがって，患者の症状やQOLも患者報告アウトカム（patient reported outcome：PRO）を用いて客観的に把握することが重要である．

● PROの評価項目には症状，身体機能，健康状態やQOLなどが含まれ，「質問票」の自己記入または面接により実施される．質問票によるQOLなどの評価はCOPDの管理目標の達成や治療効果を判定するうえでも重要である[1]．

### ■ COPDにおけるQOL評価

● QOLには，一般的には経済状況や社会環境なども含まれるが，保健医療分野では健康や疾病との関連性を重視し，生理的，感情的，心理的影響からQOLを評価するため，健康関連QOL（health-related quality of life：HRQOL）とよばれる．COPDは呼吸機能障害により，身体活動性と筋力の低下をきたす．これによる呼吸困難感と不安感の増強はますますHRQOLを悪化させる．

### ■ 包括的尺度と疾患特異的尺度

● HRQOLの評価尺度には，「包括的尺度」と「疾患特異的尺度」がある．包括的尺度は特定の疾患に限定されないため，他疾患や健常者との比較，併存疾患の影響の評価などに適用される．一方で特異的治療に対する反応性が乏しく，効果判定が難しい可能性がある．疾患特異的尺度は，疾患に特徴的な症状や身体機能に関する質問による評価尺度であり，

151

治療効果を鋭敏に反映する場合が多い．

### 包括的質問票

- 包括的質問票としてMedical Outcomes Study Short-Form 36-Item (SF-36) が広く用いられている．SF-36は36の質問項目と8つの下位尺度[★1]からなる．SF-36日本語版の使用にあたっては著作権者の許諾が必要である．

### 疾患特異的質問票

- 疾患特異的質問票としては，慢性気流制限を有する患者を対象としたChronic Respiratory Disease Questionnaire (CRQ)，COPDおよび喘息を対象としたSGRQ，SGRQをCOPD向けに改良したSGRQ-C，COPDを対象とした簡便なCATが普及している[★2]．
- CRQは20項目からなり，「呼吸困難（5項目）」「疲労（4項目）」「感情（7項目）」「病気による支配感（4項目）」の4つの領域ごとのスコアと総スコアが用いられる．最近2週間の症状により評価される．スコアが高いほどQOLはよい．
- SGRQは50項目からなり，「症状（8項目）」「活動（16項目）」「影響（26項目）」の3つの領域のスコアに加え，算出される総スコアが評価に用いられる．スコアが高いほどQOLが悪い．現在の状態と最近1か月〜1年の症状により評価される．SGRQの「活動」はmMRC

---

[★1] **8つの下位尺度**
身体機能，日常生活機能（身体），身体の痛み，全体的健康感，日常役割機能（精神），社会生活機能，活力，心の健康．

[★2]
CRQおよびSGRQの日本語版の使用にも著作権者の許諾が必要であり，主として臨床研究などで用いられる．CATは著作権者の許諾も不要で日常の臨床に用いることができる．

---

**5** CATとSGRQ-Cの相関

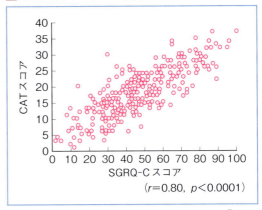

($r=0.80$, $p<0.0001$)

(Jones PW, et al. Eur Respir J 2009；34：648-54[7] より)

**6** CAT，SGRQとmMRCの相関

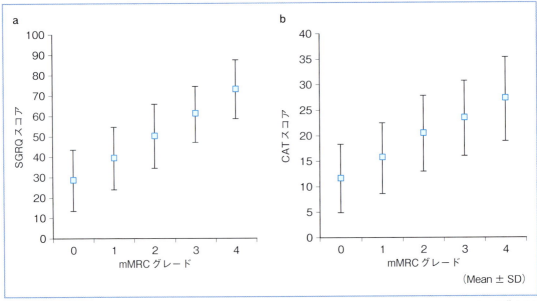

(Mean ± SD)

(Jones PW, et al. Eur Respir J 2013；42：647-54[8] より)

**7** CATとSF-36の相関

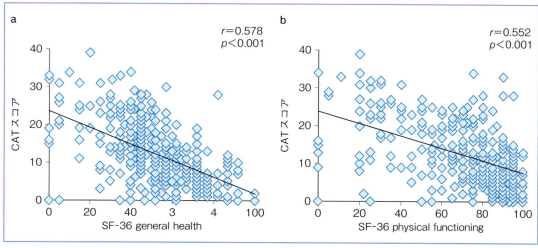

(Miyazaki M, et al. Respir Res 2014；15：13[9]より)

およびCRQの「呼吸困難」とほぼ同等の因子と報告されている．
- CATは8項目のみからなり，現在の症状を自己記入する（「質問表」**2** p.164参照）．記入は数分で可能であり，20〜30分を要するCRQ，SGRQに比べ簡便である．CATはCOPD患者のQOLを簡便に評価するために開発されたため，SGRQ-Cと良好な相関を示す（**5**）[7]．また，CATとSGRQはいずれもmMRCと良好に相関する（**6**）[8]．一方でCATは包括的質問票であるSF-36とも有意な相関がみられる（**7**）[9]．
- このようにCOPDの呼吸困難は疾患特異的なQOLに多大な影響を与えており，包括的なHRQOLにも少なからず影響していることが示された．

### ■ADL評価
- 日常生活動作（activity of daily life：ADL）とは，日々の生活を行うための活動能力である．基本的ADLは移動，入浴，トイレ使用，階段昇降，食事，着衣などを指す．手段的ADLには買い物，食事準備，金銭管理など，より複雑な動作が含まれる．
- 基本的ADL評価に用いられるbarthel index（BI）などに対し，COPDの病態を反映したADL評価法として，London Chest ADL scale（LCADL）などが開発されている．

〔赤上　巴，相馬真智香，仲村秀俊〕

### 文　献
1) 日本呼吸器学会COPDガイドライン第5版作成委員会編．COPD（慢性閉塞性肺疾患）診断と治療のためのガイドライン2018，第5版．日本呼吸器学会；2018. p.53-8, 70-2.
2) 宮本顕二．MRC息切れスケールをめぐる混乱―いったいどのMRC息切れスケールを使えばよいのか？日呼吸会誌2008；46：593-600.
3) Celli BR, et al. Standards for the diagnosis and treatment of patients with COPD：a summary of the ATS/ERS. position paper. Eur Respir J 2004；23：932-46.
4) 日本呼吸器学会肺生理専門委員会編．臨床呼吸機能検査．第8版．メディカルレビュー社；2018. p.214-20.
5) Yamada K, et al. A Clnical Study of the Usefulness of Assessing Dyspnea in Healthy Elderly Subjects. J Nippon Med Sch 2001；68：246-52.
6) Manning HL, Schwartzstein RM. Pathophysiology of dyspnea. N Engl J Med 1995；333：1547-53.

## TOPICS

### サルコペニアとフレイル

COPD患者の高齢化と身体活動性の低下に伴い，ADLの低下と関連したサルコペニアとフレイルに対する関心が高まってきた．サルコペニアは高齢者における筋量と筋力の進行性かつ全身性の減少に特徴づけられる症候群でCOPDでの合併が少なくない．アジア人を対象とした診断基準を図[10]に示す．ここでは，握力≧26 kg（男性），18 kg（女性），歩行速度≧0.8 m/秒，muscle mass≧7 kg/m$^2$（DXA & BIA，男性），≧5.4 kg/m$^2$（DXA），5.7 kg/m$^2$（BIA）（女性）を正常としている．

一方，高齢者が筋力や活動が低下している状態（虚弱）を「フレイル（frailty）」とよぶ．以下の5項目のうち，3つがあてはまるとフレイルとみなされる．「1. 体重が減少」「2. 歩行速度が低下」「3. 握力が低下」「4. 疲れやすい」「5. 身体の活動レベルが低下」．高齢者の介護予防・生活支援サービス事業利用の適否を判断するために厚生労働省が作成した基本チェックリストはフレイルの概念を反映しており，日常生活関連動作（5項目），運動器の機能（5項目），低栄養状態（2項目），口腔機能（3項目），閉じこもり（2項目），認知症（3項目），うつ（5項目）の25項目からなる．高齢で進行したCOPD患者で高いスコアとなる可能性がある（https://www.mhlw.go.jp/topics/2009/05/dl/tp0501-1c_0001.pdf）．

**図 アジア人を対象としたサルコペニアの診断**

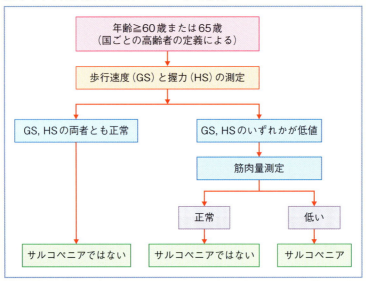

（Limpawattana P, et al. Osteoporosis and Sarcopenia 2015；1：92-7[10]をもとに作成）

---

7) Jones PW, et al. Development and first validation of the COPD Assessment Test. Eur Respir J 2009；34：648-54.
8) Jones PW, et al. Comparisons of health status scores with MRC grades in COPD：implications for the GOLD 2011 classification. Eur Respir J 2013；42：647-54.
9) Miyazaki M, et al. Analysis of comorbid factors that increase the COPD assessment test scores. Respir Res 2014；15：13.
10) Limpawattana P, et al. Sarcopenia in Asia. Osteoporosis and Sarcopenia 2015；1：92-7.

鑑別疾患

## 検査・診断・評価

# 鑑別疾患

## はじめに

● 症状が乏しくても，喫煙者や喫煙経験者，有害物質曝露に伴う危険因子がある患者ではCOPDを疑う．症状がある場合，労作時呼吸困難，湿性咳嗽が代表的であり，中高年者から症状が顕在化してくる．『COPD（慢性閉塞性肺疾患）診断と治療のためのガイドライン2018，第5版』[1] の診断基準では，気管支拡張薬吸入後のスパイロメトリーで1秒率（FEV$_1$/FVC）が70%未満であることが必要条件とされるが，他の気流閉塞をきたしうる疾患を除外する必要がある．COPD診断の流れを **1**[2] に，鑑別を要する疾患を **2** に示す．

● 代表的な鑑別疾患は同じく閉塞性換気障害を示す気管支喘息であるが，近年，喘息とCOPDのオーバーラップ（asthma and COPD overlap：ACO）という概念が提唱されており，鑑別診断が難しいこともある．また，COPDではさまざまな全身の併存症や，肺合併症がみられるため，単一病態だけでは説明ができないこともあり，併存症も含めた鑑別診断を行っていくことが重要である．

● 実臨床では，治療介入を行うかどうかを判断するために常に治療を意識した診断手順が重要である．

● ACOや全身併存症，肺合併症の詳細については他稿に譲り，本稿ではそれぞれの鑑別疾

## 1 COPD診断の流れ

Ⅰ．COPDを疑うべき対象：以下を問診にて確認
・40歳以上で，喫煙歴がある人
・慢性の咳・痰，階段や坂道を上る際の息切れ，時々起こる喘鳴など
・COPDの併存症として多い心・血管系疾患，高血圧症，動脈硬化症，糖尿病，骨粗鬆症などの受診者

↓

Ⅱ．診断に必要な検査
①胸部単純X線：肺癌，間質性肺炎，気管支拡張症などとの鑑別に必要
②心電図：虚血性心疾患，不整脈など循環器疾患の関与の鑑別に必要
③スパイロメトリー：可能な限り実施すべきである（診断確定には必須）
COPD診断基準＝気管支拡張薬吸入後で1秒率が70%未満
④血液検査：貧血や心不全との鑑別（血清BNP測定）に有用

↓

Ⅲ．鑑別診断：以下の鑑別が必要だが，COPDはこれらと合併することもある
①喘息：病態が類似しており，特に高齢者では完全に鑑別できないことが多い
②心不全：高齢者で併存率が高い
③間質性肺炎：聴診で，背側の肺底部でのfine cracklesを聴取した場合は専門医に紹介．COPDに合併すると1秒率が正常を示すことがあるので注意を要する
④肺結核後遺症・高度の脊柱後弯症：胸郭変形があると肺機能に影響する
⑤気管支拡張症

（日本COPD対策推進会議編．COPD診療のエッセンス2014年版．日本医師会；2014[2] を参考に作成）

## 2 鑑別を要する疾患

1. 喘息
2. びまん性汎細気管支炎
3. 先天性副鼻腔気管支症候群
4. 閉塞性汎細気管支炎
5. 気管支拡張症
6. 肺結核症
7. じん肺症
8. リンパ脈管筋腫症
9. うっ血性心不全
10. 間質性肺疾患
11. 肺癌

（日本呼吸器学会COPDガイドライン第5版作成委員会編．COPD〈慢性閉塞性肺疾患〉診断と治療のためのガイドライン2018，第5版．日本呼吸器学会；2018[1] を参考に作成）

155

患について解説する.

## 気管支喘息，ACO

- 呼吸機能検査でCOPDと同じく閉塞性障害をきたす疾患である．気管支喘息やACOであれば吸入ステロイド薬（ICS）投与が必須になる．COPD，気管支喘息のそれぞれの特徴を意識して問診や検査を行っていくことで，ICSの投与を行うべきか判断する．ACOの診断基準[3]および詳細については「ACO（喘息・COPDオーバーラップ）」(p.96)の項目を参照していただきたい.

## びまん性汎細気管支炎，副鼻腔気管支症候群

### ■疾患概念

- びまん性汎細気管支炎（diffuse panbronchiolitis：DPB）は，呼吸細気管支を中心にリンパ球，形質細胞などの円形細胞浸潤と泡沫細胞集簇を特徴とする.

- 慢性副鼻腔炎と慢性下気道感染症が合併した病態は，副鼻腔気管支症候群（sinobronchial syndrome：SBS）の一つとして考えられている．東アジア圏で認められるが，1983年本間により疾患概念が報告され，国際的に認知されるようになった[4]．臨床的には慢性の咳嗽・喀痰・息切れを主症状とし，高率に慢性副鼻腔炎の既往や合併がみられる．進行すると閉塞性換気障害を認め，予後不良な疾患であったが，マクロライド少量療法が確立され，予後は著明に改善された[5].

### ■疫学と病因

- 発症に男女差はなく，40～50歳代をピークに若年から高齢者まで幅広い年代に発症する．近年は減少傾向にある.

- 日本を中心とする東アジアで好発し，欧米白人種ではほとんどみられない[4]．発症の背景には何らかの環境要因と，気道の防御機構やクリアランスにかかわる遺伝的要因の関与が想定されている．日本人のDPB患者では

HLA-B54抗原の保有率が高く，近年 *PBMUCL1*（*MUC22*），*PBMUCL2* の2遺伝子がクローニングされ，本症の易感染性との関連が示唆されている[6].

### ■臨床症状

- 慢性に持続する咳嗽，膿性痰，息切れを主症状とし，多量の喀痰を伴うことが多い．慢性副鼻腔炎を合併していることが多く，鼻閉，膿性鼻汁，嗅覚低下などの鼻症状を伴うことが多い．進行すると呼吸不全を認める.

### ■検査所見

- 胸部X線写真では肺過膨張，両側中下肺野主体のびまん性粒状影を呈する．胸部CTではびまん性に分布する小葉中心性粒状影と，それに連続する樹枝状影や近位側の気管支壁肥厚像などを認める．進行すると細気管支拡張も伴う.

- 呼吸機能検査では閉塞性換気障害を呈するが，肺胞の破壊がないため肺拡散能は比較的保たれていることが多く，この点がCOPDと異なる.

### ■診断

- **3**に示す厚生労働省研究班のDPBの診断の手引きに従って行う[7].

### ■治療

- 14員環マクロライド少量長期療法が基本であり，エリスロマイシン400～600 mg/日を2～3回に分けて経口投与する．有効例では2～3か月で臨床効果を認めることが多いが，6か月以上投与を継続する．治療効果を認める場合は2年間投与継続するが，高度の呼吸障害を残す場合や中止後悪化する場合は投与を継続する.

## 閉塞性細気管支炎

### ■病態と病因

- 閉塞性細気管支炎（bronchiolitis obliterans：BO）は特発性もしくはさまざまな原因により，末梢気道である細気管支領域の不可逆的閉塞をきたして呼吸不全を呈する疾患であ

鑑別疾患

**❸ びまん性汎細気管支炎の臨床診断基準**

診断項目
(1) 必須項目
　①臨床症状：持続性の咳・痰，および労作時息切れ
　②慢性副鼻腔炎の合併ないし既往
　③胸部X線で両肺野びまん性散布性粒状影，
　　または胸部CTで両肺野びまん性小葉中心性粒状病変
(2) 参考項目
　①胸部聴診で断続性ラ音
　②1秒率低下（70%以下）および低酸素血症（80 Torr以下）
　③血清寒冷凝集素価高値
臨床診断
(1) 診断の判定
　確実：必須項目①，②，③に加え，参考項目の2項目以上を満たすもの
　ほぼ確実：必須項目①，②，③を満たすもの
　可能性あり：必須項目のうち①，②を満たすもの
(2) 鑑別診断
　慢性気管支炎，気管支拡張症，線毛不動症候群，閉塞性細気管支炎，
　囊胞性線維症などである
病理組織学的検査は本症の確定診断上有用である

（中田紘一郎ほか．DPBの治療ガイドライン最終報告．厚生科学研究特定疾患
対策研究事業びまん性肺疾患研究班平成11年報告書．2000. p.111[7]より）

る[8]．BOをきたす原因は多岐にわたり，多
様な発症機序があると考えられる．主な原因
を❹に示す[9]．

## 臨床症状

● 進行性の気流閉塞が特徴であるが，発症初期
は無症状であることが多い．進行するに従っ
て，乾性咳嗽，労作時呼吸困難，強制呼気時
の喘鳴を呈するようになる．数週間から数か
月で進行することもあり，進行すると細気管
支閉塞部位より中枢の気管支拡張や繰り返す
気道感染，胸腔内圧上昇による気胸や縦隔気
腫を合併することがある．

## 診断

● 外科的肺生検による組織診断が重要である
が，病変が斑状分布（patchy distribution）で
あること，病変部位を画像で的確にとらえる
ことが困難であることから，外科的肺生検で
も組織診断ができないことがある．気管支鏡
下肺生検はさらに診断精度が低いと報告され
ている[10]．

## 検査所見

● 呼吸機能検査で早期から閉塞性換気障害を認

**❹ 閉塞性細気管支炎の原因**

| 特発性 | 原因不明 |
|---|---|
| 吸入ガス・粉じん | マスタードガス，窒素酸化物，二酸化硫黄，アスベスト，珪素 |
| 感染症 | アデノウイルス，RSウイルス，マイコプラズマ，麻疹ウイルス |
| 自己免疫疾患 | 関節リウマチ，Sjögren症候群，SLE |
| 健康食品 | アマメシバ |
| 薬剤 | ペニシラミン |
| 臓器移植 | 造血幹細胞，肺，心肺 |
| その他 | 神経内分泌腫瘍，腫瘍随伴性天疱瘡 |

（Travis WD, et al. Non-Neoplastic Disorders of the
Lower Respiratory Tract〈Atlas of Nontumor Patholo-
gy〉. Amer Registry of Pathology；2002. p.351-80[9]を参
考に作成）

める．拡散機能の低下はみられないか，あっ
ても軽度の低下である．細気管支領域の狭
窄，閉塞による空気の捉えこみ（air trapping）
と肺過膨張を反映していると考えられる．

● 胸部X線写真は，わずかに過膨張を示す程度
である．高分解能CTによる吸気相・呼気相
の撮影によるモザイクパターンが特徴であ

157

**5** 気管支拡張症の原因

| 感染症 | インフルエンザ菌, *Moraxella ca-tarrhalis*, 黄色ブドウ球菌, 緑膿菌, 抗酸菌, アスペルギルス, HIV |
|---|---|
| 先天性または幼少期の素因 | DPB/SBS, 原発性線毛機能不全, Swyer-James症候群, Mounier-Kuhn症候群, Williams-Campbell症候群, Young症候群, 肺分画症, 囊胞性線維症, $\alpha_1$アンチトリプシン欠損症, Marfan症候群 |
| 全身性疾患に伴うもの | 原発性低$\gamma$グロブリン血症, 関節リウマチ, SLE, Sjögren症候群, 再発性多発軟骨炎, 炎症性腸疾患, 黄色爪症候群 |
| その他 | 気道異物, 腫瘍 |

DPB：びまん性汎細気管支炎, SBS：副鼻腔気管支症候群.
（栂博久ほか. 気管支拡張症. 北村聡ほか編. 呼吸器疾患stage of arts Ver.6. 医歯薬出版；2013. p.441-3[12]を参考に作成）

る[11]. 空気の捉えこみを反映しているものと考えられる.

### ■治療

- 有効性の確立された治療はなく予後不良である. 自己免疫性疾患のように原因疾患がある場合には, その治療を強化することで進行を抑制できる可能性がある. 移植後のBOでは慢性の拒絶反応の一形態と考えられるため, ステロイド薬や免疫抑制の強化が行われる. COPDに準じて気管支拡張薬を用いることも多い. 進行例は肺移植の適応となる.

## 気管支拡張症

### ■病因と臨床症状

- 気管支拡張症は不可逆的な気管支拡張を呈する病態の総称であり, 先天性, 感染症や膠原病などさまざまな原因がある. 気管支拡張症の原因を**5**に示す[12]. 主な臨床症状は咳嗽, 喀痰であり, 血痰や喀血を伴うこともある.

### ■検査所見

- 高分解能CTで円柱状気管支拡張, 静脈瘤様・紡錘状気管支拡張, 囊状・囊胞状気管支拡張の3つのパターンに分類されている. 副鼻腔気管支症候群を合併することが多く, 副鼻腔の画像検査も重要である.

- 喀痰培養検査として一般細菌と抗酸菌の培養を行う.

- 呼吸機能検査では, 病因により異なり種々のパターンをとる.

### ■治療

- 病因に応じて治療法を検討する. DPBに準じてマクロライド少量長期投与が行われることが多いが, 十分なエビデンスはない. 細菌感染であれば抗菌薬による除菌を試みることもある.

## じん肺症

### ■概念・定義

- 1977年に改正されたじん肺法で, 「粉じんを吸入することによって肺に生じた線維増殖性変化を主体とする疾病」と定義されている[13].

- 肺結核, 結核性胸膜炎, 気管支拡張症, 続発性気管支炎, 続発性気胸, 原発性肺癌の6疾患がじん肺合併症として定められている.

### ■じん肺の種類と病因

- 珪肺, 混合粉じん性じん肺, 炭鉱夫じん肺などがある.

- じん肺発症の機序は完全にはわかっていないが, シリカ粒子と肺胞マクロファージ, 肺胞上皮細胞, 線維芽細胞, 好中球, リンパ球とのネットワークが関与し, 産生されたオキシダント, ケモカイン, サイトカインが関与する. シリカを含む粉じんの曝露量は肺の障害に強く関与する.

### ■診断・検査所見

- 診断には詳細な粉じん作業歴の確認が重要である. 珪肺の特徴的な画像所見は, 上肺野内層優位の粒状影で左右対称なことが多い. 進行すると上肺野に大きい塊状影を形成する. 肺門リンパ節も腫大し, 卵殻状石灰化も認める.

- 呼吸機能検査では, 閉塞性換気障害を呈することがある.

## 6 COPDとLAMの比較

| | COPD | LAM |
|---|---|---|
| 診断時の年齢 | 60〜70歳 | 妊娠可能年齢（平均34歳） |
| 性差 | 男性に多い | 女性 |
| 病型 | 気腫型COPDと非気腫型COPD | TSC-LAMとsporadic LAM |
| 病因 | タバコ煙を中心とする有害微粒子の慢性的な吸入曝露 | 癌抑制遺伝子であるTSC遺伝子の異常 |
| 病態 | 末梢気道や肺実質に炎症が生じ，肺胞破壊や細気管支炎が起こる→気流制限や全身性炎症をきたす． | LAM細胞の増殖とリンパ管新生が生じ，肺が破壊されて囊胞を形成，後腹膜のリンパ節が腫大する→呼吸不全，リンパ管機能障害 |
| 胸部CT | ①正常肺野のなかに明瞭な壁をもたない低吸収領域として認められ，②その形状は不整で，上肺野に多く，進行例では大小の融合した低吸収領域となる． | ①境界明瞭な白壁を有する類円形の囊胞（数mm〜1cmが多い）が，②両側の上〜下肺野に，比較的均等に散在する． |
| 呼吸機能 | 閉塞性喚気障害と拡散障害がともに進行する． | 初期は拡散能が障害され，囊胞形成の進行とともに閉塞性喚気障害が明らかになる． |
| 治療 | 禁煙，薬剤による気管支拡張療法 | 薬物による気管支拡張療法<br>性腺刺激ホルモン放出ホルモン（GnRH）による偽閉経療法<br>分子標的薬（シロリムス）<br>肺移植 |

（西野宏一ほか．medicina 2018；55：80-3[14] より）

## ■治療

- じん肺自体は不可逆的な疾患であり，治療対象とはならないが呼吸機能低下と合併症に対する治療が基本となる．閉塞性換気障害を呈している場合は長時間作用性β刺激薬や抗コリン薬が有効である．

## リンパ脈管筋腫症

### ■疾患概念

- リンパ脈管筋腫症（lymphangioleiomyomatosis：LAM）は，主に妊娠可能年齢の女性に発症し，肺に多発囊胞と閉塞性換気障害を呈する疾患である．COPDとの鑑別を要する疾患であり，鑑別点を 6 に示す[14]．
- LAMは癌抑制遺伝子であるTSC遺伝子異常により腫瘍化した平滑筋細胞様のLAM細胞が，肺や縦隔・後腹膜・骨盤腔の体軸中心のリンパ系，女性生殖器などで増殖し，肺に多発囊胞を形成する．緩徐に進行する低悪性度の腫瘍性疾患である．
- LAMには，結節性硬化症（tuberous sclerosis complex：TSC）に関連するTSC-LAM

と，TSCとは関係なく発症する孤発性（sporadic）LAMとに分類される．

### ■症状

- 進行性の労作性呼吸困難が主症状で，気胸を繰り返すことや，血痰や乳び胸，後腹膜腔や骨盤腔のリンパ脈管筋腫，腎血管脂肪腫が発見の契機となることもある．

### ■検査所見

- 高分解能CTによる肺囊胞の評価がCOPDとの鑑別に有用である．COPDの気腫性変化は，正常肺との境界が不明瞭な低吸収域であるが，LAMの囊胞は境界明瞭な薄壁をもつ（7）．
- 呼吸機能検査では，閉塞性換気障害と拡散機能低下が認められるが，初期には拡散機能のみが低下している症例が多い．

### ■診断

- 8 にLAMの難病認定における診断手順を示す[15]．妊娠可能な非喫煙女性が進行性の労作性呼吸困難を呈し，閉塞性換気障害や高分解能CTで壁を有する多発囊胞を認める場合，LAMと臨床診断することは可能であるが，

経気管支肺生検や胸腔鏡下肺生検により LAM 細胞を証明することが望ましい．

■ 治療
- LAM 細胞では，癌抑制遺伝子の *TSC* 遺伝子異常により，細胞の成長・増殖に関与する mTOR 経路が恒常的に活性化しており，その結果 LAM 細胞が腫瘍性に増殖する．シロリムスは mTOR 経路を阻害する分子標的薬であり，MILES 試験において 1 秒量低下を抑制することが示された[16]．

## うっ血性心不全

- 心不全から肺水腫をきたすと，呼吸困難，喘鳴，咳嗽，喀痰などの症状を呈し，COPD や気管支喘息との鑑別が必要になる．また進行した COPD では慢性の右心不全を合併していることも多い．
- 心不全を疑った場合，胸部 X 線写真，心電図，血中 BNP 検査を行うことが推奨される．
- 心不全併存 COPD 患者に対する心不全の治療薬の選択は非 COPD 併存の心不全患者と同様にガイドラインに準じる．

## 間質性肺疾患

- 喫煙者が，慢性咳嗽，労作時息切れを主訴として来院した場合に COPD を疑うが，同時に間質性肺疾患も重要な鑑別すべき疾患である．呼吸機能検査での閉塞性換気障害や画像診断，胸部聴診にて典型的な所見が認められ

**7 LAM の CT 画像**

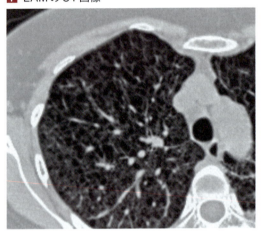

**8 LAM の難病認定における診断手順**

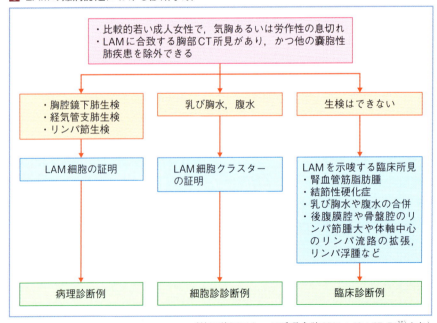

（林田美江ほか．日呼吸会誌 2011；49：67-74[15] より）

た場合には鑑別が容易であるが，気腫合併肺線維症(combined pulmonary fibrosis and emphysema：CPFE)では気腫に伴う閉塞性換気障害，線維化に伴う拘束性換気障害を併発することにより，気流閉塞がマスクされるため注意が必要である．

● CPFEは2005年にCottinらにより提唱された臨床症候群で，胸部CTにて上肺野の気腫性病変と下肺野の線維化病変を認めることを特徴とする臨床症候群である[17]．気腫と線維化はいずれも喫煙を外因性危険因子として共有する．CPFEでは気流閉塞が軽度であっても，拡散能は高度に低下していることが多い．詳細については「気腫合併肺線維症(CPFE)」(p.106)の項目を参照していただきたい．

(中田恭介，西村善博)

## 文　献

1) 日本呼吸器学会COPDガイドライン第5版作成委員会編．COPD(慢性閉塞性肺疾患)診断と治療のためのガイドライン2018, 第5版．日本呼吸器学会；2018.

2) 日本COPD対策推進会議編．COPD診療のエッセンス2014年版．日本医師会；2014.

3) 日本呼吸器学会 喘息とCOPDのオーバーラップ(Asthma and COPD Overlap：ACO)診断と治療の手引き2018作成委員会編．喘息とCOPDのオーバーラップ診断と治療の手引き2018．メディカルレビュー社；2017. p.2-8.

4) Homma H, et al. Diffuse panbronchiolitis. A disease of the transitional zone of the lung. Chest 1983；83：63-9.

5) Kudoh S, et al. Improvement of survival in patients with diffuse panbronchiolitis treated with low-dose erythromycin. Am J Respir Crit Care Med 1998；157：1829-32.

6) Hijikata M, et al. Molecular cloning of two novel mucin-like genes in the disease-susceptibility locus for diffuse panbronchiolitis. Hum Genet 2011；129：117-28.

7) 中田紘一郎ほか．DPBの治療ガイドライン最終報告．厚生科学研究特定疾患対策研究事業びまん性肺疾患研究班平成11年報告書．2000. p.111.

8) 長谷川好規．閉塞性細気管支炎の現状．日内会誌2008；97：1895-9.

9) Travis WD, et al. Non-Neoplastic Disorders of the Lower Respiratory Tract (Atlas of Nontumor Pathology). Amer Registry of Pathology；2002. p.351-80.

10) Kramer MR, et al. The diagnosis of obliterative bronchiolitis after heart-lung and lung transplantation：low yield of transbronchial lung biopsy. J Heart Lung Transplant 1993；12：675-81.

11) Lee ES, et al. Early bronchiolitis obliterans following lung transplantation：accuracy of expiratory thin-section CT for diagnosis. Radiology 2000；216：472-7

12) 栂博久ほか．気管支拡張症．北村聡ほか編．呼吸器疾患stage of arts Ver.6．医歯薬出版；2013. p.441-3.

13) 労働省安全衛生部労働衛生課編．じん肺診査ハンドブック(改訂第4版)．中央労働災害防止協会；1987.

14) 西野宏一ほか．リンパ脈管筋腫症(LAM)．medicina 2018；55：80-3.

15) 林田美江ほか．特定疾患治療研究事業対象疾患 リンパ脈管筋腫症(LAM)認定基準の解説．日呼吸会誌2011；49：67-74

16) McCormack FX, et al. Efficacy and safety of sirolimus in lymphangioleiomyomatosis. N Engl J Med 2011；364：1595-606.

17) Cottin V, et al. Combined pulmonary fibrosis and emphysema：adistinct underrecognised entity. Eur Respir J 2005；26：586-93.

Column

# *Column*

# 質問票

COPDの質問票にはCOPD患者を発見するための質問票と，COPD患者の状態を評価する質問票があり，各々その代表的な質問票について概説する．

## COPD患者を発見するための質問票

COPDは日常よく遭遇する疾患だが，まだ未診断・未治療の潜在患者が多数存在する．COPD集団スクリーニング質問票（COPD Population Screener Questionnaire：COPD-PS）は米国で開発されたCOPD患者発見のための一助となる簡便な質問票である[1]．

3つのCOPD関連項目（息切れ，湿性咳嗽，活動制限），喫煙歴（生涯で100本以上），年齢が質問項目であり，10点満点中，5点以上の患者では閉塞性気道障害を有する可能性が高い（**1**）．自己記入によりCOPD疑いの有無を自己判断できる点が特徴である．

福岡市郊外の久山町で行われた40歳から79歳までの住人2,357人を対象としたCOPD-PS日本語版での研究[2]では，カットオフ値は4点であった．既報とのカットオフ値の違いは，①人種差（日本人は我慢強い傾向にある），②既報では医療機関受診者を対象としていたのに対し，日本語版研究は一般住民を対象としていたことなどに起因すると考えられている．日本人の場合，4点以上であればCOPDの疑いがあると判定される．

## COPD患者の状態を評価する質問票

### ◆ St George's Respiratory Questionnaire (SGRQ)

COPDの状態評価には呼吸機能検査値（% FEV$_1$）がしばしば用いられるが，気流制限の程度と患者の重症度は必ずしも一致しない．SGRQは喘息やCOPDなど気流制限を有する患者の重症度や生活の質（QOL）を評価するために，1990年代初頭に英国で開発された質問票である[3]．この質問票は患者の健康状態の評価や治療効果の判定に有用である．

質問は3つのセクション（呼吸症状の頻度・重症度，息切れによる活動制限，呼吸器疾患による社会的・心理的影響）に分類される76の質問で構成されている．スコアは各々のセクションで合計され，陽性回答の割合（%）で示される．すなわち，0から100の範囲で点数が高いほど症状が重いことを示す．また総合点でも評価される．

### ◆ COPD Assessment Test (CAT)

COPDによる健康状態への影響の評価としてSGRQは標準的な質問票となったが，質問数が多く煩雑なため，日常診療において簡便に利用できるシンプルな質問票が望まれていた．2000年代になり，SGRQを開発したJonesらは，新たにより短くて評価が容易なCOPD質問票であるCATを開発した[4]．日本語版は相澤らによって作成され，その整合性も証明されている[5]．

8つの質問項目（咳嗽，喀痰，息苦しさ，労作時息切れ，日常生活，精神状態，睡眠，活力）による6段階評価（0～5点）で，合計40点満点で評価する（**2**）．SGRQのCOPDに特化したバージョン（SGRQ-C）との比較検証では，CATスコアはSGRQ-Cスコアと良好な相関関係を示した（「呼吸困難とQOL」**5** p.152参照）．

近年ではCOPDの国際的ガイドライン（GOLD）においても重症度分類にCATスコアが採用されおり，CATスコア10点以上で不良

## ① COPD-PS質問票

| お名前 | 記入日　　　年　　月　　日 |

### COPD 集団スクリーニング質問票（COPD-PS™）

この質問票は、ご自身、ご自身の呼吸、またご自身ができることについてお伺いするものです。
記入にあたり、以下の質問に対し、ご自身に最もあてはまる回答のボックス（□）に☒をつけてください。

**1. 過去4週間に、どのくらい頻繁に息切れを感じましたか？**

| まったく感じなかった | 数回感じた | ときどき感じた | ほとんどいつも感じた | ずっと感じた |
|---|---|---|---|---|
| ▼ | ▼ | ▼ | ▼ | ▼ |
| $\square_0$ | $\square_0$ | $\square_1$ | $\square_2$ | $\square_2$ |

**2. 咳をしたとき、粘液や痰などが出たことが、これまでにありますか？**

| 一度もない | たまに風邪や肺の感染症にかかったときだけ | 1か月のうち数日 | 1週間のうち、ほとんど毎日 | 毎日 |
|---|---|---|---|---|
| ▼ | ▼ | ▼ | ▼ | ▼ |
| $\square_0$ | $\square_0$ | $\square_1$ | $\square_1$ | $\square_2$ |

**3. 過去12か月のご自身に最もあてはまる回答を選んでください。**

**呼吸に問題があるため、以前に比べて活動しなくなった。**

| まったくそう思わない | そう思わない | 何ともいえない | そう思う | とてもそう思う |
|---|---|---|---|---|
| ▼ | ▼ | ▼ | ▼ | ▼ |
| $\square_0$ | $\square_0$ | $\square_0$ | $\square_1$ | $\square_2$ |

**4. これまでの人生で、たばこを少なくとも100本は吸いましたか？**

| いいえ | はい | わからない |
|---|---|---|
| ▼ | ▼ | ▼ |
| $\square_0$ | $\square_2$ | $\square_0$ |

**5. 年齢はおいくつですか？**

| 35～49歳 | 50～59歳 | 60～69歳 | 70歳以上 |
|---|---|---|---|
| ▼ | ▼ | ▼ | ▼ |
| $\square_0$ | $\square_1$ | $\square_2$ | $\square_2$ |

**得点の計算**：各質問に対するご自身の回答の横にある数字を、以下の欄に記入してください。
数字を足して合計点を出してください。合計点は0から10までの間です。

＿＿＿　　＿＿＿　　＿＿＿　　＿＿＿　　＿＿＿　　＿＿＿
↑1.の得点 ＋ ↑2.の得点 ＋ ↑3.の得点 ＋ ↑4.の得点 ＋ ↑5.の得点 ＝ 　合計点

**合計点が4点以上の場合**、あなたの呼吸の問題は慢性閉塞性肺疾患（COPD）が原因かもしれません。
COPDは、しばしば慢性気管支炎や肺気腫とも呼ばれ、時間の経過とともにゆっくりと悪化する深刻な肺の病気です。
COPDは完治しませんが、治療により症状をコントロールすることはできます。
記入し終えた質問票を医師に見せてください。合計点が高いほどCOPDにかかっている可能性が高くなります。
医師はスパイロメトリーと呼ばれる簡単な呼吸検査を行い、あなたの呼吸の問題を調べてくれます。
**合計点が0から3点で**、かつあなたが呼吸に問題があると感じている場合も、この質問票を医師に見せてください。
医師は、あなたの呼吸の問題がどのタイプのものかも調べてくれます。

COPD Population Screener™ copyright 2012 QualityMetric Incorporated. All Rights Reserved.　　Japan (Japanese) version
COPD Population Screener™ is a trademark of QualityMetric Incorporated.

**一般社団法人 GOLD日本委員会**

いますぐチェック！ディスカバリー COPD

（Martinez JF, et al. COPD 2008；5：85-95[1]より／日本語版をGOLD日本委員会「COPD情報サイト」http://www.gold-jac.jp/support_contents/copd-ps.htmlからダウンロードできる）

な状態と判定される.

（宮沢直幹）

### 文献

1) Martinez JF, et al. Development and initial validation of a self-scored COPD Population Screener Questionnaire (COPD-PS). COPD 2008；5：85-95.

2) Tsukuya G, et al. Validation of a COPD screening questionnaire and establishment of diagnostic cut-points in a Japanese general population：the Hisayama study. Allergol Int 2015；64：49-53.

Column

## ② CAT質問票

あなたのお名前：

今日の日付：　／　／

**CAT**
COPD Assessment Test

### あなたのCOPD（慢性閉塞性肺疾患）の状態は、いかがですか？
### COPDアセスメントテスト（CAT）をやってみましょう！

この質問表は、COPD（慢性閉塞性肺疾患）の状態が健康と日常生活にどのような影響を与えているか、あなたご自身と主治医の先生が知り、共有するものです。このテストによって、今のCOPDの状態を的確に先生に伝えられ、またテストの点数によって、あなたの状態により合った治療を行うことができるようになります。
下記の各項目に対して、あなたの現在の状態を最も適切に表している所に「✔」印を記入してください。各項目に対して、回答は1つのみ選択してください。

例：私は、とても楽しい　⓪ ✔ ② ③ ④ ⑤　私はとても悲しい

点数

| まったく咳が出ない | ⓪ ① ② ③ ④ ⑤ | いつも咳が出ている |
| --- | --- | --- |
| まったく痰がつまった感じがない | ⓪ ① ② ③ ④ ⑤ | いつも痰がつまっている感じがする |
| まったく息苦しくない | ⓪ ① ② ③ ④ ⑤ | 非常に息苦しい |
| 坂や階段を上っても、息切れがしない | ⓪ ① ② ③ ④ ⑤ | 坂や階段を上ると、非常に息切れがする |
| 家での普段の生活が制限されることはない | ⓪ ① ② ③ ④ ⑤ | 家での普段の生活が非常に制限される |
| 肺の状態を気にせずに、外出できる | ⓪ ① ② ③ ④ ⑤ | 肺の状態が気になって、外出できない |
| よく眠れる | ⓪ ① ② ③ ④ ⑤ | 肺の状態が気になって、よく眠れない |
| とても元気だ | ⓪ ① ② ③ ④ ⑤ | まったく元気がない |

記入後は、先生にお渡しください。

総合点

©2009 GlaxoSmithKline企業グループ、無断複写・転載を禁じます。
Last Updated: February 23, 2012

（Jones PW, et al. Eur Respir J 2009；34：648-54[4]/日本語版をGOLD日本委員会「COPD情報サイト」http://www.gold-jac.jp/support_contents/copd-ps.htmlからダウンロードできる）

3) Jones PW, et al. The St George's Respiratory Questionnaire. Respir Med 1991；85 Suppl B：25-31.
4) Jones PW, et al. Development and first validation of the COPD Assessment Test. Eur Respir J 2009；34：648-54.
5) Tsuda T, et al. Development of the Japanese version of the COPD Assessment Test. Respir Investig 2012；50：34-9.

# 安定期の管理

# 5章

5章　安定期の管理

**安定期の管理**

**薬物療法**

# SABA，SAMA

## はじめに

- 近年，長時間作用性気管支拡張薬の登場により，COPDでは短時間作用性気管支拡張薬である$\beta_2$刺激薬（短時間作用性$\beta_2$刺激薬 short-acting beta$_2$-agonist：SABA）や短時間作用性抗コリン薬（short-acting muscarinic antagonist：SAMA）は，労作時の呼吸困難の予防に使用する薬剤として位置付けられている[1]．

- しかし，COPD患者は労作にて息切れを感じても，しばらく安静にしていれば症状は改善するので，患者自身や医療者が本病態を過小評価しており，SABAやSAMAが適切に処方されていないケースが見受けられる．これに対し日常臨床では，息切れの質問票などの客観的ツールを用いて，健常者と比較して，通常治療中であっても日常生活が制限されている症例を見極め，SABAやSAMAの有効症例を見逃さないことが重要である．そこで本稿では，SABAやSAMAの適切な使用についての概説を行う．

## COPDにおける短時間作用性気管支拡張薬の位置づけ

- 従来の本邦のガイドラインでは，強い労作において呼吸困難が生じるときのみに，必要に応じてSABAやSAMAを頓用使用するとされていた．しかし2018年に改訂されたCOPDガイドラインでは，この状態に加え，咳・痰または無症状のときにも，運動時の呼吸困難の予防目的などで頓用使用することが明記されている．これは，COPD患者の呼吸器症状の過少評価に起因する過少治療を防ぐこと，つまり気管支拡張薬による早期介入の重要性

を念頭においた変更であると思われる．

- 一般的に安静時COPD患者では，呼気時の気道虚脱による気道の狭小化のため呼吸抵抗が上昇し，肺の弾性収縮圧低下（気腫化）に起因した空気の捉えこみ（air trapping）によって肺容量が増大し，静的な肺過膨張が生じることで，呼吸仕事量が増加しているとされる．この静的な肺過膨張に加え運動時には，過換気状態での閉塞性換気障害の悪化に伴う空気の捉えこみのさらなる増大，すなわち動的な肺過膨張に伴う呼吸仕事量の増加が，労作時呼吸困難の原因であるとされる[2]．

- よって理論的には，病状が進行するにつれて，COPD患者では呼吸困難の症状をより強く訴えるようになると考えられるが，必ずしも実際はそうとは限らない[3]．これは，病状が進行したとしても，COPD患者は無意識のうちに呼吸困難が生じる動作を避ける行動をとる，つまり日常的に動かなくなっていること（身体非活動）がその一因である．この日常的な身体非活動がCOPDの呼吸器症状の過小評価の原因の一つと考えられる．

- 以上を踏まえて，COPD患者にとって，無症状であったとしても，早期から短時間作用性気管支拡張薬を使用することは，潜在的な呼吸器症状によって日常的な生活動作の制限を受けていることを気づく機会にもなり，ひいては過少治療を防ぐ有効な治療戦略につながると考えられる．

- なお，急性増悪における短時間作用性気管支拡張薬の有効性のエビデンスは乏しいため[4,5]，以後は安定期COPDに対する本薬剤の効果を述べていく．

166

**1** 短時間作用性気管支拡張薬の動的過膨張に対する効果

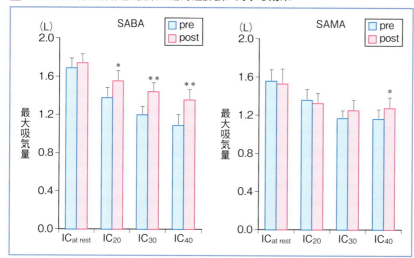

IC at rest：安静時最大吸気量(IC)，$IC_{20}$：呼吸回数20回/分のIC，$IC_{30}$：呼吸回数30回/分のIC，$IC_{40}$：呼吸回数40回/分のIC.
(Kitaguchi Y, et al. Respir Med 2013；107：394-400[10]より)

## 短時間作用性気管支拡張薬の種類と効果

- 前述のとおり，短時間作用性気管支拡張薬にはSAMAとSABAの2種類が存在している．これら薬剤の最大の特徴は，その効果の発現の速さであるとともに，効果の持続時間が数時間と短いことである．

- SABAはSAMAと比較しCOPDに対する効果の発現時間が速いとされ，吸入10～30分後で最大効果が得られ，4～5時間後に効果は消失する[6]．定期的あるいは必要時に吸入する方法があるが，定期的SABA吸入は，安定期COPDの呼吸機能や症状改善に有効であるとされる[7]．しかし安定期COPDに対する必要時SABA吸入との比較試験の結果，両方法の呼吸機能，呼吸器症状に対する効果に差はないにもかかわらず，必要時SABA吸入群においてSABAの投与量が有意に少ないという結果が得られている[8]．

- 一方，SAMAはSABAと比較し最大の気管支拡張反応が優れ，定期的SAMAの吸入も呼吸機能，運動耐容能，呼吸器症状を改善するとされるが[9]，必要時SAMA使用についての有効性を示すエビデンスはない．

- 以上の結果を踏まえて，安定期COPDに対しては短時間作用性気管支拡張薬を使用する場合，副作用対効果の観点から，SABAを必要時吸入するのが望ましいとされている．これは，以下の呼吸生理学的な検討からも支持されている．藤本らは，長時間作用性抗コリン薬投与中のCOPD患者に対するSAMAおよびSABA投与の2群の動的肺過膨張への効果を，安静呼吸から40回/分まで呼吸数を増加させたときの最大吸気量の増加程度を評価することによって比較検討している[10]．その結果SABA投与群は，呼吸数増加に伴う最大吸気量低下(動的過膨張の増加)を抑制する効果(動的過膨張の改善)が，通常から頻呼吸のいずれの呼吸状態においても認められたのに対して，SAMA投与群において動的過膨張の改善効果は40回/分の頻呼吸時に認められたのみであった(**1**)．

- つまり，このことは動的肺過膨張を改善する能力は，SABAのほうがSAMAよりも高いことを示しており，息切れに対する労作前の吸入(アシストユース)として，SABAのほうが優れる根拠とされる．実際筆者らも，通常治療施行中のCOPD患者を対象に，SABAであるプロカテロール吸入のアシストユースが運動耐容能に及ぼす効果や依存する肺のメカニクスについて検証を行った．その結果，

## 2 SABAアシストユースによる運動耐容能改善の規定因子

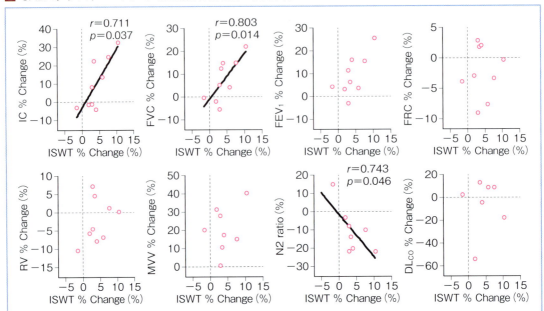

運動耐容能改善程度は，容量系因子であるFVC，ICと末梢気道系因子である⊿N2の改善程度と有意な相関を認めた．IC：最大吸気量，FVC：努力肺活量，FEV₁：1秒量，FRC機能的残気量，RV：残気量，MVV：最大換気量，⊿N2：単一呼吸窒素ガス洗い出し曲線第Ⅲ相傾斜，DLco：拡散能力．

(本多雄一ほか，呼吸 2012；31：1058-64[11]より)

---

**TOPICS**

### 具体的な日常場面を標的としたSABAの吸入コーチング

　筆者らはCOPD患者を対象として，具体的な日常場面におけるSABAアシストユースの指導が，身体活動性に対して有効かどうかを検討した．つまり通常治療を受けているにもかかわらず息切れのため支障をきたしている日常生活動作を，朝（歯磨き等），食事，室内動作（洗濯物の物干し等），屋外動作（立位での会話等），外出（徒歩で外出等），夜（入浴中等）の5つのパートからなる部分に分類した問診票を用いて詳細に把握し，息切れによる各々の日常生活動作の障害レベルを評価した．次に，この問診票をもとに，SABAアシストユースの吸入指導を行い，アシストユースを施行した生活動作とその使用量を吸入記録表に記載してもらうよう指導した．さらに再来時に，医師が吸入記録を確認し，息切れのため制限されている日常生活場面で，適切にアシストユースがなされていない場合は，再度吸入指導を行った．その結果，3軸加速度計により測定した身体活動性が，アシストユース指導後で改善していることを確認した（**3**）[15]．またこれらの効果は，呼吸機能が比較的保たれている患者がより恩恵を受けることから，日常生活動作における息切れを標的としたSABAのアシストユースを用いた吸入コーチングは無症状であってもCOPDの比較的早期からでも使用することで身体活動性が向上する可能性が示唆された（**4**）．以上のように，短時間作用性気管支拡張薬は，今後その特性に応じた効果的な使用方法を模索していく必要がある．

---

　シャトル・ウォーキング試験前のプロカテロールアシストユースは，運動耐容能を改善し，その改善程度は，過膨張の指標である努力性肺活量（FVC），最大吸気量（IC），末梢気道狭窄の指標である⊿N2などの変化量とも相関し，SABAアシストユースの生理学的な裏付けがあることを報告した（**2**）[11]．

● つまりSABAのアシストユースは，労作に

**3** SABAアシストユースの吸入指導による身体活動性への効果

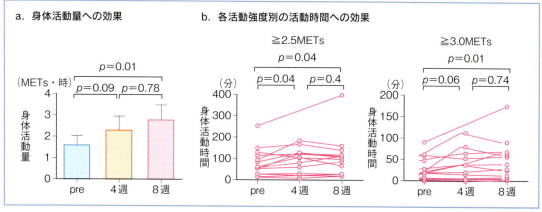

(Hirano T, et al. Respir Investig 2019；57：133-9[15]より)

よって起こる気道狭窄を改善し，肺の動的過膨張を減少させることによって，COPD患者の運動能力などのQOLを向上させることが期待される[12]．

## アシストユースとしてのSABA

- 息切れを評価する簡便な方法の一つとして，同年代の健康な人と比較して息切れの程度を問診することが有効である．修正MRC質問票（Modified British Medical Research Council Questionnaire：mMRC）はCOPD患者の症状評価に用いられる質問表であり，労作時の呼吸困難による日常活動の障害レベルを評価する．

- 筆者らは治療中の安定期COPD患者を対象に，mMRC質問票で評価した呼吸困難による日常活動性の障害レベルを検討した結果，現在のガイドラインに準じた長期管理薬による治療にもかかわらず，約60％の症例においてmMRCスコアが2以上の呼吸困難が残存していた[13]．すなわちガイドラインに準じた治療を行っていても，すべての患者に満足のいく治療を提供しているとは言い難いのが現状である．

- これに対してSABAの労作前の吸入は，運動時の呼吸困難の予防に有効で，重症患者では，入浴などの日常生活の呼吸困難の予防

**4** 日常生活動作における息切れとSABAアシストユースによる吸入コーチングの効果の関係

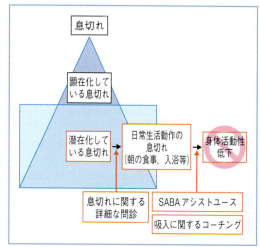

にも有用であると推定されている[2,14]．つまり，長時間作用性気管支拡張薬の登場によって，現在のSABAの最も効果的な使用は，アシストユースであると思われる．

- しかし前述のとおり，COPD患者は呼吸器症状を過少評価しており，SABAを適切に処方されていなかったり，SABAを処方されたとしても適切に吸入していない場合が多い．よって臨床現場では，**TOPICS**に示したように運動時ばかりでなく日常生活動作に伴う息切れの有無や活動制限を簡便かつ客観的ツールを用いて適切に把握し，具体的な吸入

場面におけるSABAアシストユースの指導を行い，実際の治療に反映させることが重要である（**3** **4**）.

- 以上のように今後，短時間作用性気管支拡張薬の効果的な使用方法を，その特性に基づいて模索していく必要がある.

## おわりに

- COPDの治療戦略における短時間作用性気管支拡張薬SABAおよびSAMAの位置づけやその使用法について述べてきた．日常臨床では長時間作用性気管支拡張薬にて通常治療中であっても，労作時息切れのため健常人と比較して日常生活が制限されているCOPD患者が存在するが，その活動制限は，過小評価されている可能性がある．COPD患者において日常活動に潜んでいる息切れを拾い上げ，短時間作用性気管支拡張薬を用いた的確な吸入コーチングを行うことで，身体活動性の向上につながりうる症例が存在することを念頭におく，つまり短時間作用性気管支拡張薬が有効な症例を見逃さない姿勢をもつことが重要である.

（平野綱彦，松永和人）

## 文　献

1) 日本呼吸器学会COPDガイドライン第5版作成委員会編．COPD（慢性閉塞性肺疾患）診断と治療のためのガイドライン2018，第5版．日本呼吸器学会；2018.

2) O'Donnell DE, et al. Dynamic hyperinflation and exercise intolerance in chronic obstructive pulmonary disease. Am J Respir Crit Care Med 2001；164：770-7.

3) Mullerova H, et al. Prevalence and burden of breathlessness in patients with chronic obstructive pulmonary disease managed in primary care. PloS One 2014；9：e85540.

4) Kopsaftis ZA, et al. Short-acting bronchodilators for the management of acute exacerbations of chronic obstructive pulmonary disease in the hospital setting：systematic review. Syst Rev 2018；7：213.

5) Crisafulli E, et al. Management of severe acute exacerbations of COPD：an updated narrative review. Multidiscip Respir Med 2018；13：36.

6) Gross NJ, Skorodin MS. Role of the parasympathetic system in airway obstruction due to emphysema. N Engl J Med 1984；311：421-5.

7) Ram FS, Sestini P. Regular inhaled short acting beta2 agonists for the management of stable chronic obstructive pulmonary disease：Cochrane systematic review and meta-analysis. Thorax 2003；58：580-4.

8) Cook D, et al. Regular versus as-needed short-acting inhaled beta-agonist therapy for chronic obstructive pulmonary disease. Am J Respir Crit Care Med 2001；163：85-90.

9) Wadbo M, et al. Effects of formoterol and ipratropium bromide in COPD：a 3-month placebo-controlled study. Eur Respir J 2002；20：1138-46.

10) Kitaguchi Y, et al. Additive efficacy of short-acting bronchodilators on dynamic hyperinflation and exercise tolerance in stable COPD patients treated with long-acting bronchodilators. Respir Med 2013；107：394-400.

11) 本多雄一ほか．短時間作用型$\beta_2$刺激薬による慢性閉塞性肺疾患患者の運動耐容能改善効果と改善寄与因子．呼吸 2012；31：1058-64.

12) 南方良章．COPD患者の日常活動性評価．呼吸 2012；31：977-83.

13) Matsunaga K, et al. Stratifying the risk of COPD exacerbation using the modified Medical Research Council scale：A multicenter cross-sectional CAP study. Respiratory investigation 2015；53：82-5.

14) Sukisaki T, et al. Single dose of inhaled procaterol has a prolonged effect on exercise performance of patients with COPD. Physiother Theory Pract 2008；24：255-63.

15) Hirano T, et al. Combination of assist use of short-acting beta-2 agonists inhalation and guidance based on patient-specific restrictions in daily behavior：Impact on physical activity of Japanese patients with chronic obstructive pulmonary disease. Respir Investig 2019；57：133-9.

# 安定期の管理

## 薬物療法
# LAMA，LABA

## 最新のCOPDガイドラインにおける安定期COPDの管理

- 安定期COPDの管理では，閉塞性換気障害の程度（$FEV_1$の低下）に加え，息切れ，増悪頻度，身体活動性など総合的に患者の重症度を判断して段階的に治療を強化していく．

- COPD患者は息切れが出ないように早い段階から労作（運動量）を減らしていることが多いために実際は存在する労作時息切れを実感せず，医師にも訴えないことが多いため，注意深い問診が重要である．気管支拡張薬使用後に初めて息切れに気づく患者もいる．

- 軽度以上のCOPDでは，症状の軽減に加えQOL（quality of life）や運動耐容能の改善，さらには身体活動性の向上と維持が重要な治療目標となり，長時間作用性気管支拡張薬の定期的な使用が推奨される．

- 重度のCOPDにおいては複数の長時間作用性気管支拡張薬の併用を行う．

- COPD増悪は閉塞性換気障害の進行や死亡率の上昇をきたすため予防が重要であり，複数の長時間作用性気管支拡張薬および組み合わせが，増悪を抑制することが知られている[1]．

## COPD治療における気管支拡張薬の位置づけ

- COPDの主要な病態を形成する気道壁肥厚（線維化），気道内腔狭窄，肺胞破壊およびムチン過分泌などの変化はいずれもステロイド抵抗性であり，現在のところ長時間作用性吸入気管支拡張薬によって病的に過剰に収縮した気管支平滑筋を弛緩させることがCOPD

薬物治療の中心である．

- 気管支拡張薬は閉塞性換気障害の程度，症状，増悪の有無などから判断した重症度に応じて段階的に使用する（**1**）[1]．薬剤の選択にあたっては，患者ごとに治療反応性や副作用に注意しながら治療を継続する．気管支拡張薬はCOPD患者の症状，QOLおよび運動耐用能を改善することから，身体活動性の向上および維持に有効と考えられる．長時間作用性気管支拡張薬はCOPD増悪の予防に有用であり，呼吸機能の経年低下や死亡率の抑制に寄与する可能性がある．

- 気管支拡張薬には抗コリン薬，$\beta_2$刺激薬，メチルキサンチンの3系統があり，それぞれ作用機序が異なるので，単剤の使用で症状の改善が不十分な場合には，多剤を併用することにより気管支拡張の上乗せ効果が得られるが，効果と副作用のバランスを考慮すると，吸入薬を優先的に使用することが望ましい[1]．

- 近年登場した持続性・即効性・強力性を併せもつ長時間作用性抗コリン薬（long-acting muscarinic antagonist：LAMA），長時間作用性$\beta_2$刺激薬（long-acting beta$_2$-agonist：LABA）は，$FEV_1$の有意な改善効果を担保したうえで，増悪頻度の減少効果，一部の症例では呼吸機能の経年低下の抑制効果や過膨張の改善効果，さらには身体活動性の向上の可能性が示され，生命予後の改善効果が期待される．

## LAMA

- LAMAには1日1回吸入のチオトロピウム，グリコピロニウム，ウメクリジニウムと，1日2回吸入のアクリジニウムがある（**2 3**）[2]．

## 1 わが国のCOPDガイドラインによる安定期COPDの管理法

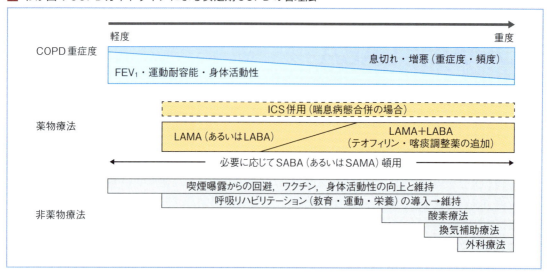

- COPDの重症度はFEV₁の低下程度（病期）のみならず運動耐容能や身体活動性の障害程度，さらに息切れの強度や増悪の頻度と重症度を加算し総合的に判断する．
- 通常，COPDが重症化するにしたがいFEV₁・運動耐容能・身体活動性が低下し，息切れの増加，増悪の頻回化を認めるがFEV₁と他の因子の程度に乖離がみられる場合は，心疾患などの併存症の存在に注意を要する．
- 治療は，薬物療法と非薬物療法を行う．薬物療法では，単剤で不十分な場合は，LAMA，LABA併用（LAMA/LABA配合薬の使用も可）とする．
- 喘息病態の合併が考えられる場合はICSを併用するが，LABA/ICS配合薬も可．

SABA：短時間作用性$β_2$刺激薬，SAMA：短時間作用性抗コリン薬，LABA：長時間作用性$β_2$刺激薬，LAMA：長時間作用性抗コリン薬，ICS：吸入ステロイド薬．
（日本呼吸器学会COPDガイドライン第5版作成委員会編．COPD〈慢性閉塞性肺疾患〉診断と治療のためのガイドライン2018，第5版．日本呼吸器学会；2018[1]より）

### チオトロピウム

- チオトロピウムは1日1回吸入で作用が24時間持続し，COPDの第一選択薬として長いあいだ使用されている．現在主に使用されるソフトミスト製剤であるレスピマット®は大規模な比較試験により，ドライパウダー吸入器（DPI）製剤であるハンディヘラー®と同様の呼吸機能改善効果および増悪抑制効果が認められ，さらに安全性も同等であり，より効率的に薬物を気道内に届けることが可能なデバイスであると考えられ，臨床的に問題なく使用できる[3]．
- UPLIFT試験により4年間までの長期使用によっても気管支拡張効果は減弱することがなく，症状の改善や増悪の減少効果を認めることが示されている[4]．COPD患者の疾患進行（FEV₁の経年変化）を中等症などで抑制し，使用継続中は死亡率を低下させる可能性も示されている[4]．

### グリコピロニウム

- グリコピロニウムは1日1回吸入のDPI製剤である．呼吸機能（FEV₁）および増悪発現までの期間をチオトロピウムと同等に改善することおよび安全性も同等であることに加え，即効性を有し吸入後5分から患者が効果を実感できること，さらに吸入後4時間までの呼吸機能改善はチオトロピウムよりも有意に優れている点が特徴である[5]．
- 吸入抵抗が少ない専用の吸入器（ブリーズヘラー®）によりアドヒアランスの向上が期待できる．

### アクリジニウム

- アクリジニウムは1日2回のDPI製剤である．有意な気管支拡張効果に加えて健康関連

**2** COPD管理に使用する気管支拡張薬

| 薬品名 | 1回吸入量（$\mu$g） | 貼付（mg） | 作用持続時間（時間） |
|---|---|---|---|
| **LAMA** | | | |
| チオトロピウム | 18（DPI）；5（SMI）* | | 24以上 |
| グリコピロニウム | 50（DPI） | | 24以上 |
| アクリジニウム | 400（DPI） | | 12以上 |
| ウメクリジニウム | 62.5（DPI） | | 24以上 |
| **LABA** | | | |
| サルメテロール | 25～50（DPI） | | 12以上 |
| ホルモテロール | 9（DPI） | | 12以上 |
| インダカテロール | 150（DPI） | | 24以上 |
| ツロブテロール（貼付） | | 0.5～2 | 24 |
| **LAMA/LABA** | | | |
| グリコピロニウム/インダカテロール | 50/110（DPI） | | |
| ウメクリジニウム/ビランテロール | 62.5/25（DPI） | | |
| チオトロピウム/オロダテロール | 5/5（SMI）* | | |

\* 1吸入はチオトロピウム2.5$\mu$g（オロダテロール2.5$\mu$g）．1回2吸入する．
（日本呼吸器学会COPDガイドライン第5版作成委員会編．COPD〈慢性閉塞性肺疾患〉診断と治療のためのガイドライン2018，第5版．日本呼吸器学会；2018[1]より抜粋）
チオトロピウム18$\mu$g（DPI）と5$\mu$g（SMI）は同様の呼吸機能改善効果および増悪抑制効果が認められ，安全性も同様である．ここに示すすべてのLAMA単剤およびLABA単剤の一部（ホルモテロール，インダカテロール）はトラフ$FEV_1$を約100mL程度増加させ，すべてのLAMA/LABA配合剤は約200mL程度増加させることが示されている．インダカテロール単剤の1回量が150$\mu$gであるのに対し，ウルティブロ®に含まれるインダカテロール量が110$\mu$gとやや少なくなっているが，配合剤化することによる添加物や吸入効率などを検討して気管支拡張効果と安全性が保たれているため問題ない（以上は筆者による解説）．

QOLや息切れを有意に改善し良好な忍容性も示されている[6]．アクリジニウムは血漿中ですみやかに分解されて失活することなどから全身性副作用のきわめて少ないLAMAとしての特徴を有する．

● 新規吸入デバイスのジェヌエア®は視覚と聴覚でも吸入を実感できるため，特に高齢者におけるコンプライアンス向上が期待される．

### ウメクリジニウム

● ウメクリジニウムは1日1回のDPI製剤であり，最大効果発現は投与後5～15分以内と即効性であり，チオトロピウムと同等の強力な気管支拡張効果と安全性を有しつつ，チオトロピウムよりも作用時間が長い特徴を有する．

● アクリジニウムとウメクリジニウムはともにキヌクリジン誘導体であり，チオトロピウムやグリコピロニウムは基本骨格が異なる（**3**）[2]．キヌクリジン構造を有するメリットとしてはムスカリン受容体との結合力が強くかつ解離が緩徐となり，気道平滑筋上のM3受容体においてアセチルコリン（ACh）に対して強力な拮抗作用とその持続性が得られることが考えられている[7]．

### LAMAの副作用

● LAMAは体内への吸収率が低く，常用量であれば全身性の副作用はほとんど問題ない．閉塞隅角緑内障の患者と前立腺肥大等による排尿障害のある患者では禁忌である点に注意が必要である．

## LABA

● LABAには吸入薬として1日2回吸入のサル

## 3 LAMAの化学構造

チオトロピウム

ウメクリジニウム

グリコピロニウム

アクリジニウム

アクリジニウムとウメクリジニウムはともにキヌクリジン誘導体であり，チオトロピウムやグリコピロニウムとは基本骨格が異なる．

(Cazzola M, et al. Pulm Pharmacol Ther 2013；26：307-17[2] をもとに作成)

メテロール，ホルモテロール，1日1回吸入のインダカテロール，貼付薬としてツロブテロールがある（**2** **4**）[8]．

### サルメテロール，ツロブテロール

● サルメテロールとツロブテロールは作用発現までの時間が遅く，最大効果が得られるまで1～2時間かかり，また部分作動薬であるため最大気管支拡張効果が不十分であると指摘されている．

### インダカテロール

● インダカテロールは1日1回吸入のDPI製剤である．サルメテロールに比べて即効性で強力でありかつ効果が24時間持続するなどの優れた利点を有する[9]．

● インダカテロールはプラセボと同等の安全性を有し，チオトロピウムと同様にプラセボに対して有意な気管支拡張効果とCOPD増悪頻度の低下効果が示され，以前のCOPDガイドライン第4版では，単剤治療の開始は

「LAMAまたはLABA」と同列で扱われていた．その後，COPD増悪を重要視した検討が集積し，増悪抑制効果はLABAよりもLAMAのほうが優れる可能性を示唆する研究結果が複数報告されたことから[10,11]，最新版のCOPDガイドライン第5版では，「LAMA（あるいはLABA）」と，LAMAを優先的に使用する記述となっている[1]．

### ホルモテロール

● ホルモテロールは1日2回吸入のDPI製剤であり，サルメテロールに比べて即効性かつ強力で，臨床的にも呼吸機能および生活の質の改善やSABAの使用頻度減少など病態を有意に改善し，COPD増悪頻度を低下させる効果も示されている[8]．

● 粒子径が小さいため吸入時の咳が少ない，閉鎖系デバイスのため操作が簡便で衛生的である，眠前の吸入により夜間や早朝の症状を軽減できるなどの利点も有し，COPD治療にお

薬物療法／LAMA，LABA

## 4 LABAの化学構造

サルメテロール
ホルモテロール
インダカテロール
ビランテロール
オロダテロール

インダカテロールは$\beta_2$受容体に対してプロカテロールが有する高い固有活性とサルメテロールが有する高い脂肪親和性による作用持続性の両方を併せ持つ構造をしている．ビランテロールはサルメテロールと基本骨格が同じで側鎖を変えることで長時間作用性を有すると考えられる．オロダテロールは，$\beta_2$受容体への高い選択性および親和性に加えて，高い固有活性を有する．

（Cazzola M, et al. Am J Respir Crit Care Med 2013；187：690-6[8]）をもとに作成）

ける吸入薬剤の選択肢を広げている．

### LABAの副作用

● LABAの副作用として，頻脈や手指の振戦などがあるが，その頻度は経口薬に比べて少なく，常用量であれば問題ない[1]．

## LAMA/LABA配合剤

● LAMA/LABA配合剤としては，グリコピロニウム/インダカテロール，ウメクリジニウム/ビランテロール，チオトロピウム/オロダテロールのいずれも1日1回吸入による3剤が臨床使用可能である．LAMA/LABA配合剤は単剤と比べて安全性に問題はなく，呼吸

機能や症状（SGRQ，TDI[★1]など）を有意に改善する．一方で，増悪抑制，身体活動性の向上効果などについてはチオトロピウムに対して優位性を示す傾向は示唆されるが，有意に優れることを示すエビデンスは現時点で十分ではない[12-14]．

### グリコピロニウム/インダカテロール

● グリコピロニウムとインダカテロールの配合剤であるウルティブロ®は，吸入抵抗が少ない専用の吸入器（ブリーズヘラー®）で使用さ

★1
TDI：Transitional Dyspnea Index

175

れる．従来のLAMA単剤およびLABA単剤と比較して有意な気管支拡張効果および増悪抑制効果が示され[15]，安全性も確認されていることから，従来の気管支拡張薬単剤で効果不十分な症例や症状がより強い症例に対して有用である．吸入ステロイド薬（ICS）/LABA配合剤よりも有意な呼吸機能改善効果および増悪抑制効果を有することも示されている[16]．

### ウメクリジニウム/ビランテロール

- ウメクリジニウムとビランテロールの配合剤であるアノーロ®は，LAMA単剤，LABA単剤およびICS/LABA配合剤のいずれに対しても呼吸機能（トラフ$FEV_1$値）を有意に改善し，LAMA単剤およびLABA単剤に対してTDIスコアの変化を改善させる傾向にあり，COPD増悪頻度を有意に改善する[17]．チオトロピウム単剤に対してはTDI，SGRQおよびCOPD増悪頻度における効果はほぼ同等である．安全性に関しては他剤と比較しても問題はない．

- アノーロ®は，呼吸機能の改善だけでなく，息切れ症状の軽減や運動持続時間の延長にも有効性を示すことから[18]，LAMA単剤あるいはLABA単剤で効果不十分な症例あるいは強い症状が残存するCOPD患者に対して，日常生活における身体活動性の向上に寄与することも期待される．

### チオトロピウム/オロダテロール

- スピオルト®は，チオトロピウムとオロダテロールを配合剤化し，遅い噴霧速度と長い噴霧持続時間さらには高いエアロゾル化率により噴霧と吸気の同調が容易でありかつ薬剤が中枢気道から末梢気道まで広く効率的に到達することが期待されるデバイスであるレスピマット®によって使用する．

- スピオルト®は各単剤と比べて高い気管支拡張効果と長期にわたる有効性と安全性が確認されており[19]，LAMA単剤あるいはLABA単剤で効果不十分な症例あるいは強い症状を有する症例に対して有用な薬剤であることが

期待される．

- また研究レベルで抗炎症効果が指摘されている貴重な薬剤であり，臨床的にICSとは異なる機序でのCOPD増悪抑制あるいは呼吸機能の経年低下などに寄与することも期待されている．COPD増悪抑制効果についてはチオトロピウムに対して優位性を示す傾向は示唆されるが，統計学的に有意に優れることを示すエビデンスは現時点で十分ではない[12]．

## LAMA単剤とLABA単剤の臨床効果の違い

- COPD増悪の抑制効果はLABAよりもLAMAのほうが優れる可能性を示唆する研究結果が複数報告されている[10,11]．一方で近年，呼吸困難感やQOLなどの主観的評価（Patient Reported Outcomes：PROs）の改善効果に対してはLAMAよりLABAのほうが優れる可能性を示唆する報告もある[11,20]．

- 今後，単剤治療の考え方として，増悪だけでなくPROsも同程度に考慮されるようになれば，増悪や入院が多い症例ではLAMA，臨床症状が強い症例ではLABA，という優先順位が可能かもしれない．更なるエビデンスの蓄積が待たれる．

## LAMA（あるいはLABA）単剤とLAMA/LABA配合剤の臨床効果の違い

- 多くの臨床試験により，単剤であってもプラセボに対して呼吸機能，呼吸困難，身体活動性，運動耐容能，健康状態，増悪抑制などが有意に改善することが示されている．しかし，単剤治療では症状が完全には消失せず，増悪を繰り返す症例も少なからず存在する．症状の残存は身体活動性低下を加速し，さらなる増悪を繰り返すこととともに，生命予後を悪化させる要因となるため，LAMA/LABA配合剤への治療ステップアップが必要となる．

- **5**にまとめたように，LAMA/LABA配合剤

薬物療法／LAMA，LABA

**5** プラセボ，LAMA 単剤および LABA 単剤と比較した LAMA/LABA 配合剤の臨床効果のまとめ

| | vs. プラセボ | vs. LAMA | vs. LABA | LAMA/LABA配合剤の効果についての現時点での解釈 |
|---|---|---|---|---|
| トラフFEV$_1$ | 0.20 (0.17, 0.23)※ | 0.06 (0.05, 0.08)※ | 0.10 (0.07, 0.12)※ | 呼吸機能（トラフFEV$_1$）は，プラセボより+200 mL，LABAより+100 mL，LAMAより+60 mLより多く有意な改善効果を認める |
| SGRQ | −4.1 (−5.9, −2.3)※ | −1.6 (−2.8, −0.5)※ | −1.1 (−2.5, 0.4) | 呼吸困難感などの症状は，いずれの単剤と比較してもおおむね有意な改善効果を認める |
| SGRQ：臨床的意義のある改善 | 1.66 (1.41, 1.95)※ | 1.24 (1.11, 1.36)※ | 1.23 (1.06, 1.39)※ | |
| TDI | 1.17 (0.96, 1.38) | 0.35 (0.24, 0.47)※ | 0.40 (0.26, 0.53)※ | |
| TDI：臨床的意義のある改善 | 2.12 (1.83, 2.45)※ | 1.31 (1.18, 1.46)※ | 1.34 (1.19, 1.50)※ | |
| 中等～重症の増悪回数 | 0.66 (0.57, 0.77)※ | 0.92 (0.84, 1.00) | 0.82 (0.73, 0.93)※ | 増悪頻度は，プラセボやLABAよりは有意に減少する場合もあるが，LAMAと比較して有意な減少効果は認めない |
| 重症の増悪回数 | 0.73 (0.50, 1.10) | 0.92 (0.79, 1.08) | 0.97 (0.77, 1.24) | |
| 死亡 | 1.95 (0.73, 7.71) | 0.87 (0.64, 1.16) | 0.99 (0.61, 1.66) | 死亡は，いずれの単剤と比較しても有意な減少効果は認めない |
| 重篤な有害事象 | 1.10 (0.89, 1.38) | 1.04 (0.95, 1.14) | 0.96 (0.84, 1.10) | 安全性は，いずれの単剤と比較しても問題ない |
| 重篤な心血管系有害事象 | 1.65 (0.81, 3.35) | 0.87 (0.59, 1.27) | 0.82 (0.46, 1.35) | |

ネットワークメタアナリシスによる比較．トラフFEV$_1$，SGRQ，TDIは6か月後の平均値（95%信用区間），SGRQ・TDI：臨床的意義のある改善はオッズ比（95%信用区間），増悪，死亡，有害事象はハザード比（95%信用区間）で示す．
※印は，「LAMA/LABA配合剤の効果と比較して等しくはない」ことを意味する．

(Oba Y, et al. Thorax 2016；71：15-25[13]をもとに作成)

は単剤と比べて，安全性に問題はなく，かつ呼吸機能や症状（SGRQ，TDIなど）を有意に改善するが，増悪抑制，身体活動性の向上効果などで優位性を示す傾向は示唆されるが，有意性を示すエビデンスは現時点で十分ではない[12-14]．

## LAMA（あるいはLABA）単剤からLAMA/LABA配合剤にステップアップするタイミング

● わが国におけるCOPDガイドラインでは，まず単剤から治療を開始し，効果不十分な場合にはLAMA＋LABA併用（LAMA/LABA配合剤の使用も可）とされている[1]．一方で，

どのようなタイミングでステップアップすべきか明確な基準は示されていない．

● 現時点では，単剤で治療中にもかかわらず **6** に示されるような項目，すなわち①単剤治療で症状の改善効果が乏しい場合，②短時間作用性$\beta_2$刺激薬（SABA）吸入の頓用回数が増える場合，③COPDあるいは併存症によって入院する場合，④呼吸器症状（日中労作時あるいは夜間）が進行する場合，⑤COPD増悪を起こす場合，⑥呼吸機能の経年低下が著しい場合，などでは単剤からLAMA/LABA配合剤にステップアップするのが妥当であると考える[21]．

177

**5章 安定期の管理**

**6** 単剤からLAMA/LABA配合剤に治療強化すべき事象

| 臨床的事象 | 具体的な指標 |
|---|---|
| 単剤治療の効果が乏しい | ・CATスコアの改善が2ポイント未満の場合<br>・患者あるいは医師からみて症状（息切れ，身体活動性，睡眠の質，患者満足度）の改善が不十分である場合 |
| SABA使用回数の増加 | ・必要に応じて使用する連日のSABA吸入頓用回数が6回/日以上で将来の増悪頻度が約2倍に増加する |
| 入　院 | ・COPDに関連する入院（増悪，肺炎など）だけでなく，COPD以外の併存症による入院も含む |
| 症状の進行 | ・日中の労作時息切れだけでなく，夜間の喀痰や呼吸困難などによる睡眠障害も評価対象とする<br>・買い物で両手に荷物を持って歩く，重いリュックサックを背負って歩く，布団の上げ下げ，風呂場での洗髪中などは呼吸困難を感じやすい |
| COPD増悪 | ・年2回以上の増悪<br>・年1回以上の入院に至る増悪 |
| 呼吸機能（$FEV_1$）の著しい経年低下 | ・疾患重症度，症状，増悪頻度，運動耐容能，併存症に対する悪影響をもたらす可能性がある |

LAMA（あるいはLABA）単剤から治療を開始するが，単剤で治療中にもかかわらず症状の改善効果が乏しい場合，短時間作用性β₂刺激薬（SABA）吸入の頓用回数が増える場合，COPDあるいは併存症によって入院する場合，呼吸器症状（日中労作時あるいは夜間）が進行する場合，COPD増悪を起こす場合，呼吸機能の経年低下が著しい場合などでは単剤からLAMA/LABA配合剤にステップアップするのが妥当であると考えられる．注意が必要なのは，いずれの場合でもステロイド反応性が期待できる喘息合併の有無を十分にかつ時期を変えて繰り返し検査し，ICSを含む治療を優先的に行うべき症例（たとえばACO）の存在を常に意識することである．

（Thomas M, et al. Int J Chron Obstruct Pulmon Dis 2017；12：2291-305[21] をもとに作成）

---

**TOPICS**

**LAMA/LABA配合剤の長所と限界**

　LAMAとLABAという異なる作用機序を有する薬剤の同時吸入により，同一細胞内においてM3受容体とβ₂受容体のあいだにお互いの効果に好影響を与える細胞内情報伝達のクロストークが存在している可能性や，気道平滑筋と神経終末間のアセチルコリン放出量の抑制効果が増強される可能性が指摘されていることから，それぞれ単剤で使用するのに比べて副作用のリスクが少なく，より強力な気管支拡張効果が期待できる．LAMA/LABA配合剤は単剤と比べて安全性に問題はなく，呼吸機能や症状（SGRQ，TDIなど）を有意に改善するものの，増悪抑制，身体活動性の向上効果などについてはチオトロピウムに対して優位性を示す傾向は示唆されるが有意に優れることを示すエビデンスは現時点で十分ではない．ちなみに，主に感染症から誘発されるCOPD増悪の頻度がこれらの気管支拡張薬によって抑制されるメカニズムは未解明の部分が多い．肺膨張，気道粘液過分泌，粘液線毛運動低下，呼吸器症状など多面的な病態に対する改善効果が想定されるが，$FEV_1$の経年低下の改善効果などからも推測してLAMAやLABAあるいは両者の配合剤が何らかの抗炎症効果を有する可能性も期待され，今後の展開が注目される．

---

# LAMA/LABA配合剤から開始してもよい場合

● 日常臨床においては，単剤から開始して治療効果を評価したのちにLAMA/LABA配合剤にステップアップするという手順が踏めない場合もある．たとえば，未治療で著しい呼吸機能低下を有するCOPD症例が近日中に全

身麻酔による手術を受ける場合には，周術期のCOPD増悪，無気肺，肺炎，抜管困難症などのリスクを軽減するために最大限の気管支拡張効果を期待してLAMA/LABA配合剤で治療開始すべきである．また，初診時に著しい呼吸機能低下，強い臨床症状，頻回の増悪の既往などが確認されれば，LAMA/LABA配合剤で治療開始すべきである．

- 注意が必要なのは，いずれの場合でもステロイド反応性が期待できる喘息合併の有無を十分にかつ時期を変えて繰り返し検査し，ICSを含む治療を優先的に行うべき症例（たとえばasthma COPD overlap：ACO）ではないかどうかを常に意識して治療強化を検討することである．

## LAMA/LABA配合剤に追加する治療法の可能性

- 安定期COPD管理におけるLAMA，LABAおよびLAMA/LABA配合剤の特徴と使い分けについて解説した．チオトロピウムをはじめとするさまざまな長時間作用性気管支拡張薬の登場によりCOPD薬物療法の治療成績は著しく向上した．しかしそれでもなお増悪

を繰り返し，予後不良の症例が存在する．

- 従来のガイドラインでは「重症以上で増悪を繰り返すCOPD」でICSが適応とされてきたが，最近のCOPD増悪を指標とした複数の検討で，喘息非合併例でLAMA＋LABAの使用下ではICSの優位性が示されなかったこと[22]，および重症COPDにおいて高用量ICSが肺炎リスクを上昇させることなどから，現時点ではCOPD患者におけるICSの適応は，気管支喘息との合併患者（ACO）であると考えてよさそうである．

- そのほか，喀痰の多い慢性気管支炎型ではカルボシステインやN-アセチルシステインが，好中球性炎症に伴う増悪を繰り返す症例ではエリスロマイシンの少量長期投与が，さらには身体活動性が著しく低下している症例では薬物療法だけでなく積極的な働きかけを基本とする行動変容プログラムが有効である可能性も示唆されており，今後さらなるエビデンスの集積によりこのような症例に対する有効な治療法の確立について検討を続ける必要がある．

（玉田　勉，一ノ瀬正和）

## 文　献

1) 日本呼吸器学会COPDガイドライン第5版作成委員会編. COPD（慢性閉塞性肺疾患）診断と治療のためのガイドライン2018, 第5版. 日本呼吸器学会；2018.

2) Cazzola M, et al. Long-acting muscarinic receptor antagonists for the treatment of respiratory disease. Pulm Pharmacol Ther 2013；26：307-17.

3) Wise RA, et al. Tiotropium Respimat inhaler and the risk of death in COPD. New Engl J Med 2013；369：1491-501.

4) Tashkin DP, et al. A 4-year trial of tiotropium in chronic obstructive pulmonary disease. New Engl J Med 2008；359：1543-54.

5) Kerwin E, et al. Efficacy and safety of NVA237 versus placebo and tiotropium in patients with COPD：the GLOW2 study. Eur Respir J 2012；40：1106-14.

6) Jones PW, et al. Efficacy and safety of twice-daily aclidinium bromide in COPD patients：the AT-TAIN study. Eur Respir J 2012；40：830-6.

7) Lainé DI, et al. Discovery of novel 1-azoniabicyclo［2.2.2］octane muscarinic acetylcholine receptor antagonists. J Med Chem 2009；52：2493-505.

8) Cazzola M, et al. β2-agonist therapy in lung disease. Am J Respir Crit Care Med 2013；187：690-6.

9) Kornmann O, et al. Once-daily indacaterol versus twice-daily salmeterol for COPD：a placebo-controlled comparison. Eur Respir J 2011；37：273-9.

10) Vogelmeier C, et al. Tiotropium versus salmeterol for the prevention of exacerbations of COPD. N Engl J Med 2011 ; 364 : 1093-103.

11) Decramer ML, et al. Once-daily indacaterol versus tiotropium for patients with severe chronic obstructive pulmonary disease (INVIGORATE) : a randomised, blinded, parallel-group study. Lancet Respir Med 2013 ; 1 : 524-33.

12) Calverley PMA, et al. Tiotropium and olodaterol in the prevention of chronic obstructive pulmonary disease exacerbations (DYNAGITO) : a double-blind, randomised, parallel-group, active-controlled trial. Lancet Respir Med 2018 ; 6 : 337-44.

13) Oba Y, et al. Efficacy and safety of long-acting $\beta$-agonist/long-acting muscarinic antagonist combinations in COPD : a network meta-analysis. Thorax 2016 ; 71 : 15-25.

14) Wedzicha JA, et al. Analysis of chronic obstructive pulmonary disease exacerbations with the dual bronchodilator QVA149 compared with glycopyrronium and tiotropium (SPARK) : a randomised, double-blind, parallel-group study. Lancet Respir Med 2013 ; 1 : 199-209.

15) Bateman ED, et al. Dual bronchodilation with QVA149 versus single bronchodilator therapy : the SHINE study. Eur Respir J 2013 ; 42 : 1484-94.

16) Wedzicha JA, et al. Indacaterol-Glycopyrronium versus Salmeterol-Fluticasone for COPD. N Engl J Med 2016 ; 374 : 2222-34.

17) Rodrigo GJ, Neffen H. A Systematic Review of the Efficacy and Safety of a Fixed-Dose Combination of Umeclidinium and Vilanterol for the Treatment of COPD. Chest 2015 ; 148 : 397-407.

18) Donohue JF, et al. Efficacy and safety of once-daily umeclidinium/vilanterol 62.5/25 mcg in COPD. Respir Med 2013 ; 107 : 1538-46.

19) Buhl R, et al. Tiotropium and olodaterol fixed-dose combination versus mono-components in COPD (GOLD 2-4). Eur Respir J 2015 ; 45 : 969-79.

20) Buhl R, et al. Blinded 12-week comparison of once-daily indacaterol and tiotropium in COPD. Eur Respir J 2011 ; 38 : 797-803.

21) Thomas M, et al. When is dual bronchodilation indicated in COPD？ Int J Chron Obstruct Pulmon Dis 2017 ; 12 : 2291-305.

22) Magnussen H, et al. Withdrawal of inhaled glucocorticoids and exacerbations of COPD. N Engl J Med 2014 ; 371 : 1285-94.

## Column

# LAMA/LABA配合剤の登場で実際に日本人COPD患者の予後は改善したのか

### COPDにおける薬物療法の変遷

COPDに対する薬物療法の変遷を歴史的に概観すると，1990年代までは治療反応性に乏しい疾患と認識される状況下にあったが，2004年に長時間作用性抗コリン薬（LAMA）であるチオトロピウム（スピリーバ®）の発売以後多くの薬剤が上市された．

COPD治療薬は，大別するとLAMAと長時間作用性$\beta_2$刺激薬（LABA），そして吸入ステロイド薬との配合剤（ICS/LABA）に分けられ

る．LAMAの登場以後2019年現在までに4種のLAMAと3種のLABA吸入薬（単剤），4種のICS/LABA（1剤はCOPDには適応未取得）が上市されているが，まさにLAMAの発売が，COPDの薬物療法においてパラダイムシフトが起こった時期と考えられている（**1**）．

その後，2013年に本邦で初のLAMA/LABA配合剤であるグリコピロニウム/インダカテロール配合剤（ウルティブロ®）が上市され，$\beta$刺激薬と抗コリン薬の併用によるdual bron-

**1** COPDの薬物療法の変遷

破線は他疾患での適応取得時期を表わす．

Column

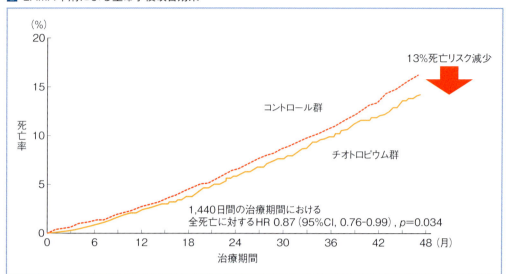

**2** LAMA単剤による生命予後改善効果

(Tashkin DP, et al. N Engl J Med 2008；359：1543-54[1]より)

chodilationが簡便に実践できるようになった．以降，現在までLAMA/LABA配合剤は3薬剤が利用可能である．すべて1日1回吸入であるが，それぞれ吸入デバイスが異なり，ドライパウダー吸入器（DPI），ソフトミスト吸入器（SMI）という特性の異なるデバイスで提供されている．そのため，臨床現場では患者の状態や嗜好・ライフスタイルに応じて選択する必要がある．

## 薬物療法の臨床効果

COPDは高齢者に多い慢性疾患であり，世界的に上位（2016年は3位）の死亡原因の疾患であるため，薬物療法による介入で生命予後を改善させられるか？という点はきわめて重要な課題である．しかし，その問いに対して明確に回答するには十分な規模かつ長期間にわたるランダム化比較試験といった，質の高い臨床試験を実施する必要がある．

その点で，2008年に発表された，4年間の生命予後を観察したUPLIFT研究がもたらしたインパクトは大きく（**2**），LAMAであるチオトロピウムは以後のreference drugとなり，治療のパラダイムシフトの原動力となったといえる[1]．

現在のところ，LAMA/LABA配合剤に関する同様の臨床試験は行われておらず，仮に行われていても実施期間は1年から2年にとどまる．特にCOPD患者は高齢ゆえに多くの併存症・合併症を有しており，質の高い大規模臨床試験を実施することは容易ではない．また厳密な参加条件を設定することは現実的ではなく，リアルワールドを意識した介入研究，後向き観察研究，さらには疫学研究も十分なエビデンスとしてとらえられている．

## 疫学的検討からみるLAMA/LABAの有効性

こうした中，介入研究ではなく疫学的な視点での分析がいくつか報告されている．COPDの増悪による入院治療から退院後の生命予後の調査では，長時間作用性気管支拡張薬（long acting bronchodilators：LABDs）の上市前と後を比較した疫学調査がある[2]．**3**に示すとおり，LABDsの上市前の1996〜1997年に比べ，2003〜2004年（欧米ではこの時点ですでにLABDs

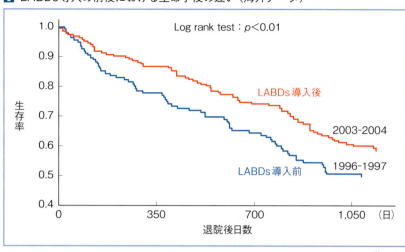

**3** LABDs導入の前後における生命予後の違い（海外データ）

（Almagro P, et al. Thorax 2010；65：298-302[2]）より）

上市済み）の期間では明らかな生命予後改善が示されている．

　私見であるが，この結果は本邦においても臨床実感を支持する．日本呼吸器学会の『COPD（慢性閉塞性肺疾患）診断と治療のためのガイドライン2018，第5版』[3]）の管理目標に関する記述で提示されているように，COPD増悪の予防はひいては疾患進行や生命予後改善につながると期待されており，LAMA，もしくはLABAによる増悪の予防効果は多くの大規模臨床試験で証明されている．さらに，LAMA/LABA配合剤が増悪予防効果においてLAMA単剤よりも優れる結果も示されている[4,5]．ただし，LAMA単剤にLABAを追加することによる上乗せ効果として，「生命予後を改善するかどうか」については依然として明確な回答が得られるには至っていない．

　これに対し，本邦の死亡統計を疫学的な視点でみると，興味深いことにCOPD死亡者数は2011年の年間約16,600人をピークに減少傾向にある（2017年は集計法の変更あり）．見方によってはLAMA/LABA配合剤の上市前に減少傾向になったともとれるが，この時期は第2世代LABAともいうべきインダカテロールの上市の時期に相当する．LAMA/LABA配合剤は

利便性の点で優れることは間違いないが，純粋な薬剤効果としてLAMAとLABAには「配合剤」と単なる「併用」とに明確な臨床的な差はないことから，既にLAMAが広く投与されていたCOPD患者に対し，インダカテロールの上市により，LAMA/LABA配合剤と同等の臨床効果が実現できたという分析もできる．当然ながら，COPDの疾患認知度や社会情勢，そして医療環境，治療の進化など多くの要因があるため，一概には結論づけることは難しい．

　さらに，わが国において介入研究として長期間のLABDsの効果を検証したものはないが，**4** に同一施設で異なる時期に行われた2つのコホート研究の結果を示す．それぞれ，LABDs上市前の1995年に行われたNishimuraら[6]）の検討と，LAMA上市後の2006年から開始されたTanimuraら[7]）の検討である．両者ともに，呼吸困難の程度（mMRC）が生命予後の予測因子として重要であるという結果を示している．ここで注目すべき点として，赤の線で示すmMRC 3度（平らな道でも息切れする）のCOPD患者の生存曲線である．Tanimuraらの検討においてはmMRC 3度の患者は全例がLABDsを導入されており，Nishimuraらの検討よりも長い生存期間を示している．これまで示

183

Column

**4** 呼吸困難（mMRC）別の生存曲線（LABDs上市前と上市後）

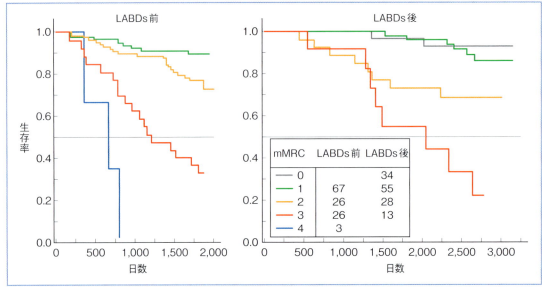

（左：Nishimura K, et al. Chest 2002；121：1434-40[6]／右：Tanimura K, et al. Ann Am Thorac Soc 2016；13：334-41[7]より）

されているLABDsの呼吸困難の改善のインパクトはmMRCの程度を大きく変えるほどではないとしてもある程度は期待できるとされる．そこに増悪予防効果もあいまって，結果として生命予後の改善が得られたと解釈できる．今後，同様の分析を行うことによりLAMA/LABAの併用効果がどの程度のものか，明らかになることが期待される．

## LAMA/LABA配合剤のインパクト

現在，直接的に生命予後を評価する研究よりも，代替指標として「生命予後因子」をアウトカムとした臨床試験の実施が主流である．前述のとおりCOPDの増悪頻度や，労作時呼吸困難の程度に関する検討が代表的であるが，近年注目されているものとしてCOPD患者の「身体活動性」も重要なアウトカムとして研究対象となっている．LAMAに対し，LABAの上乗せ効果は認められるものの，著しい変化は示されておらず，今後の検討が待たれる．

（佐藤　晋）

**文献**

1) Tashkin DP, et al. A 4-year trial of tiotropium in chronic obstructive pulmonary disease. N Engl J Med 2008；359：1543-54.
2) Almagro P, et al. Recent improvement in long-term survival after a COPD hospitalisation. Thorax 2010；65：298-302.
3) 日本呼吸器学会COPDガイドライン第5版作成委員会編．COPD（慢性閉塞性肺疾患）診断と治療のためのガイドライン2018，第5版．日本呼吸器学会；2018.
4) Calverley PMA, et al. Tiotropium and olodaterol in the prevention of chronic obstructive pulmonary disease exacerbations（DYNAGITO）：a double-blind, randomised, parallel-group, active-controlled trial. Lancet Respir Med 2018；6：337-44.
5) Ichinose M, et al. Tiotropium/olodaterol versus tiotropium in Japanese patients with COPD：results from the DYNAGITO study. Int J Chron Obstruct Pulmon Dis 2018；13：2147-56.
6) Nishimura K, et al. Dyspnea is a better predictor of 5-year survival than airway obstruction in patients with COPD. Chest 2002；121：1434-40.
7) Tanimura K, et al. Quantitative Assessment of Erector Spinae Muscles in Patients with Chronic Obstructive Pulmonary Disease. Novel Chest Computed Tomography-derived Index for Prognosis. Ann Am Thorac Soc 2016；13：334-41.

薬物療法／ICS（吸入ステロイド薬）

**安定期の管理**

薬物療法
# ICS（吸入ステロイド薬）

## はじめに

- 最初の吸入ステロイド薬（inhaled corticosteroid：ICS）であるベクロメタゾンが開発されてから約50年が経過するが，COPDに対するICSの意義と位置づけについてはいまだ議論がつきず，ICS，LAMA，LABAの3剤配合剤によるトリプルセラピーが処方可能となった現在，その適応については曖昧な部分があるといわざるをえない．その理由を探るには，COPD，気管支喘息，ACOが提唱された歴史をさかのぼる必要がある．

- 閉塞性換気障害については1959年のCIBA Guest Symposiumや1962年の米国胸部学会（ATS）の会議が，歴史的なランドマークカンファレンスと位置づけられ，この場で肺気腫，慢性気管支炎，気管支喘息の疾患概念が議論された．おそらくこのATSの会議で，喘息とCOPDの両者にオーバーラップする病態に対し"asthmatic bronchitis"という表現が用いられたことがACOの始まりであろう．

- 本邦ではACOについて，後述する2004年の日本呼吸器学会COPDガイドライン第2版において，「鑑別診断として問題になるのは喘息であり，気管支喘息と診断されている患者の中に，最大限の治療をしても非可逆的な気流制限を有する患者がおり，COPDと気管支喘息が合併していると診断せざるを得ない症例も多い」との記載にさかのぼることができる．

- 2009年の第3版以降，ようやく「気道可逆性の大きいCOPD」「可逆性に乏しい難治性喘息」「COPDと喘息が併存する例」があるとの表現が用いられ始め，2013年の第4版において「オーバーラップ症候群」という表現が初めて使用された．

- "overlap syndrome"という英語表記は2009年のGibsonらの論文にみることができる[1]．現在では後述するACOの診断基準が提唱されているが，それ以前に行われた，主にCOPDの増悪に対するICSの効果を検討した研究では，その時代にどのような患者を対象にしたかにより結論に大きな違いが生じている．背景を十分に考慮する必要がある．

- ICS単剤にはCOPDへの適応がなく，高用量は適応外となるため解釈には注意が必要である．本稿でのICSについては，LABA/ICSやトリプルセラピーとしての意義を論じたい．

## 本邦ガイドラインにおけるICSの位置づけとその変遷

- 今から約20年前の1999年に出版された日本呼吸器学会ガイドライン第1版[2]では，経験的にCOPD症例の10〜30％で全身的な経口ステロイド療法が有効であり，適応のある症例については継続的な長期投与を検討すべきとされた．さらに経口ステロイド有効例では，その維持療法として経口からICS（ベクロメタゾン800〜1,000 $\mu$g/日）への切り替えも考慮すべきとされた．重症例では，きわめて高用量（1,000 $\mu$g/日）のフルチカゾンがQOLを改善し増悪を抑制する効果があることも紹介されたが，報告によって結果に差があるため，さらなる研究成果の蓄積が必要との表現にとどまった．第1版では，プレドニゾロン換算で0.5 mg/kg/日を2週間経口投与し，その前後で1秒量や運動耐容能などを評

185

価することとした.

- 2004年に出版された第2版[3]では,経口ステロイド療法に対する考え方が180°変わり,継続的な長期投与は推奨されないと明記された.その理由としては,ステロイドミオパチーによる呼吸筋障害による呼吸不全の悪化や,短期間の経口ステロイド投与からは長期の吸入ステロイド療法の有効性が予測できないとするエビデンスが得られたためである.

- ICSは1秒量の経年低下を抑制できないとする成績が得られた一方で,%FEV$_1$が50%未満のGOLD III,IV期のCOPDで,特に増悪頻度の多い症例(年に1回以上)では,QOLの悪化や増悪を抑制するエビデンスが得られたため,このような症例にはICSが推奨されるに至った.当時,LABA/ICSは未承認であったため,配合剤については今後の期待のみが述べられた.

- 2009年に出版された第3版[4]では,%FEV$_1$が50%未満(GOLD III,IV期)の気流閉塞があり,増悪を繰り返す症例にはICSの適応があるとされ,これまでと同様の推奨がなされた.これに加えICS中止により増悪が誘発される場合があることが併記された.一方,高用量ICSでは肺炎が増加するため,副作用について注意が喚起された.第3版として特に重要なのは,「COPDに喘息が合併した患者では,COPD重症度にかかわらずICSの適応となる」ことが明記された点である.

- 2013年に出版された第4版[5]でも,ICSについてはそれまでの指針が踏襲された.オーバーラップについても第3版と同じである.第4版の時期は,サルメテロール/フルチカゾン(アドエア®)とホルモテロール/ブデソニド(シムビコート®)がLABA/ICSとしてCOPDに適応があり,単剤で使用するよりも呼吸機能,運動耐容能,呼吸困難を改善すること,中等度からきわめて高度の気流閉塞(GOLD II,III,IV期)では,増悪頻度が減少することが明記された.一方,LABA/ICS

に抗コリン薬を組み合わせるトリプルセラピーの長期効果については,さらなるデータの蓄積が必要との記載にとどまっている.

- 2018年に出版された第5版[6]においては,ICSについて従来の指針が踏襲されたが,「ACOでは喘息病態に対しICSを投与すること」,および「ICSはLABAあるいはLAMAと併用する処方が前提である」とのクリアな表現に修正された.

- LABA/ICSについては上述の2剤に加え,ビランテロール/フルチカゾン(レルベア®)にもCOPDの適応が加わった.その後,FLAME試験,ENERGITO試験,AFFIRM COPD試験など,LABA/ICSとLAMA/LABAを比較した成績が明らかとなり,メタ解析が行われた.詳細については本書の*Column*(p.194)で筆頭著者の堀田による解説があるため簡単に述べるが,LAMA/LABAのほうがLABA/ICSに比べ,増悪の抑制,呼吸機能の改善,SGRQ総スコアの改善,肺炎リスクの軽減の観点から優れているとの結論が得られた[7].さらに,トリプルセラピーからICSを中止しても中等症から重症の増悪リスクに差がないとするWISDOM試験の成績が報告され[8],LABA/ICSを積極的に処方すべき症例はACOであると明記された.

- 本邦のガイドラインでは,バイオマーカーとしての末梢血好酸球数の比率(%)や絶対数のカットオフ値については記載がなく,今後の課題となっている.

## GOLD 2019 ドキュメントにおける ICS の位置づけ

- **1** **2** は,GOLD 2019ドキュメント[9]に掲載された薬物療法の組み立てである.今回のGOLDが従来と大きく異なる点は,ABCD分類に基づく初期治療に加え,呼吸困難や増悪など臨床経過を改めて評価したうえで,**2** のように薬物療法を変更する点である.

- 「はじめに」で,トリプルセラピーの適応に

## 1 GOLD ABCD分類に基づく初期治療の組立

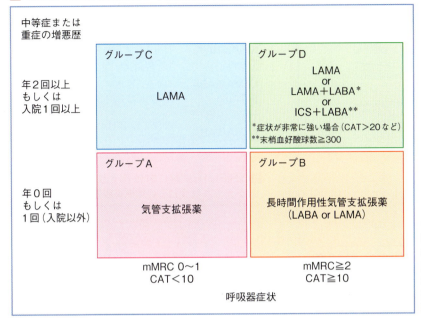

(Global Initiative for Chronic Obstructive Lung Disease. The Global Strategy for the Diagnosis, Management and Prevention of COPD. GOLD 2019 REPORT[9]を参考に作成)

## 2 経過観察に基づく薬物療法のアルゴリズム

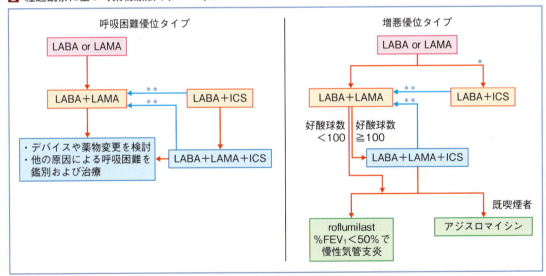

*末梢血好酸球数≧300/μLまたは末梢血好酸球数≧100/μLかつ中等症増悪2回以上や入院を要する増悪1回以上で検討
**肺炎などの副作用や効果が乏しければICSの中止を検討
(Global Initiative for Chronic Obstructive Lung Disease. The Global Strategy for the Diagnosis, Management and Prevention of COPD. GOLD 2019 REPORT[9]を参考に作成)

ついては曖昧な部分があると述べたのは，Dの薬剤の組み合わせが 1 のように記載されたためである．ICSについては，ABCでは推奨されず，Dにおいて好酸球数が300/μL以上で考慮すべきとされる．Dの選択肢としてはLAMA or (LAMA+LABA) or (ICS+LABA)があるが，初期治療としてトリプルセラピーは推奨されず， 2 のように経過をみたうえで考慮すべきであり，最終判断は担当医に委ねられている．

### 3 好酸球数による年間の増悪発生率の違い

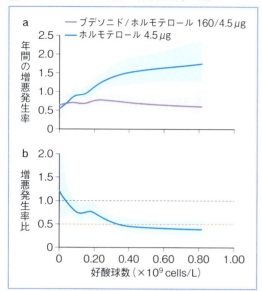

横軸に好酸球数をとり，aには薬剤ごとの年間の増悪発生率を，bには発生率の差を解析した成績を示す．0.10×10⁹ cells/Lは100 cells/μLに相当する．
(Bafadhel M, et al. Lancet Respir Med 2018；6：117-26[10]より)

### 4 トリプルセラピーに関する最近の大規模臨床研究一覧

| | |
|---|---|
| LAMA対Triple | TRINITY 2017 |
| ICS/LABA対Triple | TRILOGY 2016, FULFIL 2017, IMPACT 2018, KRONOS 2018 |
| LAMA/LABA対Triple | TRIBUTE 2018, IMPACT 2018, KRONOS 2018 |
| TripleからLAMA/LABA | WISDOM 2014, SUNSET 2018 |

### 5 TRIBUTE試験におけるトリプルセラピーとデュアルセラピーの増悪抑制効果の違い

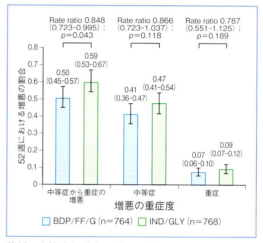

薬剤の中等症と重症の増悪に対する抑制効果を示す．BUD/FF/G：ベクロメタゾン/ホルモテロール/グリコピロニウム，IND/GLY：インダカテロール/グリコピロニウム．
(Papi A, et al. Lancet 2018；391：1076-84[11]より)

- 一方注目すべきは，本邦のガイドラインでは明記するには至らなかった好酸球数が，**1** **2**のように判断の基準として示されている点である．特に**2**にあるように，入院を要する増悪や2回以上の増悪をきたす症例では，好酸球数が100/μL以上でトリプルセラピーの適応を検討すべきとしている．
- **3**に好酸球数が100/μLの根拠となった研究結果を示す[10]．約4,500症例を対象にホルモテロールとホルモテロール/ブデソニドの増悪に対する抑制効果を比較した成績であるが，統計的に好酸球数100/μLを境に両者に有意な差が認められた．このデータが根拠になったと考えられる．好酸球数については，以下の最新の研究成果も参考にされたい．

## トリプルセラピーの増悪抑制に対する最新の研究結果

- **4**に，トリプルセラピーに関する最近の臨床研究一覧を示す．紙面の都合上すべての研究を解説できないので，ICSの意義を検討する意味で参考となるTRIBUTE試験[11]，IMPACT試験[12]，KRONOS試験[13]を中心に紹介し，SUNSET試験[14]にも触れたい．
- **5**は，TRIBUTE試験の成績である．ベクロメタゾン/ホルモテロール/グリコピロニウムのトリプルセラピーとインダカテロール/グリコピロニウムのデュアルセラピーを，増悪の抑制効果で比較検討した成績である．対象は，増悪歴のある高度（GOLD Ⅲ）以上の気流閉塞を有する計1,532症例で，現時点でステロイド治療（経口，吸入）を要する喘息症例を除外した．トリプルセラピーを単一のデバ

**6** IMPACT試験におけるトリプルセラピーとデュアルセラピーの増悪抑制効果の違い

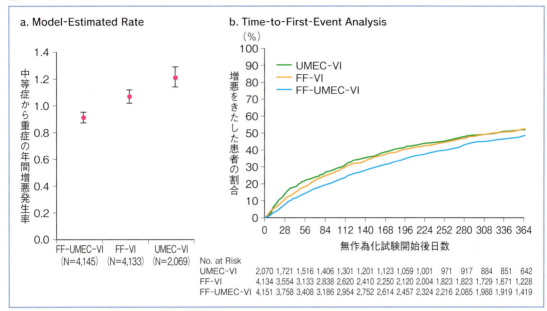

aは中等症から重症の年間増悪発生率を，bは無作為化試験開始後に増悪をきたした患者の割合を示す．
FF-UMEC-VI：フルチカゾン/ウメクリジニウム/ビランテロール，FF-VI：フルチカゾン/ビランテロール（レルベア®），UMEC-VI：ウメクリジニウム/ビランテロール（アノーロ®）．

（Lipson DA, et al. N Engl J Med 2018；378：1671-80[12] より）

イスで投与した点は初である．**5**のように，トリプルセラピーはデュアルセラピーに比し，中等症から重症の増悪を有意に減少した．肺炎を含めた有害事象には両群間で差がなかった．

- **6**はIMPACT試験の成績である．トリプルセラピーとしてフルチカゾン/ウメクリジニウム/ビランテロールを，デュアルセラピーとしてフルチカゾン/ビランテロール（レルベア®）あるいはウメクリジニウム/ビランテロール（アノーロ®）をエリプタ®にて吸入し，中等症から重症の増悪の年間発生率を比較した．対象は，増悪歴のある計10,355症例である．現時点で喘息の診断を有する症例を除外したが，COPDの診断があれば喘息の既往については問わないとした．**6**に示すように，トリプルセラピーではいずれのデュアルセラピーよりも増悪の発生率が低く，入院に至る重度の増悪はウメクリジニウム/ビランテロールに比し有意に減少した．**6**には示し

ていないが，肺炎についてはトリプルセラピーにおいて有意に増加した．

- KRONOS試験は，トリプルセラピーとしてブデソニド/グリコピロニウム/ホルモテロールを，デュアルセラピーとしてグリコピロニウム/ホルモテロールあるいはブデソニド/ホルモテロール，さらにオープンラベルのブデソニド/ホルモテロール（シムビコート®）を用い，呼吸機能，SGRQ，呼吸困難，増悪頻度など複数の指標で比較検討を行った．対象は計1,902症例で，上記の2つの研究とは異なり前年の増悪歴を問わなかった．喘息については現時点で診断されている症例を除外した．**7**aに成績を示す．トリプルセラピーでは，過去の増悪歴と無関係に，中等症から重症の増悪を減少した．本研究では，肺炎は有害事象として多くなかった．

- **7**bは，増悪抑制効果を好酸球数との関係で解析した成績である．トリプルセラピーとグリコピロニウム/ホルモテロールを比較する

## 7 KRONOS試験におけるトリプルセラピーとデュアルセラピーの増悪抑制効果の違い

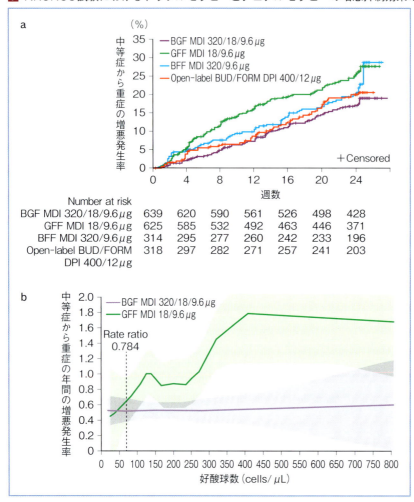

aは薬剤による中等症から重症の増悪発生率の違いを，bは増悪発生率と好酸球数の関係を示す．好酸球数75〜100/μLにて差が生じている．
BGF：ブデソニド/グリコピロニウム/ホルモテロール，GFF：グリコピロニウム/ホルモテロール，BFF：ブデソニド/ホルモテロール，Open-label BUD/FORM ブデソニド/ホルモテロール（シムビコート®）．
(Ferguson GT, et al. Lancet Respir Med 2018；6：747-58[13]より)

と，好酸球数の増加とともに中等症から重症の増悪が増加する．しかし，ICSが加わることで増悪が抑制されている．その違いは，好酸球数で75〜100/μLを境としている．

- このような好酸球数との関係は，前述のTRIBUTE試験，IMPACT試験でも解析されており，増悪抑制効果はTRIBUTE試験では好酸球数2％以上，IMPACT試験では150/μL以上で有意になると示されている．逆にいえば，好酸球数がそれ未満であるとICSを加える意義が薄れるといえる．3では好酸球数100/μL以上との値を示したが，報告により好酸球数（比率あるいは絶対数）にはばらつきがあるのが現状である．

- WISDOM試験[8]の成績は前述したが，SUNSET試験[14]でも同様の結果が得られた．いずれの試験も好酸球数との関係を解析すると，300/μLあるいは400/μL以上で増悪頻度に有意差が認められるとの結果が得られている．

## トリプルセラピーの研究結果に対する問題点の指摘

- 8に，トリプルセラピーの研究結果に対するSuissaらの提言を示す[15]．2018年10月にERJに掲載された論文である．Suissaらは，TRIBUTE試験とIMPACT試験の方法論的妥当性を独自の手法で解析し，いくつかの問

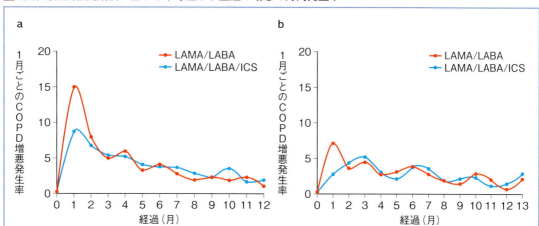

**8** 無作為化試験開始後に生じる中等症から重症の増悪の月間発生率

aはIMPACT試験，bはTRIBUTE試験で発表されたtime-to-first exacerbation curvesを，Suissaらが解析し直した成績を示す．

(Suissa S, Ariel A. Eur Respir J 2018 52(6)[15]より)

題点を明らかにしている．

- 具体的な問題点は，両研究とも過去に喘息があっても，現在喘息としての診断を受けていなければ対象に含めてよいとした点である．IMPACT試験では，「現時点で喘息の診断を有する症例を除外するが，COPDの診断があれば過去の喘息については問わない」としたため，ACOが含まれている可能性が高い．TRIBUTE試験では約65％，IMPACT試験では約70％の症例に試験前にICSが処方されており，無作為化後LAMA/LABA群に振り分けられた症例では，本来必要なICSが中止された可能性がある．IMPACT試験では，気道可逆性試験が18％に陽性であった．また，%$FEV_1$が45％であるにもかかわらず，前年の増悪率が54％と通常のCOPDとしては高すぎる点も疑問につながった．いずれもACOの存在を疑わせる要因となる．
- 生データがないために，Suissaらが，論文に発表されたデータを取り込み，再度解析した結果が**8**である．aがIMPACT試験，bがTRIBUTE試験であるが，LAMA/LABA群では最初の1か月間に増悪が急増することが示されている．Suissaらは，ICSの中止が最初の3か月における全死因死亡率の増大を招いたのではないかと推察している．最初の増悪の時期を過ぎれば両群は同じ経過をたどることも示され，これを"depletion of susceptibles"と表現し，ICS感受性のある症例が除かれた結果であろうと疫学的に推論している．IMPACT試験とFLAME試験の違いは，喘息の既往を有する症例を含めたか否かにあり，このことが異なる結果を導いた原因と分析される．
- 本論文から，逆に，precision medicineとしてトリプルセラピーが適応となる患者像が明らかにされたともいえる．薬剤が増えれば副作用も増える可能性があるため，安易にトリプルセラピーに進むことは推奨されない．今後トリプルセラピーが適応となる症例をいかに選ぶかが大切となる．

## トリプルセラピーは必要か否か

- これまで解説したように，トリプルセラピーの適応となる症例があることは間違いない．その適応患者をどのように選択するかが重要である．本邦のガイドラインでも明記されたように，ACOにはICSを積極的に処方すべ

⑨ SinらのRound table discussionによるACOの定義

| Major criteria | Minor criteria |
| --- | --- |
| Persistent airflow limitation (post-bronchodilator $FEV_1/FVC < 0.70$ or LLN) in individuals 40 years of age or older : LLN is preferred | Documented history of atopy or allergic rhinitis |
| At least 10 pack-years of tobacco smoking or equivalent indoor or outdoor air pollution exposure (e.g., biomass) | BDR of $FEV_1 > 200$ mL and 12% from baseline values on 2 or more visits |
| Documented history of asthma before 40 years of age or BDR of $> 400$ mL in $FEV_1$ | Peripheral blood eosinophil count of $\geq 300$ cells/μL |

Major criteriaの3つすべて，およびMinor criteriaのうち少なくとも1つを満たす場合ACOと判定する．

(Sin DD, et al. Eur Respir J 2016；48：664-73[16]より)

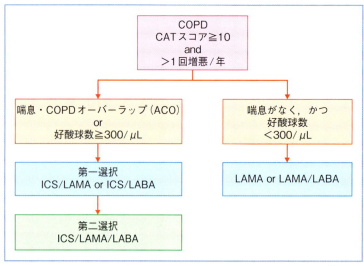

⑩ 症状が強く増悪歴のあるCOPD患者に対する薬物療法の組み立て

(Leung JM, Sin DD. Eur Respir J 2018 52 (6)[17]より)

きである．次に，ACOの診断基準までは満たさないが，喘息様の症状（features of asthma, asthma-like featuresと称されることが多い）を有する症例にどのように対応するかである．参考としてSinらが提唱するround table discussionによるACOの定義[16]を ⑨ に，ICSを含む処方の組み立て[17]を ⑩ に示す．

- 対象はCATスコア10以上で症状が強く，かつ年1回を超える増悪をきたす症例である．

⑨ のACOの基準を満たす場合は，第一選択薬をICS/LAMAかICS/LABAとする．症状が改善せず，増悪を繰り返す場合は，ICS/LAMA/LABAのトリプルセラピーに進む．ACOの基準を満たさなくても，少なくとも1回以上の検査で末梢血好酸球数が300/μL以上であれば同じアルゴリズムに従う．一方，ACOの基準を満たさず好酸球数も300/μL未満であれば，ICSの適応はなくLAMAあるいはLAMA/LABAのみでよい．日常診療では，このようにすべてクリアに分類できない場合もあるが，このアルゴリズムを日常診療の参考とされたい．

## おわりに

- ICSの位置づけについて本邦のガイドライン

やGOLDドキュメントを引用しながら解説した．また，トリプルセラピーに関する最新の研究成果といくつかの問題点についても検討し，トリプルセラピーを必要とする症例を今後どのように見いだすかについて考察した．明日からの日常診療にお役立ていただきたい．

（桑平一郎）

## 文　献

1) Gibson PG, Simpson JL. The overlap syndrome of asthma and COPD：what are its features and how important is it？ Thorax 2009；64：728-35.
2) 日本呼吸器学会COPDガイドライン作成委員会編．COPD（慢性閉塞性肺疾患）診断と治療のためのガイドライン．メディカルレビュー社；1999．p.46.
3) 日本呼吸器学会COPDガイドライン第2版作成委員会編．COPD（慢性閉塞性肺疾患）診断と治療のためのガイドライン第2版．メディカルレビュー社；2004．p.72.
4) 日本呼吸器学会COPDガイドライン第3版作成委員会編．COPD（慢性閉塞性肺疾患）診断と治療のためのガイドライン第3版．メディカルレビュー社；2009．p.81-2.
5) 日本呼吸器学会COPDガイドライン第4版作成委員会編．COPD（慢性閉塞性肺疾患）診断と治療のためのガイドライン第4版．日本呼吸器学会；2013．p.69-70.
6) 日本呼吸器学会COPDガイドライン第5版作成委員会編．COPD（慢性閉塞性肺疾患）診断と治療のためのガイドライン2018，第5版．日本呼吸器学会；2018．p.94.
7) Horita N, et al. Long-acting $\beta$-agonists（LABA）combined with long-acting muscarinic antagonists or LABA combined with inhaled corticosteroids for patients with stable COPD. JAMA 2017；318：1274-5.
8) Watz H, et al. Blood eosinophil count and exacerbations in severe chronic obstructive pulmonary disease after withdrawal of inhaled corticosteroids：a post-hoc analysis of the WISDOM trial. Lancet Respir Med 2016；4：390-8.
9) Global Initiative for Chronic Obstructive Lung Disease. The Global Strategy for the Diagnosis, Management and Prevention of COPD. GOLD 2019 REPORT. Available from：http://goldcopd.org/（January 14, 2018）
10) Bafadhel M, et al. Predictors of exacerbation risk and response to budesonide in patients with chronic obstructive pulmonary disease：a post-hoc analysis of three randomised trials. Lancet Respir Med 2018；6：117-26.
11) Papi A, et al. Extrafine inhaled triple therapy versus dual bronchodilator therapy in chronic obstructive pulmonary disease（TRIBUTE）：a double-blind, parallel group, randomised controlled trial. Lancet 2018；391：1076-84.
12) Lipson DA, et al. Once-daily single-inhaler triple versus dual therapy in patients with COPD. N Engl J Med 2018；378：1671-80.
13) Ferguson GT, et al. Triple therapy with budesonide/glycopyrrolate/formoterol fumarate with co-suspension delivery technology versus dual therapies in chronic obstructive pulmonary disease（KRONOS）：a double-blind, parallel-group, multicentre, phase 3 randomised controlled trial. Lancet Respir Med 2018；6：747-58.
14) Chapman KR, et al. Long-term triple therapy de-escalation to indacaterol/glycopyrronium in patients with chronic obstructive pulmonary disease（SUNSET）：a randomized, double-blind, triple-dummy clinical trial. Am J Respir Crit Care Med 2018；198：329-39.
15) Suissa S, Ariel A. Triple therapy trials in COPD：a precision medicine opportunity. Eur Respir J 2018；52：1801848.
16) Sin DD, et al. What is asthma-COPD overlap syndrome？ Towards a consensus definition from a round table discussion. Eur Respir J 2016；48：664-73.
17) Leung JM, Sin DD. Inhaled corticosteroids in COPD：the final verdict is… Eur Respir J 2018；52：1801940.

# Column

# LAMA/LABA vs ICS/LABAのメタ解析・システマティックレビュー ―あのJAMAから総説依頼が来た!

　明治維新後や敗戦後の日本には，欧米列強に追いつき追い越せという至上命題があった．21世紀になった今日でも，日本人は欧米を一段上にみて日本を卑下する途上国根性のようなところがある．我々が携わる臨床医学も例外ではなく，日本で使われる各種ガイドラインは権威ある諸外国のガイドラインをなぞらえる傾向がある．そんななか，日本のガイドラインと海外のガイドラインとが大きく対立したのが，COPD慢性期治療におけるICSの位置づけである．

　2010年に発行されたJRSのCOPDガイドライン第3版では，禁煙・ワクチン・全身管理を前提としたうえで，「LAMA単剤もしくはLABA単剤→LAMA＋LABA併用→LAMA＋LABA＋ICS 3剤併用」のステップアップを明示していた．しかし，GOLDは長いこと中等症の患者への第一選択としてLABA＋ICS併用を提示しており，LAMA＋LABAは第二選択にすぎなかった．すなわち，JRSはLAMA＋LABAをLABA＋ICSより優先し，GOLDは逆の推奨をしていた．

　閉塞性肺疾患学術部会長をされていた金子猛主任教授よりLAMA＋LABAとLABA＋ICSを比較するメタアナリシスを行うように指示を受けたのが2014年だった．恥ずかしながら，当初私にはLAMA＋LABAとLABA＋ICSを比較する意義が理解できなかった．なぜなら英語で書かれたGOLDを紐解くのが億劫で，日本語のテキストばかり読んでいた私は「LAMA＋LABAはLABA＋ICSより有効な治療である」という日本における通説を無邪気に信じていたからである．解析の結果はLAMA＋LABAの優越性を示していたが，欧米の雑誌は私たちの解析を相手にしてくれず，2015年に掲載を許してくれたのはアジア太平洋呼吸器学会の"Respirology"であった．

　当時筆者は我流でのシステマティックレビュー執筆に限界を感じ，コクラン日本支部で勉強させていただいていた．このご縁で，LAMA＋LABA対LABA＋ICSをコクランから出版させていただくことになった．このシステマティックレビューに組み込まれた最新の論文が2016年に"NEJM"に掲載されたFLAME研究であった．そして，LABA＋ICSに対するLAMA＋LABAの優位性を確認したFLAME研究が直接のきっかけとなりGOLDの治療推奨が大きく変わったことは，呼吸器内科医によく知られているところである．日本での通説が証明されて，GOLDがJRSに寄り添う形で議論が終結したことを学会員としても嬉しく思うと同時に，FLAME研究やGOLD改訂に何年も先行して，LAMA＋LABAとLABA＋ICSの比較の重要性を指摘していた恩師の先見の明に驚かされた．

　コクランからの論文が出版された2017年春，留学のための引っ越し準備をしていた．荷造りが終わり出国間際となった3月29日，空段ボールを机代わりにメールチェックをしていると，JAMAのSenior Editorから，コクランに掲載されたレビューをJAMA用に書き直してほしいとのメールが届いていた．当該比較は日本人にとっては当たり前の結果ではあるのだが，諸外国の一般内科医は驚きをもってGOLDの改訂をみていたのだろう．何度か編集部の添削が続き，6月に受理，10月に出版となった（JAMA 2017；318：1274-5）．

（堀田信之）

## 安定期の管理
# 薬物療法
# テオフィリン

## はじめに

- キサンチン誘導体であるテオフィリンは，気管支拡張作用を有する薬剤として広く用いられている薬剤で，GOLD[1]や本邦のガイドライン『COPD（慢性閉塞性肺疾患）診断と治療のためのガイドライン2018，第5版』[2]においてもCOPDに対して投与が推奨されている気管支拡張薬である．
- テオフィリンの気管支拡張効果は抗コリン薬や$\beta_2$刺激薬より劣ることから，第一選択薬は吸入長時間作用性気管支拡張薬（抗コリン薬，$\beta_2$刺激薬，配合薬）とされ，テオフィリン薬はそれらに次ぐ薬剤あるいは併用薬として位置づけられている．
- 本稿では，COPDに対するテオフィリン薬の効果について内外の知見をもとに概説する．

## テオフィリンの作用

### 気管支平滑筋弛緩作用

- テオフィリン薬の気管支拡張薬としての作用機序は，主としてサイクリックアデノシン一リン酸（cyclic adenosine 3′, 5′-monophosphate：cAMP），サイクリックグアノシン一リン酸（cyclic guanosine 3′, 5′-monophosphate：cGMP）の代謝酵素であるホスホジエステラーゼ（phosphodiesterase：PDE）を非選択的（PDE 3, 4, 5, 7, 9）に阻害することにより，気管支平滑筋細胞内のcAMP，cGMP濃度を増加させ，前者はプロテインキナーゼA（PKA）を，後者はプロテインキナーゼG（PKG）を活性化することにより，気管支拡張作用を発揮すると考えられている（**1**）[3]．
- また，別の作用機序として，気管支平滑筋などに存在するアドレナリン$\beta$受容体は，アデ

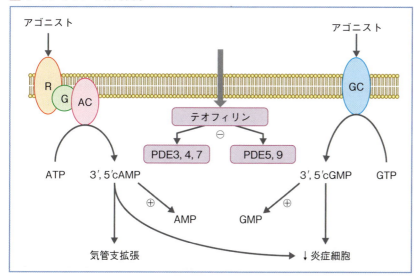

**1** テオフィリンの作用機序

テオフィリン薬は非選択的ホスホジエステラーゼ（PDE）阻害薬であり，PDE 3, 4, 5, 7, 9を抑制することで，それぞれ細胞内のcAMP，cGMPを増加させ，気管支平滑筋弛緩作用を発揮する．
AC：アデニル酸シクラーゼ，cAMP：サイクリックアデノシン一リン酸，cGMP：サイクリックグアノシン一リン酸，G：刺激性G蛋白，GC：グアニル酸シクラーゼ，GTP：グアノシン三リン酸，R：受容体．
（Barnes PJ. Am J Respir Crir Care Med 2013；188：901-6[3]より）

ニル酸シクラーゼと共役しているため，テオフィリンは，アドレナリンβ作用を増強することによって平滑筋弛緩作用を有することも報告されている．

### ■気管支平滑筋拡張作用以外の薬理作用

● テオフィリンは，気管支平滑筋の拡張作用以外に下記に示す作用が報告されている[4]．

### 呼吸筋に対する作用

● テオフィリンの呼吸筋に対する作用として，横隔膜の筋収縮力を増強することが知られている．

### 粘液線毛輸送系に対する作用

● テオフィリンは線毛運動を増強し，気道内への水分・イオン輸送を増加させることによって下気道での粘液分泌を促進し，粘液線毛輸送能を改善するといわれている．

### 呼吸中枢に対する作用

● テオフィリンは，健常人において低酸素および二酸化炭素に対する換気応答を増強するといわれている．

### 心血管系に対する作用

● テオフィリンは，COPD患者において左心・右心駆出率を改善し，肺血管抵抗を低下させると報告されている．

### 抗炎症作用

● テオフィリンの新たな作用として抗炎症作用が近年，注目されている．10 mg/L以下の低濃度で好中球性炎症や炎症性ケモカインの産生，ならびに酸化・窒素化ストレスを抑制することが報告されている（**TOPICS** p.198参照）．

## テオフィリンの副作用

● テオフィリンを含むキサンチン製剤の副作用として，振戦，動悸，嘔気，頭痛，痙攣などが指摘されている．その毒性には，用量依存性が認められ，多彩な症状は，非特異的にPDE酵素のサブセットを阻害するために生じると考えられている．また重篤な副作用例では，心房性不整脈や致死性心室性不整脈，

大発作型てんかんを引き起こすことが知られている．

● テオフィリンの治療域の有効血中濃度は10〜20 mg/Lと狭いために，副作用防止の点から血中濃度のモニタリングが必要である．また，併用薬剤による血中濃度の変動が認められるため，併用薬についても注意が必要である．

● テオフィリンを含むキサンチン薬は，シトクロム P450 mixed function oxidase 系によって代謝されるといわれている．特に高齢者では，代謝系が低下していることが多いため高齢のCOPD患者では特に注意が必要と思われる．

## 安定期COPDに対するテオフィリンの臨床試験

● COPD患者に対する気管支拡張効果を示した報告は多数存在する．1989年，Murcianoら[5]は，重症COPD患者60人に対して，テオフィリンの効果をクロスオーバー試験で検討している．テオフィリン10 mg/kgの2か月間投与によって（平均血中テオフィリン濃度14.8 mg/L），$FEV_1$が13.3 %，FVCが9.0 %増加し，動脈血酸素分圧，二酸化炭素分圧ならびに自覚症状も改善し，呼吸筋機能も改善したと報告されている．

● またGuyattら[6]は，19人のCOPD患者に対し，経口テオフィリン（血中テオフィリン濃度 11.7〜18 mg/L），吸入サルブタモール800 μg/日，両剤併用，プラセボの4種類の治療を2週間ごとに使用し，検討を行った．本報告によるとテオフィリン，サルブタモールでいずれも呼吸機能やQOLの有意な改善を示した．両薬剤による相加効果は，6分間歩行試験のみで認められた．

● McKayら[7]は，低用量テオフィリン投与群（平均テオフィリン血中濃度10 mg/L），高用量テオフィリン投与群（平均テオフィリン血中濃度17 mg/L），プラセボの3群によるク

**2** 長時間作用性β₂刺激薬（LABA）に対するテオフィリンの上乗せ効果

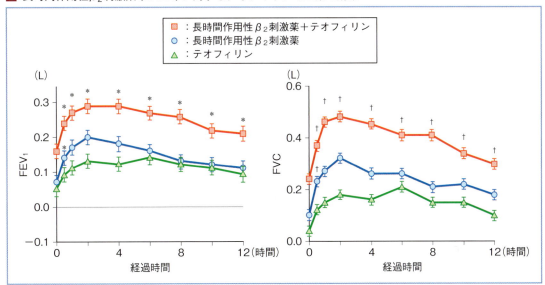

LABA（サルメテロール）使用中のCOPD患者においてテオフィリンは有意に呼吸機能を改善する．
（ZuWallack RL, et al. Chest 2001；119：1661-70[8] より）

ロスオーバー試験を行った．その結果，低用量テオフィリン投与群では，プラセボ群と比較して，呼吸機能は増加傾向にあったが統計学的有意差はなく，高用量テオフィリン群でのみプラセボ群と比較して，FVC，ピークフロー，呼吸困難感を改善した．

- また，長時間作用性β₂刺激薬（LABA）で治療されているCOPD患者にテオフィリンを併用すると，LABA単剤群に比較しFEV₁，FVCともに有意な気管支拡張効果を有することが示された（**2**）[8]．

- テオフィリンの安定期COPDに対する臨床効果は上述したRCT試験以外にも多数報告されているが，その大部分は，呼吸機能の明らかな改善効果を有すると結論づけている．経口テオフィリン薬のCOPDに対する効果についてメタアナリシスも行われている[9]．86の臨床試験の中から，一定基準を満たした20のrandomized crossover試験を解析した．FEV₁が1L前後の重症COPD患者を対象とした解析結果では，テオフィリンは，単剤，もしくは他の気管支拡張薬との併用によって，FEV₁が約100 mL，FVCは約210 mLの改善が得られたという．また，血液ガス検査でも動脈血酸素分圧の3.2 Torr増加，二酸化炭素分圧で2.4 Torrの減少効果が認められたとされる．

- 一方，これらの報告は強力な気管支拡張効果を有する長時間作用性抗コリン薬（LAMA）やLABA，LABA/LAMA配合剤が登場する以前の報告である．最近の報告によると，LABA/LAMAで治療中のCOPD患者において，テオフィリンは有意な気管支拡張効果を示さなかったという報告もあり，その気管支拡張効果は限定的である[10]．

- さらに近年，テオフィリンによるCOPD増悪抑制効果が報告されたが[11]，吸入ステロイド薬（ICS）/LABA配合剤で加療中のCOPD患者では，増悪抑制効果は否定的であった[12]．強力な気管支拡張作用を有する吸入薬が登場した現在では，テオフィリンは効果および副作用の観点から併用薬としての位置づけが妥当である．

> **TOPICS**
>
> **テオフィリンの抗炎症作用**
>
> 近年，テオフィリンの抗炎症作用が注目されている．低用量のテオフィリン（5 mg/L程度）は好中球性炎症[13]やニトロ化ストレス（peroxynitrite：$ONOO^-$）[14]，酸化/ニトロ化ストレスによるmatrix metalloproteinasesの活性化を抑制する[15]ことが示された（図）．COPDの肺では慢性の持続的炎症が存在し，その機序としてhistone deacetylase 2（HDAC2）の不活性化が考えられている[16]．テオフィリンは失活したHDAC2を賦活化することで抗炎症作用を有することが報告されているが[15]，長期的な抗炎症効果や疾患進行抑制効果に関しては今後の検討課題である．
>
> **図 テオフィリンのHDAC2に対する効果**
>
>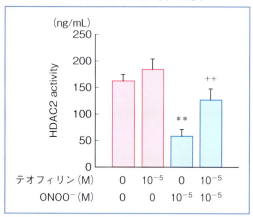
>
> ヒト肺線維芽細胞に$ONOO^-$を加えるとHDAC2は失活する．テオフィリンはニトロ化ストレスによって失活したHDAC2の酵素活性を賦活化する．
> （Sugiura H, et al. Am J Physiol Lung Cell Mol Physiol 2012；302：L764-74[15]より）

## ガイドラインにおけるテオフィリンの位置づけ

- COPDに対する治療は，『COPD（慢性閉塞性肺疾患）診断と治療のためのガイドライン2018，第5版』に示されているように，重症度や症状，呼吸機能や運動耐容能，身体活動性を考慮して決定される（「LAMA, LABA」 1 p.172参照）[2]．この中でテオフィリンは，長時間作用性気管支拡張薬使用後に症状が残存する症例やなんらかの理由で吸入薬の使用が困難である際に，使用を考慮することが推奨されている．

（杉浦久敏）

## 文献

1) Global Initiative for Chronic Obstructive Lung Disease. Available at：www.goldcopd.com（accessed October 2018）．
2) 日本呼吸器学会COPDガイドライン第5版作成委員会編．COPD（慢性閉塞性肺疾患）診断と治療のためのガイドライン2018，第5版．日本呼吸器学会；2018．
3) Barnes PJ. Theophylline. Am J Respir Crir Care Med 2013；188：901-6.
4) Barnes PJ. Cyclic nucleotides and phosphodiesterases and airway function. Eur Respir J 1995；8：457-61.
5) Murciano D, et al. A randomized, controlled trial of theophylline in patients with severe chronic obstructive pulmonary disease. N Engl J Med 1989；320：1521-5.
6) Guyatt GH, et al. Bronchodilators in chronic air-flow limitation. Effects on airway function, exercise capacity, and quality of life. Am Rev Respir Dis 1987；135：1069-74.

7) McKay SE, et al. Value of theophylline treatment in patients handicapped by chronic obstructive lung disease. Thorax 1993 ; 48 : 227-32.

8) ZuWallack RL, et al. Salmeterol plus theophylline combination therapy in the treatment of COPD. Chest 2001 ; 119 : 1661-70.

9) Ram FS, et al. Oral theophylline for chronic obstructive pulmonary disease. Cochrane Database Syst Rev 2002 ; CD003902.

10) Cazzola M, et al. The additive effect of theophylline on a combination of formoterol and tiotropium in stable COPD : a pilot study. Respir Med 101 ; 957-62.

11) Zhou Y, et al. Positive benefits of theophylline in a randomized, double-blind, parallel-group, placebo-controlled study of low-dose, slow-release theophylline in the treatment of COPD for 1 year. Respirology 2006 ; 11 : 603-10.

12) Cosio BG, et al. Oral low-dose theophylline on top of inhaled fluticasone-salmeterol does not reduce exacerbations in patients with severe COPD : A pilot clinical trial. Chest 2016 ; 150 : 123-30.

13) Culpitt SV, et al. Effect of theophylline on induced sputum inflammatory indices and neutrophil chemotaxis in chronic obstructive pulmonary disease. Am J Respir Crit Care Med 2002 ; 165 : 1371-6.

14) Hirano T, et al. Inhibition of reactive nitrogen species production in COPD airways : comparison of inhaled corticosteroid and oral theophylline. Thoax 2006 ; 61 : 761-6.

15) Sugiura H, et al. Inhibitory effects of theophylline on the peroxynitrite-augmented release of matrix metalloproteinases by lung fibroblasts. Am J Physiol Lung Cell Mol Physiol 2012 ; 302 : L764-74.

16) Ito K, et al. Decreased histone deacetylase activity in chronic obstructive pulmonary disease. N Engl J Med 2005 ; 352 : 1967-76.

# 安定期の管理
## 薬物療法
## 喀痰調整薬

### COPDにおける気道過分泌発現機序

- COPDでは，中枢気道において気道上皮杯細胞の過形成と粘膜下腺の肥大，末梢気道において杯細胞の過形成が起こり，これらの粘液産生細胞の増加が気道過分泌病態の発現に関与している．
- 過形成化した気道上皮杯細胞では，分泌型ムチンであるMUC5ACの過剰発現が認められる．COPDに関連するMUC5AC発現増強因子には，酸化ストレス，タバコ煙，アクロレイン，エラスターゼ，増殖因子，炎症性サイトカイン，LPS (lipopolysaccharide) などがあり，これらの刺激は上皮増殖因子受容体を介した細胞内情報伝達経路の活性化によりMUC5AC産生を増強している（**1**)[1]．
- COPDでは，気道に遊走した好中球から放出されるエラスターゼや酸化ストレスにより，

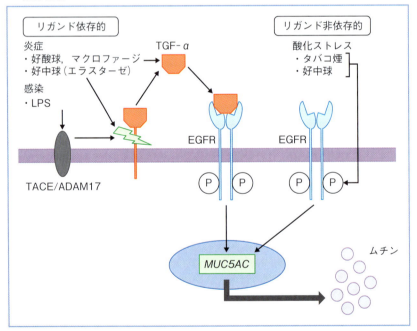

**1** COPDにおける上皮増殖因子受容体（EGFR）を介した*MUC5AC*遺伝子発現調節機構

気道上皮のEGFRは，炎症細胞から産生されるリガンド（TGF-α）もしくは気道上皮から切離されるリガンドの結合により活性化され，*MUC5AC*遺伝子発現が惹起される．またEGFRは，酸化ストレスによりリガンド非依存的にも活性化され，ムチン発現を惹起する．
TGF：transforming growth factor, TACE/ADAM17：tumor necrosis factor-alpha-converting enzyme/a disintegrin and metalloprotease domain 17, EGFR：epidermal growth factor receptor.
（Burgel PR. Thorax 2004；59：992-6[1]をもとに作成）

杯細胞からのムチン分泌が亢進する[2]．

## 喀痰症状を呈するCOPDの特徴

- 慢性の咳嗽・喀痰は，すべてのCOPD症例に認められるわけではなく，その発現頻度は14.4％から74.1％と世界各国の横断研究により結果が大きく異なっている[3]．

- COPDを慢性の咳嗽・喀痰症状の有無で2群に分け，頻回増悪率（2回/年以上）と入院回数を比較すると，有症状群で有意に高値であった[4]．またCOPD症例を，喀痰症状の有無により，喀痰なし，時々あり，慢性的にあり，の3群に分けて呼吸機能の経時的変化をみると，男女ともに慢性的に喀痰を認める症例群において1秒量の経年低下が有意に高値であった[5]．COPDの重症度が同じ場合，慢性の喀痰症状を認める症例において有意に死亡リスク比が高値であり，喀痰の有無はCOPDの予後因子の一つと考えられる[6]．

- COPDでは，喀痰中の総ムチン量が非喫煙者と比較して高値であり，特にGOLDの重症度が高い場合，もしくは頻回な増悪症例（2回/年以上）において高値となることが示された[7]．重症COPD症例では非喫煙者と比較して，喀痰中のMUC5B量が3倍，MUC5AC量が10倍高値であった．喀痰中の総ムチン量はCOPDにおける慢性の咳嗽・喀痰症状の有無と関連があり，慢性気管支炎の診断に有用であることが示されている（**2**）[7]．

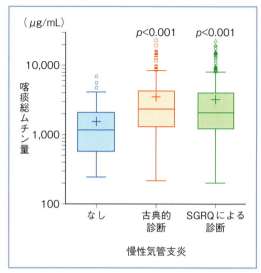

**2** COPD症例における喀痰総ムチン量と慢性気管支炎の関連性

COPDにおいて慢性気管支炎の診断（古典的もしくはSGRQによる）を満たす症例では，これを満たさない症例と比較して喀痰中の総ムチン量が有意に高値を呈する（$p < 0.001$）．
(Kesimer M, et al. N Engl J Med 2017；377：911-22[7]より)

## COPDにおける喀痰症状の評価

- COPD質問票（CAT）に咳嗽と喀痰に関する項目が含まれている．CATスコアは，慢性気管支炎（CB）群において非CB群と比較して有意に高値であり，CBフェノタイプであることはCOPDにおける独立したハイリスク関連因子であることが示されている[8]．

---

**COLUMN**

### COPDにおける粘液産生：末梢気道過分泌と咳嗽・喀痰症状の関係は？

Hoggら[9]は，重症肺気腫で肺容量減少手術を行った患者の肺組織を検討し，末梢気道腔内に炎症性滲出物を含んだ粘液貯留所見の存在を報告した．しかしながらこの病理所見は，慢性の咳嗽・喀痰症状のスコアであるSGRQと相関を認めなかったのである．Caramoriら[10]は，COPDの末梢気道においてMUC5ACの過剰発現を明らかにしたが，この末梢気道におけるムチン産生増加も，慢性の咳嗽・喀痰症状とは関連がないと結論付けられている．これらの報告は，COPDにおける最も重要な病態発現領域，「末梢気道」における粘液過分泌が，咳嗽・喀痰という臨床症状として現れてこない可能性を示唆している．末梢気道の粘液過分泌は気流閉塞を惹起し，COPDの病態発現に大きく関与していることはいうまでもない．もしかすると喀痰調整薬は，慢性の咳嗽・喀痰症状のないCOPD症例にも有効なのかもしれない．

### 3 安定期COPDの薬物療法のアルゴリズム

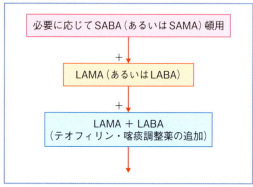

COPDでは，閉塞性障害の程度，身体活動性，症状，増悪頻度を総合的に判断し，LAMA（あるいはLABA）単剤からLAMA/LABA配合剤へと治療を強化していく．慢性の咳嗽・喀痰症状に対してはまず，気道分泌抑制作用のあるLAMAもしくはLAMA/LABA配合剤を用いた上で喀痰調整薬の併用を考慮する．
（日本呼吸器学会COPDガイドライン第5版作成委員会編．COPD（慢性閉塞性肺疾患）診断と治療のためのガイドライン2018，第5版．日本呼吸器学会：2018[12]より抜粋して作成）

### 4 GOLDによるCOPD重症度別の増悪リスク比とカルボシステインの効果

|  | リスク比 | 95% CI | p |
|---|---|---|---|
| COPD病期 |  |  |  |
| ステージ IV/II | 1.44 | 1.07 - 1.94 | 0.015 |
| ステージ III/II | 1.24 | 1.01 - 1.53 | 0.037 |
| 治療 |  |  |  |
| カルボシステイン/プラセボ | 0.74 | 0.61 - 0.89 | 0.002 |

COPDではGOLDのステージII期と比較してIII期，IV期で増悪のリスクが有意に増加する．ムコダイン®の投与は，COPDの増悪頻度を有意に減少した（リスク比 0.74, p = 0.002）．
（Zheng JP, et al. Lancet 2008；371：2013-8[14] より）

- SGRQの症状ドメインには，咳嗽・喀痰症状に関する項目が含まれており，喀痰症状の評価に用いられる．

## COPDに対する喀痰調整薬の使用法

- COPDの薬物治療の基本は，長時間作用性気管支拡張薬の吸入である．症状，重症度，増悪頻度により単剤からLAMA/LABA配合剤へと治療を強化していく．
- LAMAであるチオトロピウム（スピリーバ®）は，咳嗽と喀痰症状を軽減する効果が証明されており[11]，咳嗽・喀痰症状に対してはまず，LAMAもしくはLAMA/LABA配合剤を用いたうえで喀痰調整薬の併用を考慮する（3）[12]．

## COPDに対する喀痰治療のエビデンス

- 喀痰調整薬は，プラセボ対照群を設定したランダム化比較試験のメタアナリシスにおいて，COPDの増悪を抑制することが示されている[13]．カルボシステイン（ムコダイン®）は，2年間で2回以上の増悪を認めるCOPD症例においてQOLを改善し，増悪頻度を25%減少する効果が報告されている（4）[14]．
- 日本では内服薬として市販されていないが，アセチルシステイン（ムコフィリン®）投与によりCOPDの増悪後の再入院抑制効果が示されている[15]．特に吸入ステロイド薬を使用していない場合には増悪抑制効果が期待できる[16]と報告されたが，その後吸入ステロイド薬を使用していても増悪を抑制するとの相反する報告がなされている[17]．またアンブロキソール（ムコソルバン®）は，症状スコアが高値のCOPD患者群において，増悪を有意に減少させることが示されている[18]．

## 喀痰調整薬の効能による使い分け

- 喀痰調整薬の主な作用は，ムチンの産生・分泌の抑制と気道分泌物の排除の促進である．前者は，気道杯細胞過形成抑制（気道分泌細胞正常化）作用，後者は，粘液溶解作用，粘液修復作用，粘液潤滑作用に分類される．
- 喀痰調整薬は，咳嗽・喀痰症状の特徴と喀痰の性状により症例ごとに使い分けを行うことで効果の向上が期待できる（5）[19]．粘液性喀痰に対しては，粘液の分泌源である杯細胞過形成を抑制するフドステイン（クリアナール®，スペリア®），粘液を溶解するブロムへ

薬物療法／喀痰調整薬

**5** 喀痰調整薬一覧

| 効果 | | 作用機序 | 代表的な治療薬 | 性状と効果 | |
|---|---|---|---|---|---|
| | | | | 漿液性喀痰 | 粘液性喀痰 |
| 産生・分泌の抑制 | 杯細胞過形成の抑制 | 杯細胞過形成を抑制し気道分泌細胞を正常化することにより気道粘液産生を抑制する | クリアナール®<br>スペリア® | | ○ |
| 分泌物排除の促進 | 粘液溶解 | 気道分泌物のジスルフィド結合を開裂し，粘稠度を低下させる | ビソルボン®<br>ムコフィリン®<br>ベクタイト®<br>チスタニン®<br>プルモザイム® | | ○ |
| | 粘液修復 | 気道粘液成分を正常化する | ムコダイン®<br>カルボシステイン® | ○ | ○ |
| | 粘液潤滑 | 肺サーファクタント分泌亢進により，気道分泌物と気道粘膜面との粘着性を低下させる | ムコソルバン®<br>ムコサール® | ○ | ○ |

（日本呼吸器学会咳嗽・喀痰の診療ガイドライン2019作成委員会編．咳嗽・喀痰の診療ガイドライン2019．メディカルレビュー社；2019[19]）をもとに作成）

キシン（ビソルボン®）やアセチルシステイン（ムコフィリン®）など，粘液成分を正常化するカルボシステイン（ムコダイン®），あるいは粘膜面との粘着性を低下させるアンブロキソール（ムコソルバン®など）が用いられる．一方，漿液性喀痰に対しては，粘液修復薬（ムコダイン®）や粘液潤滑薬（ムコソルバン®など）が去痰に有用である．

● 喀痰治療薬は，基本的には1剤から開始し，効果が乏しい場合には他剤に変更，または併用を考慮する．

（武山　廉）

## 文 献

1) Burgel PR, Nadel JA. Roles of epidermal growth factor receptor activation in epithelial cell repair and mucin production in airway epithelium. Thorax 2004；59：992-6.

2) Takeyama K, et al. Neutrophil-dependent goblet cell degranulation：role of membrane-bound elastase and adhesion molecules. Am J Physiol 1998；275：L294-302.

3) Burgel PR. Chronic cough and sputum production：a clinical COPD phenotype? Eur Respir J 2012；40：4-6.

4) Burgel PR, et al. Cough and sputum production are associated with frequent exacerbations and hospitalizations in COPD subjects. Chest 2009；135：975-82.

5) Vestbo J, et al. Association of chronic mucus hypersecretion with FEV1 decline and chronic obstructive pulmonary disease morbidity. Copenhagen City Heart Study Group. Am J Respir Crit Care Med 1996；153：1530-5.

6) Lange P, et al. Relation of ventilatory impairment and of chronic mucus hypersecretion to mortality from obstructive lung disease and from all causes. Thorax 1990；45：579-85.

7) Kesimer M, et al. Airway Mucin Concentration as a Marker of Chronic Bronchitis. N Engl J Med 2017；377：911-22.

8) Choi JY, et al. Chronic bronchitis is an independently associated factor for more symptom and high-risk groups. Int J Chron Obstruct Pulmon Dis 2016；11：1335-41.

9) Hogg JC, et al. Survival after lung volume reduction in chronic obstructive pulmonary disease：insights from small airway pathology. Am J Respir Crit Care Med 2007；176：454-9.

10) Caramori G, et al. Mucin expression in peripheral airways of patients with chronic obstructive

pulmonary disease. Histopathology 2004；45：477-84.

11）Tagaya E, et al. Effect of tiotropium on mucus hypersecretion and airway clearance in patients with COPD. Pulm Pharmacol Ther 2016；39：81-4.

12）日本呼吸器学会COPDガイドライン第5版作成委員会編．COPD（慢性閉塞性肺疾患）診断と治療のためのガイドライン2018，第5版．日本呼吸器学会；2018．p.88-95.

13）Poole P, et al. Mucolytic agents versus placebo for chronic bronchitis or chronic obstructive pulmonary disease. Cochrane Database Syst Rev 2015：CD001287.

14）Zheng JP, et al. Effect of carbocisteine on acute exacerbation of chronic obstructive pulmonary disease（PEACE Study）：a randomised placebo-controlled study. Lancet 2008；371：2013-8.

15）Gerrits CM, et al. N-acetylcysteine reduces the risk of re-hospitalisation among patients with chronic obstructive pulmonary disease. Eur Respir J 2003；21：795-8.

16）Decramer M, et al. Effects of N-acetylcysteine on outcomes in chronic obstructive pulmonary disease（Bronchitis Randomized on NAC Cost-Utility Study, BRONCUS）：a randomised placebo-controlled trial. Lancet 2005；365：1552-60.

17）Tse HN, et al. High-dose N-acetylcysteine in stable COPD：the 1-year, double-blind, randomized, placebo-controlled HIACE study. Chest 2013；144：106-18.

18）Malerba M, et al. Effect of twelve-months therapy with oral ambroxol in preventing exacerbations in patients with COPD. Double-blind, randomized, multicenter, placebo-controlled study（the AMETHIST Trial）. Pulm Pharmacol Ther 2004；17：27-34.

19）日本呼吸器学会咳嗽・喀痰の診療ガイドライン2019作成委員会編．咳嗽・喀痰の診療ガイドライン2019．メディカルレビュー社；2019．p.26-8.

# たかが去痰薬，されど去痰薬

Column

## 喀痰の管理は重要か？

COPDは，慢性の咳嗽・喀痰が早期症状の場合もあるが，患者は喫煙や感冒が原因と考えて軽視していることが多いため注意が必要である．一方，喀痰量の多いCOPD患者は，そうでない患者に比べて1秒量（$FEV_1$）の経年的な低下率が大きく，増悪による入院リスクが高いといった報告もあり[1,2]，喀痰管理法を知っておくことは重要である．

## 喀痰症状を訴える患者に対してどのように治療介入すべきか－去痰薬（喀痰調整薬）の位置づけは？

COPD患者が喀痰症状を訴える場合，まずは急性感染や抗酸菌感染，その他の疾患合併の除外など「喀痰診療の原則」に準じた対応が必要である（ADVICE参照）．他病態の合併が否定できる慢性症状の場合に，安定期COPDの喀痰として対処する．

禁煙は喀痰を減少させる効果があることか

---

### ADVICE

#### 喀痰診療の原則

日本呼吸器学会から『咳嗽・喀痰の治療ガイドライン2019』が刊行されている[6]．喀痰診療に関しては世界初のガイドラインということで，参考にされたい．同ガイドラインの「喀痰診療の原則」に示されているように，喀痰を訴える患者を診察する場合は，問診，観察，検査にて病態を推察しながら治療を検討することが重要である（図）．

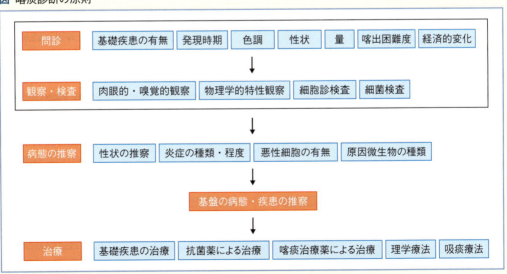

図 喀痰診断の原則

（日本呼吸器学会咳嗽・喀痰の診療ガイドライン2019作成委員会編．咳嗽・喀痰の診療ガイドライン2019．日本呼吸器学会；2019[6] より）

ら，喫煙者には優先して禁煙指導を行うべきである．また薬物療法の中心である長時間作用性気管支拡張薬は，気流閉塞の軽減や気道クリアランス改善作用があるため，喀痰に悩むCOPD患者にも導入を考慮すべきである．去痰薬（喀痰調整薬）は，これら治療を行っても症状が残存する例に対して補助的に用いることが多い．その他，マクロライド長期療法は，慢性気道感染を併存しているCOPD患者において症状改善が期待されるため使用を検討する．

## 去痰薬（喀痰調整薬）は何が期待できるか－実際の使用法は？

COPDに対する喀痰調整薬は，呼吸機能，呼吸困難およびQOL（quality of life）に対する改善効果はないとする報告が多いが，カルボシステイン，アンブロキソール，アセチルシステインには増悪を抑制する効果があるとの報告もある[3-5]．なかでもカルボシステインには，喀痰調整作用のほかに，抗酸化作用，ムチン遺伝子発現抑制，ウイルス感染抑制といった多面的作用が示されており，増悪抑制効果との関連が示唆されている．したがって，喀痰調整薬はCOPDの薬物治療における補助療法の一つであるものの，さまざまな特徴を念頭に投与を検討するとよい．

実臨床では，各症例・各薬剤によって効果も異なるため（「去痰薬？ 喀痰調整薬？」[★1]参照），

----

**★1　去痰薬？ 喀痰調整薬？**
喀痰の排出を促進させる薬は，総じて「去痰薬」と呼ばれることが多かったが，近年は各薬剤の気道杯細胞過形成抑制（気道分泌細胞正常化）作用，粘液溶解作用，粘液修復作用，粘液潤滑作用などに焦点をあて「喀痰調整薬」の名称が使われることが多い（「喀痰調整薬」**5**, p.203）[6]．

----

病態に基づいて適切に使い分けることが重要である．たとえば，量の多い喀痰に対してカルボシステイン（ムコダイン®など），喀出困難な痰症状に対してはアンブロキソール（ムコソルバン®など）のように，各症状に応じて1剤ずつ開始し，効果が乏しい場合には他剤に変更，または併用を考慮する．ただし随時，咳嗽，喀痰の量，粘稠度，喀出しやすさなどを指標に効果を判定し，漫然とした投与は避けるべきである．

（寺田二郎）

### 文献

1) Vestbo J, et al. Association of chronic mucus hypersecretion with FEV1 decline and chronic obstructive pulmonary disease morbidity. Copenhagen City Heart Study Group. Am J Respir Crit Care Med 1996；153：1530-5.

2) Burgel PR, et al. Cough and sputum production are associated with frequent exacerbations and hospitalizations in COPD subjects. Chest 2009；135：975-82.

3) Zheng JP, et al. Effect of carbocisteine on acute exacerbation of chronic obstructive pulmonary disease (PEACE Study)：a randomized placebo-controlled study. Lancet 2008；371：2013-8.

4) Malerba M, et al. Effect of twelve-months therapy with oral ambroxol in preventing exacerbations in patients with COPD. Double-blind, randomized, multicenter, placebo-controlled study (the AMETHIST Trial). Pulm Pharmacol Ther 2004；17：27-34.

5) Zheng JP, et al. Twice daily N-acetylcysteine 600 mg for exacerbations of chronic obstructive pulmonary disease (PANTHEON)：a randomized, double-blind placebo-controlled trial. Lancet Respir Med 2014；2：187-94.

6) 日本呼吸器学会咳嗽・喀痰の診療ガイドライン2019作成委員会編．咳嗽・喀痰の診療ガイドライン2019．

薬物療法／マクロライド系抗菌薬

安定期の管理

薬物療法
# マクロライド系抗菌薬

## COPD管理におけるマクロライド系抗菌薬の位置づけ

### ■概要

● COPD管理におけるマクロライド系抗菌薬の有効性は喀痰症状の軽快とともに，増悪抑制効果に重点がおかれている特徴がある．COPD増悪抑制に対するマクロライド系抗菌薬の有効性に関する検討は，2001年に筆者らがエリスロマイシン（エリスロシン®）のCOPD増悪抑制作用を発表したことから本格的に始まっている[1]．また，エリスロマイシンおよびクラリスロマイシン（クラリシッド®，クラリス®）を用いた後ろ向き全国調査の結果が本邦から2008年に報告された[2]．本邦の全国調査の対象となった患者のうち，マクロライド系抗菌薬を投与された患者の多くは喀痰症状が強い特徴が認められている[2]．

● 2001年の筆者らの報告を踏まえて，2008年にはイギリスからエリスロマイシンの増悪抑制効果に関する前向き研究の結果が発表された[3]．これらの報告をもとに，日本呼吸器学会COPDガイドライン第3版に初めてマクロライド系抗菌薬による増悪抑制効果が記載された．その後，Albertらによるアジスロマイシン（ジスロマック®）を用いた大規模調査が報告された[4]（**1**）．このような報告を元にしたメタ解析でも，マクロライド系抗菌薬の

**1** マクロライド系抗菌薬のCOPD増悪における臨床効果

| 発表者と薬剤 | 発表年 | 方法および結果の特徴 | COPD増悪に対する効果 |
|---|---|---|---|
| Suzukiほか・EM | 2001 | かぜの回数も減少 | 増悪の回数減少 |
| Yamayaほか・EM, CAM | 2008 | 喀痰の症状の強い患者に対して使用されている | 増悪患者数および入院患者数の減少 |
| Seemungalほか・EM | 2008 | プラセボ群と比較<br>喀痰の耐性菌は変化していない | 増悪の回数減少，罹病期間の短縮 |
| Albertほか・AZM | 2011 | プラセボ群と比較した大規模研究<br>QOLおよび症状（咳・痰・呼吸困難）の改善<br>喀痰の耐性菌が増加，難聴の患者が増加 | 増悪の回数減少，罹病期間の短縮 |
| Uzunほか・AZM | 2014 | 増悪回数の多い患者（年3回以上）が対象<br>下痢症状を訴える患者が増加 | 増悪の回数減少 |
| Hanほか・AZM | 2014 | 年齢・性別・病期・治療内容で増悪抑制効果を解析 | 抗菌薬やステロイドの必要な患者でも有効 |
| Pomaresほか・AZM | 2018 | 2年以上の治療を受けている症例で増悪抑制効果を解析<br>副反応はほとんどなかった<br>耐性菌が増加 | 増悪回数および入院回数の減少 |
| Niほか（メタ解析） | 2015 | 2015年以前の知見を元にメタ解析を行い，COPD増悪抑制効果を確認している | |

国内外において，マクロライド系抗菌薬（EM：エリスロマイシン，CAM：クラリスロマイシン，AZM：アジスロマイシン）によるCOPD増悪抑制作用が報告されている．
QOL：quality of life.

（文献1-8をもとに作成）

207

増悪抑制が報告されている[5].

- 日本呼吸器学会COPD診断と治療のためのガイドラインでは安定期管理薬のうち，長時間作用性抗コリン薬（LAMA），長時間作用性$\beta_2$刺激薬（LABA）および吸入ステロイド薬（ICS；喘息病態合併の場合）に加えてマクロライド系抗菌薬の増悪抑制効果について記載されている[6]. また国際ガイドラインGOLD2017およびGOLD2019ドキュメントでも，マクロライド系抗菌薬の増悪抑制作用の知見が記載されている[7].

- 特に，マクロライド系抗菌薬はCOPDの治療薬を投与しても増悪を繰り返す患者，在宅酸素療法や気管切開を受けている患者，喀痰の多い重症患者で臨床上の有効性が得られると考えられる[8]. したがって，①増悪により膿性痰が持続した場合，②安定期管理薬を使用した治療でも増悪が繰り返される場合，にマクロライド系抗菌薬の併用が有効と考えられる. ガイドライン第3版をもとにして，クラリスロマイシンのCOPDにおける有効性に関して，「好中球性炎症性気道疾患」における使用として，保険適用外の使用が厚生労働省から認められている.

- このように，国内外の知見を元にCOPD増悪抑制効果は認められているところであるが，マクロライド系抗菌薬が抗菌薬である性質上，耐性菌増加が懸念されるため，また，不整脈などの副反応の課題などに対して，患者の選別を行い慎重に使用することが求められている.

### ■日本のガイドライン

- 本邦のガイドライン『COPD（慢性閉塞性肺疾患）診断と治療のためのガイドライン2018，第5版』の管理アルゴリズムでは，労作時呼吸困難症状を呈する患者にLAMAあるいはLABAを単独使用する. 日常労作時の息切れ症状の強い患者にはこの2剤（LAMA＋LABA）を併用する，あるいはテオフィリンや喀痰調整薬も追加する[6]. また，喘息の合

併症例ではLAMA＋LABAにICSや喀痰調整薬を追加すると記載されている.

- マクロライド系抗菌薬のCOPD増悪予防効果は，エビデンスAと評価されているが，「副作用・耐性のリスクを考慮」して慎重に判断すべきと記載されている[6]. 他方で，近年の非結核性抗酸菌症の増加に対応して，その治療薬であるクラリスロマイシンの使用に先行してエリスロマイシンの使用を考慮することが提案されている[6].

### ■海外のガイドライン

- 国際ガイドラインGOLD2019ドキュメントではそれ以前に発表した治療方針に準じて，"Initial Pharmacological Treatment"として，増悪のリスク（増悪回数が1年に2回以上あるいは入院を要する増悪が1回以上）があるかどうかと症状の強さ，息切れスコアなどをもとに4グループ（A-D）に設定して薬物治療を提示している[7]（**2** a）.

- この内，症状と息切れが強く増悪回数の多いグループDにおいては，初期治療としてLAMA＋LABA，あるいはLAMA＋LABA＋ICSを使用する. さらに，この3剤をしても増悪が抑えきれない場合に，あるいは症状が持続する場合に，既喫煙者に限ってマクロライド系抗菌薬の使用を考慮する，という考え方をとっている（**2** b）[7]. 同様に，COPDの2段階治療も提唱されている[9]（**TOPICS** p.210参照）.

## マクロライド系抗菌薬のCOPD増悪抑制効果

### ■本邦から発信したCOPD増悪抑制作用に関する前向き研究

- 筆者らはマクロライド系抗菌薬の好中球性気道炎症の抑制作用，喀痰分泌制御作用，気道ウイルス感染抑制作用をもとに，COPD増悪に対するマクロライド系抗菌薬の増悪抑制作用を検討した.

- 宮城県内の病院の中等症～重症COPD患者

## 2 COPD安定期管理に対する薬物療法の基本的な考え方―国際ガイドラインGOLD

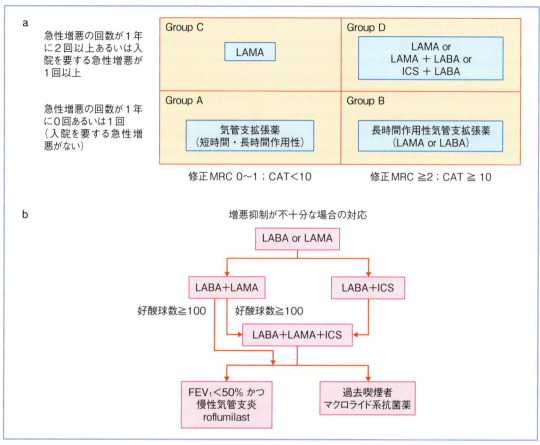

国際ガイドラインGOLD2019ドキュメントの治療方針は増悪のリスクと症状，息切れスコアなどをもとに4グループ（A-D）を設定して薬物治療を提示している．さらに，呼吸困難が改善しない場合と増悪回数が多い場合に追加の治療薬の選択を提示している．
LAMA：長時間作用性抗コリン薬，LABA：長時間作用性$\beta_2$刺激薬，ICS：吸入ステロイド薬，MRC：Medical Research Council，CAT：COPD assessment test（MRC，CATともに息切れのスケール）．

(GOLD2019 Report[7]をもとに作成)

を2群に分け，エリスロマイシン内服群とコントロール群とした．エリスロマイシンは1日200〜400 mgを毎日内服した．抗コリン薬吸入およびテオフィリン製剤の内服を継続した．その結果，エリスロマイシン群において，かぜ回数および増悪回数の減少を認めた．また，エリスロマイシン群では重症の増悪発症を認めなかった（**13**a)[1]．

### ■本邦で行われた多施設研究

● マクロライド系抗菌薬のCOPD増悪抑制効果を全国規模で検証するため，本邦で多施設後ろ向き研究を実施した[2]．

● 123人の中等症〜重症COPD患者を解析した．45人はマクロライド系抗菌薬を内服していた．内訳はエリスロマイシン1日200〜1,200 mg，クラリスロマイシン1日200〜800 mgの投与量で，41人はどちらか一方を内服し，4人は時期を変えてエリスロマイシンおよびクラリスロマイシンを内服していた．解析の結果，1.5回/年以上の高頻度の増悪を生じる患者数の減少，および0.75回/年以上の高頻度に増悪による入院を生じる患者数の減少を認めた（**13**b)．

## TOPICS

### COPDの2段階治療

Miravitllesら[9]は呼吸困難感と増悪回数によって2段階の治療法(two-step algorithm)を提唱している(図).COPD患者の治療法の判断およびマクロライド系抗菌薬使用の判断において便利と思われる.すなわち,第一段階の初期治療(initial assessment)として,息切れスコアと増悪回数を指標として,修正MRC 0〜1および,1年間の増悪回数1回以下の場合はLAMA吸入を使用する.また,修正MRC2以上および,増悪回数が1年に1回を超える場合はLABA/LAMAを併用する.第一段階の治療でも増悪回数が1回を超える場合はさらに専門的評価を加え(specialized assessment),第二段階として,3種類の病型に分けて追加の治療を選択する.このうち,繰り返しの呼吸器感染症や気管支拡張症を合併している場合に喀痰調整薬とともにマクロライド系抗菌薬の使用を考慮するとしている.

**図 2段階のアルゴリズム**

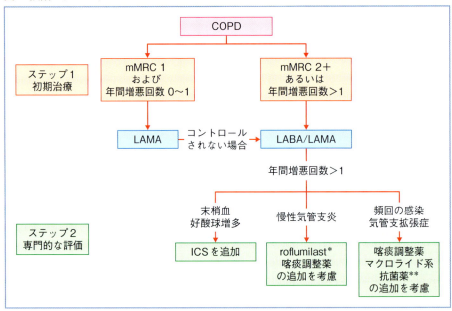

* roflumilastは国内未承認.
** 原文ではアジスロマイシンと記載されているが,本邦ではエリスロマイシン,クラリスロマイシンが該当する.

(Miravitlles M, et al. Respir Res 2016 ; 17 : 112[9]より)

### ■英国で行われた前向き研究

- Seemungalら[3]は筆者ら[2]の前向き研究をもとにエリスロマイシン内服群とプラセボ内服群にCOPD患者を分け,前向き二重盲検研究を行った(**1**).その結果,増悪頻度の減少,増悪治療期間の短縮,最初の増悪までの期間の延長を認めた.

### ■米国で行われた大規模研究

- マクロライド系抗菌薬のCOPD増悪抑制効果に関して欧米で関心が高まっている.
- Albertら[4]は1,100人を超えるCOPD患者にアジスロマイシン(250 mg 1日1回,連日)を1年間内服させ,プラセボ群と比較した二重盲験大規模研究を実施した.在宅酸素療法やステロイドの内服・点滴を受け,多くが呼吸機能で重症病期の患者であった.その結果,増悪頻度の減少や最初の増悪までの期間の延長,QOLの改善を認めた(**1**).また,

### 3 本邦から報告されたCOPD増悪抑制作用

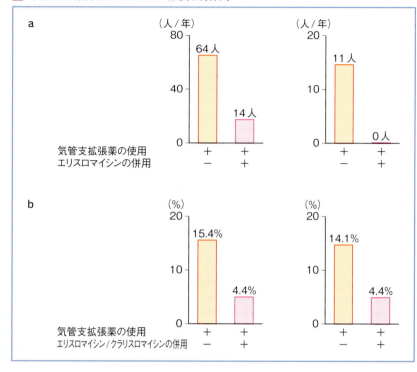

a. エリスロマイシンのCOPD増悪抑制作用：宮城県内で実施された前向き調査の結果を示している．エリスロマイシンを併用したCOPD患者群における増悪患者総数と重症増悪の患者総数が減少した．
b. 多施設後ろ向き調査の結果：本邦で実施された多施設後ろ向き調査の結果を示している．年に1.5回以上の増悪回数の多い患者数，0.5回以上入院する患者数はマクロライド（エリスロマイシン，クラリスロマイシン）の併用で減少した．
（a：Suzuki T, et al. Chest 2001；120：730-3[1]／b：Yamaya M, et al. J Am Geriatr Soc 2008；56：1358-60[2]をもとに作成）

気管支拡張薬やICSを使用している患者においても増悪頻度を減少させる上乗せ作用を認めている．聴力障害の患者数の増加やアジスロマイシンに対する耐性菌の増加を認めたが，COPDに対する効果を加味した場合，有効な治療法であると結論している．

#### ■最近の研究報告
- マクロライド系抗菌薬の重症患者におけるCOPD増悪頻度減少，最初の増悪までの期間の延長，入院頻度の減少，QOLの改善に関して，アジスロマイシンを使用した調査報告がなされている★1（1）．
- また，マクロライド系抗菌薬の有効性が総説やメタ・アナリシスとして紹介されており[5]，アメリカ胸部疾患学会のGOLDドキュメントでもCOPDの増悪抑制が記載されている[7]．
- さらに，ベルギーで行われた調査では，アジスロマイシンを用いた治療によるCOPD増悪抑制作用がもたらす経済効果に言及し，年間3億ユーロの医療費削減効果があると報告している．
- 最近ではアジスロマイシンを用いた2年以上の経過観察による増悪抑制作用も報告されている（1）．

## マクロライド系抗菌薬使用の課題と副反応

### ■耐性菌
- Albertら[4]の調査では，アジスロマイシン投与中の病原細菌の検出頻度は減少したが，検出された細菌の中でアジスロマイシンに対する耐性菌の割合が増加したと報告している．
- これに対して，エリスロマイシンを使用した調査では，調査終了時に喀痰中のマクロライド耐性菌の検出頻度や細菌検出率に両群で違いを認めなかった[3]．

---
★1 本邦ではCOPDに対してアジスロマイシンは一般的には使用されていない．

4 COPDの増悪機序とマクロライド系抗菌薬の増悪抑制の機序

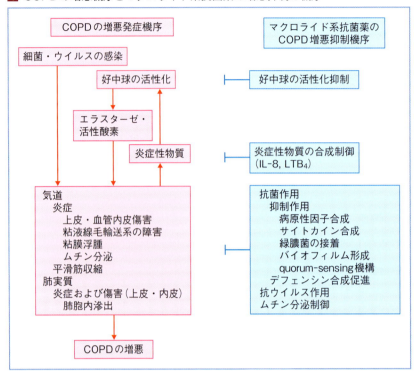

気道および肺胞における細菌感染およびウイルス感染が炎症や細胞傷害，粘膜浮腫，喀痰分泌，平滑筋収縮などを生じる．マクロライド系抗菌薬は図に示した作用を有し，COPDの増悪機序に抑制的に作用する．
IL-8：インターロイキン-8，
LTB$_4$：ロイコトリエンB$_4$．
(Yamaya M, et al. Eur Respir J 2012；40：485-94[8])
をもとに作成)

### ■不整脈

- マクロライド系抗菌薬は心臓のカリウムチャネル抑制を介してQTを延長する作用がある．このため，アジスロマイシン内服と心室細動などの心突然死との関連が指摘されている．
- Wenzelら[10]も，うっ血性心不全(慢性心不全)を有するCOPD患者に対するアジスロマイシンの使用は控えたほうがよいと示唆している．
- Albertら[4]の調査では心不全の患者を除外しており，突然死した症例は調査において認めていない．
- 本邦におけるエリスロマイシン，クラリスロマイシンを用いた調査でも突然死は報告されていない[1,2]．

### ■消化器症状ほか

- 出現頻度は多くないが，下痢などの症状が報告されている[1,3]．また，聴力障害や「めまい」が指摘されている[4]．COPDは高齢の患者が多く，年齢による聴力障害も生じる．このため，患者による測定誤差や判別の困難さなどがあるが，注意と観察が必要である．

## COPD増悪機序とマクロライド系抗菌薬の作用

### ■COPD増悪機序

- COPDの多くは気道や肺胞における細菌やウイルスの呼吸器感染で誘発される．感染で気道上皮傷害や浮腫，喀痰の増加，平滑筋収縮，肺胞内の滲出液増加などが惹起される．また，気道から放出された炎症性物質，とくにインターロイキン(IL)-8などにより好中球が活性化され，気道炎症や傷害，喀痰分泌が促進される．これらの機序により気道狭窄や閉塞，肺胞内滲出が惹起され，気流障害やガス交換が低下し，増悪を生じる(4)[8]．

### ■炎症抑制作用

- マクロライド系抗菌薬の抗炎症作用は，びまん性汎細気管支炎の臨床効果の機序解明にお

いて明らかにされてきた．エリスロマイシンを投与した患者の気管支肺胞洗浄液における好中球数減少や走化性抑制，細胞内シグナルの抑制を介した気道上皮からのIL-8放出抑制など，マクロライド系抗菌薬は喀痰中の好中球やIL-8を減少させる抗炎症作用を有する（**4**）[8]．

### ■喀痰制御作用

- Tamaokiら[11]は慢性気管支炎および気管支拡張症患者においてクラリスロマイシンの投与（200 mg連日，8週間）による喀痰量の減少を明らかにしている．COPD増悪を引き起こすライノウイルス感染は気道上皮細胞を刺激して喀痰分泌を促進する．エリスロマイシンを上皮細胞に作用させると喀痰の主成分であるムチン分泌量が減少する（**4**）[8]．

### ■ウイルスの感染および炎症抑制

- マクロライド系抗菌薬をヒト気管上皮細胞に作用させ，ライノウイルスやインフルエンザウイルス，RSウイルスを感染すると，ウイルスの放出量とRNA複製が減少する[4,8]．マクロライド系抗菌薬はヒト気管上皮細胞におけるウイルス感染受容体の発現を減少し，あるいはウイルスRNAが細胞質に放出する部位である細胞内酸性エンドソームを減少す

る．このように，マクロライド系抗菌薬は細胞表面におけるウイルスの吸着と進入の抑制を介してウイルスの感染を抑制する．

- ウイルス感染はヒト気管上皮細胞を刺激してIL-1，IL-6あるいはIL-8などの炎症性サイトカインの放出を促進するが，マクロライド系抗菌薬は炎症性サイトカインの放出やムチン分泌を抑制する（**4**）[4,8]．

### ■細菌の病原性抑制作用

- クラリスロマイシンは，細胞傷害をもたらす肺炎球菌の病原性物質，ニューモリジン（pneumolysin）の合成を抑制する．また，マクロライド系抗菌薬はインフルエンザ桿菌の抽出物やエンドトキシンで刺激を受けた気道上皮における炎症性サイトカインやムチン，炎症細胞の集積に関係する細胞接着分子ICAM-1の合成，緑膿菌感染による気道上皮の傷害，細菌数が増加した際の病原性活性化に関与するquorum-sensing機構，緑膿菌の活動性やバイオフィルム形成を抑制するなど種々の作用を有する[8]．これらの所見は，マクロライド系抗菌薬がCOPD増悪に関与する細菌の病原性や，細菌感染による気道炎症を制御することを示している（**4**）．

（山谷睦雄）

## 文　献

1）Suzuki T, et al. Erythromycin and common cold in COPD. Chest 2001：120：730-3.

2）Yamaya M, et al. Inhibitory effects of macrolide antibiotics on exacerbations and hospitalization in chronic obstructive pulmonary disease in Japan：a retrospective multicenter analysis. J Am Geriatr Soc 2008：56：1358-60.

3）Seemungal TA, et al. Long-term erythromycin therapy is associated with decreased chronic obstructive pulmonary disease exacerbations. Am J Respir Crit Care Med 2008：178：1139-47.

4）Albert RK, et al. COPD Clinical Research Network. Azithromycin for prevention of exacerbations of COPD. N Engl J Med 2011：365：689-98.

5）Ni W, et al. Prophylactic use of macrolide antibiotics for the prevention of chronic obstructive pulmonary disease exacerbation：a meta-analysis. PLoS One 2015：10：e0121257.

6）日本呼吸器学会COPDガイドライン第5版作成委員会編．COPD（慢性閉塞性肺疾患）診断と治療のためのガイドライン2018，第5版．日本呼吸器学会；2018.

7）Global Initiative for Obstructive Lung Disease. GOLD 2019 Report. Global Strategy for the Diagnosis, Management and Prevention of COPD. 2019 Report. Available from：URL：https://goldcopd/org.

8）Yamaya M, et al. Macrolide effects on the prevention of COPD exacerbations. Eur Respir J 2012：40：485-94.

9) Miravitlles M, et al. Pharmacological strategies to reduce exacerbation risk in COPD : a narrative review. Respir Res 2016 ; 17 : 112.
10) Wenzel RP, et al. Antibiotic prevention of acute exacerbation of COPD. N Engl J Med 2012 ; 367 : 340-7.
11) Tamaoki J, et al. Effect of clarithromycin on sputum production and its rheological properties in chronic respiratory tract infections. Antimicrob Agents Chemother 1995 ; 39 : 1688-90.

安定期の管理
# 薬物療法
## 新規抗炎症薬

### COPD薬物療法の現状

- はじめにGOLD 2019ドキュメント[1]による薬物療法のフォローアップを示す（**1**）．この図から読み取れることは，すでに世界的には使用可能であって本邦では未だ認可されていない製剤も含まれていることである．
- ここではまず，選択的PDE（phosphodiesterase）4阻害薬であるroflumilastについて取り上げる．

### 新しいCOPD治療薬の可能性―選択的PDE4阻害薬

- 吸入薬がCOPDに対する現在の推奨治療薬であるが，日常臨床においても，治療薬がこれで十分とはとてもいい難いのが現状であり，画期的な新治療薬の開発が求められている．その点において，現時点で最も期待され

**1** 薬物療法のフォローアップ

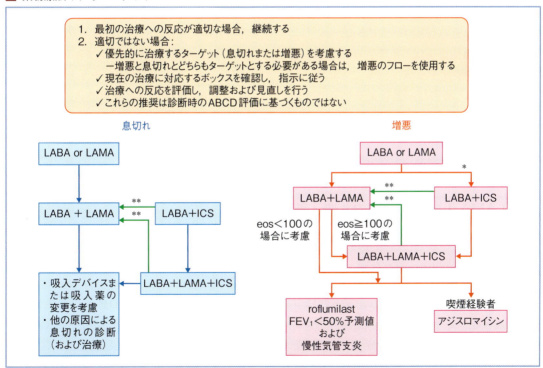

eos：血中好酸球数（cells/μL），ICS：吸入コルチコステロイド，LABA：長時間作用性$\beta_2$刺激薬，LAMA：長時間作用性抗コリン薬．
\* eos≧300またはeos≧100かつ中等度増悪≧2回/入院1回の場合に考慮．
\*\* 肺炎の合併，最初の処方が不適切，あるいはICSへの反応が不十分な場合は，ICSの減量または変更を考慮．
（Global Initiative for Chronic Obstructive Lung Disease. Global Strategy for the Diagnosis, Management, and Prevention of Chronic Obstructive Pulmonary Disease 2019 REPORT[1]をもとに作成）

**2** 52週間の治療期間中の中等度または重度のCOPD増悪の年間発現率（ITT集団）

| | FF/UMEC/VI<br>100/62.5/25 μg群 | FF/VI<br>100/25 μg群 | UMEC/VI<br>62.5/25 μg群 |
|---|---|---|---|
| 症例数 | 4,151 | 4,134 | 2,070 |
| 総観察期間（人・年） | 3714.9 | 3457.9 | 1698.3 |
| COPD増悪発現件数（回） | 3,428 | 3,636 | 1,949 |
| 年間増悪発現率[注1]（回/人・年）<br>（例数）<br>[95%信頼区間] | 0.91<br>(4,145)<br>[0.87, 0.95] | 1.07<br>(4,133)<br>[1.02, 1.12] | 1.21<br>(2,069)<br>[1.14, 1.29] |
| FF/VI群またはUMEC/VI群に対する比<br>[95%信頼区間]<br>調整 $p$ 値 | | 0.85<br>[0.80, 0.90]<br>$p<0.001$ | 0.75<br>[0.70, 0.81]<br>$p<0.001$ |

（テリルジー®添付文書より）

つつあるのが選択的PDE4阻害薬である.

- PDE4は, 好酸球, 好中球, T細胞などの炎症関連細胞に存在し, 気管支喘息とCOPDの病態に大きくかかわることが示唆されている. PDEは, 細胞内のcyclic AMPを分解する酵素群（現在11種類が知られている）であり, PDE4はそのうちの一つである.

- 選択的PDE4阻害薬は, 薬理学的に細胞内のcyclic AMP濃度を上昇させることにより, 炎症を抑制・制御し, 気管支喘息とCOPDの治療薬となりうることが推察されている. 選択的PDE4阻害薬としては, 現在roflumilastが, すでに世界各国で使用可能となっている.

## ICS/LAMA/LABA―トリプル吸入薬

- **1** にも示されているように, ICS, LAMA, LABAの同時併用も, 必要に応じて推奨されている. 本稿では, 本邦において認可されたトリプル吸入薬（商品名テリルジー®）について述べる.

- テリルジー®は, COPDの諸症状の寛解（吸入ステロイド薬〈ICS〉, 長時間作用性吸入抗コリン薬〈LAMA〉および長時間作用性吸入 $\beta_2$ 刺激薬〈LABA〉の併用が必要な場合）を効能・効果とする吸入薬である. 本剤は通常, 成人にはテリルジー®100エリプタ1吸入（フ

ルチカゾンフランカルボン酸エステル〈FF〉として100 μg, ウメクリジニウム〈UMEC〉として62.5 μgおよびビランテロール〈VI〉として25 μg）を1日1回吸入投与する.

- 第Ⅲ相国際共同臨床試験（日本人を含む）の結果は次の通りである. COPD患者10,355例（日本人患者378例を含む）を対象に実施した二重盲検比較試験において, FF/UMEC/VIを1日1回52週間投与したときの中等度または重度のCOPD増悪発現のリスク（年間増悪発現率）は **2** のとおりであり, FF/VIおよびUMEC/VIの両群より有意にリスクを低下させた.

- 第Ⅲ相国際共同試験（投与期間：52週）において, 本剤が投与された総症例4,151例中485例（11.7%）に臨床検査値異常を含む副作用が報告された. その主なものは, 口腔カンジダ症101例（2.4%）, 肺炎45例（1.1%）, 発声障害26例（0.6%）であった.

- 以上より, 本剤はCOPD患者の増悪発現リスク低下に奏効することが期待される. 一方, 本剤は, ICS/LAMA/LABAという3剤の合剤であり, ICSが必要とされるCOPD患者のみを対象とすべき薬剤である. また, 本剤は気管支喘息治療を目的とした薬剤ではないため, 気管支喘息治療の目的には使用しないよう注意喚起するべきである.

**3** 脂質性メディエーターとアラキドン酸カスケード

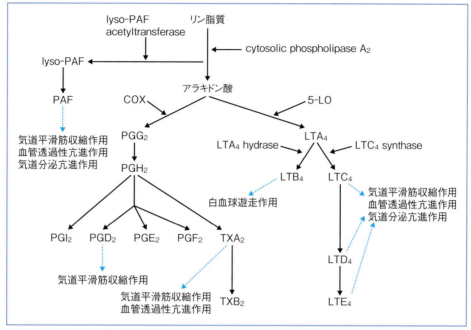

PAF：血小板活性化因子，COX：シクロオキシゲナーゼ，5-LO：5-リポキシゲナーゼ，LT：ロイコトリエン，PG：プロスタグランジン，TX：トロンボキサン．

## COPD治療薬開発のための探索的研究

- COPDは高齢者での罹患率が高く，急速に高齢化社会が進む今日，病態の究明と治療法の開発が切望されている．COPDの発症には，喫煙に代表される外的刺激物質の関与が想定されているが，その明確な発症分子機構についてはいまだ解明されていない．
- COPDの病変は，末梢気道および間質における炎症が主因と想定されている．その炎症進展の機序は，喫煙など外的刺激物質の関与により炎症細胞と生理活性物質が相互反応を繰り返す炎症カスケードであると考えられる．しかしながらCOPD発症の分子機構についてはいまだ解明されていない．
- 一例として，炎症関連候補物質の一つである脂質性メディエーターに焦点を当てる（**3**）．脂質性メディエーターであるPAFおよびエイコサノイドは，多彩な生理活性作用を示し，COPD発症分子機構に寄与している可能性が推察されるが，いまだに検証されていない．今後，発生工学的手法を応用し，脂質性メディエーターのCOPD発症機序における意義を明らかにし，治療標的同定の可能性が見込まれる．

## 新規のCOPD動物モデルの可能性

- 転写コアクチベーターTAZ（transcriptional co-activator with PDZ-binding motif）は，14-3-3 proteinをはじめとする，PDZ domainをもつ転写因子と結合しその活性を制御する分子として同定・報告されたものである．
- TAZは，WW domainを有しており，PPXYモチーフと結合することにより，転写コアクチベーターとしての機能を発現する．また，神経管，神経堤，骨格筋などの発生に重要な役割をもつPax3と協調的に働く因子を探す目的で，酵母two hybrid法によりPax3に結合する分子をスクリーニングした結果，TAZ蛋白が同定されている．さらに in vitro

アッセイの結果，Pax3-TAZの結合には，Pax3 C末端側のPPXYモチーフおよびTAZ N末端側のWW domainが深くかかわっていることが示された．TAZの発現を *in situ* hybridizationで調べると，胎生10.5日マウス胚において神経管内側，鰓丘の外胚葉性間葉，体節で発現がみられており，TAZはPax3などの転写因子と相互作用して形態形成にかかわっている可能性が考えられる．

- 転写コアクチベーターTAZは，発見当初より，腎臓および肺において強く発現していることが報告されている．そこで，転写コアクチベーターTAZの遺伝子改変マウスを作成し，呼吸器系における病態生理学的意義および呼吸器疾患発症への関与の可能性を検討した[2]．その結果，外表所見上では重大な奇形を生じていないが，9か月齢TAZ ノックアウトマウス個体の肺の組織標本において，肺胞の異常が示された．次に，胎生期から成体までの，野生型マウスとTAZ ノックアウトマウスの肺組織所見を検討した．その結果，TAZ ノックアウトマウスの肺は，胎生期においては，ほぼ正常の発育であるが，生後5日以降には気腔の拡張が認められ，その後，気腔の拡張が増大していた．
- 本研究結果は，TAZ pathwayが新規治療開発の標的となりうることを示唆している．

## まとめ

- 最近の遺伝子工学の進歩は，特に肺気腫病変

に関する動物モデルを通してまったく新しい病因論に結びつく仮説を提示しつつある．たとえば，転写コアクチベーター・ノックアウトマウスが肺気腫病変形成にかかわる可能性などが指摘されつつある．このような新しい仮説は，従来の仮説と相反するものではないが，病因研究に新たな視点を提供し，新しい治療標的を生み出すかもしれないという点から重要と考えられる．

- またCOPDを含めた難治性呼吸器疾患に対する治療薬剤の開発は目下，困難をきわめている．その理由の一つとして，呼吸器疾患発症メカニズムでは種々の炎症関連物質が複雑に関与するネットワークを形成しており，個別の物質を蛋白質レベルで制御しても，炎症促進機転をブロックすることが困難であることが指摘されている．この現状を打開するためには，基点となる遺伝子発現そのものを制御するという可能性が提起される．近年，プラスミドベクターを用いたsiRNAの応用により，標的遺伝子の発現抑制が可能となりつつある．また，siRNAの全身・局所投与による標的遺伝子の発現抑制，治療法の開発も進められつつある．
- このように呼吸器学と分子細胞生物学を融合した研究アプローチにより，薬剤開発のプロセスを短縮し，実用化に大きく寄与することが期待される．

（長瀬隆英）

## 文　献

1）Global Initiative for Chronic Obstructive Lung Disease. Global Strategy for the Diagnosis, Management, and Prevention of Chronic Obstructive Pulmonary Disease 2019 REPORT.

2）Mitani A, et al. Transcriptional coactivator with PDZ-binding motif is essential for normal alveolarization in mice. Am J Respir Crit Care Med 2009；180：326-38.

## Column

# 管理目標の中で，現在の症状の改善を目指すのか，将来のリスクの低減が重要か

たいへん難しい命題である．日本呼吸器学会COPDガイドライン2018では，I.現状の改善として，①症状およびQOLの改善，②運動耐容能と身体活動性の向上および維持，II.将来のリスクの低減として，③増悪の予防，④全身併存症および肺合併症の予防，診断，治療，と記載されているが[1]，どちらをより重視するかは個々の患者により異なる．

本邦のCOPD患者は，男女比が男性優位で，年齢は比較的高齢，気腫性変化が強いものが多いという特徴があり，そのために安定期のCOPD患者は，体動を無意識に減らし，それがために「息苦しさ」を必ずしも意識しないという傾向がある．したがって，症状を意識しないゆえに施されている治療に大きな不満はもたない．体動時呼吸困難を感じれば，自身の体動を減らせばよく，日常活動の減弱が次第に進行していくものの，その進行速度が遅く，感染を生じ急性増悪でも起こさなければ，急激な呼吸困難を自覚することはなく，痰の喀出困難を訴えることがせいぜいである．実際，在宅酸素療法を行っていても，酸素流量の増量が必要になるほどの運動はあえて行わなくなってくるという傾向がみえてくる．したがって，現在の症状に不満がないものに，あえて薬剤の増量を図るという選択は行いづらいものとなり，医師側も患者の満足の度合いを考えて，特に高齢患者の場合は，薬剤を最低限度の投与に抑えがちとなる．

一方，比較的若年で日常活動を活発に行っている世代では，いわゆるmaximal bronchodilationを考えて，患者のQOLを最大限上げる必要がある．日常活動の範囲が広い患者では，体動時の息切れを自覚することが多く，最大限の

気管支拡張効果を上げるために，step upよりも，早期からのLABA＋LAMA合剤の使用が望ましいと考えられる．それでも息切れの自覚が強く，実際体動時の$SpO_2$レベルが低い患者に対しては，予後改善の目的だけではなく，QOL改善の目的で酸素投与を行うことも考える必要がある．

特に高齢COPD患者において，日常活動の制限が予後を悪化させるという報告が多い．したがって，体動時呼吸困難を6分間歩行検査等で定量的に評価し，酸素投与に結びつけることが望ましい．しかしながら，高齢で，下肢筋力低下があり，膝，股関節，腰椎に問題がある症例の場合，きちんとした6分間歩行試験の評価は困難となる．その場合は，$SpO_2$モニターとして，記録を残すことができるパルスオキシメーターを用い，日常活動における酸素化の度合いを評価し，患者への指導に役立てることが実臨床では必要となる．日常活動の増加が予後を改善する，逆に，日常活動の制限が予後を悪化させるCOPD病態からは，家庭内における日常活動を「不満なく」行うことができるだけの十分な投薬や酸素投与を行うべきで，体動が少ないために日常活動に「不満がない」ことから治療を最低限にすることは患者自身の体動をより少なくすることにつながりかねず，かえって問題であると考える．現在の症状の改善を考えることは，現在の症状を悪化させないことにつながり，患者個々の呼吸状態を的確に判断して最大限の治療を行うことが，むしろ患者のQOLを高め，身体活動性を低下させないことにつながることと考える．

将来のリスクの低減として最も重要なこと

Column

**1** 治療グループ別定義

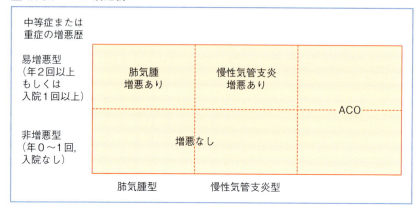

(Miravitlles M, et al. Arch Bronconeumol 2017；53：324-35[4])を参考に作成)

は，増悪を生じさせないことである．実際GOLDでも[2]，個々の患者に対する治療は，mMRC，CATを用いた自覚症状の把握と増悪頻度をもとに構成されている．COPD患者は，実臨床においても，すべての患者が均一に増悪するわけではなく，一部の患者が頻回に増悪することが報告され[3]，スペインのガイドラインでは，頻回に増悪するグループを別に定義し，治療グループを形成している（**1**）[4]．これら頻回増悪群は，全体の10％程度と数は少ないものの，頻回な増悪，入院加療にかかる医療費は膨大で，かつ増悪による身体活動性の低下，呼吸機能の低下は増悪後に増悪前の水準まで戻ることは少なく，結果として日常活動の制限はより強いものとなる．将来のリスクを低減するためには，この増悪予防が最も重要となる．増悪予防に対する有効な方策は乏しいのが現状で，GOLDでは[2]，頻回増悪群であるグループC，グループDにおいても，症状の乏しいグループCは，LAMA単剤投与が推奨され（**2**），症状の強いグループDでは，増悪によって，薬剤を組み合わせ，最終的にはLAMA，LABA，ICSの3剤投与までの記載がある（「GOLDドキュメント，スペインCOPDガイドライン等海外薬物療法の考え方」**4** p.224参照）．本邦ガイドラインでは，ICSの併用は，気管支喘息合併例（ACO）に限定されているが[1]，ACOではないCOPDの頻回増悪例に対するICSの有効性についても今後研究を積み重ね，COPD患者の予後を改善するか否かを本邦の中できちんと評価していく必要がある．

本論のテーマに戻る．「命題」である現在の症状の改善は，前述したようにCOPD患者が高齢で，日常活動が若年者に比べ乏しいことから，呼吸困難をそれほど意識していない，また気腫性変化が強い症例が多く，LAMA，LABAなどの気管支拡張薬の投与に対する反応が鈍い．このようなCOPD患者の症状を改善するためには，まず治療を増強しLAMA，LABAの併用を行い，自覚症状，運動耐用能の改善を評価し，明らかな改善が得られなければ，LAMA単剤投与のみで管理することでよいと考える．

将来のリスク低減に対しては，急性増悪を頻回に生じる群であれば，その増悪を極力抑制する．そのためには，十分な気管支拡張を図り[5]，肺炎球菌やインフルエンザワクチンの接種をきちんと行い，口腔ハイジーニングに努め，感冒におけるライノウイルスなどの軽症呼吸器ウイルス感染を軽視しないことが重要である．同時に，身体活動性を低下させないための適度な運動を積極的に行うよう指導することも重要である．

COPD患者の安定期に重要なことは，将来のリスクを低減することは最も重要ではあるが，

### 2 GOLD ABCD分類に基づく初期治療の組立

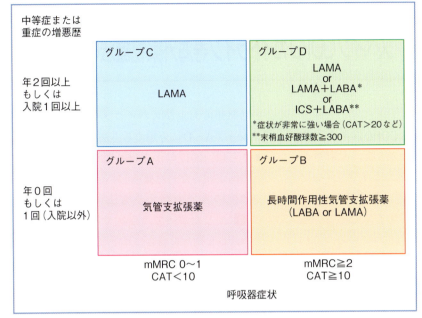

(Global Initiative for Chronic Obstructive Lung Disease. The Global Strategy for the Diagnosis, Management and Prevention of COPD. GOLD 2019 REPORT[2] より.)

患者自身のQOLを上げることも次いで重要であり，現在呼吸困難を自覚していない患者には，maximal bronchodilation（LAMA＋LABA）を使用し，日常活動の改善が得られるように治療することが重要である．結論としては個々の患者で異なるとしかいえない．

（加藤元一）

#### 文献

1) 日本呼吸器学会COPDガイドライン第5版作成委員会編．COPD（慢性閉塞性肺疾患）診断と治療のためのガイドライン2018．第5版．日本呼吸器学会；2018．
2) Global Initiative for Chronic Obstructive Lung Disease. The Global Strategy for the Diagnosis, Management and Prevention of COPD. GOLD 2019 REPORT.
3) Kardos P, et al. A two-year evaluation of the 'real life' impact of COPD on patients in Germany：The DACCORD observational study. Respir Med 2017；124；57-64.
4) Miravitlles M, et al. Spanish Guidelines for Management of Chronic Obstructive Pulmonary Disease（GesEPOC）2017. Pharmacological Treatment of Stable Phase. Arch Bronconeumol 2017；53：324-35.
5) Wedzicha JA, et al. Indacaterol-Glycopyrronium versus Salmeterol-Fluticasone for COPD. New Engl J Med 2016；374；2222-34.

## 安定期の管理
### 薬物療法
# GOLDドキュメント，スペインCOPDガイドライン等海外薬物療法の考え方

## はじめに

- 2018年，わが国におけるCOPD診断と治療のためのガイドラインが第5版に改訂された．一方，海外では代表的なガイドラインであるGOLDドキュメント[1]は毎年改訂され，スペインのCOPDガイドラインであるGesEPOC★1 [2]は2017年に改訂されている．これら代表的な海外のガイドラインにおける薬物療法の考え方について概説し，本邦のガイドラインとの違いや問題点等を解説する．

## GOLD2019について

### ■ GOLD2019改訂内容について

- 海外の代表的なCOPD治療指針であるGOLDドキュメントは毎年改訂される．対標準1秒量によるGOLD1～4病期分類から，2012年からは症状（mMRCまたはCATスコア）と増悪頻度およびスパイロメトリーによりグループA～Dに分類する方法に変更された．

- さらに，2017年からは呼吸機能と予後との相関が弱いため対標準1秒量を削除して増悪頻度のみで分類する方法に変更となった（**1**）．したがって，症状や喫煙歴などからCOPDを疑った場合には呼吸機能検査で診断を確定，病期を分類し，実際の治療はグループA～Dで分ける方法が採用されている（**1**）．

- 今回のGOLD2019では，薬物療法を初期治療と維持治療とに分類していることが大きな特徴である．初期治療は，グループAでは気管支拡張薬，BではLABAまたはLAMA，CではLAMA，DではLAMAまたはLAMA＋LABAまたはICS＋LABAが推奨されている（**2**）．

- 初期治療を開始したら，review, assess, adjustを繰り返しながら維持治療を行う（**3**）．初期治療に十分反応している場合にはそのまま維持するが，治療変更を検討する場合の維

---

★1　GesEPOÇ：La Guia espanola de la enfermedad pulmonar obstructive cronica

---

**1** ABCDアセスメントツール

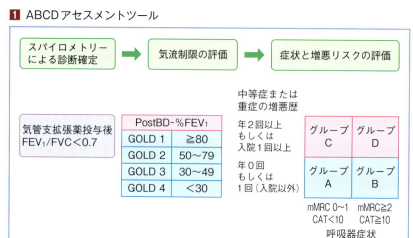

(Global Initiative for Chronic Obstructive Lung Disease. Global Strategy for the Diagnosis, Management, and Prevention of Chronic Obstructive Pulmonary Disease 2019 REPORT[1]を参考に作成)

### 2 初期薬物療法

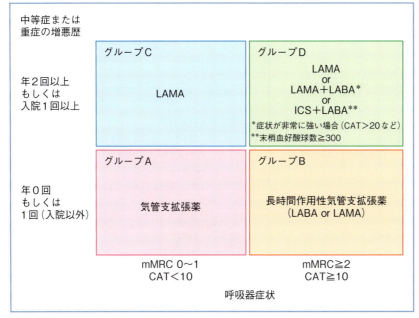

(Global Initiative for Chronic Obstructive Lung Disease. Global Strategy for the Diagnosis, Management, and Prevention of Chronic Obstructive Pulmonary Disease 2019 REPORT[1] を参考に作成)

持治療は，GOLD2019からは症状が強い呼吸困難優位タイプと増悪が多い増悪優位タイプの2タイプに分類して示されている（**4**）．

- つまり，今回の改訂ではステップアップを推奨しており，ICSは初期治療ではほとんど使用しないことになる．また，増悪優位タイプではICS使用もよいが，末梢血好酸球数が多いほど効果があることが示されている．特に，末梢血好酸球数≧300/$\mu$Lの場合に推奨されていることが特徴である．

■ スパイロメトリーについて

- スパイロメトリーによる気流制限の重症度はやはり重要であり，GOLDでは薬物治療の選択に関与しないが，以下の役割が考えられる．まず，①COPDの診断に必須であること，②気流制限の程度による予後評価，③経過観察での評価では，A．治療方針の決定：気流閉塞と症状に乖離がある場合の薬剤選択，気流閉塞の程度と症状が合致していない場合の鑑別診断（合併疾患や診断の再評価），薬剤以外の選択，B．呼吸機能急速低下群の同定，などが重要であり，治療開始後も定期

### 3 マネージメントサイクル

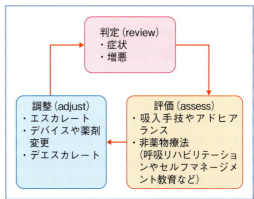

(Global Initiative for Chronic Obstructive Lung Disease. Global Strategy for the Diagnosis, Management, and Prevention of Chronic Obstructive Pulmonary Disease 2019 REPORT[1] を参考に作成)

的なスパイロメトリーが必須である．

■ 初期治療

- グループごとの薬物療法の初期治療に関しては，GOLD2019では非常にシンプル化されており，初期治療を評価したうえでの維持治療で変更を加えることになる．初期治療では，グループAでは気管支拡張薬が推奨され，

### 4 維持薬物療法

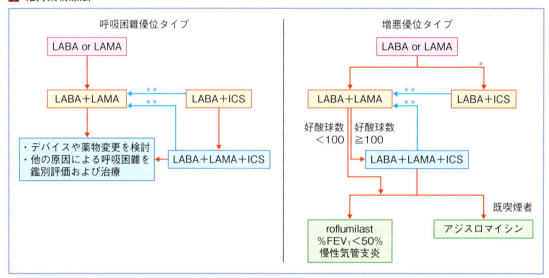

*末梢血好酸球数≧300/μLまたは末梢血好酸球数≧100/μLかつ中等症増悪2回以上や入院を要する増悪1回以上で検討.
**肺炎などの副作用や効果が乏しければICSの中止を検討.
(Global Initiative for Chronic Obstructive Lung Disease. Global Strategy for the Diagnosis, Management, and Prevention of Chronic Obstructive Pulmonary Disease 2019 REPORT[1]) を参考に作成)

短時間作用性,長時間作用性は問わない.BではLAMAまたはLABAいずれかで開始し,症状が非常に強い場合にのみLAMA＋LABAを検討,Cでは増悪予防の観点からLABAよりLAMAが推奨され,Dでは症状および増悪両者への効果からLAMAが推奨され,呼吸器症状が非常に強ければLAMA＋LABA,末梢血好酸球が≧300/μLや喘息の既往があればICS＋LABAが推奨されている(**2**).

- ただし,ICSは肺炎のリスクが上昇するので,リスクとベネフィットを考慮して使用する.初期治療開始後に症状や増悪の判定(review),吸入手技やアドヒアランス・呼吸リハビリテーションなどの非薬物療法などの評価(assess)をしながらステップアップやステップダウン,あるいはデバイスや薬剤の変更などの調整(adjust)を行う(**3**).

■ **維持治療**
- 維持治療が呼吸困難優位タイプと増悪優位タイプとに分かれたのが今回のGOLD2019の大きな特徴である.LABAまたはLAMAで開始した初期治療がうまくいかなかった場合のアルゴリズムが示されている.
- 持続する呼吸困難や運動制限が認められる呼吸困難優位タイプではLABA＋LAMA併用にし,それでも改善がなければ単剤に戻すか,デバイスや薬剤の変更を検討する.LABA＋ICS治療を行って改善が乏しい場合にはLAMAを加えて3剤併用とする.または,ICS使用が不適切あるいは副作用を考慮してLAMA＋LABAへの変更も検討する.いずれの場合も,他の原因による呼吸困難も鑑別が必要であり,症状が持続する場合に吸入手技やアドヒアランスの確認が必要である.
- 増悪優位タイプでは,LABAまたはLAMA単剤で改善がなければLABA＋LAMAの併用,喘息の既往がある,末梢血好酸球数≧300/μL,または末梢血好酸球数≧100/μLかつ中等症の増悪が年2回以上または入院を要する重症の増悪が1回でもある場合にはLABA＋ICSが推奨される.

**5** COPD患者のリスク分類

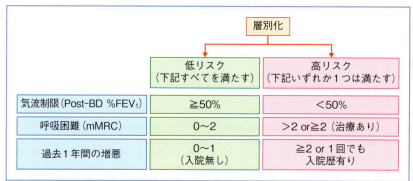

(Miravitlles M, et al. Arch Bronconeumol 2017；53：324-35[2] を参考に作成)

- LABA＋LAMAでも増悪がみられる場合には，末梢血好酸球数に応じて対応が2つに分かれる．末梢血好酸球数≧100/μLの場合にはICSを加えて3剤併用とするか，末梢血好酸球数＜100/μLの場合にはICSの追加効果が乏しいため％$FEV_1$＜50％や慢性気管支炎がある場合には選択的長時間型ホスホジエステラーゼ4阻害薬であるroflumilast追加，現喫煙者にはマクロライド系抗菌薬であるアジスロマイシンを加えることが推奨されている．しかし，roflumilastもアジスロマイシン長期投与も日本での保険適用はなく，現時点では使用できないため，LABA＋LAMAのまま治療継続するのが本邦での現実である．
- また，アジスロマイシン以外のマクロライド系抗菌薬（エリスロマイシンやクラリスロマイシン）が好中球性炎症性気道疾患として長期投与される場合もあるが，非結核性抗酸菌症の増加を考慮すると，クラリスロマイシンよりエリスロマイシンの使用を先行することが提案される．詳細は「マクロライド系抗菌薬」の項(p.207)を参照されたい．
- LABA＋ICSでも増悪がみられる場合にはLAMAを追加し3剤併用が推奨される．ICSの効果が乏しい，またはICSの副作用がみられる場合にはLABA＋LAMAへと変更する．LABA＋LAMA＋ICS 3剤併用療法でも増悪がみられる場合には，前述したroflumilastやアジスロマイシンの追加（日本では保険適用なし）や，ICS中止が推奨されている．
- ICSに関しては，肺炎などの副作用や効果が乏しい場合には中止が望ましいが，末梢血好酸球数≧300/μLの場合には増悪抑制効果があるため，中止後の増悪に注意する必要がある．

## スペインCOPDガイドライン（GesEPOC）

### GesEPOC 2017の特徴

- スペインのCOPDガイドラインであるGesEPOCは2012年に初めて提唱され，2017年に改訂された．慢性気管支炎タイプと肺気腫タイプおよび喘息とCOPDを合併したACOそれぞれに治療方針を示し，一つにまとめられた非常に特徴のあるガイドラインである．日本のガイドラインもGOLDドキュメントでも気腫型と慢性気管支炎型は分かれていないし，ACOに関しては別のガイドラインで示されている．
- 本ガイドラインでは，COPDを低リスク群と高リスク群に層別化し，％$FEV_1$≧50％，mMRC 0～2，前年の増悪が0または1回で入院歴がない，これらすべてを満たす場合を低リスク，いずれか一つでも満たす場合を高リスクに分類する（**5**）．さらに高リスク群を，①肺気腫または慢性気管支炎で増悪のないフェノタイプ，②喘息合併のあるACO，③肺気腫で増悪のあるフェノタイプ，④慢性

**6** COPDのフェノタイプ分類

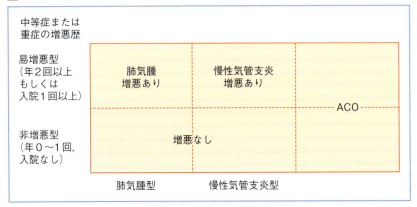

(Miravitlles M, et al. Arch Bronconeumol 2017；53：324-35[2]) を参考に作成）

**7** リスク分類とフェノタイプ別のCOPD薬物療法フローチャート

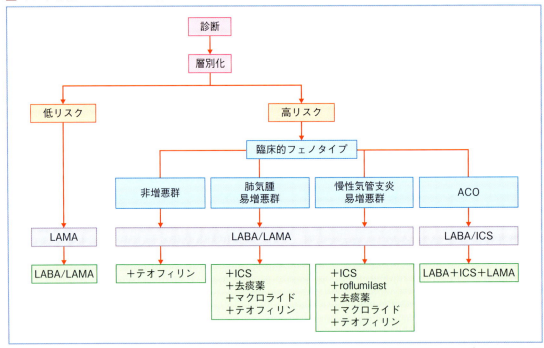

(Miravitlles M, et al. Arch Bronconeumol 2017；53：324-35[2]) を参考に作成）

気管支炎で増悪のあるフェノタイプ，の4つのフェノタイプに分類し，それぞれのフェノタイプごとに治療方法を提唱している（**6**）．

- つまり，次の4ステップでCOPDの評価を行う．①COPDの診断，②低および高リスク群の分類，③高リスク群でのフェノタイプ決定，④低リスク群での症状に基づく治療および高リスク群でのフェノタイプ別治療，による薬物療法方針決定というステップである．薬物選択が単純化されており，非常にわかりやすい利点がある．

■ GesEPOCによる薬物療法（**7**）

- GesEPOCでは前述したように低リスク，高リスクでまず層別化し，高リスク群をさらに4群にタイプ分類し，それぞれのタイプ毎に薬物療法を示している．薬物療法の目的は3

つである．①症状を緩和すること，②増悪の頻度と重症度を緩和すること，③予後を改善すること，である．

## 低リスク群の治療

- 低リスク群では，SABD（short-acting bronchodilators）を頓用で使用し，症状が持続する場合にはLAMA単剤で治療する．単剤では十分な症状緩和が得られない場合にはLABA＋LAMAを使用する．

## 高リスク群の治療

- 非増悪型の場合には，初期治療はLABA＋LAMAである．単剤より気管支拡張効果が強く，呼吸困難が緩和され，SABAのレスキュー使用も減少することが示されている[3]．GesEPOCでは，テオフィリンの追加も推奨されている．

- ACOの場合には，ICS＋LABAが第一選択となる．喘息治療と同様に，ICS量は最小限にとどめるよう注意する．ICS＋LABAでも治療困難な場合には，LAMAを加えた3剤併用療法が推奨される．特に，気道可逆性のある場合により効果が期待できる．

- 肺気腫易増悪群の場合には，LAMAやLABA単剤よりLABA＋LAMAが推奨される．ICS＋LABAと比べても増悪リスクが低下し，肺炎も少ないことが示されている．LABDs（long-acting bronchodilators）で治療しても頻回に増悪する場合，末梢血好酸球増多がある場合にはICS併用が適応となる．ただし，肺炎を含めた副作用には注意を要する．LABA＋LAMAやLABA＋ICSでも頻回に増悪する場合には3剤併用が推奨される．去痰薬であるカルボシステインやアセチルシステインも併用が勧められる．

- 慢性気管支炎易増悪群の場合，LABA＋LAMA併用が第一選択であり，追加薬剤の選択は患者の特徴による．前述したICS，去痰薬のほか，roflumilast，マクロライド系抗菌薬などが記載されているが本邦では慢性気管支炎型が非常に少ないこと，roflumilast，

マクロライド系抗菌薬長期投与が保険適用ではなく，使用は困難である．しかし一部では，エリスロマイシンやクラリスロマイシンが好中球性炎症性気道疾患として長期投与される場合もある．

## 本邦のガイドラインとの比較について

- GOLD 2019およびGesEPOC 2017を概説したが，本邦のCOPD診断と治療のためのガイドライン第5版との違いは，スパイロメトリーを必要としないグループ分けである．2012年からGOLDグループABCD，GesEPOCも4つのフェノタイプに分けて薬物療法が示されている．グループC，Dに該当する頻回の増悪患者割合は日本人では明らかに少なく[4-7]，GOLDのグループ分類に従った治療方針決定には無理があり，入院を要する重症の増悪により重点をおくことは日本人においては難しい．

- 日本人の解析では，中等症もしくは軽症も含めた増悪の総回数で評価するほうがより現実的であると考える．また，慢性気管支炎型がきわめて少ないという特徴もあることから，日本人の特徴に合わせたガイドラインが重要となる．疫学研究としては，高畠研究，長浜研究，久山町研究などが存在し，北海道コホートでは多くの研究成果があがっているが，日本人集団を対象とした大規模介入試験は非常に少なく，今後の治療方針決定のためには必須となるだろう．

## おわりに

- 今回，海外の代表的なCOPDガイドラインであるGOLD 2019およびGesEPOC 2017の薬物療法の考え方を概説した．同じCOPDでもさまざまなフェノタイプがあり，日本人には適さない部分も多く，今後，日本人を対象とした大規模試験の実施が望まれる．

（福山　聡，松元幸一郎）

## 文　献

1) Global Initiative for Chronic Obstructive Lung Disease. Global Strategy for the Diagnosis, Management, and Prevention of Chronic Obstructive Pulmonary Disease 2019 REPORT. Available from https://goldcopd.org/gold-reports/

2) Miravitlles M, et al. Spanish Guidelines for Management of Chronic Obstructive Pulmonary Disease (GesEPOC) 2017. Pharmacological Treatment of Stable Phase. Arch Bronconeumol 2017 ; 53 : 324-35.

3) Calzetta L, et al. A Systematic Review With Meta-Analysis of Dual Bronchodilation With LAMA/LABA for the Treatment of Stable COPD. Chest 2016 ; 149 : 1181-96.

4) Gedebjerg A, et al. Prediction of mortality in patients with chronic obstructive pulmonary disease with the new Global Initiative for Chronic Obstructive Lung Disease 2017 classification : a cohort study. Lancet Respir Med 2018 ; 6 : 204-12.

5) Cabrera López C, et al. Comparison of the 2017 and 2015 Global Initiative for Chronic Obstructive Lung Disease Reports. Impact on Grouping and Outcomes. Am J Respir Crit Care Med 2018 ; 197 : 463-9.

6) Oishi K, et al. Characteristics of 2017 GOLD COPD group A : a multicenter cross-sectional CAP study in Japan. Int J Chron Obstruct Pulmon Dis 2018 ; 13 : 3901-7.

7) Landis SH, et al. Continuing to Confront COPD International Patient Survey : methods, COPD prevalence, and disease burden in 2012-2013. Int J Chron Obstruct Pulmon Dis 2014 ; 9 : 597-611.

## Mini Lecture

# LAMAはなぜLABAより増悪抑制効果に優れているのか

COPDに対する吸入気管支拡張薬としてはLAMA，LABA両者があるが，日本呼吸器学会『COPD（慢性閉塞性肺疾患）診断と治療のためのガイドライン2018，第5版』には，安定期COPDの管理における薬物療法の推奨としてLAMA（あるいはLABA）という形での記載があり，LABAよりもLAMAを優先させた記載となっている[1]．色々な理由があろうかと思われるが，最も大きな理由はLAMAがLABAに比べてCOPD増悪を抑制することであろう．

### LAMAがLABAに比べて増悪を抑制するエビデンス

LAMAといっても色々なLAMAがあるが，最もエビデンスが豊富な薬剤はチオトロピウム（スピリーバ®）である．増悪を抑制するエビデンスの多くはチオトロピウムのエビデンスであり，増悪抑制効果において，チオトロピウムに勝ることを証明することが，合剤も含めた新規吸入薬の大きな課題である．ここではLAMAとLABAの増悪抑制効果を直接比較した，代表的な2つの臨床試験を紹介する．

#### ◆POET試験

中等症から最重症のCOPD患者の中で，過去1年間にCOPD増悪を少なくとも1回以上経験した40歳以上のCOPD患者において，1年間チオトロピウムとサルメテロール（セレベント®）の増悪抑制効果を比較した試験．主要評価項目の初回増悪までの期間はチオトロピウムでサルメテロールに対して42日間有意に延長し，試験期間中の初回増悪発現のリスクは17%有意に低下した[2]．

#### ◆INVIGORATE試験

重症のCOPD患者に対してインダカテロール（オンブレス®）のチオトロピウムに対する非劣勢を検証した試験．インダカテロールは主要評価項目である投与12週後のトラフ$FEV_1$についてチオトロピウムに対する非劣勢を検証できたが，副次評価項目である投与52週間におけるCOPD増悪の発現率については非劣勢を検証できなかった（有意にチオトロピウムの増悪発現率が低かった）[3]．

#### ◆LAMAとLABAを比較したメタアナリシス

急性増悪の頻度，急性増悪の回数，急性増悪に伴う入院いずれをとってもLAMAのほうがLABAに比べて勝る結果であった[4]．

### 気管支拡張薬がCOPD増悪を抑制する理由

気管支拡張薬がCOPD増悪を抑制する理由については，大きく分けると，気管支拡張作用によるとする考え方と，抗炎症作用によるとする考え方二通りに分けることができる．LAMAがLABAよりも急性増悪を抑制するというエビデンスがある以上，LAMAはその両者もしくはいずれか一方においてLABAを上回らなければいけない．

### 気管支拡張効果においてLAMAはLABAを上回るか

従来よりCOPDに対しては抗コリン薬のほうが，β刺激薬より気管支拡張効果が高いと認識されてきた．大きく変わったのはインダカテロールの登場からである．インダカテロールは，INTENSITY試験[5]，INVIGORATE試験[3]の両試験において，チオトロピウムに対して主要評価項目である12週目のトラフ$FEV_1$の非劣勢を証明した．それまでのLABAよりCOPD

に対する気管支拡張効果が強いことから，巷ではultraLABAなどとよばれ，増感剤としての吸入ステロイドなしに，気管支拡張効果ではチオトロピウムと同等であることが証明されたわけである．そのためもあって，日本呼吸器学会『COPD（慢性閉塞性肺疾患）診断と治療のためのガイドライン第4版』においては単剤で用いる気管支拡張薬として優劣はつけず，LAMAとLABAが併記されていたことは記憶に新しい[6]．したがって，他のLABAはさておき，インダカテロールについては，少なくとも短期的な気管支拡張効果において，チオトロピウムに劣ることはないといえる．しかしながら，同じINVIGORATE試験において，気管支拡張効果はチオトロピウムと同等以上であったにもかかわらず，COPD増悪抑制効果がチオトロピウムに比べて劣っていたわけである[3]．このことより，LAMAがLABAより増悪抑制効果で優れている理由が，気管支拡張効果によるものだけとは考えにくい．

## 抗炎症効果においてLAMAはLABAを上回るか

COPD患者において，気管支拡張薬の抗炎症作用を比較することは容易ではない．しかしながら，いくつか気管支拡張薬の抗炎症作用を報告する論文も存在する．チオトロピウムの抗炎症作用をモルモットのCOPDモデルで証明した論文を紹介する．LAMAであるチオトロピウムは，モルモットのCOPDモデルに対して，lipopolysaccharide（LPS）を繰り返し鼻から投与した際に増加する末梢気管支の好中球やgoblet cellの増加を抑制しただけでなく，膠原線維の沈着，微小血管の肥厚を抑制したという報告である[7]．一方，COPD患者に対する抗炎症効果についてチオトロピウムとLABAであるホルモテロール（オーキシス®）で比較した報告も存在する．チオトロピウムのみがロイコトリエン$B_4$の産生を抑制し，ホルモテロールでは産生を抑制することができなかったとする報告で

ある[8]．以上のことから，LAMAにはCOPD患者に対する抗炎症作用が存在し，LABAよりも強力であることが推測できる．

## LAMAはなぜLABAより増悪抑制効果に優れているのか（まとめ）

COPD患者に対する気管支拡張効果については，一部のLABAに比べてLAMAのほうが強力であることは事実である．特に長期にわたる気管支拡張効果はLAMAのほうがよく，そのことが増悪抑制の一因となっている可能性もある．しかしながら，インダカテロールの登場以降，LAMAと同等の気管支拡張効果をもったLABAが登場し，気管支拡張効果が同等のLABAをもってしても，COPD増悪抑制効果は，LAMAに比べて劣る結果となった．したがってLAMAのCOPD増悪抑制効果を気管支拡張効果のみに求めることはできない．抗炎症効果を直接証明することはなかなか難しいが，気管支拡張効果に加えて，LAMAのもつ優れた抗炎症効果が増悪抑制の大きな要因となっていると思われる．抗炎症効果以外にも，LAMAには喀痰産生を抑制する効果もあり，増悪抑制効果の一因と考えられる．ただし，増悪を抑制する多くのエビデンスは，チオトロピウムのエビデンスであり，LAMA全体に適応できるかどうか，現時点では明確な回答はない．また，増悪抑制効果はLAMAに一歩譲るものの，自覚症状改善効果など，LABAには優れた点もあり，COPDに対する吸入薬として，一概にLAMAがLABAより勝るわけではないことは，心にとどめておく必要がある．

## 今後の展望

COPDに対する吸入薬の開発は，配合剤に軸を移しつつある．増悪抑制効果についても，従来のようなLABAとLAMAの比較といったような単剤同士の比較ではなく，ICS/LABAとLAMA/LABAのような2剤配合剤同士の比較や，ICS/LAMA/LABAとLAMA/LABA，あ

るいはICS/LAMA/LABAとICS/LABAといっ
たような3剤配合剤と2剤配合剤の比較試験が
次々と行われてきており，昔のような単剤同士
の比較は行われなくなった．したがって，単剤
でのCOPD増悪抑制効果については，チオト
ロピウムを凌駕するエビデンスをもった吸入薬
は，今後出現することはない可能性が高い．配
合剤同士の増悪抑制効果については，さまざま
な結果が発表されて，何が真実か悩むことも多
い．しかしながら，臨床試験を評価する際に
は，母集団がどのような集団であるか（特に
ICSが入った吸入薬を評価する試験）により，
結果が変わってくることを認識して，注意深く
評価しなければならないと考える．

（畑地　治）

**文献**

1) 日本呼吸器学会COPDガイドライン第5版作成委員会
編．COPD（慢性閉塞性肺疾患）診断と治療のためのガイ
ドライン2018．第5版．日本呼吸器学会；2018. p.88-9.

2) Vogelmeier C, et al. Tiotropium versus salmeterol for
the prevention of exacerbations of COPD. N Engl J
Med 2011；364：1093-103.

3) Decramer M, et al. Once-daily indacaterol versus
tiotropium for patients with severe chronic obstructive
pulmonary disease（INVIGORATE）：a randomized,
blinded, parallel-group study. Lancet Respir Med
2013；1：524-33.

4) Maia IS, et al. Long-acting muscarinic antagonists vs.
long-acting $\beta_2$ agonists in COPD exacerbations：a sys-
tematic review and meta-analysis. J Bras Pneumol
2017；43：302-12.

5) Buhl R, et al. Blinded 12-week comparison of once-dai-
ly indacaterol and tiotropium in COPD. Eur Respir J
2011；38：797-803.

6) 日本呼吸器学会COPDガイドライン第4版作成委員会
編．COPD（慢性閉塞性肺疾患）診断と治療のためのガイ
ドライン第4版．日本呼吸器学会；2013. p.64-5.

7) Pera T, et al. Tiotropium inhibits pulmonary inflamma-
tion and remodeling in a guinea pig model of COPD.
Eur Respir J 2011；38：789-96.

8) Santus P, et al. Bronchodilators modulate inflammation
in chronic obstructive pulmonary disease subjects.
Pharmacol Res 2012；66：343-8.

## Debate

# LAMA/LABA併用療法を最初から行うべきか—Prosの立場から

COPDの自然経過は1秒量（FEV$_1$）を指標にした場合に，急速にFEV$_1$低下が進行する患者群，徐々に進行する患者群，低下しない患者群があるとされている．急速に進行する患者群においては診断初期から十分な薬物療法や非薬物療法を導入することに異論はない．その他の経過をたどる患者群についても十分な薬物療法を行うことで，症状悪化が抑制されることも示されている[1]ことから，呼吸機能の経過のみで薬剤を選択することは適切ではない．

また単剤と配合剤を比較した際に，懸念される副作用発現頻度には顕著な差は認めず，配合剤からの治療開始や早期のstep upに大きな支障はないと思われる[2]．

以上の視点において臨床的な立場でCOPD治療を考えた際には，従来から効果の指標として用いられてきたFEV$_1$の改善のみで薬剤選択を判断するのではなく，症状改善や増悪予防，さらには医療経済的な観点も含めた多面的な視点から薬物を選択する必要がある．

## 呼吸機能改善の観点

LAMA/LABA配合剤はLAMA単剤と比較して，呼吸機能や肺過膨張を有意に改善することが知られている[3-6]．しかし抗コリン薬あるいはβ刺激薬に対する気管支拡張効果は患者ごとに異なるため[7]，両クラスの薬剤を同時に使用することで，より確実に最大限の気管支拡張効果を期待することができる．さらにアセチルコリン受容体とβ受容体の相互作用についても示唆されており，両薬剤併用の意義があると思われる．

インダカテロール/グリコピロニウム（IND/GLY）の呼吸機能改善効果を示したSHINE試験の日本人集団を対象とした解析では，FEV$_1$の改善が臨床的に有意な差（MCID）とされる100 mLを超えている．

また残気量減少にも注目が集まっている．市販3薬剤ともに，単剤と比較しても有意な残気量減少効果を示している．残気量減少は息切れやQOL改善に寄与すると考えられており，配合剤を早期に使用することで，より強力な気管支拡張作用を得ること，身体活動性や運動耐容能の向上や生産性の向上を期待することができる．

## 臨床症状改善の観点

大規模臨床試験においてLAMA/LABA配合剤は，日本人を含む患者群でより効果的であることが示されている．SGRQを用いた症状改善効果を評価したVIVACITO試験の日本人集団において，チオトロピウムは臨床的に有意な改善効果を認めなかったものの，チオトロピウム/オロダテロール配合剤は臨床的に有意でかつLAMA単剤と比較しても統計学的に有意な改善効果を認めた[8]．特にSGRQ症状ドメインの改善は著しく，あまり症状を自覚しないCOPD患者においても，LAMA/LABA配合剤を使用することで，症状の改善を実感できる可能性を示唆している．

このように症状を自覚しにくい患者に対して，最初に処方した薬剤による効果を実感できることは，その後の治療継続やアドヒアランス向上にもつながる可能性がある．医師のみならず，吸入薬そのものに対する患者との信頼関係醸成にも寄与すると考えられる．

## 増悪抑制の観点

　増悪抑制効果を評価したSPARK試験ではIND/GLYは軽症の増悪抑制効果を示している．一方，DYNAGITO試験では，LAMA単剤と比較してLAMA/LABA配合剤の増悪抑制効果は示されなかった．しかしこの試験では$p<0.01$を有意水準として統計解析が行われたため有意差はなかったとの結論に至った．日本人集団での解析[9]においても，全集団同様に統計的有意差は認めなかった．しかし，全身性コルチコステロイドの使用や抗菌薬とステロイドを使用するような増悪は抑制する効果が示されている．上記のような中等度の増悪を抑制できることは，入院や死亡回避につながることから，単剤と比較した増悪予防の上乗せ効果は意義のあるものである．

　さらにこの報告では，薬剤の継続使用率は配合剤の方が有意に優れており，ハザード比で0.73と良好であった．COPD患者で懸念される治療アドヒアランス維持という視点においても配合剤の優位性が示されているともいえる．

## 医療費の観点

　配合剤は単剤と比較して高価であるが，その差額はわずかである．本邦で上市されているLAMA/LABA配合剤3剤はそれぞれに含まれるLAMA単剤と比較して，1日の薬価ベースで64円から72円の差にすぎない．患者が窓口で負担する金額に換算すると，3割負担の患者では19円から22円，1割負担では6円から7円の差でしかない．配合剤にすることで回避される症状悪化や増悪にかかるコストを考慮すると，この程度の差はほとんどないと考えてもよさそうである．これまで報告されているCOPD薬の医療経済的効果は，医療資源の多くを占める増悪や入院回避を指標として検討されている．質調整生存率QALY（quality adjusted life year）や新規介入によって増加する費用をQALYで除した増分費用効果比（incremental cost-effectiveness ratio：ICER）で評価した場合，薬物療法，呼吸リハビリテーション，在宅酸素療法が有用であるといわれている．薬物療法については，中等症から重症患者におけるチオトロピウムの費用対効果が示されている[10]．LAMA/LABAでの同様の検討はされておらず単純な置き換えはできないが，前述のLAMA単剤とLAMA/LABA配合剤の薬価差から考えると，早期の配合剤導入も医療経済的な効果は期待できる．

　さらに2018年に報告された本邦におけるCOPD患者の実態調査[11]においては，生産年齢人口にあたる65歳未満の患者71人中58%が働いており，COPDに関連した症状により年間528万円の生産性の損失が生じていると算出されている．このことから比較的若年層に対する治療は患者自身のみならず社会への影響も鑑みて，より積極的に行われるべきであると考える．

## まとめ

　以上のように，LAMA/LABA配合剤で治療を開始することは，呼吸機能改善効果，症状軽減効果，増悪抑制効果，医療費へのインパクトの面から単剤からの治療よりも優れていると考えられる．各配合剤を対象としたシステマティックレビューの報告においても有効性が示されている．同種同効薬剤間の差異はほぼない．

　本邦の『COPD（慢性閉塞性肺疾患）診断と治療のためのガイドライン2018，第5版』や最新のGOLD 2019における現在のコンセンサスでは，基本的には単剤からの使用が推奨されているものの，実地臨床においては呼吸機能のみならず患者の背景（初診時から症状が顕著である，外科治療を控えている，低肺機能であるなど），また労働生産性や運動耐容能，身体活動性の向上や維持を期待するといった観点も考慮して，できる限りすみやかに最大限の治療効果をもたらすLAMA/LABA配合剤からの治療開始が考慮されるべきであると考える．

（福家　聡）

## 文献

1) Nagai K, et al. Differential changes in quality of life components over 5 years in chronic obstructive pulmonary disease. Int J Chron Obstruct Pulmon Dis 2015 ; 13 : 745-57.

2) Lahousse L, et al. Cardiac effects of current treatments of chronic obstructive pulmonary disease. Lancet Respir Med 2016 ; 4 : 149-64.

3) Bateman ED, et al. Dual bronchodilation with QVA149 versus single bronchodilator therapy : the SHINE study. Eur Respir J 2013 ; 42 : 1484-94.

4) Decramer M, et al. Efficacy and safety of umeclidinium plus vilanterol versus tiotropium, vilanterol, or umeclidinium monotherapies over 24 weeks in patients with chronic obstructive pulmonary disease : results from two multicentre, blinded, randomised controlled trials. Lancet Respir Med 2014 ; 2 : 472-86.

5) Beeh KM, et al. The 24-h lung-function profile of once-daily tiotropium and olodaterol fixed-dose combination in chronic obstructive pulmonary disease. Pulm Pharmacol Ther 2015 ; 32 : 53-9.

6) Calzetta L, et al. A Systematic Review With Meta-Analysis of Dual Bronchodilation With LAMA/ LABA for the Treatment of Stable COPD. Chest 2016 ; 149 : 1181-96.

7) Konno S, et al. Beta2-adrenergic receptor polymorphisms as a determinant of preferential bronchodilator responses to $\beta2$-agonist and anticholinergic agents in Japanese patients with chronic obstructive pulmonary disease. Pharmacogenet Genomics 2011 ; 21 : 687-93.

8) Ichinose M, et al. The efficacy and safety of combined tiotropium and olodaterol via the Respimat[®] inhaler in patients with COPD : results from the Japanese sub-population of the Tonado[®] studies. Int J Chron Obstruct Pulmon Dis 2016 ; 11 : 2017-27.

9) Ichinose M, et al. Tiotropium/olodaterol versus tiotropium in Japanese patients with COPD : results from the DYNAGITO study. Int J Chron Obstruct Pulmon Dis 2018 ; 13 : 2147-56.

10) Oba Y. Cost-effectiveness of salmeterol, fluticasone, and combination therapy for COPD. Am J Manag Care 2009 ; 15 : 226-32.

11) Igarashi A, et al. COPD uncovered : a cross-sectional study to assess the socioeconomic burden of COPD in Japan. Int J Chron Obstruct Pulmon Dis 2018 ; 28 : 2629-41.

# Debate
## LAMA/LABA併用療法を最初から行うべきか―Consの立場から

### 日本呼吸器学会「COPD(慢性閉塞性肺疾患)診断と治療のためのガイドライン第4版」が示したもの

日本呼吸器学会は,『COPD(慢性閉塞性肺疾患)診断と治療のためのガイドライン』を定期的に改訂している.2013年にまとめられた第4版では,まだ,LAMA/LABA配合剤は臨床使用できなかったため,第一選択薬は「長時間作用性抗コリン薬またはβ₂刺激薬(必要に応じて短時間作用性気管支拡張薬)」とされた(**1**)[1].長時間作用性抗コリン薬(LAMA)と長時間作用性β₂刺激薬(LABA)の推奨レベルが同等として扱われ,どちらが先でもよいが,治療の最初から両剤併用ではなく,症状に応じてステップアップすることが奨められている.さらにこの当時は,まず,短時間作用性気管支拡張薬を使用し,病状が進行し,労作時に呼吸困難症状が出る患者に対してLAMAまたはLABA(吸入または貼付)を投与することが推奨されている.さらに,喘息合併症例や頻回の増悪を繰り返す患者では,吸入ステロイド薬や喀痰調整薬を追加する.したがって,治療の最初から

**1** 2013年に示された日本呼吸器学会(JRS)ガイドラインでの安定期COPDの管理

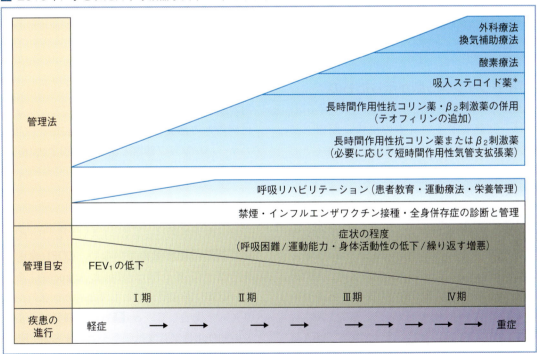

重症度はFEV₁の低下だけではなく,症状の程度や増悪の頻度を加味し,重症度を総合的に判断したうえで治療法を選択する.
*増悪を繰り返す症例には,長時間作用性気管支拡張薬に加えて吸入ステロイド薬や喀痰調整薬の追加を考慮する.
(日本呼吸器学会COPDガイドライン第4版作成委員会編.COPD〈慢性閉塞性肺疾患〉診断と治療のためのガイドライン第4版.日本呼吸器学会;2013[1]より)

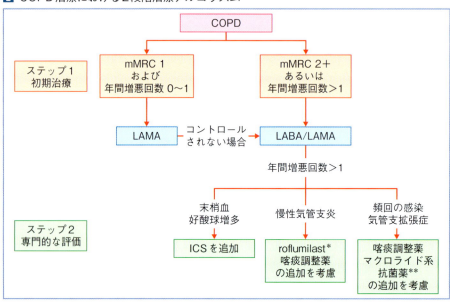

**2** COPD治療における2段階治療アルゴリズム

*roflumilastは国内未承認.
**原文ではアジスロマイシンと記載されているが，本邦ではエリスロマイシン，クラリスロマイシンが該当する.

(Miravitlles M, et al. Respir Res 2016；17：112[9] より)

LAMAとLABAを併用して使用することは適切ではないと考えられた.

## ガイドライン第5版が示したもの

2018年に改訂されたガイドライン（第5版）では，高齢者が多い日本の現状に配慮してFEV$_1$/FVC（1秒率）70％未満が診断の基本としつつ，年齢に合わせた肺の正常下限値（LLN）を設定し，過剰診断を防ぐアプローチを示した[2]．同時に，管理目標が4つに再設定された．安定期の管理の薬物療法については，長時間作用性気管支拡張薬（long-acting bronchodilators：LABDs）について，LAMAを第一選択薬として優先し，LABAは，代替薬の位置づけとした．さらに使用可能となったLAMA/LABA配合剤については，LAMA，LABA単剤からのステップアップ治療として，重症度が上がるにつれて使用を推奨している（「LAMA，LABA」**1** p.172参照）．つまり，LAMA/LABA配合剤は，あくまで症状が悪化して重症度が進行した場合の処方対策であって，初期投与の薬剤ではない.

また，吸入ステロイド薬（ICS）については従来，喘息の合併または増悪を繰り返す症例の使用が推奨されていたが，今回の改訂で，喘息合併例のみの推奨とした．JRSの『喘息とCOPDのオーバーラップ診断と治療の手引き2018』に一致する形になっている[3]．

## 海外のエキスパートの意見

海外のエキスパートも，LAMA/LABA配合剤の初期治療を奨めていない．COPD臨床のリーダーであるMiravitllesとAnzuetoは連名で，COPD安定期治療として2ステップアルゴリズムを提唱している（**2**）[4]．初期には，まず長時間作用性気管支拡張薬を選択するが，その場合，決め手は息切れの程度mMRCと年間の増悪頻度であるとしている．mMRCが1以下，増悪頻度が年間1回以内であれば，LAMAを選択し，コントロール不良な場合，LAMA/

LABA配合剤を考慮するとしている．つまり，ほとんどの症例では，初期治療はLAMAでよいことになる．

　Barrechegurenら[5]は，この増悪を示す患者は10〜20％であるので，多くの患者で最初はLABDsでよいとしている．さらに，LAMAと比較してLAMA/LABAの配合剤の上乗せ効果が，最近のメタ解析を引用して，治療1年後$FEV_1$でわずかに59 mLであったことを指摘している[6]．また，SHINE研究でも，インダカテロール単独でもTDI 1以上の息切れ改善が64.6％みられており，一方，配合剤を使用しても68.1％の症例が改善を示したのみで大差がない点も指摘している[7]．

## GOLD 2019ドキュメントが示すもの

　最近，GOLD 2019ドキュメントが発表された[8]．ここでも，息切れ，増悪を重視しながら，やはり初期治療はLABAあるいはLAMAで行うことを推奨している（「新規抗炎症薬」**1** p.215参照）．日本のガイドラインとは異なり，近年のエビデンスより，増悪を生じやすい患者を除きLABAをLAMAと同等の扱いにしている．これで，十分な反応があれば，これを維持することを奨めている．十分な効果が望めない場合に，LAMAとLABAの併用を奨めている．一方で，吸入ステロイド薬については，その併用すべき対象を熟慮するよう注意を求めている．

## まとめ

　以上をまとめると，国内，国外ともにガイドラインでは，LABDの初期治療を奨めており，配合剤初期治療の一般的推奨はないと考えるべきである．COPD安定期の管理としてLAMA/LABA併用療法を最初からは行うべきではない．

（寺本信嗣）

### 文献

1) 日本呼吸器学会COPDガイドライン第4版作成委員会編．COPD（慢性閉塞性肺疾患）診断と治療のためのガイドライン第4版．日本呼吸器学会；2013.

2) 日本呼吸器学会COPDガイドライン第5版作成委員会編．COPD（慢性閉塞性肺疾患）診断と治療のためのガイドライン2018，第5版．日本呼吸器学会；2018.

3) 日本呼吸器学会 喘息とCOPDのオーバーラップ（Asthma and COPD Overlap：ACO）診断と治療の手引き2018作成委員会編．喘息とCOPDのオーバーラップ診断と治療の手引き2018．メディカルレビュー社；2017.

4) Miravitlles M, Anzueto A. A new two-step algorithm for the treatment of COPD. Eur Respir J 2017；49：1602200.

5) Barrecheguren M, Miravitlles M. COUNTERPOINT：Should LAMA/LABA Combination Therapy Be Used as Initial Maintenance Treatment for COPD? No. Chest 2018；154：749-51.

6) Calzetta L, et al. A systematic review with meta-analysis of dual bronchodilation with LAMA/LABA for the treatment of stable COPD. Chest 2016；149：1181-96.

7) Bateman ED, et al. Dual bronchodilation with QVA149 versus single bronchodilator therapy：the SHINE study. Eur Respir J 2013；42：1484-94.

8) Global Initiative for Chronic Obstructive Lung Disease. Global Strategy for the Diagnosis, Management, and Prevention of Chronic Obstructive Pulmonary Disease 2019 REPORT. p.93.

9) Miravitlles M, et al. Pharmacological strategies to reduce exacerbation risk in COPD：a narrative review. Respir Res 2016；17：112.

## Mini Lecture

# 大規模臨床試験データの見方・考え方

ランダム化比較試験（RCT）の結果を理解するポイントのひとつは，批判的な視点でデータをみることである．一流紙に掲載された大規模RCTの結果を鵜呑みにせずに，斜に構えて論文を読まなくてはならない．Cochrane Risk of BiasはRCTを批判的に評価するために用いられるシステマティックレビュー用の簡便なチェックリストで，以下の7項目から成る[1]．

**乱数生成に関する選択バイアスリスク**はランダム化のもととなる乱数作成に関する疑義である．たとえば，患者IDの下一桁の奇数偶数で治療内容を分ける場合，乱数が正しく生成されていないことになる．

**割当隠匿に関する選択バイアスリスク**は作成された割当が適切に隠匿されていないため，主治医等が次の患者の治療割当を登録前に察知できる問題である．たとえば治療割当表が外来に張り付けてあり，次のエントリー患者は治療Aでなく治療Bになることを知っている場合，状態のよいまたは悪い患者を恣意的に選択することができるため，ランダム化の意義が失われる．近年の大規模RCTでは治験センターでコンピューターを用いた乱数生成が行われ，かつ適切に隠匿されるため，2つの選択バイアスはほとんど問題にならない．一方，単施設の小規模RCT等では選択バイアスが生じやすい．

**実行バイアスリスク**は，治療者の非盲検化を問題とする．COPD吸入薬の大規模RCTではプラセボを用いた二重盲検が主流のため，実行バイアスはあまり問題にならない．治療者が盲検化されていない場合，新治療割当患者のみ吸入指導を丁寧に行うかもしれない．あるいは，重症の増悪患者が発生した場合，特定治療の患者に対して過度の延命処置をすることにより，

2週間程度生命予後に差がでる可能性が否定できない．さすがにこんな悪質な作為はなされないとも思われるが，**バイアス混入の可能性があること自体を問題にするのがバイアスリスクの主旨である**．一方外科領域で術式A対術式Bや，手術対抗癌薬のRCTの場合，治療者を盲検化することは事実上不可能であり，実行バイアスリスクは常に高い．

**検出バイアスリスク**は，評価者の非盲検化を問題とする．たとえば，COPD増悪とは日常の変動以上の症状の悪化であるところ，毎朝5分間咳の出る患者が今朝は8分間咳が続いたとする．この場合，増悪とみなすべきだろうか．本症例の増悪有無は主治医裁量でよいのだが，評価者が治療内容を知っている場合「お世話になっている○○社の新薬だから増悪はなかったことにしよう」という判断が発生しかねない．肺炎の有無，肺癌のPDの有無において画像評価判定が微妙な場合に同様の問題が生じるが，治療内容を知らない放射線科医の読影のみを利用するならバイアスリスクは低くなる．他方，死亡確認は評価者の主観が入り込む余地が事実上ないため，盲検の有無にかかわらず検出バイアスは問題にならない．

**減衰バイアスリスク**．フォロー期間が長くなると，転居・他病死・同意取消・プロトコール逸脱などの理由で患者数が減少する．フォロー期間が10年間の研究で，観察期間中に患者の90％がフォロー中止となっていた場合，この研究の結果を信じることができるだろうか．副作用の強いA治療のみ半数が同意撤回した，というような場合に減衰バイアスが特に問題となる．

**報告バイアスリスク**．報告バイアスとしてよ

く知られているのは出版バイアスである．RCTで新治療有利の有意差がみられると，製薬メーカーや研究者は喜んで報告し，雑誌編集部もすぐに受理してくれる．しかし，両群で差がない場合は研究者も執筆意欲を失うだろう．また，新治療不利の有意差がみられると製薬会社は報告をためらうかもしれない．単一研究内では，多数のアウトカムのうち有意差のついた項目を強調して報告することが問題となる．アウトカムが20個あれば偽薬対偽薬でも1項目くらいは有意差がついてしまうものであり，**有意差がついた項目をことさら強調して報告するのは「後出しじゃんけん」であり，再現性が期待されない．**研究開始前に主要評価項目を明記した研究プロトコールを登録し，後出しじゃんけんではないことを証明しなければならない．

その他のバイアスリスクで重要なのは利益相反（COI）である．たとえばCOPDにおける吸入ステロイド配合剤と吸入ステロイド非配合剤を比較する研究において，吸入ステロイド配合剤を販売するメーカーが研究のデザインをする場合，喘息患者が除外されにくい患者選定プロセスを使う可能性がある．

次に，Cochrane Risk of Biasの7項目以外の重要論点を上げる．

**なぜ大規模RCTが行われたのか**を理解しないと，根本的な理解を誤ってしまう．そもそも，大規模RCTで観察された有意差と，小規模RCTのそれとの，どちらに価値があるだろうか．多くの医者は，①手間暇予算をかけたので大規模RCTの価値が高い，②Nが増えることにより標準誤差が減るため結果が精密になる，の2点を漠然と根拠にして，大規模RCTの結果を好む．しかし，なぜわざわざ多数の患者に負担をお願いして大規模RCTを組むのか？それは，**両治療の治療成績差が小さく，小規模や中規模RCTで有意差がつかないから，やむを得ず大規模研究にしているのである．**大規模RCTの有意差をみるときは「中規模RCTで差がつかなくて残念な比較だな」と思ってよ

い．大規模RCTが必要とされた時点で，両群の治療差はいわば許容範囲内であるとの推定が働く．大規模RCTで負けた治療も第二選択として生き残ることが多い．もっとも大規模RCTが組めるような疾患は患者数が多いので小さな効果差でも社会全体に大きな影響を与えるとも解釈できる．旧薬に比べ新薬でCOPD増悪を経験する患者が2％減少したら社会全体で増悪患者は大きく減少する．とはいえ，社会全体でみたら薬価の高い新薬を選択することで医療費が莫大な増加に至るかもしれない．この例では治療必要数（NNT）＝50となり，増悪を経験する患者を1人減らすためには50人もの治療を要する．やはり個別の患者レベルでの影響は小さいのである．両治療の薬価差，薬剤切り替えによる患者の負担を考慮し，増悪リスクの2％軽減にどれだけの意味があるのかを慎重に判断する必要がある．

**臨床上有意義な最小差**（minimal clinically important difference：MCID）を超える改善がみられたときに，患者は改善を自覚できる．具体的な数字はSGRQ＝4，CAT＝2，1秒量50 mL（ないし100 mL）等である．たとえば，新治療薬で1秒量が30 mL（＜50 mL）改善してもCOPD患者は改善に気がつかないが，1秒量が150 mL（＞50 mL）改善したら患者は改善を自覚できる．効果値とP値を掛け合わせた **1** において，左上は明らかに改善があり，表の右下は明らかに改善がない．問題は残りの2パターンである．**P値だけを見る【X】を改善だと解釈してしまいがちだが，「統計的に有意だが臨床的に有意でない」と解釈するべきである．**差がどれだけ小さくても，Nを増やせばいずれ$p < 0.05$と

**1** P値とMCID

| | 改善＞MCID | 改善＜MCID |
|---|---|---|
| $p < 0.05$ | 改善あり | 【X】 |
| $p > 0.05$ | 【Y】 | 改善なし |

MCID：臨床上有意義な最小差．

なるのである．【Y】は臨床的に有意な差がある
のかもしれないが，ランダム誤差の可能性もあ
り判断が保留される．Nのより多い研究を行う
かメタアナリシスを行うことによって，再評価
されるべきである．

　アウトカムは患者の利益を直接代弁している
かは臨床医にとって重要な留意点である．患者
が求めているのは生命予後の改善，QOL（自覚
症状を含む）の改善，治療効果が同等なら医療
費が安価であることの3点である．真のエンド
ポイントであるこの3点のいずれかに直接答え
ているアウトカムは価値が高く無条件の価値が
ある．たとえばCATの改善や咳嗽の減少は当
然にQOLの改善を示す．また，増悪は自覚症
状を含むのでQOLを直接代弁する指標である．
一方増悪が増えると生命予後を悪化させるとい
う報告があるが，増悪と死亡は異なる概念であ
り，あくまでも間接的な関連にすぎない．ま
た，臨床検査の改善で医者は喜ぶが，**ほとんど
の臨床検査は患者の利益を直接代弁しない**．患
者の主訴は1秒量が低いことではない．SABA
の主たる効用は1秒量で示される閉塞性障害の
改善であり，1秒量の改善が喘息患者の生命予
後につながるという経験則があるが，調子に
乗ってSABAの常用をしていたところ死亡が

むしろ増加していることが判明した[2]．**1秒量
の改善が喘息患者の生命予後と相関するという
経験則は，SABAの常用時には適用すべきでな
かったのだ．**近年のCOPD吸入薬の中には1秒
量の改善を売りにしている製品も多い．死亡や
増悪の減少，QOLの改善を伴わず，1秒量だけ
を改善する高価な吸入薬にどれだけの意味があ
るのだろうか．近年問題なのは，多様な癌腫で
用いられる抗癌薬の臨床試験で，全生存期間
（OS）の代替指標とされる無増悪生存期間
（PFS）の有用性に疑念が生じている点である．
試験後治療のクロスオーバーの許容や，後治療
で用いられる薬剤による改善のためと考えられ
るが，PFSが改善するもののOSで有意差を認
めない抗癌薬の意義については注視する必要が
あろう．

（堀田信之）

### 文献

1) Cochrane Methods. Assessing Risk of Bias in Included Studies.
   https://methods.cochrane.org/bias/assessing-risk-bias-included-studies. Accessed on Oct. 1, 2018.
2) Spitzer WO, et al. The use of beta-agonists and the risk of death and near death from asthma. N Engl J Med 1992 : 326 : 501-6.

### 安定期の管理

# 非薬物療法
# COPDと禁煙

## タバコとCOPD

- 喫煙はCOPDの90％以上の原因であり[1]，加えて受動喫煙もCOPDのリスクファクターであり，日本ではタバコがなくなれば，ほとんどのCOPDは予防可能である[1]．
- COPD患者に対する禁煙は病気の進行を遅くする，または停止させるため最も効果的な方法であり[2,3]，COPDすべての病期で禁煙プログラムが実施されるべきであり，患者が容易に利用できるように制度を整える必要がある[4,5]［証拠レベルⅠ］．

## COPDと禁煙，受動喫煙の回避

- 気流閉塞のある集団，COPDと診断された集団での禁煙による増悪と死亡率の減少，1秒量の経年低下の抑制が報告されている．さらに，受動喫煙もCOPDのリスクを上げるため，室内での受動喫煙回避を指導する必要がある．

### ■ COPDへの禁煙の効果

- 症候性の気流閉塞を有する5,887人の中年ボランティアを，強力な医師のメッセージと行動療法を用いた「特別な介入群」と通常の禁煙指導のみを行う「通常のケア介入群」に分け，14.5年間の全死因死亡率および心血管疾患，肺癌，その他の呼吸器疾患による死亡率を解析した．
- 最初の5年間の禁煙率は通常のケア介入群で5.4％，特別な介入群では21.7％であった．全死因死亡率は，通常のケア介入群よりも特別な介入群で有意に低かった（$p=0.03$）．このCOPDに対する禁煙の効果と他疾患での医療介入をまとめたのが **1**[6-8]であるが，高

**1** 他の疾患と比較した絶対的死亡リスクの低下

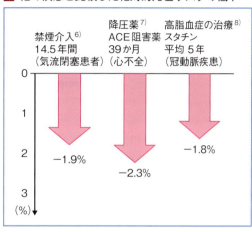

（文献6-8をもとに作成）

脂血症の治療薬であるスタチンを平均5年使用した冠動脈疾患への予防効果やACE阻害薬の心不全への効果と匹敵する．

- LHS（Lung Health Study）では，GOLDステージ1および2の887人の喫煙者を，①通常のケア，②喫煙介入と吸入気管支拡張薬イプラトロピウム，または③喫煙介入と吸入プラセボの3群に分け5年間追跡した．禁煙は医師による喫煙に対する勧告，健康教育者による積極的な禁煙カウンセリングを10週間にわたって12回，およびニコチンガム（Nicorette®）を用いたニコチン補充療法を行った．
- 禁煙群では34 mL/年の1秒量の減少スピードであったのに対し，喫煙群では63 mL/年であった．さらに，禁煙群では入院リスクと総死亡率が低下した．女性の継続喫煙者は，タバコの量で対比すると男性の継続喫煙者と比較して，肺機能が急速に低下した．さらに女性は禁煙すると，男性の禁煙者に比べて，呼吸機能上より大きく改善した[3]．

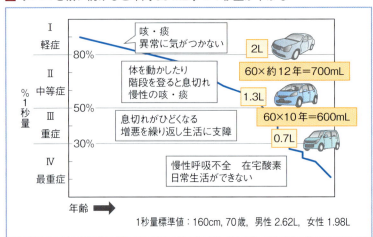

**2** タバコを吸い続けると年間60 mLずつ1秒量が下がる

- 喫煙と1秒量の年間低下量に関する47のシステマティック・レビューでは，1秒量の年間低下量は，喫煙継続者では非喫煙者と比べ10 mL/年以上多く，1日の喫煙本数と関連があり，1日の喫煙本数あたり0.33 mL/年低下すると報告された[9]．
- わが国でも，Soejimaらによると，1秒量の年間減少スピードは，喫煙継続者の60 mL/年に対し，過去喫煙継続者で30 mL/年と有意な低下を認め，非喫煙者の20 mL/年に近い値を示した[10]．Omoriらの報告においても，1秒量の年間変化量は，期間中禁煙者で45〜54歳と65〜74歳の年齢階級において喫煙継続者に対して有意な低下の減少を認めた[11,12]．
- これらのことから，**2**に示すように，COPDではその患者の病期を説明する際に1秒量を車の排気量にたとえて説明している．ステージⅡで中型車の排気量である2L，ステージ3で普通自動車である1.3 L，ステージⅣで軽自動車クラスの0.7 L以下となる．現在1秒量1.3 Lであるとすると，このまま10年間喫煙を継続すると年間60 mLずつ低下するので軽自動車クラスの排気量になることを説明している．

■ **COPDと肺癌の合併，禁煙によるリスク低下（3）**

- LHSフォローアップの5年間で，149人の参加者（コホートの2.5％に相当）が死亡し，その主要な原因は，肺癌（全死亡の38.3％），次に心血管疾患（CVD，全死亡の24.8％）であった．禁煙により，5年間のフォローアップで全死因死亡率が32％減少し，全フォローアップの14.5年にわたって同様の傾向が認められた．継続喫煙者の死亡率は喫煙者の42％であり，断続的喫煙者・禁煙者の死亡率は継続喫煙者の死亡率より30％低かった．禁煙の効果はCVD死亡率で最も顕著であり，45％減少させた．COPDにCVDの合併が多い欧米での研究であり，このままわが国にあてはめることはできないが，興味深い．
- 閉塞性換気障害が強いほど，肺癌のリスクは高くなり，％1秒量が80％を下回るあたりから，リスクは急に増大する[13]．

■ **COPDと受動喫煙**

- 受動喫煙はCOPDのリスクファクターであり，増悪の原因にもなるため[14]，同居家族の啓発と禁煙支援も行う必要がある．

**3** 閉塞性換気障害が強いと肺癌の合併が増え，禁煙によりそのリスクも低下する

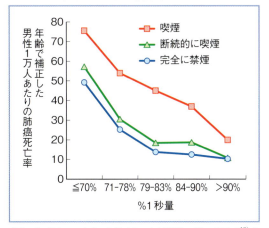

(Eberly LE, et al. Int J Epidemiol 2003；32：592-9[13]より）

## COPDに併存する抑うつとニコチン依存

- COPDの喫煙者は，自己効力感が低く，自尊感情が低下し，さらに30〜40％以上に共存するうつ病も重なり[15]，ニコチン依存性が高く，ニコチン補充療法による治療が必要な場合が多い[16]．COPD患者1,540人（4研究）のメタアナリシスから，薬物療法は禁煙成功率を2倍にするとされ，行動療法を併用することにより，さらに禁煙成功率を高める[17]．
- 17のランダム化比較試験（RCT），7,446人のCOPDを集めたメタ解析では，アクションプランや薬物療法の指針，毎日の自己記録，体重管理，社会的支援といった介入を行ったほうが優位に禁煙成功率が高く，COPDと喫煙とを結びつけることは，有意に大きな効果をもたらすことが判明した[18]［証拠レベル1］．

## COPD患者の喫煙率

### ■欧米に比べ日本では喫煙率は低い

- COPD患者の現喫煙率はどのくらいなのであろうか．全世界での吸入薬の有効性を評価した大規模ランダム化プラセボ対照比較試験（VESTBO，EUROSCOP，TRISTAN，ISOLDE，INSPIRE）での現喫煙率は，1秒量2.4〜2.5 Lの軽症患者で54〜77％，1秒量1.2〜1.4 Lの重症患者で38〜51％と報告されている．
- スピリーバ®とスピオルト®の臨床研究である最近のDYNAGITO studyでも，全集団7,880人のうち日本人は461人，全集団の喫煙率が37％であるのに対して，日本人では16.7％と低く，COPDを治療している患者の喫煙率の低さが注目される[19]．
- ％1秒量はどちらの群も43〜45％程度の患者であるが，年齢は全体が平均64.4歳であるのに対して，日本人の集団では平均71.8歳と高齢で，BMIも26.3に対し21.4と低く，これらのことも喫煙率が低い要因になっている可能性がある．つまり，わが国のCOPDは気腫が多く，体重減少をきたし，かつ高齢であることから，喫煙をやめている患者が多いことが考えられる．

### ■在宅酸素療法患者での喫煙

- 一方，在宅酸素療法（重症者）を対象にしたわが国での在宅呼吸ケア白書COPD（慢性閉塞性肺疾患）患者アンケート調査疾患別解析では，在宅酸素療法中の現喫煙者は329人のうち2％，家庭内に喫煙者がいる割合は14％であった[20]．
- わが国においても，在宅酸素療法患者の喫煙が問題になることは日常臨床上多い．平成15年から平成21年までに在宅酸素療法実施者の自宅において火災が発生し，患者が重篤な被害をおった27例（うち死亡26例）のうち，喫煙によるものは15例である．喫煙以外の原因は，不明，漏電，ストーブ，仏壇などである[2]．これらのことから，厚生労働省からも2016年7月に注意喚起の更新がなされ，酸素濃縮器や酸素在宅酸素療法の患者の2 m以内でのいかなる火気の使用も禁止した[21]．

## 外来COPD患者への禁煙支援

### ■ニコチン依存症

- 5Aアプローチ，認知行動療法などは，一般的な禁煙支援の総説や著書に譲り，ここではCOPDでは何をすべきかを述べたい．

- 約2万人のDanish population cohort studyによると，COPDにて入院歴のある1,260人では禁煙者は入院のリスクが約40%減少（HR 0.57；95% CI 0.33-0.99）した．タバコを50%以下に減煙しても入院減少への効果がないことが報告されている[22]．このことからも，「禁煙は無理かもしれないから本数を減らしましょう」といった曖昧な禁煙指導はやめるべきである．さらに，禁煙をするための明確な理由と目標をもってもらうことが重要である．

- 「体に悪いから，COPDを進行させるから」という説明だけでは，「ニコチン依存症」から脱却することはできない．ニコチンが脳のニコチン受容体に結合することで，ドパミンが放出され「気持ちが落ち着いた」と感じる．さらに，セロトニンとドパミンのバランスが崩れ，タバコが切れ，ニコチン血中濃度が低下すると，イライラする，集中できない，無性にたばこが吸いたいとなる．タバコを吸うとこれらの禁断症状が消えるので，タバコはストレスによいと勘違いしてしまう．ニコチン依存症の機序を説明することも外してはならない．

### ■肺年齢と将来のCOPDを予測

- わが国ではCOPDと診断されて，臨床開発試験に参加するような患者の喫煙率は欧米に比べて低いが，かかりつけ医のもとにもCOPD患者が多数存在する．大多数が呼吸機能検査もなされずに，COPDとして診療を受けていることが多い．また，「COPDが進まないようにするためには，禁煙が重要であり，禁煙できない場合には診療しない」と患者に話す医師もいるであろうが，その禁煙支援の際に，呼吸機能検査を行い，肺年齢を説明することが，禁煙の成功率を上げる．

- 英国35歳以上の喫煙者561人を対象にした肺年齢を伝える群と1秒量の数字をそのまま伝える群では，1年後，肺年齢を伝えた群の禁煙達成率13.6%，対照群は6.4%であった（$p$ = 0.005；95% CI 2.2〜12.1%）[23]．

- 実際には **4** に示すように，現在の1秒量をもとに肺年齢を説明し，このまま喫煙を継続した場合の将来のCOPDの進行について説明を行い，禁煙すると非喫煙者と同じ減少スピードに戻り，COPDの進行が抑えられることを説明する．

## 入院COPD患者への禁煙支援

### ■入院当初[24]

- 入院での禁煙治療にニコチン補充療法は保険適用上認められないが，増悪をきたし，タバコが吸えない身体状況に陥り入院となった場合は，禁断症状が強い時期は通り過ぎており，回復した後に禁煙支援を行うことになるので，ニコチン補充療法を要しないことが多い．呼吸リハ入院を兼ねて禁煙を行う場合には，外来診療にてあらかじめニコチン補充療法製剤を処方しておく．

- 禁煙支援の担当者が毎日ベッドサイドに訪問し禁煙シートに捺印する．禁煙3日間は，比較的喫煙欲求の強い食事後や時間に余裕のある午後など1日3〜5回の訪問を行う．患者自身がワークシートを記入し自分自身の喫煙を正しく理解する．喫煙の利点と欠点を書き出してもらい，喫煙常識の間違い（認知の歪み）を修正する．

- 離脱症状の有無や気分のチェックを行う．状況や考えていること，感じていることを率直に語ってもらい，必要であれば，その都度対処法を一緒に考える．禁煙してよかったことを，本人に自覚してもらうことが重要である．1週，2週，3週，1か月・・・節目節目にはともに祝い，その都度体験する辛いこと

4 肺年齢について説明をし，将来の予測を示す

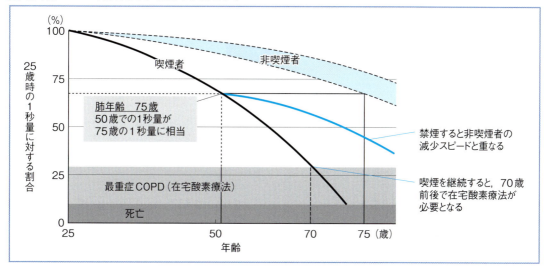

このまま喫煙を継続すると在宅酸素療法が必要になることが予測できる.

(Fletcher C, Peto R. BMJ 1977；1：1645-8[25]）を参考に作成)

やよかったことをあげてもらう．一緒に考える看護師，理学療法士，管理栄養士などの職種に禁煙状況の報告を行い，複数の励ましを受けることは活力となる．禁煙者間の橋渡しをすることで，同胞意識やライバル意識が生まれ，励みとなる[24]．こういったことを入院中に行う．

### ■ 退院へ向けて[24]

- 退院後にもとの環境に戻ると簡単に再喫煙をしてしまうケースが多く，退院の目処が立った時点で，以下の注意を促し，再喫煙を防ぐ．

①喫煙は疾病の再発を促し，病気が悪化する原因となること.
②タバコ，灰皿，ライターなどの喫煙を促すものは処分し，環境を変えること.
③喫煙したくなるような場所には近寄らないこと．
④喫煙者の誘惑に乗らないこと（周りの喫煙者への対応).
⑤1本吸えばたちまちもとの本数に戻るニコチン依存症の怖さを忘れないこと.
⑥今日まで禁煙できた達成感をしっかり覚えておくこと.
⑦禁煙できたという自信を大切にし自らが禁煙指導者になること.
⑧たとえ失敗してもあきらめないこと.

- COPD患者の家庭では喫煙者が多いことから，家族や来訪者にも禁煙を啓発する張り紙などを自宅に掲示する．入院中の2週間から2か月のあいだに消退していくニコチン依存と異なり，記憶に残っている心理的依存は長期に渡って出現し，再喫煙に至ることが多い．喫煙者の周りには喫煙者が多く，退院しても室内で喫煙する家族などの存在により，容易に再喫煙となることに注意を払わなければならない．

### おわりに

- 日本で世界の市場の90％を売り上げる加熱式タバコに，喫煙者がシフトする傾向が強い．チャンピックス®の初期パッケージの販売量からみた禁煙初診患者の推移を 5 に示すが，2014年に比べて2017年は初診患者は約半数となっており，最近の禁煙外来テレビコマーシャルの効果も小さくなっている．加

5 バレニクリン（チャンピックス®）の販売量からみた禁煙外来初診の推移（2014〜17年）

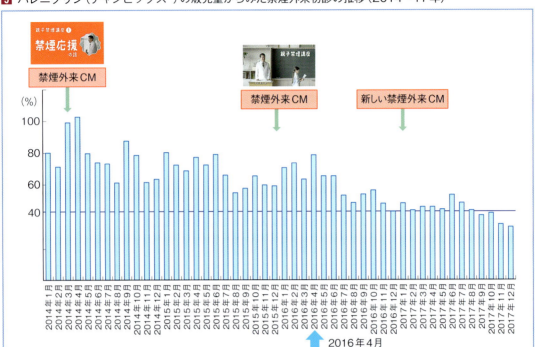

熱式タバコや電子タバコについては喫煙者がハームリダクションを選択し，ニコチン依存症から抜け出せなくなるだけでなく，将来のCOPDへのリスクも増加させる可能性が高いことも話しておくべきである．

● わが国においては，他国にはないタバコを守る「たばこ事業法」があること，タバコ税に頼る社会構造，JTの株式の1/3を財務省が保有する社会的背景についても禁煙外来では説明を行っている．

（津田　徹）

## 文　献

1) 日本呼吸器学会COPDガイドライン第5版作成委員会編．COPD（慢性閉塞性肺疾患）診断と治療のためのガイドライン2018，第5版．日本呼吸器学会；2018．
2) Anthonisen NR, et al. Effects of smoking intervention and the use of an inhaled anticholinergic bronchodilator on the rate of decline of FEV1. The Lung Health Study. JAMA 1994；272：1497-505.
3) Scanlon PD, et al. Smoking cessation and lung function in mild-to-moderate chronic obstructive pulmonary disease. The Lung Health Study. Am J Respir Crit Care Med 2000；161：381-90.
4) Global Initiative for Chronic Obstructive Lung Disease. Global Strategy for the Diagnosis, Management, and Prevention of Chronic Obstructive Pulmonary Disease 2018 Report.
5) WORLD HEALTH ORGANIZATION 1999. Tobacco Free Initiative：Policies for Public Health. Geneva, World Health Organization.
6) Anthonisen NR, et al. The effects of a smoking cessation intervention on 14.5-year mortality：a randomized clinical trial. Ann Intern Med 2005；142：233-9.
7) Flather MD, et al. Long-term ACE-inhibitor therapy in patients with heart failure or left-ventricular dysfunction：a systematic overview of data from individual patients. ACE-Inhibitor Myocardial

Infarction Collaborative Group. Lancet 2000；355：1575-81.

8）Wilt TJ, et al. Effectiveness of statin therapy in adults with coronary heart disease. Arch Intern Med 2004；164：1427-36.

9）Lee PN, Fry JS. Systematic review of the evidence relating FEV1 decline to giving up smoking. BMC Med 2010；8：84.

10）Soejima K, et al. Longitudinal follow-up study of smoking-induced lung density changes by high-resolution computed tomography. Am J Respir Crit Care Med 2000；161：1264-73.

11）Omori H, et al. Effects of smoking on FEV decline in a cross-sectional and longitudinal study of a large cohort of Japanese males. Respirology 2005；10：464-9.

12）尾上あゆみ，大森久光．慢性閉塞性肺疾患（COPD）．喫煙の健康影響に関する検討会編．喫煙と健康．厚生労働省；2016．p.229-36.

13）Eberly LE, et al. Pulmonary function as a predictor of lung cancer mortality in continuing cigarette smokers and in quitters. Int J Epidemiol 2003；32：592-9.

14）Yin P, et al. Passive smoking exposure and risk of COPD among adults in China：the Guangzhou Biobank Cohort Study. Lancet 2007；370：751-7.

15）Jiménez-Ruiz CA, et al. Statement on smoking cessation in COPD and other pulmonary diseases and in smokers with comorbidities who find it difficult to quit. Eur Respir J 2015；46：61-79.

16）US PUBLIC HEALTH SERVICE. A clinical practice guideline for treating tobacco use and dependence：A US Public Health Service report. The Tobacco Use and Dependence Clinical Practice Guideline Panel, Staff, and Consortium Representatives. JAMA 2000；283：3244-54.

17）van Eerd EA, et al. Smoking cessation for people with chronic obstructive pulmonary disease. Cochrane Database Syst Rev 2016；(8)：Cd010744.

18）Bartlett YK, et al. Effective behaviour change techniques in smoking cessation interventions for people with chronic obstructive pulmonary disease：a meta-analysis. Br J Health Psychol 2014；19：181-203.

19）Ichinose M, et al. Tiotropium/olodaterol versus tiotropium in Japanese patients with COPD：results from the DYNAGITO study. Int J Chron Obstruct Pulmon Dis 2018；13：2147-56.

20）日本呼吸器学会肺生理専門委員会在宅呼吸ケア白書COPD疾患別解析ワーキンググループ編．在宅呼吸ケア白書COPD（慢性閉塞性肺疾患）患者アンケート調査疾患別解析．2015年12月
http://www.jrs.or.jp/uploads/uploads/files/photos/1096.pdf

21）厚生労働省医薬・生活衛生局安全対策課安全使用推進室．在宅酸素療法における火気の取扱いについて．平成28年7月1日．
http://www.mhlw.go.jp/stf/houdou/2r98520000003m15_1.html

22）Godtfredsen NS, et al. Risk of hospital admission for COPD following smoking cessation and reduction：a Danish population study. Thorax 2002；57：967-72.

23）Parkes G, et al. Effect on smoking quit rate of telling patients their lung age：the Step2quit randomised controlled trial. BMJ 2008；336：598-600.

24）末松利加ほか．医療ソーシャルワーカーの呼吸リハビリテーションプログラムにおける禁煙支援．日本呼吸ケア・リハビリテーション学会誌 2009；19：115-20.

25）Fletcher C, Peto R. The natural history of chronic airflow obstruction. Br Med J 1977；1：1645-8.

Column

## Column

# 受動喫煙の害

### 受動喫煙の影響

受動喫煙（passive smoking）とは，タバコ煙の混じった空気すなわち「環境タバコ煙（environmental tobacco smoke：ETS）」に曝露され，それを吸入することである[1]．ETSの8割以上は燃焼する紙巻きタバコの先から拡散する「副流煙」，残りは「主流煙」を吸入した喫煙者から吐き出される「呼出煙」からなる．副流煙には50種類以上の発癌物質をはじめ，多くの有害成分が含まれており，喫煙者の口腔内に達する主流煙と副流煙とでは，副流煙のほうが有害成分の濃度が高い．

非喫煙者が通常の生活場面で受動喫煙によって体内に吸い込むタバコ煙の量は，能動喫煙者に比べてはるかに少ないが，能動喫煙で起きる疾患はすべて受動喫煙でも起こりうる．日本人の死因の上位を占める悪性腫瘍，心筋梗塞，脳卒中のすべてについて，そのリスクが受動喫煙により20～80％増加する．このように罹患者の多い疾患については，死亡リスクがわずかに増えるだけでも実際の死亡者は数千～数万人規模で増加するため，受動喫煙がもたらす社会的負担はきわめて大きい．

### 受動喫煙とCOPD

タバコ煙はCOPDの最大の危険因子であり，COPD患者の約90％に喫煙歴がある．能動的な喫煙習慣のみならず，ETSの吸入（受動喫煙）もCOPDの危険因子である．また妊娠中の母体喫煙と子の将来のCOPD発症との関連も指摘されており，受動喫煙は後世代のCOPDの原因にもなると考えられる．

スウェーデンで行われた3件の横断的研究を統合して解析したところ，受動喫煙のない非喫煙者のCOPD有病率が4.2％であったのに対し，家庭で受動喫煙がある非喫煙者では8.0％と有意に増加していた[2]．過去の職場で受動喫煙があった非喫煙者でも8.3％と有意に増加しており，受動喫煙はCOPDの独立した危険因子と考えられた．また家庭と職場の両方で受動喫煙がある場合，非喫煙者であってもCOPDの有病率は14.7％と高く，発症リスクは毎日タバコ14本を吸う喫煙者と同程度であった．

中国で行われた広州バイオバンク研究では，50歳以上の非喫煙者6,497人にスパイロメトリーを行い，受動喫煙の影響を検討した[3]．家庭または職場で週40時間，5年以上の受動喫煙がある場合，COPD発症のオッズ比は1.48（95％ CI 1.18-1.85）とされ，受動喫煙が原因のCOPDによる超過死亡は中国国内で190万人に上ると推定された[3]．

Ukawaら[4]は，40～79歳の喫煙歴のない日本人34,604人において家庭での受動喫煙とCOPDによる死亡との関連を検討した．16.4年（中央値）の観察期間中に，33人（男性10人，女性23人）がCOPDで死亡した．家庭で週4日以下の受動喫煙に曝露されていた参加者のCOPDによる死亡率（ハザード比2.40，95％ CI 1.39-4.15）は，ほぼ毎日受動喫煙に曝露されていた参加者（ハザード比2.88，95％ CI 1.68-4.93）と同様に増加していた．

COPDと診断後に禁煙した患者であっても，急性増悪後の再入院が受動喫煙によって増加することが示されている[5]．COPDの発症のみならず，増悪や死亡を防ぐためには，家庭や職場での受動喫煙対策が重要と考えられる．

## 受動喫煙対策

### ◆ 家庭における対策

換気扇の下で喫煙しても隣接する居間で空気中の粉塵濃度が上昇することから，どれだけ換気を行っても屋内で喫煙する限り受動喫煙を防止することはできない．空気清浄機についても，タバコ煙中の粒子成分を除去することはできるものの，副流煙の97％を占めるガス成分（一酸化炭素，アセトアルデヒド，窒素酸化物，ホルムアルデヒドなど）を取り除くことはできないため，受動喫煙対策にならない．ベランダや屋外で喫煙しても，窓やドアの隙間からタバコ煙が屋内に入り込むことに加え，喫煙直後の呼気には高濃度のタバコ煙が含まれており，約40呼吸の間は粉塵計で検出される濃度のタバコ煙が排出されている．また母親が家の外でのみ喫煙する乳幼児の毛髪中ニコチン濃度を測定したところ，母親が非喫煙者の家庭の子供に比べて10倍に増加しており，家の中でも喫煙する家庭と有意差がなかった[6]．家庭内での受動喫煙を防止するには，屋内で喫煙しないことはもとより，すべての同居者が禁煙する以外にないといえる．

### ◆ 職場・公共施設における対策

空気清浄機や喫煙室などの「分煙」は意味がなく，完全禁煙以外に非喫煙者の健康を守る方法はない．2018年に制定された東京都の受動喫煙防止条例では，学校，医療機関，行政機関などが敷地内禁煙とされ，このうち幼稚園や学校については，屋外喫煙場所の設置も不可となった．またホテルや事務所，鉄道，従業員がいる飲食店など，多数の者が利用する施設等は原則屋内禁煙となり，改正健康増進法よりも踏み込んだ内容となっている．千葉市でも同様の条例が制定されており，今後の動向が注目される．

東北新幹線や北陸新幹線は全車両禁煙だが，東海道・山陽新幹線と九州新幹線のN700系車両には喫煙室が設置されている．喫煙室への人の出入りや喫煙後の呼気に含まれるタバコ煙の影響で，喫煙室に近いデッキや座席で粉塵濃度の上昇が認められる．さらに東海道・山陽新幹線のこだま号では，2018年12月現在も喫煙席のある列車が存在する（2019年度末に廃止予定）．列車のような閉鎖空間で喫煙場所を作れば受動喫煙を防止できないことは明らかであり，全面禁煙が必要である．

（田坂定智）

### 文献

1) 松崎道幸. 受動喫煙. 日呼吸会誌 2004；42：592-6.
2) Hagstad S, et al. Passive smoking exposure is associated with increased risk of COPD in never smokers. Chest 2014；145：1298-304.
3) Yin P, et al. Passive smoking exposure and risk of COPD among adults in China：the Guangzhou Biobank Cohort Study. Lancet 2007；370：751-7.
4) Ukawa S, et al. Passive smoking and chronic obstructive pulmonary disease mortality：findings from the Japan collaborative cohort study. Int J Public Health 2017；62：489-94.
5) Garcia-Aymerich J, et al. Risk factors of readmission to hospital for a COPD exacerbation：a prospective study. Thorax 2003；58：100-5.
6) Groner JA, et al. Screening for children's exposure to environmental tobacco smoke in a pediatric primary care setting. Arch Pediatr Adolesc Med 2005；159：450-5.

Mini Lecture

# 受動喫煙の法的規制—日本と海外の違い，このままでよいのか喫煙天国日本

## わが国のタバコ問題の現状

　世界保健機関（WHO）が2018年に発表した統計によると，日本人男性の喫煙率は33.7％で，データのある149か国中70位，女性が11.2％で55位となっている．　男性の喫煙率は前年と同じだったが，女性は前年の10.6％より上昇している．G7（先進7か国）の中でみると，男性の喫煙率はフランスが最も高く35.6％で，日本は2番目である．米国は24.6％で，最も低いのはカナダの16.6％となっている．女性の喫煙率もフランスが30.1％と最も高く，次いでドイツの28.2％となっている．米国は19.1％で，意外にも日本はG7の中で女性の喫煙率が最も低い．

　厚生労働省の国民生活基礎調査によれば，男女を合わせた成人の喫煙率は2004年が28.5％，2007年25.6％，2010年21.2％，2013年21.6％，2016年は19.8％とおおむね低下傾向にある．また喫煙率には地域差があり，2016年調査によると北海道が最高で24.7％，奈良県が最も低く17.1％であった．

　このように喫煙率は低下傾向だが，わが国が遅れているのが受動喫煙対策である．とくに問題となっているのが，根強い「分煙神話」である．分煙に意義がないことは「受動喫煙の害」（p.248）で述べているが，国内の法律や条令をみても分煙の有効性を前提とした内容になっているものが多く，国際的な規制とはかけ離れているのが現状である．

## たばこ規制枠組条約

　「たばこ規制枠組条約」（Framework Convention on Tobacco Control：FCTC）はタバコの消費削減に向けた取り組みを世界的に進める条約であり，2003年にWHO総会で採択された．

FCTCが結ばれた背景としては，タバコの強い依存性や，喫煙（受動喫煙を含む）による健康への深刻な影響が世界の共通認識となったことがある．その一方で，米国や日本などの巨大たばこ企業が発展途上国を中心に販売戦略を展開し，健康被害や経済的・社会的悪影響が地球規模で広がったため，作成が進められたものである．日本では2004年に国会で承認され，2005年2月から発効している．

　FCTCの日本語訳は外務省のホームページ[1]で公開されているが，その前文には崇高な理念が謳われており，一読することを勧める．FCTCの第8条では受動喫煙とその対策について以下のように記されている．

第8条　たばこの煙にさらされることからの保護
1.　締約国は，たばこの煙にさらされることが死亡，疾病及び障害を引き起こすことが科学的証拠により明白に証明されていることを認識する．
2.　締約国は，屋内の職場，公共の輸送機関，屋内の公共の場所及び適当な場合には他の公共の場所におけるたばこの煙にさらされることからの保護を定める効果的な立法上，執行上，行政上又は他の措置を国内法によって決定された既存の国の権限の範囲内で採択し及び実施し，並びに権限のある他の当局による当該措置の採択及び実施を積極的に促進する．

　この第8条を履行するためのガイドラインが2007年に採択され，その中には，①100％禁煙以外の措置（換気，喫煙区域の使用）が不完全であること，②すべての屋内の職場，屋内の公共の場及び公共交通機関は禁煙とすべきであること，が明記されている．こうしたFCTCの条文やガイドラインを基本として，条約を批准した締約国において受動喫煙対策の法整備が行われているが，その内容には差がある．

## 受動喫煙に対する海外の法的規制

　受動喫煙を防止するためには，公衆の集まる

場（public places）を全面禁煙にすることが重要である．先進国をはじめ，FCTCの締約国の多くでpublic placesの全面禁煙を法律で義務付けており，年々その規制は厳しくなっている．WHOが2017年にまとめた報告書では，世界の186か国中，55か国ですべてのpublic placesにおける屋内全面禁煙が義務付けられていた[2]．残念ながら日本は世界最低レベルに分類されている（**1**）．

2010年にWHOと国際オリンピック委員会（IOC）は，身体活動を含む健康的な生活習慣を選択すること，すべての人々のためのスポーツ，タバコのないオリンピック，子供の肥満を予防することを共同で推進することで合意した．この合意の後，日本を除くすべてのオリンピック開催国・開催予定国は罰則を伴う法規制を実施したが，残念ながらわが国で有効な法規制が実施されているとはいえない．

## 受動喫煙防止法

受動喫煙対策の強化を目的として2018年に健康増進法が改正され，2020年4月に全面施行が予定されている[3]．学校や病院，行政機関などの公共の場所は敷地内禁煙とされたが，屋外で受動喫煙を防止するために必要な措置がとられた場所に，喫煙場所を設置することが認められている．ホテル，事業所，運動施設では原則屋内禁煙とされたが，喫煙専用室内での喫煙が認められており，有効な対策とはいえない．飲食店も同様の規制だが，経過措置として客席面積が$100 m^2$以下で個人や中小企業が運営する店舗は標識の掲示により喫煙可となっており，有効性が疑問視される．

## 自治体や大学の動き

2018年7月に東京都が受動喫煙防止条例を制定し，2020年4月の全面施行を予定している．受動喫煙防止法との違いとして，大学以外の学校では屋外喫煙場所の設置も不可となっており，ホテル・飲食店などの喫煙室への子供の立

**1 世界の受動喫煙対策**

| 屋内全面禁煙を義務づけている公共の場所* | 国数 | 主な国 |
|---|---|---|
| 8種類すべて | 55か国 | 英国，カナダ，オーストラリア，ロシア，ブラジル，タイ，トルコなど |
| 6～7種類 | 23か国 | インド，ベトナム，ポルトガル，ハンガリーなど |
| 3～5種類 | 47か国 | 韓国，シンガポール，インドネシア，エジプトなど |
| 0～2種類 | 61か国 | 日本，中国，マレーシア，オランダ，ナイジェリアなど |

\* ①病院，②大学以外の学校，③大学，④行政機関，⑤事業所，⑥飲食店，⑦バー，⑧公共交通機関．

ち入りも禁止されている．また従業員がいる飲食店は面積などに関係なく原則禁煙とされ，受動喫煙防止法よりは踏み込んだ内容となっているが，喫煙室の設置は容認するなど有効な対策とはいえない．東京都に続き，千葉市などでも同様の条例が成立しており，今後さらなる拡大が見込まれる．

一部の大学でも敷地内全面禁煙の動きが出ている．東北大学は以前から全キャンパスで敷地内全面禁煙であったが，九州大学でも屋外の喫煙場所を廃止し，2019年9月から敷地内全面禁煙になる予定である．このような取り組みがすべての教育機関に拡大することを期待したい．

（田坂定智）

### 文献

1) たばこの規制に関する世界保健機関枠組条約
https://www.mofa.go.jp/mofaj/gaiko/treaty/pdfs/treaty159_17a.pdf
2) WHO Report on the Global Tobacco Epidemic, 2017.
http://apps.who.int/iris/bitstream/handle/10665/255874/9789241512824-eng.pdf；jsessionid＝F6E5EA106D49FB65084A70691DA6F168？sequence＝1
3) 健康増進法の一部を改正する法律（平成30年法律第78号）概要．
https://www.mhlw.go.jp/content/10900000/000469083.pdf

5章　安定期の管理

## 安定期の管理

### 非薬物療法
# ワクチン

### はじめに

- 気道は消化器と同様に外界に直結する臓器であり，外因の影響を受けやすい．生命を維持するために絶えず行われる呼吸のたびに外界に存在するさまざまな病因物質が下気道に到達し，さまざまな呼吸器疾患の病態に深く関与している．

- 喘息と並ぶ気道の慢性疾患の代表格であるCOPDにおいても外因の影響は大きく，外界の病因因子である喫煙はその発症に関与する．一方，COPDが発症した後の増悪に関連する最も重要な外界の病因因子は呼吸器感染症である．

- ワクチンはそれ自体がCOPD患者の症状や生理学的異常を改善できるわけではないが，最も頻度の高い増悪因子である呼吸器感染症の発症や重症化を抑制することで，COPD患者のQOLや長期予後を改善することが期待される．

- 本邦においてCOPD患者に使用可能な2種のワクチン，インフルエンザウイルスワクチンと肺炎球菌ワクチンのCOPD診療における位置づけについて述べてみたい．

### COPD増悪の原因となる呼吸器感染症

- 他稿においても述べられているようにCOPDの増悪の原因として呼吸器感染症の頻度が最も高い．原因微生物のうちの40〜50％が一般細菌，30％がウイルス，5〜10％が非定型病原菌であり，さらに10〜20％の症例で2種類以上の菌が原因とする報告もある[1]．

- COPDに合併しやすい呼吸器感染症の原因微生物として，一般細菌ではインフルエンザ菌，*Moraxella catarrhalis*，肺炎球菌，さらに重症例では緑膿菌が多く，ウイルスに関しては，インフルエンザウイルス，パラインフルエンザウイルス，アデノウイルスなどの頻度が高いとされている．

- いったん感染症により増悪してしまえば，抗菌薬が治療の中心となるが，増悪の原因微生物として臨床的にワクチンが使用可能な肺炎球菌とインフルエンザウイルスの両方が含まれていることはCOPD患者における安定期のワクチン接種が重要なことを示唆している．

- COPD患者から検出される肺炎球菌に耐性菌の頻度が高いことから[2]，抗菌薬の適正使用を進めるうえでもワクチンによる予防は重要である．

### インフルエンザワクチン

- インフルエンザワクチンはCOPDの増悪を有意に減少させ，インフルエンザや肺炎による入院を30％減少させ，死亡を50％減少させる[3]．

- わが国では65歳以上の高齢者にインフルエンザワクチンの定期接種が行われるようになって以降，65歳以上のCOPD患者のインフルエンザ流行期の死亡率が有意に減少した[4]．

- インフルエンザウイルス感染に関連して入院したCOPD患者の予後不良因子として，75歳以上の高齢者，心疾患の併存，介護施設への長期入所，在宅酸素療法等があり[5]，これらのリスクファクターを有する患者では特に接種が必要である．

- COPD患者のみでなく，患者と接する機会の多い家族や医療従事者，介護者も積極的に接

### 1 年齢層・基礎疾患別 肺炎球菌性肺炎の発症率

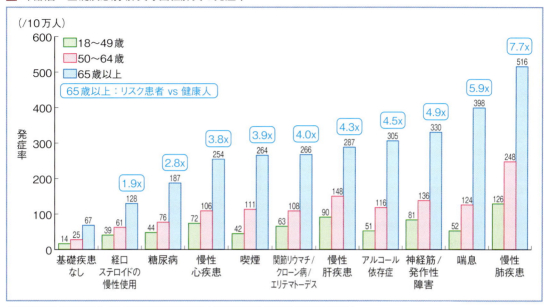

慢性肺疾患（COPD含む）を有する高齢者では肺炎球菌性肺炎の発症率が高い．

(Shea KM, et al. Open Forum Infect Dis 2014；1：ofu024[6] より)

種をする必要があることはいうまでもない．

- 日本呼吸器学会『COPD（慢性閉塞性肺疾患）診断と治療のためのガイドライン2018』において，すべてのCOPD患者にインフルエンザワクチンの接種が推奨されている．

## 肺炎球菌ワクチン

- 肺炎球菌はCOPD増悪の頻度の高い原因微生物であることに加えて，成人市中肺炎の最も頻度の高い原因微生物である．
- 肺炎球菌性肺炎は，高齢でCOPDに代表される慢性肺疾患を有する患者ではその発症頻度は有意に増加する（ 1 ）[6]．
- 現在，本邦で使用できる肺炎球菌ワクチンは，23価肺炎球菌莢膜ポリサッカライドワクチン（23-valent pneumococcal polysaccharide vaccine：PPSV23）と沈降13価肺炎球菌結合型ワクチン（13-valent pneumococcal conjugate vaccine：PCV13）の2種類がある．前者はカバー率，後者は免疫力の誘導が高いことが長所である．

- PPSVには23種類の精製された肺炎球菌莢膜ポリサッカライド抗原（血清型1, 2, 3, 4, 5, 6B, 7F, 8, 9N, 9V, 10A, 11A, 12F, 14, 15B, 17F, 18C, 19A, 19F, 20, 22F, 23F, 33F）が含まれている．
- PPSV23はT細胞非依存性の抗原であり，メモリーB細胞は誘導されず，高齢者（65歳以上）は定期接種が可能で，非高齢者（2歳以上）は任意接種が可能である．PPSV23は2014年より高齢者に対する公費助成が行われている．
- PCV13は莢膜多糖体抗原（1, 3, 4, 5, 6A, 6B, 7F, 9V, 14, 18C, 19A, 19F, 23F）にキャリア蛋白（非病原性ジフテリア蛋白：CRM197）を結合させたワクチンで，T細胞依存性抗原であり免疫記憶を確立して免疫機能を高める．定期接種対象の小児以外は65歳以上の高齢者で任意接種が可能である．
- COPD患者だけを対象にした臨床研究ではないが，COPDを一定数含む高齢者に対する肺炎球菌ワクチンの効果では，PPSV23がナー

**2** COPDにおける肺炎球菌ワクチン接種による肺炎発症予防効果

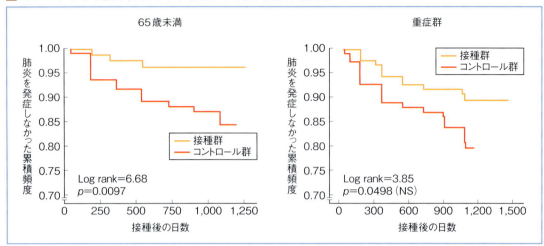

65歳未満と重症群（%FEV$_1$<40％）において肺炎発症予防効果が認められた.

（Alfageme I, et al. Thorax 2006；61：189-95[10] より）

シングホーム居住中の高齢者の肺炎発症と死亡を低下させる[7].
- 8万人以上の65歳以上の健常高齢者を対象として，PCV13の有効性を評価したオランダで実施された大規模臨床試験（CAPiTA試験）において，プラセボと比較してPCV13は，ワクチン血清型の市中肺炎発症を45％減少させ，ワクチン血清型侵襲性感染症の発症を75％減少させるという良好な結果を示している[8].
- 米国でPCV13のreal worldにおける有効性が検討され，COPDが約半数含まれる65歳以上の高齢者において，PCV13がワクチン血清型市中肺炎による入院リスクを73％減少させることが確認されている[9].
- COPD患者に対してはPPSV23投与により，65歳未満で%FEV$_1$が40％未満の群で肺炎の発症が減少した（**2**）[10].
- ランダム化比較試験のメタ解析によると，COPD患者にPPSV23を投与することにより，肺炎および増悪は有意に減少する[11].
- 日本呼吸器学会『COPD（慢性閉塞性肺疾患）診断と治療のためのガイドライン2018』において，65歳以上のすべてのCOPD患者には肺炎球菌ワクチン接種が推奨され，65歳未満で%FEV$_1$が40％未満のCOPD患者にはPPSV23接種が推奨されている.

### 肺炎球菌ワクチンの併用

- 米国ACIP（Advisory Committee on Immunization Practices）は2014年に，これまでに肺炎球菌ワクチンの接種歴がない，または接種歴不明の65歳以上の成人に対してPCV13の初回接種後6〜12か月の間隔でのPPSV23の追加接種を推奨した.
- PCV13-PPSV23の連続接種の利点は，成人ではPCV13接種後に，被接種者に13血清型ワクチン血清型特異的なメモリー細胞が誘導され，その後のPPSV23接種により両ワクチンに共通な12血清型に対する特異抗体のブースター効果が期待されることである．さらに，PPSV23接種によりPCV13に含まれない11血清型に対する特異抗体の誘導が期待される．PPSV23とPCV13の併用により，より強力な予防効果が期待されるため，定期接種制度によるPPSV23の接種をまず念頭におき，病状によりPCV13との併用も考慮する.

### 3 COPDにおける肺炎球菌ワクチン接種による感染性増悪抑制効果

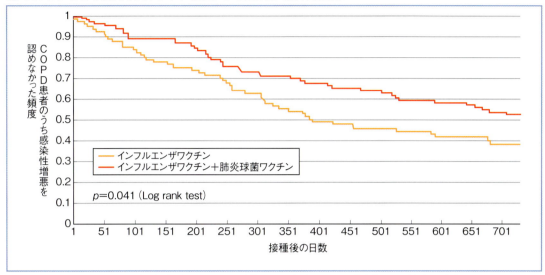

インフルエンザワクチン単独接種に比較して，肺炎球菌の同時接種により，感染性増悪が有意に減少している．
(Furumoto A, et al. Vaccine 2008 ; 26 : 4284-9[13] より)

- PCV13接種後のPPSV23の接種間隔は，その安全性と両ワクチンに共通な血清型特異抗体のブースター効果が確認されている6か月から4年以内に行う．

## インフルエンザワクチンと肺炎球菌ワクチンの併用

- スウェーデンで行われた65歳以上の高齢者を対象とした試験で，肺炎球菌ワクチンとインフルエンザワクチンを併用接種した場合，非接種群と比較し，インフルエンザ感染症，全肺炎，肺炎球菌性肺炎，侵襲性肺炎球菌感染症の発症率をそれぞれ46％，29％，36％，52％低下させるとともに，肺炎による死亡率を35％低下させた[12]．
- わが国においても，COPD患者に対するインフルエンザワクチンと肺炎球菌ワクチンの併用は，インフルエンザワクチン単独に比較して，肺炎の発症や非感染性の増悪には影響しないが，感染性の増悪を有意に予防するとされている（3）[13]．

## 実臨床における接種法

- COPD患者にはインフルエンザワクチンは毎年，肺炎球菌ワクチンは年齢も考慮しながら定期的に接種を続けることが重要である．
- 両ワクチンを接種する年には，6日以上の間隔を空けて別々に摂取するか，医師が特に必要と認めた場合には，2つのワクチンを同時に接種することができる．ただし，同じ注射器の中に両ワクチンを混ぜて接種することはできない．
- インフルエンザワクチンも肺炎球菌ワクチンも接種時に高熱があって全身状態が不良な場合や，過去の接種時に重篤なアレルギー反応を生じた場合等には接種することができない．
- 両ワクチンとも最も頻度の高い副作用は注射局所の発赤や疼痛などの反応であり，まれに重篤なアレルギー反応を生じることがあるので，接種後には一定時間院内で様子をみて，副作用が生じないことを確認してから帰宅させるのが望ましい．

## おわりに

- 感染症の治療は，各種抗菌薬・抗ウイルス薬の開発により格段に進歩してきたが，予防可能な感染症に対して，ワクチンは引き続き重要な役割を担っている．
- 特に高齢で他の基礎疾患を有する頻度の高いCOPD患者において，インフルエンザワクチンと肺炎球菌ワクチンの有用性を示す報告は多く，今後は両ワクチンの質のさらなる改善とともに，特に肺炎球菌ワクチンにおいては，患者教育や公費助成制度の拡充などにより，接種率を向上させていくことが重要である．

（松瀬厚人）

## 文 献

1) Stehi S. Infectious etiology of acute exacerbations of chronic bronchitis. Chest 2000；117：380S-5S.

2) Yanagihara K, et al. Clinical characteristics of pneumonia caused by penicillin resistant and sensitive *Streptococcus pneumoniae* in Japan. Intern Med 2004；43：1029-33.

3) Poole PJ, et al. Influenza vaccine for patients with chronic obstructive pulmonary disease. Cochrane Database Syst Rev 2006；（1）：CD002733.

4) Kiyohara K, et al. Changes in COPD mortality rate after amendments to the Preventive Vaccination Law in Japan. Eur J Public Health 2013；23：133-9.

5) Mulpuru S, et al. Effectiveness of Influenza Vaccination on Hospitalizations and Risk Factors for Severe Outcomes in Hospitalized Patients With COPD. Chest 2019；155：69-78.

6) Shea KM, et al. Rates of pneumococcal disease in adults with chronic medical conditions. Open Forum Infect Dis 2014；1：ofu024.

7) Maruyama T, et al. Efficacy of 23-valent pneumococcal vaccine in preventing pneumonia and improving survival in nursing home residents：double blind, randomised and placebo controlled trial. BMJ 2010；340：c1004.

8) Bonten MJ, et al. Polysaccharide conjugate vaccine against pneumococcal pneumonia in adults. N Engl J Med 2015；372：1114-25.

9) McLaughlin JM, et al. Effectiveness of 13-Valent Pneumococcal Conjugate Vaccine Against Hospitalization for Community-Acquired Pneumonia in Older US Adults：A Test-Negative Design. Clin Infect Dis 2018；67：1498-506.

10) Alfageme I, et al. Clinical efficacy of anti-pneumococcal vaccination in patients with COPD. Thorax 2006；61：189-95.

11) Walters JA, et al. Pneumococcal vaccines for preventing pneumonia in chronic obstructive pulmonary disease. Cochrane Database Sysy Rev 2017；1：CD001390.

12) Christenson B, et al. Effect of influenza and pneumococcal vaccines in elderly persons in years of low influenza activity. Virol J 2008；5：52.

13) Furumoto A, et al. Additive effect of pneumococcal vaccine and influenza vaccine on acute exacerbation in patients with chronic lung disease. Vaccine 2008；26：4284-9.

# Mini Lecture

# 肺炎球菌ワクチンのエビデンス —PPSV23とPCV13は併用すべきか

## 肺炎球菌ワクチンの基礎知識

### ◆肺炎球菌ワクチンの種類について

肺炎球菌感染症による肺炎や，敗血症，髄膜炎など侵襲性肺炎球菌感染症も含め，2歳以下の小児，65歳以上の高齢者，また脾摘後やHIV感染症，血液悪性腫瘍など肺炎球菌莢膜への抗体産生能力が低下した状態で重篤化することが知られている.

肺炎球菌ワクチンは，肺炎球菌莢膜を主に構成する多糖体（ポリサッカライド）を用いている. 肺炎球菌を覆う莢膜は生体内で免疫細胞による貪食作用への抵抗性をもたらすが，莢膜に対する抗体の結合は，オプソニン作用を介し免疫細胞による肺炎球菌の貪食を増強させる. そのため肺炎球菌莢膜ポリサッカライドに対する抗体価の上昇は，肺炎球菌の貪食を促すことで感染防御能を増強すると考えられている.

現在，本邦で使用可能な肺炎球菌ワクチンには，23価肺炎球菌莢膜ポリサッカライドワクチン（23-valent pneumococcal polysaccharide vaccine：PPSV23）および沈降13価肺炎球菌結合型ワクチン（13-valent pneumococcal conju-gated vaccine：PCV13）がある.

PPSV23（ニューモバックスNP®）は90種以上ある莢膜血清型のうち，肺炎球菌感染症の原因となる頻度が高い血清型の莢膜多糖体23種類から構成されている. しかし，PPSV23は2歳以下の小児で十分な免疫原性を有さないことから，免疫原性を向上させるため肺炎球菌莢膜多糖体と無毒性変異ジフテリア毒素（CRM197）を結合させアジュバントであるリン酸アルミニウムに吸着させた，13種類の血清型を含むPCV13（プレベナー13水性懸濁注®）となる. 承認されている対象者が異なることを確認する必要がある（**1**）.

### ◆肺炎球菌ワクチンの効果

#### PPSV23

成人を対象とした肺炎球菌ワクチンに関するメタ解析では[1]，過去の無作為ランダム化試験の解析から侵襲性肺炎球菌感染症74％減少効果がみられた. 肺炎球菌性肺炎の減少への効果は認められたが，すべての肺炎や全死亡の削減への効果は認められなかった. COPD患者への効果について，COPD患者への効果に関するメ

**1** PPSV23，PCV13の対象者

| | 含まれている血清型 | 添付文章上の対象者 |
|---|---|---|
| PPSV23 | 1, 2, 3, 4, 5, 6B, 7F, 8, 9N, 9V, 10A, 11A, 12F, 14, 15B, 17F, 18C, 19A, 19F, 20, 22F, 23F, 33F | 2歳以上で肺炎球菌による重篤疾患に罹患する危険が高い次のような個人および患者<br>・脾摘患者，鎌状赤血球疾患，あるいはその他の原因で脾機能不全である患者<br>・心・呼吸器の慢性疾患，腎不全，肝機能障害，糖尿病，慢性髄液漏等の基礎疾患のある患者<br>・高齢者<br>・免疫抑制作用を有する治療が予定されている者で治療開始まで少なくとも14日以上の余裕のある患者 |
| PCV13 | 1, 3, 4, 5, 6A, 6B, 7F, 9V, 14, 18C, 19A, 19F, 23F | 65歳以上の高齢者<br>2か月齢以上6歳未満の小児 |

タ解析で[2]，市中肺炎やCOPD増悪抑制効果が報告されている．

PPSV23接種後のワクチン株に対する抗体価は，一般成人では接種後5〜10年でも確認された報告がある[3]．再接種時の反応低下を懸念する報告もあったが，初回から5年以上を経て再接種での抗体価の上昇効果が報告されている[4-7]．

## PCV13

### 直接効果

65歳以上の肺炎球菌ワクチン未接種者を対象とした無作為化試験（CAPiTA試験）では，ワクチン血清型肺炎球菌による市中肺炎を46％，侵襲性肺炎球菌感染症を75％削減が得られている[8]．事後解析（post hoc analysis）ではあるが，慢性呼吸器疾患のある高齢者でも同様の効果が確認されている[9]．

### 間接効果（Herd効果）

PCV13はPPSV23と異なり，粘膜免疫も付与すると考えられており，肺炎球菌のリザーバーとなる乳幼児でのワクチン血清型肺炎球菌の定着を抑制すると考えられている．2000年に7種の血清型を含むPCV7が米国で使用開始されている（2010年よりPCV13に変更）．これに伴い，米国では小児でのワクチン血清型の肺炎球菌感染症が減少しただけでなく，成人でのワクチン血清型の肺炎球菌感染症の減少が確認され[10]，本邦でも同様の傾向の報告がある[11]．

### PPSV23とPCV13の比較

PCV13は高い免疫原性を有するため，未接種者への接種後の比較ではPPSV23と比べより高い抗体価が得られる．一方でPPSV23はPCV13より多くの血清型を含む．高い抗体価を得ること，広い血清型を含むこと，どちらが実臨床で有用かについては明らかでない．COPD患者に対するPCV7とPPSV23の接種後2年間の比較では，PCV7がより高い抗体価を達成していたが，急性増悪や肺炎罹患の頻度に関しては有意な差が認められていないという報告がなされているが[12]，PCV13が主流となっ

た現状でのPCV13とPPSV23の臨床的効果を比較した報告はない．

## PCV13とPPSV23の併用について

アメリカ疾病管理予防センター（Centers for Disease Control and Prevention：CDC）内のACIP（Advisory Committee on Immunization Practices：ワクチン接種に関する諮問委員会）は65歳以上の成人に対し，免疫原性が高いが含まれる血清型の少ないPCV13を接種し，その後多くの血清型を含むPPSV23の追加接種で共通血清型のブーストと，カバー率の拡大を目指す連続接種を推奨している[13,14]．ただし，臨床的な効果に関する検証が十分ではなく2018年に再評価の予定とされているが，現時点では新たな声明は出されていない．わが国ではPCV13とPPSV23の短期間での連続接種の安全性が国内で確認されていないこと，連続接種による臨床効果のエビデンスは国内外を通じて示されていないことから連続接種を推奨するには至っていない．

ACIPはHIV感染症など免疫抑制状態の患者では，小児でのPCV定期接種の開始後もPCVワクチン血清型の肺炎球菌感染症の減少が十分ではないこと，またこれらの対象者ではPPSV23では十分な免疫原性を有さない可能性があることから連続接種を推奨している[15]．本邦では承認対象の年齢制限などから，直接流用することはできないが免疫抑制状態の患者への対応として参考となる．

以上を踏まえると，65歳以上の成人で免疫抑制状態にない対象者では，PPSV23の接種は最低限の予防措置として推奨される．PCV13接種単独は，小児への定期接種の間接効果がみられた場合に十分なカバーが期待できない可能性がある．PCV13とPPSV23の連続接種は，より高い抗体価と広い血清型への対応ができること，連続接種での有害事象の重篤化や増加の報告は乏しいことから理想的ではある．しかし，連続接種の直接効果の有効性は易感染性の

ない対象者では現状では確立したものではないことや，費用負担や接種スケジュールの遵守について理解が得られた場合での使用が望ましい．一方で免疫抑制状態の対象者には積極的に連続接種を考慮する必要があり，免疫抑制状態の診断に至らなくとも感染エピソードが多い患者には検討する価値が十分あると考えられる．

（山本昌樹）

## 文献

1) Moberley S, et al. Vaccines for preventing pneumococcal infection in adults. Cochrane Database Syst Rev 2013：CD000422.

2) Walters JA, et al. Pneumococcal vaccines for preventing pneumonia in chronic obstructive pulmonary disease. Cochrane Database Syst Rev 2017；1：CD001390.

3) Grabenstein JD, Manoff SB. Pneumococcal polysaccharide 23-valent vaccine：long-term persistence of circulating antibody and immunogenicity and safety after revaccination in adults. Vaccine 2012；30：4435-44.

4) Manoff SB, et al. Revaccination with a 23-valent pneumococcal polysaccharide vaccine induces elevated and persistent functional antibody responses in adults aged 65> or =years. J Infect Dis 2010；201：525-33.

5) Hammitt LL, et al. Repeat revaccination with 23-valent pneumococcal polysaccharide vaccine among adults aged 55-74 years living in Alaska：no evidence of hyporesponsiveness. Vaccine 2011；29：2287-95.

6) Musher DM, et al. Antibody persistence ten years after first and second doses of 23-valent pneumococcal polysaccharide vaccine, and immunogenicity and safety of second and third doses in older adults. Hum Vaccin 2011；7：919-28.

7) Kawakami K, et al. Revaccination with 23-valent pneumococcal polysaccharide vaccine in the Japanese elderly is well tolerated and elicits immune responses. Vaccine 2016；34：3875-81.

8) Bonten MJ, et al. Polysaccharide conjugate vaccine against pneumococcal pneumonia in adults. N Engl J Med 2015；372：1114-25.

9) Suaya JA, et al. Post hoc analysis of the efficacy of the 13-valent pneumococcal conjugate vaccine against vaccine-type community-acquired pneumonia in at-risk older adults. Vaccine 2018；36：1477-83.

10) Centers for Disease Control and Prevention (CDC). Direct and indirect effects of routine vaccination of children with 7-valent pneumococcal conjugate vaccine on incidence of invasive pneumococcal disease--United States, 1998-2003. MMWR Morb Mortal Wkly Rep 2005；54：893-7.

11) Katoh S, et al. Serotype Replacement in Adult Pneumococcal Pneumonia after the Introduction of Seven-Valent Pneumococcal Conjugate Vaccines for Children in Japan：a Systematic Literature Review and Pooled Data Analysis. Jpn J Infect Dis 2017；70：495-501.

12) Dransfield MT, et al. Long-term comparative immunogenicity of protein conjugate and free polysaccharide pneumococcal vaccines in chronic obstructive pulmonary disease. Clin Infect Dis 2012；55：e35-44.

13) Tomczyk S, et al. Use of 13-valent pneumococcal conjugate vaccine and 23-valent pneumococcal polysaccharide vaccine among adults aged >/=65 years：recommendations of the Advisory Committee on Immunization Practices (ACIP). MMWR Morb Mortal Wkly Rep 2014；63：822-5.

14) Kobayashi M, et al. Intervals Between PCV13 and PPSV23 Vaccines：Recommendations of the Advisory Committee on Immunization Practices (ACIP). MMWR Morb Mortal Wkly Rep 2015；64：944-7.

15) Centers for Disease Control and Prevention (CDC). Use of 13-valent pneumococcal conjugate vaccine and 23-valent pneumococcal polysaccharide vaccine for adults with immunocompromising conditions：recommendations of the Advisory Committee on Immunization Practices (ACIP). MMWR Morb Mortal Wkly Rep 2012；61：816-9.

## 安定期の管理

### 非薬物療法
# 呼吸リハビリテーション

## はじめに

- 呼吸リハビリテーション（pulmonary rehabilitation）は有益性のエビデンスが確立された治療介入である[1]．薬物療法に組み合わせて上乗せの改善効果を得ることにより，COPD患者の管理を最適化することができる．「呼吸器リハビリテーション料」が診療報酬において新設されてより13年が経過した．その後，時間内歩行試験，低栄養状態にある患者に対する栄養指導管理料も新設された．一方で，さまざまなバリアにより，呼吸リハビリテーションは必ずしも普及していないのが現状であり，これはわが国のみに留まらずグローバルな課題である[2]．

- 本稿では新しく改訂された3学会（日本呼吸ケア・リハビリテーション学会/日本呼吸理学療法学会/日本呼吸器学会）共同のステートメントを中心に呼吸リハビリテーションについて解説する．

## 呼吸リハビリテーションの新しい定義とコンセプト

- 「呼吸リハビリテーションとは，呼吸器に関連した病気をもつ患者が，可能な限り疾患の進行を予防あるいは健康状態を回復・維持するため，医療者と協働的なパートナーシップのもとに疾患を自身で管理して自立できるよう生涯にわたり継続して支援していくための個別化された包括的介入である/Pulmonary rehabilitation is a comprehensive intervention tailor-made for people suffering from health problems related to respiratory system. It provides those individuals with support over the course of their life, enabling them to manage their condition on their own and live as independently as possible. It is developed based on a collaborative partnership with health care professionals with the aim of the individuals being able to do as much as possible to prevent their ailment from progressing and to restore and maintain their health.」と定義される[1,3]．

- ATS/ERS（American Thoracic Society/European Respiratory Society）が2013年の定義で示した「行動変容への介入」「身体活動性の向上・維持」は，現在もグローバルにコンセンサスの得られた介入手法，ターゲットである[4]．

- ATS/ERSステートメントは慢性呼吸器疾患患者を対象としているが，わが国では呼吸器疾患，呼吸器関連疾患を対象とした．また，病態に応じて維持期（生活期）から終末期まで，急性期，回復時，周術期や術後回復期も含むシームレスな介入であることが強調されている[1]．

- 呼吸リハビリテーションは原則としてチーム医療である．医療チームのサイズは医療施設や展開する地域の規模等に応じて異なるが，共有型学際的チームの形態をとり実践される．

## 呼吸リハビリテーションの有益性のエビデンス

- 呼吸リハビリテーションの研究はCOPDを主な対象として行われてきた．COPDの患者の呼吸困難，不安や抑うつを軽減させ，運動耐容能，健康関連QOL，ADLを改善する（**1**）[1]．これらの効果は，すでに長時間作用

非薬物療法／呼吸リハビリテーション

## ■1 呼吸リハビリテーションの有益性

- 呼吸困難の軽減
- 運動耐容能の改善
- 健康関連QOLの改善
- 不安・抑うつの改善
- 入院回数および期間の減少
- 予約外受診の減少
- 増悪による入院後の回復を促進
- 増悪からの回復後の生存率を改善
- 下肢疲労感の軽減
- 四肢筋力と筋持久力の改善
- ADLの向上
- 長時間作用性気管支拡張薬の効果を向上
- 身体活動レベル向上の可能性
- 協働的セルフマネジメントの向上
- 自己効力感の向上と知識の習得

（日本呼吸ケア・リハビリテーション学会ほか．日呼ケアリハ学誌2018：27：95-114[1]より）

性気管支拡張薬の効果が得られている患者においても上乗せの効果として得ることができる．

- 入院回数と入院期間を減少させ，COPD増悪に対する急性期から回復期においても，呼吸リハビリテーションは退院時における患者の運動耐容能と健康関連QOLを有意に改善し，退院後の再入院と死亡リスクを減少させる．
- 一方で，呼吸リハビリテーションによる運動耐容能の改善効果は，必ずしも身体活動性の向上・維持につながらず，最適な介入方法に関してさらに検討される必要がある．

## 呼吸リハビリテーションのプロセスと診療報酬

- 呼吸リハビリテーションは，評価に基づきコンディショニングを併用した運動療法を中心として，ADLトレーニングを組み入れ，セルフマネジメント教育，栄養指導などを含む包括的な介入を行う（**2**）[1,5]．
- 実施に際しては，医師が疾患名，介入の内容など呼吸器リハビリテーションの処方を行う必要がある．評価は，「必須の評価」「行うことが望ましい評価」「可能であれば行う評価」に大別される（**3**）[1]．必須の評価には，運動療法を行う際の禁忌やリスクの有無の簡易な

評価項目も含まれる．スパイロメトリー，胸部単純X線写真，心電図はすでに実施されている場合が多い．日常生活における機能障害や運動能力の評価に留まらず，歩数計や身体活動量計で身体活動性の評価を実施することは重要である．

- 実施計画書/総合実施計画書（1回/月）には，心身機能・構造（呼吸器機能障害），活動（ADL評価等），参加等の評価とそれぞれの項目への具体的アプローチ法等を記載する．さらに「呼吸法を日常生活で活用，低酸素の出現を予防できる」等の達成目標，リハビリテーションへの治療方針では「ストレッチング○○○による胸郭運動パターンの改善」「週3回○歩ウォーキングによる身体活動性の向上」等の具体的な行動計画（アクションプラン）を記載し，書面で説明する．達成目標やアクションプランを医療者と患者が協働しながら作成し，問題解決のスキルを高め，自信をつけることにより健康を増進・維持するための行動変容をもたらすよう支援する．継続への指導は再評価に基づき行い，身体活動性の向上を重視する[1]．
- 診療報酬の算定における疾患別リハビリテーションは，心大血管疾患リハビリテーション料，脳血管疾患等リハビリテーション料，廃用症候群リハビリテーション料，運動器リハビリテーション料，呼吸器リハビリテーション料に分類される．呼吸器リハビリテーション料は施設基準に適合しているものとして地方厚生（支）局長に届出を行った保健医療機関において算定ができ，1人に1〜3単位（1単位20分）/セラピスト，1日に最大6単位実施でき（呼吸器リハビリテーション料I〈1単位〉：170点，II：80点）．また，リハビリテーション総合計画評価料I（300点）は，作成したリハビリテーション総合実施計画書に基づいて行った呼吸器リハビリテーションの効果，実施方法等について多職種が共同で評価を行った時点で算定できる．

261

### 2 呼吸リハビリテーションのプロセス

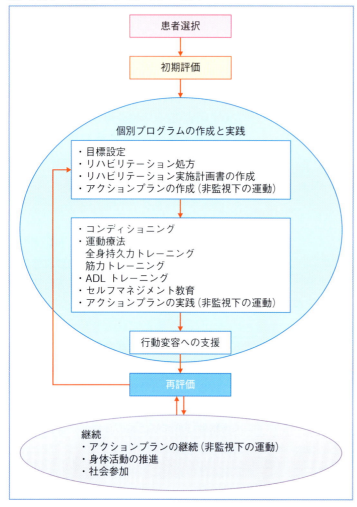

（日本呼吸ケア・リハビリテーション学会ほか．日呼ケアリハ学誌2018：27：95-114[1]より）

## 呼吸リハビリテーションの主な手技

- 主な手技はコンディショニング，運動療法，ADLトレーニングより構成される．コンディショニングは運動療法を効率的に行うために，呼吸や身体の状態を整え，運動へのアドヒアランスを高める介入である．具体的な手技としては，呼吸練習（口すぼめ呼吸，呼吸同調歩行，腹式呼吸等），リラクセーション，胸郭可動域練習，ストレッチング，排痰法などがあり，運動に対する不安感の解消等のメンタル面の介入，呼吸困難の軽減を目的とした服薬アドヒアランスの向上等も含まれる[1,5]．

- 運動療法には全身持久力トレーニング，筋力（レジスタンス）トレーニングがあり，導入期においては週3〜5回実施することが望ましい．強度に依存するが，効果は4〜6週で認められる．強度が高いほど生理学的な改善効果は大きいが，最適な運動強度に関するコンセンサスは得られていない．低強度負荷も運動耐容能，呼吸困難，QOLに対する有効性が報告されており，患者の重症度や年齢，併存症も含めた病態に合わせ継続しやすい負荷量を選択する．一般的には，高度の呼吸不全や肺性心を合併した場合や高齢者では，継続しやすい低強度負荷が適する[1,5]．

- 運動療法により得られた運動耐容能の改善を

## ❸ 呼吸リハビリテーションの評価

### 必須の評価

- フィジカルアセスメント
- スパイロメトリー*
- 胸部単純X線写真*
- 心電図*
- 呼吸困難（安静時，日常生活動作時，歩行時等）
- 経皮的酸素飽和度（$SpO_2$）
- ADL
- 歩数（身体活動量）
- フィールド歩行試験（6分間歩行試験，シャトル・ウォーキング試験）**
- 握力
- 栄養評価（BMI，％IBW，％LBW等）

### 行うことが望ましい評価

- 上肢筋力，下肢筋力
- 健康関連QOL（一般的，疾患特異的）
- 日常生活動作における$SpO_2$モニタリング

### 可能であれば行う評価

- 身体活動量（活動量計）
- 呼吸筋力
- 栄養評価（質問票，体成分分析（LBM等），エネルギー代謝，生化学的検査等）
- 動脈血ガス分析
- 心理社会的評価
- 心肺運動負荷試験
- 心臓超音波検査

\* 外来診療等で実施済みの場合は内容を確認．
\*\* 運動負荷が禁忌な病態をあらかじめスクリーニングしておくこと，在宅，訪問リハビリテーションにおける実施を除く．
（日本呼吸ケア・リハビリテーション学会ほか．日呼ケアリハ学誌2018；27：95-114[1]より）

身体活動性の向上・維持につなげるために，身体活動性の評価を実施，身体活動性のコーチング，カウンセリングを加えることは重要である（❹）[6]．身体活動性の高い患者では，疾患罹患リスクの減少，疾患の進行予防，入院・増悪のリスク減少，良好な生命予後，生活習慣病や悪性疾患のリスク減少や抗炎症効果など多数の臨床的メリットが報告されている[1,7]．

- ADLトレーニングは，向上させたい具体的な動作に対して直接介入し，日常生活における呼吸困難の軽減と動作遂行能力の向上，QOL向上を目指す．筋力強化や柔軟性等の運動機能に対するアプローチと，呼吸困難を

軽減するための動作パターンと呼吸のトレーニングや道具の工夫を含めた環境整備等の生活機能に即したアプローチの大きな二本柱で構成される[1,5]．トレーニングに際し，作業療法士が参加することが望まれる．呼吸器症状によりADLが障害されているすべての患者，特に在宅酸素療法患者では実施すべき介入である[1,5]．

## 病期別の呼吸リハビリテーション

- 安定期のCOPD（維持期/生活期）では呼吸困難の軽減，運動耐容能の向上および身体活動性の向上・維持を主な目的とする．導入開始時の1セッションあたりのプログラムの構成を❺に示した[1,5]．重症例では，コンディショニング，基礎的なADLトレーニングを行いながら，運動療法は低強度の全身持久力・筋力トレーニングから開始，徐々に割合を増加させ，維持に際しては，全身持久力・筋力トレーニングが主体となる．軽症例では，全身持久力・筋力トレーニングが導入開始時より主体となり，強度も高負荷から開始する．

- 急性期・急性期からの回復期では，臥床による合併症予防，身体機能低下の遷延の軽減，回復の促進を目的に早期からの介入を行う．重症例（長期人工呼吸管理を含む）では，排痰支援や呼吸練習，ベッド上での四肢や体幹の他動・自動運動等によるコンディショニングから開始する（❻）[1,5]．同時にADLの自立に向けて自力座位や起居・移乗動作によるADLトレーニングを行いながら，歩行（病棟内等）を中心とした低強度の全身持久力トレーニング，筋力トレーニングの割合や時間，強度を漸増していく．

- 終末期の呼吸リハビリテーションでは，トータルペインや呼吸困難，咳嗽の軽減に加えて，廃用，拘縮や褥瘡等の予防を目的に実施する．重症例ではコンディショニングが主体となるが，呼吸練習やリラクセーション，ポ

**4** 身体活動性の向上・維持を達成するためのプログラムモデル

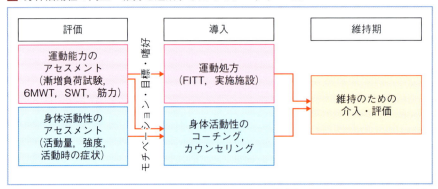

6MWT：6分間歩行試験，SWT：シャトル・ウォーキング試験，FITT：frequency（頻度），intensity（強度），time（時間），type（種類）．

(Osadnik CR, et al. Respiration 2015；89：2-11[6])をもとに作成）

**5** 維持期（生活期）における開始時のプログラム構成

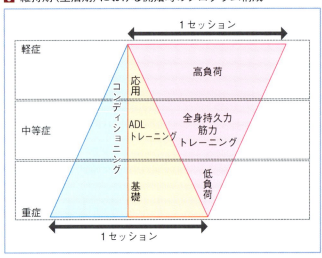

（日本呼吸ケア・リハビリテーション学会ほか．日呼ケアリハ学誌2018；27：95-114[1])より）

**6** 急性期・急性期からの回復期における開始時のプログラム構成

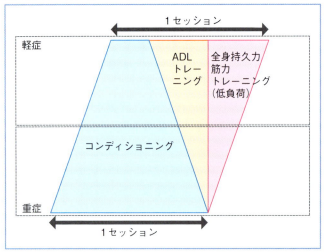

（日本呼吸ケア・リハビリテーション学会ほか．日呼ケアリハ学誌2018；27：95-114[1])より）

ジショニング等は予後の改善効果も含めた有用性が示唆されており，低強度の運動療法が有用となる場合もある[1]．

## セルフマネジメント教育の新しい定義とコンセプト

● セルフマネジメント教育は「健康問題をもつ人が疾患に関連する知識を得るだけではなく，自身が多様な価値観に基づき達成目標や行動計画を医療者と協働しながら作成し，問題解決のスキルを高め，自信をつけることにより健康を増進・維持するための行動変容をもたらす支援である/Self-management education is comprehensive support tailor-made to produce behavior modification that will improve and maintain the health of those persons suffering from health problems. It is more than simply acquiring knowledge about their condition. Such education is accomplished by the individuals working collaboratively with healthcare professionals to create an action plan with achievable goals based on diverse perspectives, enhancing their problem-solving skills, and boosting their self-confidence.」と定義される[1,3]．セルフマネジメント教育は，呼吸リハビリテーションにおける包括的プログラムやセルフマネジメント教育プログラムとして実施されてきたが，グループでの教室，療養指導，看護外来，訪問看護・リハビリテーション等，さまざまな形態で行われるようになった[8]．

● 最近ではセルフマネジメント教育へのICT（information and communication technology）導入が広く検討されている．症状や歩数，$SpO_2$等のテレモニタリング，テレナーシング等の介入では，必ずしも一貫したアウトカムは得られてなく，費用対効果比も含めて最適な介入方法についてさらに検討される必要がある[9]．一方で，タブレットPC等を用いたモバイルヘルス（m-Health）が，セルフマネジメント教育の個別化，省力化に有用となる可能性が示唆されている[10]．

（植木　純）

## 文　献

1) 日本呼吸ケア・リハビリテーション学会ほか．呼吸リハビリテーションに関するステートメント．日呼ケアリハ学誌2018；27：95-114.

2) Rochester CL, et al. An Official American Thoracic Society/European Respiratory Society Policy Statement：Enhancing Implementation, Use, and Delivery of Pulmonary Rehabilitation. Am J Respir Crit Care Med 2015；192：1373-86.

3) Ueki J, et al. Pulmonary Rehabilitation in Japan：A position statement from the JSRCR/JSRPT/JRS. Respirology 2018；23（suppl.2）：15s.

4) Spruit MA, et al. An official American Thoracic Society/European Respiratory Society statement：key concepts and advances in pulmonary rehabilitation. Am J Respir Crit Care Med 2013；188：e13-e64.

5) 日本呼吸ケア・リハビリテーション学会ほか編．呼吸リハビリテーションマニュアル―運動療法，第2版．日本理学療法士協会；2012.

6) Osadnik CR, et al. Principles of rehabilitation and reactivation. Respiration 2015；89：2-11.

7) Watz H, et al. An official European Respiratory Society statement on physical activity in COPD. Eur Respir J 2014；44：1521-37.

8) 植木純．運動療法とセルフマネジメント教育．日呼ケアリハ学誌2012；22：335-8.

9) Chatwin M, et al, Randomised crossover trial of telemonitoring in chronic respiratory patients（TeleCRAFT trial）. Thorax 2016；71：305-11.

10) 佐野恵美香ほか．新世代アプリケーションソフトウェアを導入したCOPDセルフマネジメント教育プログラム有用性の検討：ランダム化比較試験．日呼ケアリハ学誌2018；28（suppl）：202s.

# Mini Lecture
## 身体活動性の向上・維持の重要性のエビデンス

### COPDにおける身体活動性の位置づけ

COPD患者では，気流制限に伴う労作時呼吸困難により運動耐容能の低下，身体活動性の低下，随伴する骨格筋の廃用が生じ，さらなる労作時呼吸困難の増強といった悪循環を生じる．加速度計で測定した立位や歩行時間は，健常者に比べ有意に短縮しており[1]，活動強度別の活動時間では，いずれの強度においても健常者より有意に短縮している[2]．さらに，身体活動性の低い患者では予後が有意に不良で[3,4]，COPD死亡の最大の危険因子と報告されている（[1]）[3]．そのため，国内外のガイドラインにおいても，身体活動性の維持・向上は重要な管理目標として記載されている．

### 身体活動性向上のための評価法

身体活動性の重要性は認識されてきてはいるが，その標準的評価法はまだ確立されていない．従来は質問票を用いた評価が行われてきたが，特に活動性の低い対象者では精度が低く[5,6]，近年ではより客観性の高い歩数計や加速度計を用いた評価法が頻用されるようになってきている．歩数計は，振り子式センサーか加速度センサーを用いて計測し，いずれも足が地面に接地したときの衝撃加速を感知して歩数を計測する．加速度計は，体動時の加速度を計測し，エネルギー消費量との関係式から，活動強度や体位などを検出できる．1軸（直線方向），2軸（平面方向），3軸（空間方向）の加速度のベクトル値を測定するタイプがあるが，3軸の感度が最も良好である．しかし，加速度計を用いて測定した場合にも，以下に示すいくつかの点を考慮し精度を高めて評価する必要がある．

まずは，加速度計の装着状況である．非装着を非活動と判断してしまうとデータの信頼性が大きく失墜する．従来の大部分の報告では，非装着を考慮せずにデータ解析が行われているが，一部に60分以上0カウントが持続する状態

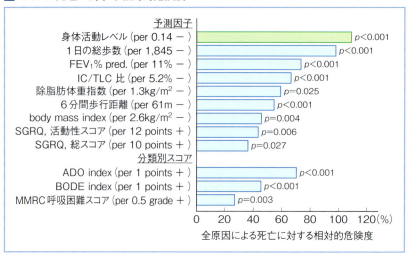

**1** COPD死亡に対する相対的危険度

身体活動レベルはCOPD死亡の最大の相対的危険因子である．
IC/TLC：最大吸気量/全肺気量，SGRQ：St. George's Respiratory Questionnaire，ADO：age/dyspnea/airflow obstruction，BODE：body mass index/airflow obstruction/dyspnea/exercise capacity，MMRC：modified Medical Research Council．
（Waschki B, et al. Chest 2011；140：331-42[3] より）

## 2 2.0 METs以上の活動時間に対する気管支拡張薬単剤と配合剤の効果

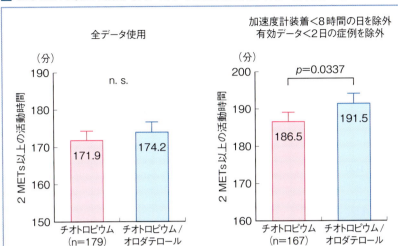

すべての測定データを用いると両群間で有意差はみられないが，加速度計装着時間8時間未満の日を除外し，残った有効データが1日のみとなる症例を除外すると，配合剤で有意な活動時間の延長が確認される．
(Ichinose M, et al. Int J Chron Obstruct Pulmon Dis 2018；13：1407-19[10] をもとに作成)

を非装着と判定する報告や，1日最低測定時間を8あるいは10時間未満の記録の場合は装着不十分と判断して解析から除外する報告[7]などがみられる．

次に，天候・休日・季節（気温）等の環境による活動抑制効果である．雨天の日では他の日に比べ有意に身体活動時間は低下している[8]．休日では身体活動性が低下している報告はあるが，退職者では低下していないとの報告もある．季節の影響としては，夏季に比べ冬季では有意に身体活動性が低下しているとの報告がみられ，また，22.5℃までは気温上昇とともに活動性は徐々に上昇し，それ以上の温度では活動性は急速に低下するとの報告もある[9]．さらに，再現性を確保するために必要な最低解析日数は，2〜7日の報告が多く[7]，筆者らの検討では3日で反復性が確認できている[8]．

### 身体活動性向上を目指した医療介入の効果

気管支拡張薬の投与は，COPD患者の身体活動性を向上する報告と向上しない報告とが混在している．これら差異は，試験デザインの違いもあるが，データ処理の方法の精度の低さに起因している可能性も考えられる．実際，チオトロピウム単剤とチオトロピウム/オロダテロール配合剤をクロスオーバー試験で比較した筆者らの検討において，得られた全データを比較すると両群で有意差はなかったが，測定時間8時間未満の日を除外し，2日以上有効データが得られた症例に絞り込み精度を高めて比較すると，2.0 METs[★1]以上の強度の活動時間は，配合剤で単剤に比べ有意な延長が認められている（ 2 ）[10]．天候の状況等も考慮し，精度をさらに高めた検討が必要と考えられる．

呼吸リハビリテーション（呼吸リハ）の効果についても，有効性の結論は得られていない．しかし，呼吸リハ単独では1年後の身体活動性は不変だが，チオトロピウムを投与しながら呼吸リハを実施することで有意な向上が得られた報告もみられる．さらに，モチベーションの向上も重要で，歩数計を装着するのみで身体活動性が向上する報告や，歩いて回れる都市観光の冊子を提供することで，1年後の身体活動性が極端に改善する報告もみられる．すなわち，気

---

[★1] METs
metabolic equivalents.

Mini Lecture

### 3 sedentary時間とCOPDの生存率

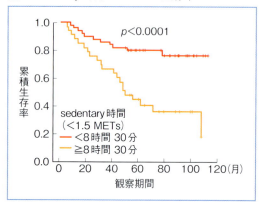

性別,年齢,body mass index,教育レベル,対標準1秒量,6分間歩行距離,中等度以上の活動時間の各因子で補正後の評価.中強度以上の活動時間にかかわらず,sedentary時間の長い群では生存率は有意に低い.sedentary:主に座位での行動.
(Furlanetto KC, et al. Respir Care 2017 ; 62 : 579-87[11]より)

管支拡張薬,呼吸リハ,モチベーション向上など,複数の方法を併用した介入が重要であることが示唆されている.

### sedentary(主として座位)時間の重要性

覚醒中の1.5 METs以下の強度の活動を"sedentary behavior"とよび,実際には座位を中心として,一部リクライニングや臥位の活動を含む行動が該当し,近年注目されている.中等度以上の活動時間や1秒量,運動耐容能など7項目で補正した後でも,sedentaryの時間が長いCOPD患者では短い患者に比べ予後が有意に不良である(3)[11].すなわち,活動時間の延長と同時にsedentary時間の短縮も今後重要な指標となる可能性が考えられる.

(南方良章)

### 文献

1) Pitta F, et al. Characteristics of physical activities in daily life in chronic obstructive pulmonary disease. Am J Respir Crit Care Med 2005 ; 171 : 972-7.
2) Minakata Y, et al. Reduced level of physical activity in Japanese patients with chronic obstructive pulmonary disease. Respir Investig 2014 ; 52 : 41-8.
3) Waschki B, et al. Physical activity is the strongest predictor of all-cause mortality in patients with COPD : a prospective cohort study. Chest 2011 ; 140 : 331-42.
4) Garcia-Rio F, et al. Prognostic value of the objective measurement of daily physical activity in patients with COPD. Chest 2012 ; 142 : 338-46.
5) Jacobs DR Jr, et al. A simultaneous evaluation of 10 commonly used physical activity questionnaires. Med Sci Sports Exerc 1993 ; 25 : 81-91.
6) Pitta F, et al. Quantifying physical activity in daily life with questionnaires and motion sensors in COPD. Eur Respir J 2006 ; 27 : 1040-55.
7) Byrom B, Rowe DA. Measuring free-living physical activity in COPD patients : Deriving methodology standards for clinical trials through a review of research studies. Contemp Clin Trials 2016 ; 47 : 172-84.
8) Miyamoto S, et al. Verification of a Motion Sensor for Evaluating Physical Activity in COPD Patients. Can Respir J 2018 ; 2018 : 8343705.
9) Alahmari AD, et al. Influence of weather and atmospheric pollution on physical activity in patients with COPD. Respir Res 2015 ; 16 : 71.
10) Ichinose M, et al. Efficacy of tiotropium/olodaterol on lung volume, exercise capacity, and physical activity. Int J Chron Obstruct Pulmon Dis 2018 ; 13 : 1407-19.
11) Furlanetto KC, et al. Sedentary Behavior Is an Independent Predictor of Mortality in Subjects With COPD. Respir Care 2017 ; 62 : 579-87.

## Column
## 簡単で楽しく長続きする呼吸リハビリテーションの具体例―座ってできるCOPD体操の紹介

　COPDに対する呼吸リハビリテーションの中核は，運動療法である．運動療法は，ストレッチ，筋力トレーニング，有酸素運動に大きく分けられる．本邦では，ストレッチは筋力トレーニングや有酸素運動の準備運動として用いられることが多く，筋力トレーニングは一般的に重錘バンド，弾性ゴムバンド，ダンベルなどの道具を使って行われ，有酸素運動では歩行が手軽な方法として取り入れられている．しかし，道具を使った筋力トレーニングは重度のCOPD患者では実施が困難なことや，歩行は雨，雪，炎天下などには屋外で行えないことから，継続実施を妨げる要因となる．

　筆者は道具を使わず，屋内でできる低強度の「座ってできるCOPD体操」(COPD体操**1**) を考案し[1]，ホームエクササイズとして実施したところ，継続実施に効果が認められた[2]．この体操は，ストレッチ，筋力トレーニング，有酸

**1** 座ってできるCOPD体操

**ストレッチ**

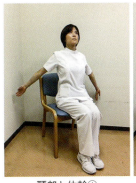
頸部と体幹①
（前面）

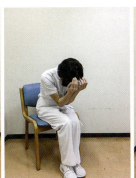
頸部と体幹②
（後面）

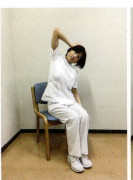
側胸部

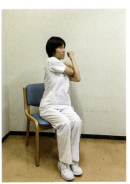
肩甲帯

**筋力トレーニング**

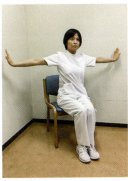
上肢筋力トレーニング①

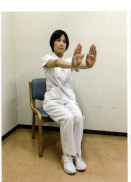
上肢筋力トレーニング②

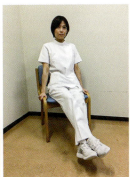
下肢筋力トレーニング
（大腿四頭筋）

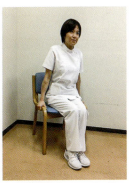
下肢筋力トレーニング
（抗重力筋全体）

Column

有酸素運動

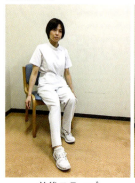
前後ステップ

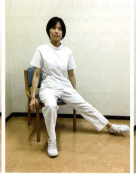
左右ステップ

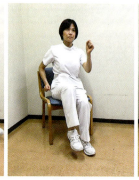
椅子歩行

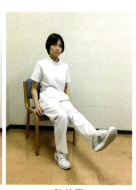
膝伸展

### 2 座ってできるCOPD体操の実際の運動方法

**ストレッチ**

- 頸部と体幹
  ①鼻から息を吸いながら，頸を後ろに倒し，両手を後方に引く．
  ②口から息を吐きながら，頸を前に曲げ，背中を丸める．（これらを5回繰り返す）
- 側胸部
  口から息を吐きながら，頭にあてたほうの肘を持ち上げる．（左右3回ずつ行う）
- 肩甲帯
  口から息を吐きながら，頸と上部体幹を一方に捻る．（左右3回ずつ行う）

**筋力トレーニング**

- 上肢筋力トレーニング
  ①両手を背屈して側面に伸ばし，伸ばした先に壁があると思って，口をすぼめて息を吐きながら6秒間押す．
  ②次に正面に手を伸ばして同様に行う．（それぞれ5回ずつ行う）
- 下肢筋力トレーニング（大腿四頭筋）
  両足首を交差させ，下になっている足を上になっている足で押さえつけ，息を吐きながら6秒間力を入れ合う．（足を組み替えて左右5回ずつ行う）
- 下肢筋力トレーニング（抗重力筋全体）
  椅子のふちを両手で握り，口をすぼめて息を吐きながら，足で床を踏ん張って立ち上がるようにして6秒間力を入れる．（5回行う）

**有酸素運動**

- 前後ステップ
  片足を前方に出して踵を床につけ，再び足をもとの位置に戻す．反対の足も同様に行い，繰り返す．
- 左右ステップ
  片足を側方に出して踵を床につけ，再び足をもとの位置に戻す．反対の足も同様に行い，繰り返す．
- 椅子歩行
  腕を前後に振り，膝を高く上げ歩く動作をする．
- 膝伸展
  片足を上げて膝を伸展させ，再び足をもとの位置に戻し，反対の足も同様に行い，繰り返す．
  有酸素運動は，TDR2で4つの動作をそれぞれ2分半ずつ，2セット（20分）程度を目安とする．

素運動の3種類から構成されている．椅子に腰かけてできるため，歩行ができないときの代わりとしても応用できる．また，テレビを観ながら，音楽やラジオを聴きながらのトレーニングも可能である．実際のCOPD体操の運動方法を 2 にまとめた．

COPD体操は，3日以上の間隔を空けることなく3日/週以上行うよう指導する．有酸素運

動の運動強度の設定には，目標呼吸困難スコア（target dyspnea rate：TDR）を使用し[3]，10段階のBorgスケール[4]2（「弱い」レベル）で，4つの動作をそれぞれ2分半ずつ，2セット（20分）程度を目標としている．ただし，息切れが強くなる場合にはインターバルを入れて行ってよい．運動中の呼吸パターンは呼気：吸気が2：1程度になるようにして，呼気を強調させるのがポイントである．

　高強度の運動は苦痛を伴うことが多く継続を妨げる要因となるが，COPD体操は低強度負荷であること，室内運動なので天候や服装を気にせず気軽にできることや，好きなテレビ番組が始まったら，この音楽を聴きながらなどと，楽しんで行うことができる点で継続実施に有効に働く．また，日誌に記録することや，運動後に

カレンダーにシールを貼ったりマークしたりするのも子供のころに経験したラジオ体操のハンコと同様，長続きさせるために効果的である．

（高橋仁美）

### 文献

1) 高橋仁美．呼吸リハビリテーションの実際．田中一正編．メディカルスタッフのためのトータル呼吸ケアCOPD．メジカルビュー社；2005．p.57-85.

2) Takahashi H, et al. Effects of low-intensity exercise training（chronic obstructive pulmonary disease sitting calisthenics）in patients with stable chronic obstructive pulmonary disease. Jpn J Compr Rehabil Sci 2011；2：5-12.

3) Horowitz MB, et al. Dyspnea ratings for prescribing exercise intensity in patients with COPD. Chest 1996；109：1169-75.

4) Borg GAV. Psychophysical bases of perceived exertion. Med Sci Sports Exerc 1982；14：377-81.

5章　安定期の管理

安定期の管理

## 非薬物療法
# 栄養療法

## COPDと栄養障害

### ■栄養評価

● 日本呼吸器学会『COPD（慢性閉塞性肺疾患）診断と治療のためのガイドライン2018，第5版』[1]では推奨される栄養評価項目を，必須の項目，行うことが望ましい項目および可能であれば行う項目として段階的に記載している（**1**）.

● COPD患者では安定期においても高頻度に栄養障害が認められる. わが国の外来受診患者の約30％で体格指数（body mass index：

### **1** 推奨される栄養評価項目

- 必須の評価項目
  - ・体重（％IBW，BMI）
  - ・食習慣
  - ・食事摂取時の臨床症状の有無
- 行うことが望ましい評価項目
  - ・食事調査（栄養摂取量の解析）
  - ・簡易栄養状態評価表（MNA®-SF）
  - ・％上腕囲（％AC）
  - ・％上腕三頭筋部皮下脂肪厚（％TSF）
  - ・％上腕筋囲（％AMC：AMC=AC-$\pi$×TSF）
  - ・体成分分析（LBM，FMなど）
  - ・血清アルブミン
  - ・握力
- 可能であれば行う評価項目
  - ・安静時エネルギー消費量（REE）
  - ・Rapid turnover protein（RTP）
  - ・血漿アミノ酸分析（BCAA/AAA）
  - ・呼吸筋力
  - ・免疫能

IBW：80≦％IBW<90；軽度低下，70≦％IBW<80；中等度低下，％IBW<70；高度低下.
BMI：低体重<18.5，標準体重18.5～24.9，体重過多25.0～29.9.
（日本呼吸器学会COPDガイドライン第5版作成委員会編. COPD〈慢性閉塞性肺疾患〉診断と治療のためのガイドライン2018，第5版. 日本呼吸器学会；2018. p.99-101[1]より）

BMI）が20 kg/m² 未満の体重減少がみられ，Ⅲ期（重症）以上では約40％，Ⅳ期（最重症）では約60％と高率な体重減少がみられた[2]. 特に，Ⅲ期，Ⅳ期の気腫型COPDでは高度なことが多く，CTで評価した気腫病変の程度とBMI低下との相関が報告されている.

● 栄養障害患者のスクリーニングツールである簡易栄養状態評価表（Mini Nutritional Assessment Short-form：MNA®-SF）[3]は増悪の予測因子にもなる. 身体計測では，％上腕筋囲（％arm muscle circumference：％AMC）が筋蛋白量の，％上腕三頭筋部皮下脂肪厚（％triceps skinfold thickness：％TSF）が体脂肪量の指標として用いられる. 筋蛋白量の指標となる除脂肪体重（lean body mass：LBM）は体重よりも鋭敏な予後予測因子であり，体成分分析も行うことが望ましい. bio-electrical impedance analysis（BIA）やdual energy X-ray absorptiometry（DXA）が非侵襲的で精度の高い評価法として推奨される.

● 血清アルブミンの低下頻度は低く，蛋白代謝異常としてはrapid turnover protein（RTP）および分岐鎖アミノ酸（branched chain amino acids：BCAA）の低下が特徴的に認められる. 握力はサルコペニアの評価として重要である[4].

● 間接カロリメトリーによる安静時エネルギー消費量（resting energy expenditure：REE）は代謝状態を反映し，栄養療法のエネルギー量や組成を決定するうえで有用な指標となるが専用の測定機器が必要となる.

● 軽度の体重減少では脂肪量（fat mass：FM）の減少が主体であり，中等度以上の体重減少ではLBMの減少を伴うマラスムス型の蛋

272

白・エネルギー栄養障害を呈する[5].

### ■栄養障害の原因

- COPD患者の栄養障害の原因には，気流閉塞，炎症性サイトカイン，加齢，喫煙や薬剤の影響，食事摂取量の減少や消化管機能の低下，呼吸困難，社会的・精神的要因，遺伝的要因などが複合的に関与している[6].

- 気流閉塞や肺過膨張による mechanical disadvantage は呼吸筋のエネルギー消費を増大させるため，COPD患者のREEは予測値の120～140％に増加している[5].

- 栄養障害には，C反応性蛋白（C-reactive protein：CRP）や炎症性メディエーターの増加[7]に反映される全身性炎症が深く関与している．摂食調節ホルモンとしてのレプチンやグレリンの分泌動態の変化やカテコラミンの分泌増加などの内分泌ホルモンの血中動態も関連している.

### ■栄養状態と病態，予後との関連

- ％標準体重（％ideal body weight：％IBW）やBMIは，％FEV$_1$，RV/TLC，％DLco などの呼吸機能と相関している[5]．また，LBMの減少は，呼吸筋力や運動耐容能の低下と関連している[8].

- 栄養障害COPD患者では，増悪，入院のリスクが高く，呼吸不全への進行や死亡のリスクも高い．体重は気流閉塞とは独立した予後規定因子である[9].

- 体重よりもLBMが予後をより鋭敏に反映する[10]．大腿四頭筋の筋量や筋力，脊柱起立筋の筋量は予後と密接に関連している.

## COPDとサルコペニア

- サルコペニアとは，EWGSOP[★1]により「筋量と筋力の進行性かつ全身性の減少に特徴づけられる症候群で身体機能障害，QOL低下，死のリスクを伴うもの」と定義されている[4].

---

**★1　EWGSOP**
The European Working Group on Sarcopenia in Older People

---

これまでCOPDにおいてLBMの低下としてとらえてきた病態を今後はサルコペニアという疾患概念から解釈していく必要がある[★2].

- 海外ではCOPDにおけるサルコペニアの合併頻度は約15～30％と報告されており，高齢かつ気流閉塞が重症であるほど合併率が高い[11]．高齢COPD患者が多いわが国では海外よりも高率であると推測されるが実態は明らかではない.

- サルコペニアは運動耐容能や身体活動性の低下，骨粗鬆症[12]，予後の悪化と関連しており，栄養管理においてサルコペニア対策を重視すべきである.

- 脂肪量，除脂肪量，骨塩量などの体成分の変化と画像所見に基づき分類したメタボリックフェノタイプが提唱されている[13]．cachexia（気腫型）は筋萎縮，骨粗鬆症，脂肪量の減少を伴い，obesity（非気腫型）は皮下・内臓脂肪の増加，動脈硬化病変と心血管疾患のリスクを伴い，sarcopenic obesity（病型と関連なし）は筋萎縮，内臓脂肪増加，動脈硬化と心血管疾患のリスクを伴う．COPDの栄養療法においては，これらのフェノタイプを考慮した個別化治療が求められている.

## 栄養管理の実際

### ■食事指導

- エネルギーや栄養素の摂取量が不足している場合は是正を行う．COPDの栄養障害に対しては高エネルギー，高蛋白食の指導が基本である．投与エネルギー量は，実測REEの約1.5倍，基礎代謝量の約1.7倍を目標とする[5]．蛋白源としては分岐鎖アミノ酸の含有量が多い食品が推奨される．脂肪はエネルギー効率が高いため，可能な限り摂取する.

---

**★2**　サルコペニアは2016年ICD-10のコードを取得し，独立した疾患として認識されるようになった．サルコペニアは加齢に伴う一次性サルコペニアと，活動性の低下や疾患自体および栄養障害に伴う二次性サルコペニアに大別される．わが国ではAsian Working for Sarcopenia（AWGS）の診断基準が推奨されている.

**② 経口栄養補給療法における経腸栄養剤の選択**

```
                    ┌──────────────────────┐
                    │   経腸栄養剤の選択   │
                    └──────────────────────┘
        ┌───────────────┬───────────────┬───────────────┐
   ┌─────────┐   ┌─────────┐   ┌──────────────┐   ┌─────────┐
   │換気能からの選択│ │抗炎症作用からの選択│ │アミノ酸組成からの選択│ │摂食調節からの選択│
   └─────────┘   └─────────┘   └──────────────┘   └─────────┘
```

| 高炭酸ガス血症 | ↓炎症性サイトカイン 抗酸化ストレス | 蛋白合成促進 異化抑制作用 | 摂取促進作用 |
|---|---|---|---|
| あり／なし | ω3脂肪酸 コエンザイム$Q_{10}$（$CoQ_{10}$） ホエイペプチド カルニチン | 分岐鎖アミノ酸（BCAA） 特にロイシン・HMB | グレリン |

あり → 脂質主体
なし → 炭水化物主体 脂質主体

HMB：$\beta$-ヒドロキシ-$\beta$-メチル酪酸.

- リン（P），カリウム（K），カルシウム（Ca），マグネシウム（Mg）は呼吸筋の機能維持に必要であり，とくにPの十分な摂取が推奨される．COPDでは骨粗鬆症の合併頻度が高いため，Caの摂取も重要である．また，血中ビタミンDの減少を高率に認め，1秒量や身体能力の低下と関連することから，ビタミンDの摂取も重要である．
- 食事による腹部膨満が問題となる場合には，消化管でガスを発生する食品を避け，できるだけ分食とし，ゆっくりと摂食させて空気嚥下を避けるなどの工夫を指導する．
- 体重や食事内容の目標を設定し，体重や食行動を記録するself-monitoringも有用である．栄養指導における行動療法では，栄養士，医師，看護師などが参加したチーム医療が望ましい．

■ **栄養補給療法**

- 食事摂取量を増やすことが困難な場合や，中等度以上の体重減少が認められる場合には，経腸栄養剤や栄養補助食品による栄養補給療法を考慮する（**②**）．
- エネルギー源が炭水化物主体と脂肪主体の栄

養剤に大別される．総エネルギーが過量でなければ，炭酸ガス産生量には差がないため，著しい換気不全がなければ炭水化物，脂肪にかかわらず十分なエネルギー摂取を優先させる．
- 筋蛋白の異化抑制や蛋白合成促進を目的とした分岐鎖アミノ酸強化栄養剤[5,14]や，全身性炎症の制御を目指したω3系脂肪酸強化栄養剤[15]やホエイペプチド含有栄養剤などの有効性が報告されている．
- オクタン酸の含有量が多い栄養剤では，摂食促進作用のあるグレリンの血中レベルの上昇が報告されている．

■ **サルコペニア対策からみた栄養療法**

- 栄養補給療法を併用せず運動療法を単独で行った場合，負のエネルギーバランスが助長されて体重が減少することや，栄養状態良好な患者のほうが運動療法の有効性が高いことが示唆されている．ベースラインの体重やLBMが維持されている患者では，運動療法による体重やLBMの改善が得られるとの報告もみられる．
- 運動時に骨格筋からミオカインとよばれるさ

### 3 運動療法と栄養療法のコンビネーションセラピー

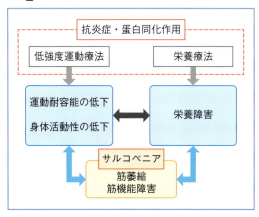

### 4 サルコペニアに対する栄養学的介入

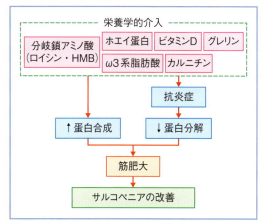

HMB：β-ヒドロキシ-β-メチル酪酸．

まざまなサイトカインが産生される．代表的なミオカインであるIL-6は，運動時に血中レベルが著しく上昇し，全身性炎症を助長する可能性がある．特に，サルコペニア合併COPD患者では運動後のIL-6の上昇が高度であることが示されている[16]．

- 適度な運動は骨格筋におけるPGC-1α★3の発現を誘導して炎症抑制に働く．実際にCOPD患者において歩行を主体とした身体活動性の向上が全身性炎症の抑制に有効であることが報告されている[17]．
- 身体活動性の低下や，サルコペニアを伴うCOPD患者における高強度の運動療法は全身性炎症を増強し異化作用に働くことが示唆される．一方，適切な強度による運動療法は全身性炎症を抑制し，骨格筋蛋白の維持や栄養障害の対策として有効と考えられる．
- 低強度運動療法と栄養療法のコンビネーションセラピーが最も有効なサルコペニア対策である．蛋白同化作用と抗炎症作用を有する栄養素材の併用が注目される（ 3 ）．
- ω3系脂肪酸やカルニチン，ホエイ蛋白の有用性が示唆されている．BCAAの中でもロイシンは蛋白合成を制御しているmammalian target of rapamycin（mTOR）を活性化することにより筋蛋白合成への強いシグナルとなる．近年では，ロイシンの中間代謝物であり，mTORをより特異的に活性化するβ-ヒドロキシ-β-メチル酪酸（HMB）含有栄養剤の有効性も注目されている[18]（ 4 ）．

（吉川雅則）

---

★3 PGC-1α（peroxisome proliferator-activated receptor γ coactivator 1α）
PGC-1αはミトコンドリアの維持・生成に必要な転写共役因子であり，骨格筋における多様な遺伝子発現制御にかかわっている．身体活動性が低下した場合には骨格筋におけるPGC-1αが減少し，IL-6やTNF-αの発現が増強される．

---

### 文 献

1) 日本呼吸器学会COPDガイドライン第5版作成委員会編．COPD（慢性閉塞性肺疾患）診断と治療のためのガイドライン2018，第5版．日本呼吸器学会；2018．p.99-101．
2) 吉川雅則ほか．栄養障害．日内会誌 2012；101：1562-70．
3) Yoshikawa M, et al. Mini Nutritional Assessment Short-Form predicts exacerbation frequency in patients with chronic obstructive pulmonary disease. Respirology 2014；19：1198-203.
4) Cruz-Jentoft AJ, et al. Sarcopenia：European consensus on definition and diagnosis：Report of the European Working Group on Sarcopenia in Older People. Age Ageing 2010；39：412-23.

5）吉川雅則．慢性閉塞性肺疾患における栄養障害の病態と対策．日呼ケアリハ学誌2012；22：258-63.

6）Wagner PD. Possible mechanisms underlying the development of cachexia in COPD. Eur Respir J 2008；31：492-501.

7）Eagan TML, et al. Body composition and plasma levels of inflammatory biomarkers in COPD. Eur Respir J 2010；36：1027-33.

8）Yoshikawa M, et al. Body composition analysis by dual energy X-ray absorptiometry and exercise performance in underweight patients with COPD. Chest 1999；115：371-5.

9）Cao C, et al. Body mass index and mortality in chronic obstructive pulmonary disease：a meta-analysis. PLoS One 2012；7：e43892.

10）Vestbo J, et al. Body mass, fat-free body mass, and prognosis in patients with chronic obstructive pulmonary disease from a random population sample：findings from the Copenhagen City Heart Study. Am J Respir Crit Care Med 2006；173：79-83.

11）Jones SE, et al. Sarcopenia in COPD：prevalence, clinical correlates and response to pulmonary rehabilitation. Thorax 2015；70：213-8.

12）Hwang JA, et al. Clinical implications of sarcopenia on decreased bone density in men with COPD. Chest 2017；151：1018-27.

13）Schols AM, et al. Nutritional assessment and therapy in COPD：a European Respiratory Society statement. Eur Respir J 2014；44：1504-20.

14）Dal Negro RW, et al. Essential amino acid supplementation in patients with severe COPD：a step towards home rehabilitation. Monaldi Arch Chest Dis 2012；77：67-75.

15）de Batlle J, et al. Association between Ω3 and Ω6 fatty acid intakes and serum inflammatory markers in COPD. J Nutr Biochem 2012；23：817-21.

16）Van Helvoort HA, et al. Exercise-induced systemic effects in muscle-wasted patients with COPD. Med Sci Sports Exerc 2006；38：1543-52.

17）Moy ML, et al. Daily step count is associated with plasma C-reactive protein and IL-6 in a US cohort with COPD. Chest 2014；145：542-50.

18）Deutz NE, et al. Readmission and mortality in malnourished, older, hospitalized adults treated with a specialized oral nutritional supplement：A randomized clinical trial. Clin Nutr 2016；35：18-26.

非薬物療法／外科療法・気管支インターベンション

## 安定期の管理

### 非薬物療法
# 外科療法・気管支インターベンション

## はじめに

- COPDに対しては，禁煙指導，予防接種，気管支拡張薬等による薬物治療，呼吸リハビリテーション，酸素療法，換気補助療法，および全身併存症や肺合併症に対する管理等の内科的治療が行われる．これらの治療を最大限行っても呼吸困難で日常生活に大きな支障をきたすような患者に対しては肺容量減量術（lung volume reduction surgery：LVRS）や肺移植等の外科的治療が考慮されるが，近年は気管支インターベンションによるCOPD治療の臨床研究・応用が進んでいる．

## 外科療法

### ■ 肺容量減量術（LVRS）

- LVRSは過膨張による機能低下が著明な気腫性病変を取り除くことで残存肺が効率よく機能し，結果として全体の呼吸機能も改善することを期待した手術で1950年代に考案された．当初LVRSは手術の危険性のため受け入れられなかったが，1990年代のCooperらの重症肺気腫に対する成功例の報告で再び注目を集めるようになり，LVRSの安全性，効果，費用対効果を評価するためのNational Emphysema Treatment Trial（NETT）が実施された[1]．

- NETTは1,218人の呼吸理学療法を受けた重症肺気腫患者を内科的治療のみの群とLVRSを実施した群に分けて比較検討した多施設共同無作為割付試験であり，死亡率，quality of life（QOL），費用，および患者選択が主な評価項目として設定された．初期のデータで1秒量が予測値の20％未満であり，かつ肺拡散能が予測値の20％未満か，あるいはCTで

気腫性病変が均一（homogeneous）に分布する群はLVRS術後30日の死亡率が16％と高率であり，その後の割付から除外された．

- 24か月経過後の比較では，全体的にはLVRS群は内科のみの治療群に比べ有意に運動能力が改善していたが，死亡率に差は認めなかった．サブグループ解析では上葉優位の気腫性病変を有し，かつ運動耐容能の低い群では外科治療群の死亡率が内科治療群と比較して有意に低い結果であった（死亡率のリスク比〈RR〉0.47, $p = 0.005$）．

- このようにNETTにおいてLVRSにより生存率改善が期待できる重症肺気腫患者の1群が同定され，その後手術侵襲の軽減に関する研究も進められているが，適格基準に合致する症例が少なく，また術後合併症の頻度も高い手術であることから本邦の実施症例数は限られているのが現状である（2017年のNational Clinical Database[2]によると年間23件）．

### ■ 肺移植

- 肺移植は他に有効な治療法がなく，2年生存率が50％以下と見積もられるが，肺移植により予後改善が期待できる場合に行われ，肺気腫も適応疾患となっている．海外では肺気腫は1995年から2017年までの成人肺移植の30.6％を占め，最も多い肺移植対象疾患となっている[3]．

- 本邦の肺移植成績は脳死肺移植の5年および10年生存率がそれぞれ71.7％，55.7％で国際登録の成績を上回っており[3,4]，予後不良の呼吸器疾患の重要な治療選択肢と考えられるが，患者の年齢制限（両肺55歳，片肺60歳未満）のため，2017年末までの心肺同時移植以外の全肺移植596件のうち肺気腫の件数は

277

**1** Zephyr® endobronchial valve (EBV, Pulmonx)

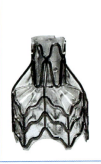
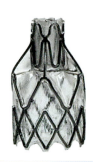
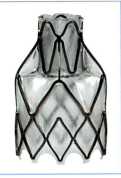

EBVは気管支径4.0～8.5mmに適合するサイズが市販されている.
(Slebos DJ, et al. Respiration 2017；93：138-50[8] より)

脳死片肺27件，脳死両肺5件，生体肺葉1件の計33件（5.5％）と相当限定された治療となっている[4].

## 気管支インターベンション：気管支鏡的肺容量減量術（BLVR）

### ■BLVRの適応と禁忌

- LVRSの効果を低侵襲で得るための方法として気管支鏡的肺容量減量術（bronchoscopic lung volume reduction：BLVR）が研究されてきた[5]．BLVRが効果を発揮するためには呼吸機能や画像等の正確な診断に基づき，各BLVR手技に適した患者を厳密に選択することが重要である．
- BLVRの一般的な適応基準は，禁煙し，理学療法を含む最適な内科治療を受けても呼吸困難症状が残存するCOPDで以下の条件を満足する症例とされている[6]．①肺気腫を伴うCOPD，②％1秒量（％$FEV_1$）＝20～45％，③残気量（RV）/予測RV＞175％，④RV/全肺気量（TLC）＞58％，⑤6分間歩行距離（6MWD）＝100～500m．
- 一方除外基準としては，臨床的に有意な気管支拡張症，肺切除など胸部外科手術の既往，著明な高二酸化炭素血症（$PaCO_2$＞60 Torr），著明な低酸素血症（$PaO_2$＜45 Torr），肺拡散能（DLco）が予測値の20％未満，著明な肺高血圧症，慢性心不全，全身状態や生存に影響を及ぼす重篤な合併症，および抗凝固療法の中止が困難な症例等があげられている[6].

### ■一方向弁によるBLVR

- 一方向弁は吸気時には気流を閉塞し，呼気時には末梢気管支からの空気や粘液の流出が可能な機能を有する弁であり，気管支内留置により治療対象肺葉の容量減少を目指す．
- 一方向弁によるBLVRで治療効果を得るためには，治療対象肺葉に向かう，近接する肺葉からの側副換気（collateral ventilation：CV）がない症例を選択し，標的気管支に弁を適切に留置して治療対象肺葉への気流を完全に遮断し，無気肺等の有意な肺容量減量を達成することが必須条件である．
- 現在COPD治療用としていくつかの国や地域で承認を受けているのはZephyr® endobronchial valve（EBV, Pulmonx）（**1**）とSpiration intrabronchial valves（IBV, Olympus Respiratory America）であり，いずれも気管支鏡の処置孔から挿入可能なカテーテルに収納され留置される．EBVについてはアメリカの施設中心に実施されたLIBERATE研究により，先行研究と同様の効果が確認され[7]，2018年にアメリカ食品医薬品局（Food and Drug Administration：FDA）の承認が得られた．
- LIBERATE研究ではCTで葉間胸膜がほぼ保たれ，かつ気管支閉塞バルーンを用いたCV評価方法であるChartis System®でCV陰性と判定された重症COPD症例190例をEBV

### 2 EBV留置方法

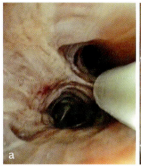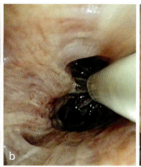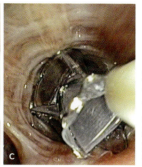

対象気管支の径に適合する一方向弁をデリバリーカテーテルに装填し，閉塞する気管支の末梢の分岐の中央(a)にEBVを置くようにカテーテルから押し出して留置する(b，c)．

留置群(128例)と標準治療群(62例)の2群に分けた多施設ランダム化試験が実施された．

- 12か月後の比較でEBV留置群は標準治療群と比較し，1秒量($FEV_1$)が15％以上増加した患者の割合(47.7％ vs 16.8％)，$FEV_1$増加量(＋106 mL)，6 MWD(＋39.31 m)，SGRQ(−7.05)等の有意な改善が得られた．

- CVのない，あるいは乏しい患者を選択するスクリーニングとして葉間胸膜完全性のCT解析が応用されている[8]．葉間胸膜が95％以上保たれている症例はCVがきわめて少ないものと判断される．80〜95％の完全性と判断された場合，Chartis System®でCV陰性と診断された症例を適応とする．葉間胸膜の完全性が80％未満であればCVが陰性である可能性はほとんどないと考えられている．

- 最も気腫性病変が進行した肺葉を治療対象として選択するが，気腫が同程度の場合，肺血流のより低い肺葉を選択する．対象気管支の径に適合する一方向弁を各々のキットで定める方法で選択し，気管支を完全に閉塞するように留置する．EBVの場合は閉塞する気管支の末梢の分岐の中央にEBVを置くように留置することで末梢気道への迷入を防止できる[8]（**2**）．

- CV陰性の肺葉に一方向弁を留置することにより，十分な肺容量減少とそれに伴う高い臨床的効果が得られるが，反面20〜30％の症例に気胸が発症する．安全性確保のためには一方向弁留置は片側に行い，気胸の発生が集中する術後3〜5日間は入院のうえ，注意深く経過を観察する必要がある．その他の有害事象としてはCOPD急性増悪や肺炎等が報告されている．

## ■形状記憶コイルによるBLVR

- ニチノール製の形状記憶型コイルであるlung volume reduction coil (LVRC, PneumRx®/BTG)を直線化して経気管支鏡的に肺内に留置し，コイル形状に戻る際に組織を巻き込むことで肺容量減少と肺弾性収縮力の回復を図るBLVRで，一方向弁と違いCVの有無にかかわらず有効とされ，homogeneous emphysema型の気腫患者にも応用可能とされているが，コイルで巻き込む組織が乏しい高度に破壊された気腫性病変やブラは適応外となる．LVRCはCEマークを取得しているが，RENEW研究[9]の結果ではFDA承認を得ることはできなかった．

- RENEW研究は北米を中心とする26施設で実施された，多施設共同ランダム化試験で，12か月後の6 MWDの変化量を主要評価項目として計画された．LVRC群158例，標準治療群157例が組み入れられ，結果としてLVRC群で6 MWD(＋10.3 m vs −7.6 m)や呼吸機能指標，SGRQ等の指標において有意な改善が得られたものの，その効果は比較的小さく，また感染症等の重篤な有害事象はLVRC群で有意に高率に認められた．

5章　安定期の管理

### 3 LVRC留置方法

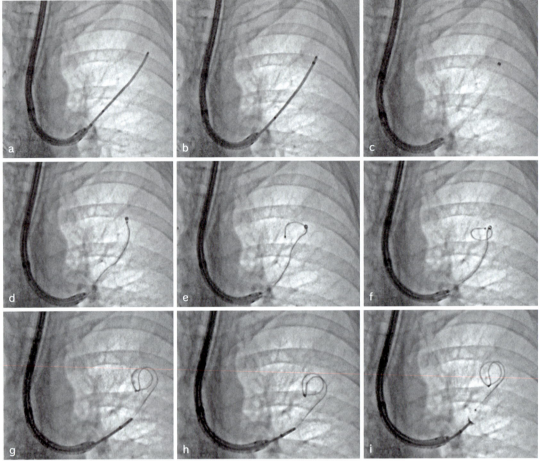

(Slebos DJ, et al. Respiration 2018；96：1-11[10] より)

- 本研究では肺過膨張に関する組み入れ基準を途中で変更（%RV≧225％から≧175％へ）しているが，サブグループ解析では%RVが225％以上で，特にheterogeneousな気腫群において標準治療群と比較して良好な効果が得られたことが報告されている．今後LVRCの臨床導入に関しては患者選択基準，有害事象，長期予後，および経済的な側面等について検討が必要と思われる．
- LVRCの留置キットはガイドワイヤー，留置用カテーテル，LVRCを直線化しカテーテルに挿入するためのローディング用カートリッジ，およびLVRCを把持する鉗子で構成される[10]．

**留置方法**
- 気管支鏡の処置口からカテーテルを挿入，気管支鏡の先端からカテーテルが出たらガイドワイヤーをカテーテルに通して気管支内に進める（3a）．
- LVRCを胸膜直下の末梢肺に留置すると胸膜損傷等の合併症をきたしうるため，胸膜の手前4cm程度のところにカテーテル先端を固定する（3b, c）．
- ガイドワイヤーのマーカーを参照に留置するLVRCの長さを決定し，LVRCの端を専用鉗子で把持しローディング用カートリッジに装填する．カートリッジをカテーテルに固定し，透視を見ながらカテーテル先端まで鉗子

非薬物療法／外科療法・気管支インターベンション

**4** LVRC留置前後の胸部X線写真

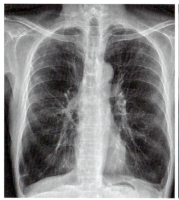 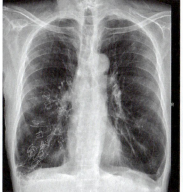 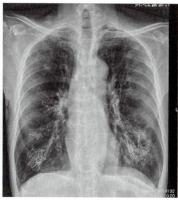

a. LVRC留置前　　　　　　　　b. LVRC右下葉留置後　　　　　　c. LVRC両下葉留置後

当施設でLVRC留置を経験した重症肺気腫症例．両下葉の過膨張が著明であり（a），まず右下葉にLVRCを12個留置した（b）．2か月後に再入院し，左下葉に11個留置した．両下葉処置直後の胸部単純X線写真（c）では横隔膜の軽度挙上が認められた．いずれの処置も術後軽度の血痰がみられたが，気胸，胸痛，肺炎などの合併症は認められず，術後4日で退院となった．

ごとLVRCを進める（**3** d）．
- LVRCがカテーテル先端に到達したらLVRCを把持した鉗子を進めつつ同時にカテーテルを少しずつ引き戻してくるとLVRCは肺組織を巻き込むように元の形状に戻っていく（**3** e, f, g）．
- LVRCを保持した鉗子ごとカテーテルの外に出たら，少し引き戻し張力をかけ（**3** h），鉗子を開くとLVRCが肺に引っ張られ鉗子から離れ，肺内に留置される（**3** i）．
- 治療は全身麻酔管理下に両側肺異時的に行われ，通常左右各一葉を治療対象に10〜14個のLVRCが留置される（**4**）．主な有害事象として気胸，肺炎，COPD急性増悪，血痰等が報告されている[10]．

## おわりに

- COPDに対するさまざまな内視鏡的治療が開発，研究されており，EBVについてはFDA承認を受け，近い将来本邦に臨床導入される可能性がある．これらは十二分な内科的治療を行っても息切れなどの症状が緩和されないCOPD患者に対し，効果を上げることができる手段として期待されるが，一方生命の危険を伴う治療でもある．このような治療の導入にあたってはハンズオン等の研修を通じ適切な技術に関する教育を進めるとともに，呼吸器内科，呼吸器外科，放射線科，麻酔科等の関連診療科の医師ならびに看護スタッフ等多職種からなるチームを作り，患者選択の適正性の確認，治療手技の安全確保，および注意深い経過観察を心がけていくことが重要と考えられる．

（峯下昌道）

## 文　献

1) Fishman A, et al；National Emphysema Treatment Trial Group. A randomized trial comparing lung-volume-reduction surgery with medical therapy for severe emphysema. N Engl J Med 2003；348：2059-73.
2) National Clinical Database. http://www.ncd.or.jp/

3) ISHLT home page on the Internet. http://www.ishlt.org/

4) 日本肺および心肺移植研究会. 本邦肺移植症例登録報告2018. 移植2018；53：133-8.

5) Mineshita M, Slebos DJ. Bronchoscopic interventions for chronic obstructive pulmonary disease. Respirology 2014；19：1126-37.

6) Herth FJ, et al. Endoscopic Lung Volume Reduction：An Expert Panel Recommendation. Respiration 2016；91：241-50.

7) Criner GJ, et al. A Multicenter Randomized Controlled Trial of Zephyr Endobronchial Valve Treatment in Heterogeneous Emphysema（LIBERATE）. Am J Respir Crit Care Med 2018；198：1151-64.

8) Slebos DJ, et al. Endobronchial Valves for Endoscopic Lung Volume Reduction：Best Practice Recommendations from Expert Panel on Endoscopic Lung Volume Reduction. Respiration 2017；93：138-50.

9) Sciurba FC, et al. Effect of Endobronchial Coils vs Usual Care on Exercise Tolerance in Patients With Severe Emphysema：The RENEW Randomized Clinical Trial. JAMA 2016；315：2178-89.

10) Slebos DJ, et al. Endobronchial Coils for Endoscopic Lung Volume Reduction：Best Practice Recommendations from an Expert Panel. Respiration 2018；96：1-11.

非薬物療法／酸素療法，補助換気療法

安定期の管理

非薬物療法
# 酸素療法，補助換気療法

## 酸素療法と補助換気療法の目的・意義

- 酸素（$O_2$）は，生体の正常な機能，生命の維持に不可欠なadenosine triphosphate（ATP）の合成に必要であり，酸素の供給が不十分となった状態が低酸素症（hypoxia）であり，低酸素症に対して吸気酸素濃度（$FiO_2$）を高めて，適量の酸素を投与する治療法が酸素療法である．

- 二酸化炭素（$CO_2$）はATPの産生に伴って生じ，一般に肺胞低換気を呈する疾患において病状が安定した慢性期では，高二酸化炭素血症（hypercapnia）や呼吸性アシドーシスは問題とならない．しかし，高度な高二酸化炭素血症や急激な増悪に対する治療法が補助換気療法である．

- 重症COPD患者における呼吸不全において，酸素療法と補助換気療法の最も重要な目的は生命予後の改善である．

## 呼吸不全とは

- 呼吸不全（respiratory failure）は「原因のいかんを問わず動脈血ガス（特に動脈血酸素分圧〈$PaO_2$〉と動脈血二酸化炭素分圧〈$PaCO_2$〉）が異常な値を示し，そのために生体が正常な機能を営み得ない状態」と定義される[1]．動脈血ガスの異常はさまざまに定義されるが，本邦の呼吸不全調査研究班による呼吸不全の診断基準は以下のとおりである．
  ①室内気吸入時の $PaO_2$ が60 Torr以下となる呼吸障害，またはそれに相当する呼吸障害を呈する異常状態を呼吸不全と診断する．
  ②呼吸不全を，$PaCO_2$ が45 Torrを超えて異常な高値を呈するもの（II型呼吸不全）とそ

うでないもの（I型呼吸不全）とに分類する．

- I型呼吸不全は，肺胞気動脈血酸素分圧較差（$AaDO_2$）が開大する低酸素血症（hypoxemia）であり，換気血流比（$\dot{V}_A/\dot{Q}$）不均等，拡散障害，右左シャントにより生じるが，$\dot{V}_A/\dot{Q}$不均等がI型呼吸不全の主因であり，COPDを含む呼吸器系疾患で出現する重要な病態である．

- II型呼吸不全は，高二酸化炭素血症を伴う低酸素血症で，高二酸化炭素血症は肺胞換気量（$\dot{V}_A$）の低下により生じる．肺胞低換気は，生体の代謝に必要な酸素を供給できず，代謝で産生された二酸化炭素を完全に排泄できない換気と定義される．二酸化炭素排泄量（$\dot{V}CO_2$）がほぼ一定の場合，肺胞換気式（$PaCO_2 = 0.863 \times \dot{V}CO_2/\dot{V}_A$）が示すように$\dot{V}_A$が低下すると$PaCO_2$が上昇する．$\dot{V}_A =$［1回換気量（$V_T$）− 死腔量（$V_D$）］× 呼吸数（f）の式が示すように，$V_T$の低下および$V_D$の増加により$\dot{V}_A$が低下する．高二酸化炭素血症が急激に増悪すると$CO_2$ナルコーシスに至ることが多く，$CO_2$ナルコーシスは，「高二酸化炭素血症により高度な呼吸性アシドーシスとなって，中枢神経系の異常（意識障害）を呈する病態」と定義されている．

- 重症COPDでは，気流制限，肺過膨張，換気血流比不均等，吸気筋長短縮，auto-PEEP（auto positive end-expiratory pressure）によりガス交換障害，呼吸負荷増加，呼吸筋収縮効率低下，呼吸筋疲労を生じ，$\dot{V}_A$が低下するためにII型呼吸不全が出現する．

## 酸素投与システム

- 酸素投与方法は，低流量システム，高流量シ

283

ステム，リザーバーシステムに分類される．

- 低流量システムは，患者の$V_T$以下の酸素ガスを供給する方式であり，不足分は鼻腔周囲の室内気を吸入することで補われる．鼻カニュラや簡易酸素マスクがこの方式であり，患者の$V_T$により吸入する室内空気の量が異なるため吸入酸素濃度（$FiO_2$）が変化する．

- 高流量システムは，患者に$V_T$以上の高濃度酸素ガスを供給する方式であり，患者の呼吸パターンに関係なく設定した濃度の酸素ガスを吸入させることができる．ベンチュリマスク，ネブライザー式酸素吸入装置や高流量鼻カニュラ酸素療法（high flow nasal cannula oxygen therapy：HFNCOT）がこの方式である．

- リザーバーシステムは呼息相（呼気時）の酸素をリザーバーバッグ内に貯め，次の吸息相（吸気時）に貯まった酸素を吸い込む方式であり，高濃度の酸素を投与することになるので，酸素障害（酸素中毒など）や$CO_2$ナルコーシスなどを引き起こす危険性がある．

### 急性呼吸不全に対する酸素療法，換気補助療法

- I型呼吸不全の初期酸素療法では，一般的目標$SpO_2$値は94〜98％であるが，COPDの急性増悪時などでII型呼吸不全の危険性がある場合には$SpO_2$ 88〜92％とする．$PaO_2$が高すぎると$CO_2$ナルコーシスが誘発される可能性がある．II型呼吸不全の初期酸素療法では，一般的目標$SpO_2$値は$SpO_2$ 88％以上として，$CO_2$ナルコーシスの危険性を考慮したきめ細かな対応が必要である．

- 長期（在宅）酸素療法（long term oxygen therapy：LTOT〈home oxygen therapy：HOT〉）を施行している患者は通常鼻カニュラで投与されているので，II型呼吸不全をきたした場合は，少量ずつ（0.25〜0.5 L/分）$O_2$流量を増やして$PaO_2$の目標値を60 Torrとし，高二酸化炭素血症の増悪に注意しながら酸素

流量を設定する．

- 酸素化のモニターのみではなく，$CO_2$ナルコーシスに陥らないようにpHと$PaCO_2$をモニターし，意識状態，呼吸数，呼吸状態を注意深く観察する．酸素療法は基本的に鼻カニュラから開始し，$PaCO_2$上昇による呼吸性アシドーシスが悪化する場合には，非侵襲的陽圧換気（non-invasive positive pressure ventilation：NPPV）もしくは侵襲的人工換気による呼吸補助を検討する．I・II型呼吸不全のいずれでも，呼吸数25回/分以上の頻呼吸は酸素化が保たれていてもその後の呼吸不全の悪化徴候である．**1**に急性呼吸不全患者への酸素療法と換気補助療法のアルゴリズム[2]を示す．

### 慢性呼吸不全へのLTOTの導入

- LTOTの適用基準は，基本的には「社会保険による在宅酸素療法の適用基準」に準ずる．本邦のLTOTの適用基準は，十分な内科的治療と呼吸リハビリテーションを行い，1か月以上安定した状態で，①安静時$PaO_2 \leq$ 55 Torr，②$PaO_2 \leq$ 60 Torrで睡眠時または運動時に著しい低酸素血症（一般的$PaO_2 \leq$ 55 Torr，$SpO_2 \leq$ 88％）をきたす者，③医師が必要であると認めた患者，④肺高血圧症を伴う場合，にはいかなる$PaO_2$値でも適用となる．

- 適用基準にあるように，$PaO_2$が55〜60 Torrのときには睡眠時または運動時の$PaO_2$も測定する必要がある．十分な内科的治療を受けているCOPD患者において，動脈血ガス分析は少なくとも3週間以上期間をおいて2回測定すべきである．社会保険の適用は，現在はパルスオキシメータによる$SpO_2$から推測した$PaO_2$で低酸素血症を判定することが認められている．$SpO_2$の測定値は多くの因子に影響されるため，LTOTの導入時には必ず動脈血ガス分析を行い，$PaCO_2$，pHを測定しなければならない．特に末梢循環不全

## 1 急性呼吸不全患者への酸素療法と換気補助療法のアルゴリズム

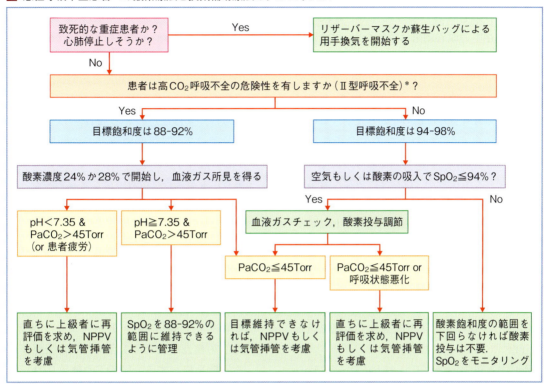

(日本呼吸ケア・リハビリテーション学会酸素療法マニュアル作成委員会，日本呼吸器学会肺生理専門委員会編．酸素療法マニュアル．メディカルレビュー社；2018[2]より)

のときはSpO$_2$値の信頼性は低い．
- 安静時，運動時，睡眠時の低酸素血症を評価して，酸素流量を決定することが重要である．一般的には運動時にSpO$_2$が90％以上を保つように酸素投与量を決定し[3]，SpO$_2$を監視しながら6分間歩行試験などを行って決める．また，COPD患者の中には睡眠中，特にREM睡眠中に低換気により低酸素血症になる者が多く，HOT導入時には睡眠中にパルスオキシメータを用いた測定を行い，夜間の適切な酸素投与量を決定する．一般に酸素3 L/分までは高二酸化炭素血症の増悪をきたすことは少なく，高二酸化炭素血症自体はLTOTの禁忌とならず，生命予後改善効果が大きい[4,5]．なお，航空機内は0.8気圧前後に減圧されているため，酸素流量を1～2 L/分増やしてPaO$_2$>50 Torrを維持する．

- 本邦のLTOT施行症例の基礎疾患の約45％がCOPD[6]であり，LTOTの最も重要な効果は生命予後の改善であるが，その他に①呼吸困難の軽減，②QOL向上，③生命予後を改善，④肺動脈の低酸素性血管収縮軽減による肺高血圧症の予防，を目的として施行される．PaO$_2$≦55 Torr あるいは 55<PaO$_2$≦59 Torrおよび肺性心または多血症を伴う慢性呼吸不全患者において，酸素療法を行わない患者と比較して15時間/日以上のLTOTは生命予後を改善し[5]，また，携帯用酸素ボンベを用いて労作時にも平均18時間/日吸入した群は平均12時間吸入した群より生命予後が改善した[7]．

### LHOTの適応に関する問題[8]

- 境界域低酸素血症に対するHOT適応は，し

ばしば問題になる。安静時$PaO_2$が56〜65 Torrの COPD 患者における検討では，LTOT により生存率の改善効果は認めなかった[9]．安静時$SpO_2$が89〜93％あるいは6 MWDTで$SpO_2$の中等度の低下を示すCOPD患者における6年間の検討では，入院，増悪，QOL，運動能力も有意差を認めなかった[10]．このように，$PaO_2$ 55 Torr 以上群の生命予後についての有効性は，安静時，運動時，睡眠時使用に関しても明らかではなく，少なくとも安静時$PaO_2$が$\geqq$60 TorrのCOPDに関してのLTOTの適応を支持する報告はみられない．

- SASを合併するCOPD患者は，$PaCO_2$と肺動脈圧上昇が高度であり，全原因を含む死亡と増悪に入院のリスクが高く[11]，持続陽圧呼吸（continuous positive airway pressure：CPAP）療法は生存率を改善して入院を減らした[12]．

- $PaCO_2$$\geqq$55 Torr あるいは$PaCO_2$<55 Torrで，夜間に低換気による低酸素血症や高二酸化炭素血症を伴う増悪入院を繰り返す症例では，NPPV療法と酸素療法の併用を考慮すべきである[13,14]．

## LTOTの導入の実際と維持

- 酸素供給装置は，酸素濃縮器，液体酸素，酸素ボンベがあるが，90％が据え置き型酸素濃縮器であり，外出時は呼吸同調器を装着した携帯用酸素ボンベを使用している．酸素3 L/分以下の経鼻的酸素吸入では加湿は不要である[2]．

- 同調器は，吸気開始を感知して酸素を一定量供給する酸素節約装置であり，供給する酸素量，供給するタイミング，吸気努力の反応性はさまざまであり，同調器の正常作動や歩行時の酸素化をチェックする必要がある．また，睡眠時に換気量が低下して同調器が正しく作動しないことがあり，この場合連続流にする必要があるが，連続流にすると酸素流量も限られる．患者に適した処方を慎重に検討

する必要がある[15]．

- 導入時の患者と家族への教育は重要であり，①安静時，労作時，睡眠時の酸素流量の確認と遵守，②機器の保守管理と災害時や緊急時の対応，③福祉制度の利用と医療費，④携帯用酸素濃縮器の扱い方とトラブルの対処方法の修得，⑤停電時の対応（2 L/分以下の酸素流量では2時間程度の停止では問題ない），⑥患者自身での酸素ボンベの切り替えと酸素業者による災害時の対応などを説明する．また，LTOT患者の喫煙による火傷や火災の報告は多く，禁煙の徹底と指導，チェックリストやクリニカルパスを利用した導入が必要である．

- LTOT導入後は月1回以上外来通院もしくは訪問診療を行って，身体所見評価，$SpO_2$のモニターと酸素投与量をチェックする．$PaO_2$の確認のため年1回以上の動脈血液ガス分析を施行する．LTOTの継続には，酸素業者や地域連携を介した患者と家族との連携，アクションプランの活用をする．

## 高流量鼻カニュラ酸素療法と補助換気療法

- 高流量鼻カニュラ酸素療法（HFNCOT）は単なる酸素療法ではなく，①高濃度まで正確な$FiO_2$，②解剖学的死腔の洗い出し，③PEEP効果と肺胞リクルートメント（虚脱した肺胞を膨らます効果），④気道の粘膜線毛クリアランスの維持，⑤使用中でも会話や経口摂取可能，などQOL向上に優れた生理的効果を有しており[2]，pHが7.25〜7.35かつ$PaCO_2$ 55 Torr前後の軽度の高二酸化炭素血症を伴うCOPD増悪症例においてNPPV療法と同等な治療効果を認める[16]．

- 慢性期の換気補助療法としては，①NPPV，②体外式換気療法（cuirass ventilation），③侵襲的換気療法（positive invasive ventilation：PIV），④気管切開下陽圧換気療法（tracheostomy positive pressure ventilation：TPPV）があるが第一選択はNPPVであり，導入前に薬物療法，呼吸リハビリテーションと栄養療法などを最大限に施行する必要があり，高二酸化炭素血症の程度によって酸素療法とNPPV療法の併用を考慮する.

- COPD患者へのNPPVの使用は，気道内を陽圧に保って気流閉塞を改善して，①$\dot{V}_A/\dot{Q}$不均等の軽減，②auto-PEEP低下による呼気終末肺気量低下，③吸気負荷軽減，④吸気筋長短縮軽減より呼吸筋収縮効率向上，⑤吸気仕事量の軽減と吸気筋の休息などにより高二酸化炭素血症を軽減する結果，呼吸困難など症状の軽減，QOL向上，増悪頻度が低下する.

- NPPV導入の適応基準は，自覚症状（呼吸困難，起床時の頭痛，過度の眠気），肺性心の徴候，睡眠呼吸障害（高二酸化炭素血症〈$PaCO_2 \geqq 55$ Torr〉，夜間低換気増悪を繰り返す）などである.

- 長期間NPPV使用が困難な原因としては，①NPPVを積極的に行う意思の欠如，②酸素療法，薬物治療などを的確に行えない，③NPPV治療を理解できない，④マスク呼吸に耐えられない，ことなどがあげられている.一般的にCOPD患者は，胸郭変形や拡張制限による拘束性換気障害患者や神経筋疾患患者に比べて，NPPVのコンプライアンスが悪い傾向にある.したがって，安定期COPDにおけるNPPVについては，導入3～4か月後に継続の必要性を再評価する.

- II型呼吸不全を呈した安定期COPDに対する夜間NPPVの効果については，確定的な結論は出ておらず，動脈血液ガス，呼吸機能，運動耐容能などの改善を認めていない[17].呼吸筋疲労による呼吸筋力低下のために有効換気量が低下するCOPD症例では，吸気気道陽圧（inspiratory positive airway pressure：IPAP）を高値に設定した夜間NPPVについて3か月以上の長期の有効性が報告されており[18]，NPPVの設定圧を定期的（3～6か月）

に見直す必要がある.

- COPD急性増悪におけるNPPVの効果について多くの検討がなされており，GOLDにおいて，NPPVは，①呼吸性アシドーシスの改善，②呼吸数，呼吸仕事量，呼吸困難感の減少，③人工呼吸器関連肺炎などの合併症の低下，④入院期間の減少，⑤挿管を回避して生存率を有意に改善，などの有効な治療として推奨されている.COPD急性増悪時にNPPVを有効に行うには，適切な症例を選択して，適切な時期に導入し，関与する医療スタッフがNPPVに習熟することが不可欠である.

- COPDの増悪時は「努力性の浅い頻呼吸（rapid shallow breathing）」を呈し，PEEP/expiratory positive airway pressure（EPAP）により呼気閉塞を改善し，pressure support（PS）により吸気補助を行って換気効率を高めることが目標となる.導入に際しては，NPPVが気管挿管を希望しない患者に対しては最高限度の治療法であることを，また気管挿管を希望する患者に対しては病状が悪化する場合にはPIVを実施することを念頭におく必要がある.

- COPDの増悪におけるNPPVの導入基準[13]は，①呼吸性アシドーシス（pH$\leqq 7.35$かつ/あるいは$PaCO_2 \geqq 45$ Torr），②努力性呼吸または呼吸筋疲労を示唆する徴候であるが，一般にpH$< 7.25$の重症のアシドーシス症例はNPPVの成功率が下がるため，導入基準を満たせば早めの導入が望ましい.NPPVには挿管していないことによる限界があるため，呼吸停止または心停止，呼吸減弱，意識低下，高度な不安定な循環動態などの導入除外条件[13]が存在する.意識障害のある患者は，一般にNPPVの適応にならないとされるが，$CO_2$ナルコーシスによる意識障害ではNPPV導入により意識状態の改善が期待できる[19].

- NPPVの初期設定は，S/Tモード，EPAP 4 $cmH_2O$，IPAP 8～10 $cmH_2O$で開始し，$FiO_2$と酸素流量は$SpO_2 > 90\%$を維持するように

設定する[20]．マスクの選択に際し装着患者に一番フィットするものを選び，急性呼吸不全時には口呼吸の場合が多く鼻口マスクが第一選択となる．適合するマスクのなかでは最小のものがよいが，鼻マスクや顔全体を覆うトータルフェイスマスクなども使用されている．空気の漏れはある程度（60 L/分くらい）機器により補正されるので，強く締めすぎないようにして，多少のリークよりも長時間快適に継続できることが優先される．同調性が悪い場合には設定呼吸回数を20（～30）/分程度に増やし，調節呼吸的（Tモード）に使用する．この際，患者には機器が空気を送り込

.......................................................................
★1 NPPVによりPaCO$_2$を低くすると呼吸調節系がより低いPaCO$_2$を維持する．

んでくれるので，リラックスして機器に合わせて呼吸するよう指導する．

● COPDによる慢性II型呼吸不全に対する長期NPPVは，生存率の改善，呼吸筋の休息，呼吸調節系のリセッティング★1の効果が示唆され，健康関連QOLの改善や再入院・増悪頻度の減少につながると考えられているが，現状ではNPPVの有用性が確立されているとは言い難い．COPDの場合，換気補助を目的に導入することが多いため，bilevel PAPを使用する．換気モードは，S/Tモードを第一選択とするが，トリガーエラーが起こる場合には，Timedモードへの変更を考慮する．また使用時間帯は，夜間睡眠時の使用が望ましいが，睡眠時の使用が困難な場合は，日中4時間以上の使用を指導する．

（一和多俊男）

## 文　献

1) 厚生省特定疾患「呼吸不全」調査研究班編．呼吸不全―診断と治療のためのガイドライン．メディカルレビュー社；1996.

2) 日本呼吸ケア・リハビリテーション学会酸素療法マニュアル作成委員会，日本呼吸器学会肺生理専門委員会編．酸素療法マニュアル．メディカルレビュー社；2018.

3) Hardinge M, et al. British Thoracic Society guidelines for home oxygen use in adults. Thorax 2015；70 Suppl 1：i1-43.

4) Long term domiciliary oxygen therapy in chronic hypoxic cor pulmonale complicating chronic bronchitis and emphysema. Report of the Medical Research Council Working Party. Lancet 1981；1：681-6.

5) Continuous or nocturnal oxygen therapy in hypoxemic chronic obstructive lung disease：a clinical trial. Nocturnal Oxygen Therapy Trial Group. Ann Intern Med 1980；93：391-8.

6) 日本呼吸器学会日本呼吸器学会肺生理専門委員会在宅呼吸ケア白書ワーキンググループ編．在宅呼吸ケア白書2010．日本呼吸器学会；2010.

7) Calverley PM, et al. The effect of oxygenation on sleep quality in chronic bronchitis and emphysema. Am Rev Respir Dis 1982；126：206-10.

8) 日本呼吸器学会COPDガイドライン第5版作成委員会編．COPD（慢性閉塞性肺疾患）診断と治療のためのガイドライン2018，第5版．日本呼吸器学会；2018.

9) Górecka D, et al. Effect of long-term oxygen therapy on survival in patients with chronic obstructive pulmonary disease with moderate hypoxaemia. Thorax 1997；52：674-9.

10) Long-Term Oxygen Treatment Trial Research Group, Albert RK, et al. A Randomized Trial of Long-Term Oxygen for COPD with Moderate Desaturation. N Engl J Med 2016；375：1617-27.

11) Chaouat A, et al. Association of chronic obstructive pulmonary disease and sleep apnea syndrome. Am J Respir Crit Care Med 1995；151：82-6.

12) Marin JM, et al. Outcomes in patients with chronic obstructive pulmonary disease and obstructive sleep apnea：the overlap syndrome. Am J Respir Crit Care Med 2010；182：325-31.

13) 日本呼吸器学会NPPVガイドライン作成委員会編．NPPV（非侵襲的陽圧換気療法）ガイドライン，改

訂第2版. 南江堂；2015.

14) Köhnlein T, et al. Non-invasive positive pressure ventilation for the treatment of severe stable chronic obstructive pulmonary disease：a prospective, multicentre, randomised, controlled clinical trial. Lancet Respir Med 2014；2：698-705.

15) Díaz Lobato S, Mayoralas Alises S. Mobility profiles of patients with home oxygen therapy. Arch Bronconeumol 2012；48：55-60.

16) Lee MK, et al. High flow nasal cannulae oxygen therapy in acute-moderate hypercapnic respiratory failure. Clin Respir J 2018；12：2046-56.

17) Dretzke J, et al. The effect of domiciliary noninvasive ventilation on clinical outcomes in stable and recently hospitalized patients with COPD：a systematic review and meta-analysis. Int J Chron Obstruct Pulmon Dis 2016；11：2269-86.

18) COPD Working Group. Noninvasive positive pressure ventilation for chronic respiratory failure patients with stable chronic obstructive pulmonary disease（COPD）：an evidence-based analysis. Ont Health Technol Assess Ser 2012；12：1-51.

19) Zhu GF, et al. Effectiveness and safety of noninvasive positive-pressure ventilation for severe hypercapnic encephalopathy due to acute exacerbation of chronic obstructive pulmonary disease：a prospective case-control study. Chin Med J（Engl）2007；120：2204-9.

20) Barbé F, et al. Noninvasive ventilatory support dose not facilitate recovery from acute respiratory failure in chronic obstructive pulmonary disease. Eur Respir J 1996；9：1240-5.

Mini Lecture

## *Mini Lecture*

# 在宅酸素療法導入のタイミング

　在宅酸素療法（home oxygen therapy：HOT）はわが国において急速に普及した在宅医療の一つであり，その主要な対象疾患がCOPDである[1]．

　HOTのエビデンスのなかで最も確立しているのはCOPDの生存率の延長である．1980年代に報告された2つの大規模臨床試験により，安静時$PaO_2$ 55 Torr以下の高度の呼吸不全を有するCOPDに対し，夜間を含む1日15時間の酸素療法は酸素療法を施行していない症例に比べ生命予後を改善し（BMRC Study），また，1日18時間以上の酸素療法は12～15時間の酸素療法に比べて予後が良好である（NOTT Study）ことが示された[2,3]．これらの成績から，

$PaO_2$が55 Torr以下の低酸素血症を有するCOPDにおいてより長時間の酸素療法を施行したほうが予後をより改善することが推定されたため，24時間の酸素吸入が推奨されている．

　**1**にわが国における健康保険でのHOTの導入基準を示した[4]．HOTは，酸素吸入以外に有効と考えられる治療が積極的に行われ，少なくとも1か月以上安定期にあることが前提である．高度慢性呼吸不全例における在宅酸素療法の絶対適応は$PaO_2$ 55 Torr以下であり，前述のBMRC[2]とNOTT[3]の成績がベースになっている．睡眠時，運動時の著しい低酸素血症の明確な基準は示されていないが，欧米の報告では睡眠時$SpO_2$が88％以下になる時間が30％以上，

**1**　わが国における健康保険でのHOTの導入基準

**対象疾患**
1) 高度慢性呼吸不全例
2) 肺高血圧症
3) 慢性心不全
4) チアノーゼ型先天性心疾患
**高度慢性呼吸不全例の対象患者**
動脈血酸素分圧（$PaO_2$）が55 Torr以下の者，および$PaO_2$ 60 Torr以下で睡眠時または運動負荷時に著しい低酸素血症を来す者であって，医師が在宅酸素療法を必要であると認めた者．適応患者の判定に，パルスオキシメータによる酸素飽和度を用いることは差し支えない．
**慢性心不全の対象患者**
医師の診断により，NYHAⅢ度以上であると認められ，睡眠時のチェーンストークス呼吸がみられ，無呼吸低呼吸指数（1時間当たりの無呼吸数及び低呼吸数をいう）が20以上であることが睡眠ポリグラフィー上で確認されている症例．
**チアノーゼ型先天性心疾患について**
チアノーゼ型先天性心疾患に対する在宅酸素療法とは，ファロー四徴症，大血管転位症，三尖弁閉鎖症，総動脈幹症，単心室症などのチアノーゼ型先天性心疾患患者のうち，発作的に低酸素または無酸素状態になる患者について，発作時に在宅で行われる救命的な酸素吸入療法をいう．
（医科点数表記改定点の解釈　平成26年4月版）

（日本呼吸ケア・リハビリテーション学会酸素療法マニュアル作成委員会，日本呼吸器学会肺生理専門委員会編．酸素療法マニュアル．日本呼吸ケア・リハビリテーション学会，日本呼吸器学会；2017[4]より）

**2** COPDに対する在宅酸素療法の導入基準の各国のガイドラインの比較

| | 高度低酸素血症 | 中等度低酸素血症 | 低酸素血症なし |
|---|---|---|---|
| 日本 | $PaO_2 \leqq 55$ Torr | $PaO_2$ 56〜60 Torr＋睡眠時 or 運動時に著しい低酸素血症を有する | 推奨なし |
| ATS-ERS | $PaO_2 < 55$ Torr or $SaO_2 < 88\%$ | $PaO_2$ 55〜59 Torr＋肺性心 or 浮腫 or Hct＞55％ | $PaO_2 > 60$ Torr or $SaO_2 > 90\%$で高度の夜間低酸素血症を有しかつ酸素により改善する呼吸器系由来の呼吸困難を有する |
| GOLD | $PaO_2 < 55$ Torr or $SaO_2 < 88\%$ ＋/－高炭酸ガス血症 | $PaO_2$ 56〜59 Torr＋肺性心 or 浮腫 or Hct＞55％ | 推奨なし |
| NICE | $PaO_2 < 55$ Torr | $PaO_2$ 56〜59 Torr＋多血症 or 夜間低酸素血症（記録の30％以上のSpO_2が90％未満）or 末梢の浮腫 | 推奨なし |
| TSA-NZ | $PaO_2 < 55$ Torr | $PaO_2$ 56〜59 Torr＋低酸素による障害（右心不全，肺性心，多血症） | 夜間低酸素血症（記録の30％以上のSpO_2が90％未満）or 低酸素による障害 |
| AIPO | $PaO_2 < 55$ Torr | $PaO_2$ 55〜60 Torr＋ Hct＞55％ or 肺性心 or 浮腫 or 右心不全 or 精神障害 or 虚血性心疾患 | 夜間低酸素血症（記録の30％以上のSpO_2が90％未満）or 労作時の低酸素血症 |
| SEPAR | $PaO_2 < 55$ Torr | $PaO_2$ 56〜59 Torr＋低酸素による臓器障害（右心不全，肺性心，多血症） | 夜間低酸素血症（記録の30％以上のSpO_2が90％未満）or 低酸素による障害 |

ATS-ERS：American Thoracic Society/Europe Respiratory Society, GOLD：Global Initiative for Chronic Obstructive Lung Disease, NICE：National Institute for Health and Clinical Excellence, TSA-NZ：Thoracic Society of Australlia and New Zealand, AIPO：Itallian Associaton of Hospital Pulmonologist, SEPAR：Spanish Society of Pulmonologist and thoracic Surgery, Hct：ヘマトクリット値.

（Diaz Lobato S, et al. Arch Bronchoneumol 2015；51：31-7[5]）を参考に作成）

運動時に$SpO_2$が88％以下になる症例が適応になるとされる[5]．肺高血圧症例に関しては，低酸素血症の有無に関係なくHOTの適応とされている．これは肺高血圧症の予後改善には酸素療法が有効であるとの成績がベースになっている[6]．

**2**にCOPDに関するHOTの各国のガイドラインの比較を示した[4,5]．$PaO_2$ 55 Torr以下の症例に関してHOTの適応があるとしている点に関しては一致しているが，HOTの効果に対し明確なエビデンスがない$PaO_2$が55〜60 Torrの症例および安静時低酸素血症を有さず夜間および労作時の低酸素血症に対する推奨は個々のガイドラインで大きく異なっている[5]．しかしながら，多くのガイドラインでは$PaO_2$が55〜60 Torrの症例では肺性心（右心不全）や多血症の症状を有する場合をHOTの適応とし，安静時呼吸不全を有さない症例では，HOTの適応

なしとしている．以上からは，現時点でのCOPDのHOT導入のタイミングとしては，$PaO_2$が55 Torr以下，$PaO_2$が55〜60 Torrの症例では，肺性心（右心不全）や多血症の症状の有無を評価し，有する場合にはHOT導入を検討するのが妥当と推定された．

わが国では，HOTは健康保険制度のもとに前述の適用基準に基づいて実施されている[4]．しかしながら，2010年に発表された在宅呼吸ケア白書では，32％の症例で安静時$PaO_2$が60 Torr以上の適用基準に合致しない症例であったことが報告されている[7]．HOTの適用基準に合致しない症例にHOTが導入されると医療費の高騰の原因になる．一方，HOTの適用基準を極端に狭めてしまうと，本来HOTの恩恵を受けることのできる可能性のある症例がその恩恵を受けられなくなる可能性がある．

現行のHOTの適用基準は，HOTは低酸素血

症により引き起こされる臓器障害の予防あるい
は改善を目的とするという考え方に基づいて作
られたものである．そのため，$PaO_2$という一
つのパラメータと生存率という一つのアウトカ
ムのみを検討したBMRC[2]とNOTT[3]の2つの
臨床研究のみを根拠として適用基準が作成され
ている．COPDの予後を検討するには，呼吸機
能だけではなく，栄養状態，呼吸困難の程度，
運動耐容能を多面的に評価することにより予後
を正確に評価できることが報告されている[8]．
HOTの効果に関しても，増悪の頻度，栄養状
態，QOL，呼吸困難など，さまざまなパラ
メータに関するHOTの効果を検討し，より多
面的な導入基準を検討する必要がある．これに
より，現在，HOTの保険適用基準を満たさな
い症例でも，今後，HOTの恩恵にあずかる症
例がでてくる可能性がある．今後，現行の導入
基準に加え個々の疾患の病態を反映した多面的
なHOTの導入基準の作成が望まれる．

（桂　秀樹）

**文献**

1) 木田厚瑞：在宅酸素療法の適応と実際．日医雑誌 2010；
   138：2517-21.
2) Long-term domiciliary oxygen therapy in chronic hy-
   poxic cor pulmonale complicating chronic bronchitis
   and emphysema. Report of the Medical Research Coun-
   cil Working Party. Lancet 1981；1：681-6.
3) Continuous or nocturnal oxygen therapy in chronic ob-
   structive lung disease：a clinical trial. Nocturnal Oxy-
   gen Therapy Trial Group. Ann Intern Med 1980；93：
   391-8.
4) 日本呼吸ケア・リハビリテーション学会酸素療法マニュ
   アル作成委員会，日本呼吸器学会肺生理専門委員会編．
   酸素療法マニュアル．日本呼吸ケア・リハビリテーショ
   ン学会，日本呼吸器学会；2017.
5) Diaz Lobato S, et al. The debate on continuous home
   oxygen therapy. Arch Bronconeumol 2015；51：31-7.
6) 宮本顕二ほか．慢性肺性心への影響．日胸疾会誌 1992；
   30：175-9.
7) 日本呼吸器学会肺生理専門委員会在宅呼吸ケア白書
   COPD疾患別解析ワーキンググループ編．在宅呼吸ケア
   白書．日本呼吸器学会；2010.
8) Celli BR, et al. The body-mass index, airflow
   obstruction, dyspnea, and exercise capacity index in
   chronic obstructive pulmonary disease. N Engl J Med
   2004；350：1005-12.

安定期の管理

## 非薬物療法
# エンドオブライフケア（終末期ケア）と緩和ケア

## COPDの終末期の特徴

- これまでの検討では，COPDでは終末期に至ると呼吸困難，疲労感，咳，疼痛などのさまざまな症状をきたし，QOLが低下することが報告されている[1]．進行したCOPDでは，呼吸困難が94％に，疲労感が71〜89％に，口腔乾燥が60％に，咳嗽が56〜58％に，抑うつが52％に，不安が51％に生じるが[2,3]，COPDの終末期におけるこれらの症状は，緩和ケアサービスに紹介された非小細胞肺癌や心不全を含むさまざまな疾患の終末期より高頻度であることが指摘されている[1]．

- 筆者らのCOPDと進行肺癌の終末期を比較した成績では[4]，COPDでは肺癌に比べ終末期には，呼吸困難，ADL低下，抑うつなどの多彩な症状を認めるにもかかわらず，それらの症状に対する緩和治療は不十分であった．また，COPDでは臨床症状からは予後の推定が困難と考えられた．加えて，医療者側の問題点としてCOPDの臨床経過に関し認識不足があり，そのため，臨死期のケアについては十分なインフォームドコンセントがなされていないことが推定された．

- COPDの終末期に多職種による十分な緩和ケアを実施した結果，症状緩和のみならず生命予後を改善することが報告され[5]，COPDにおいて症状緩和を十分に行うことはQOL，予後改善につながると考えられるが，十分に実施されていないことがCOPDの終末期の問題であると推定された[4]．

## COPDで緩和ケアやエンドオブライフケアを実施できない理由

### ■ いつから終末期と考えるか

- COPDで終末期に十分な緩和ケアやエンドオブライフケアが実施できない理由として，COPDでは肺機能の低下が緩徐に進行するのに伴い症状が進行するため，どの時期から終末期と考え，緩和ケアやエンドオブライフケアを実施するかが難しいという点があげられるが，一般的には増悪を繰り返し，二次的にADL低下をきたしたころからCOPDの終末期と判断することが多い[4]．

- COPDの12か月以内死亡を予測する因子として，高齢，1秒量の低下，低body mass index（BMI），機能状態（functional status）の低下，QOLの低下があげられ，Vermylenら[1]はこれらの成績をもとに，**1**に示した項目を呈する症例では，積極的に緩和治療を検討すべきであるとしている．

### ■ 患者・家族と医療者とのコミュニケーション不足

- COPDでは予後予測が困難なため，医師はしばしばCOPDの臨床経過や予後について患者に対して説明していないことが報告され[6,7]，このようなコミュニケーション不足が，適切な緩和治療やエンドオブライフケアがなされない大きな原因となっていると思われる．

- コミュニケーション不足の原因としては，①医師にとって，通常の診療時間では，エンドオブライフケアに関して話す時間がない，②患者にエンドオブライフケアのことを話すことにより患者の希望を失わせてしまうので

**1 COPDの12か月以内死亡を予測する因子**

年齢≧75歳
併存症
6分間歩行での50mの低下
患者の報告による身体活動の低下
QOLの低下
$FEV_1$<30%
BMI<20%
前年の1年間の入院回数が1回以上

(Vermylen JH, et al. Int J Chron Obstruct Pulmon Dis 2015 ; 10 : 1543-51[1] より)

はないかとういおそれ，③患者が終末期になってから治療の選択肢が話されるため，患者が実施されるケアに対して理解できない，などがあげられている[8].

● 一方で，患者・家族は終末期に実施される医療に対して知る希望があることが指摘されている[8,9]. COPDの終末期について患者の知りたい点は以下のように要約されている[9,10].

① COPDがどのような病気で，これからどのように進行していくのか

② どのような治療があり，どの程度，症状やQOL，予後が改善するのか

③ 自分の生命やQOL上の予後

④ 死がどのように訪れるのか

⑤ これから起こってくる増悪期にどのように対応するか（アドバンスケアプランニング〈事前ケア計画〉）

● このような情報提供を行う際には，医療チームで実施することが重要であり，そのためには医師以外の医療スタッフもCOPDをはじめとした終末期医療に精通することが重要となる．事前ケア計画の内容は，呼吸器を含む臓器機能の状態，社会とのかかわりや役割，人生経験，サポート体制などの患者背景により影響されるため，これらの情報を得て医療チームで共有することが重要である．また，COPDの「自然経過」として死があるという認識を患者・医療チームで共有することが必要である[10].

## 慢性呼吸器疾患の終末期医療における緩和ケアの考え方

● 緩和ケアとエンドオブライフケアは，しばしば終末期医療において用いられる用語であるが，その意味は大きく異なる．WHOは緩和ケアを「生命を脅かす疾患に起因した諸問題に直面している患者と家族のQOLを改善する方策で，痛み，その他の身体的，心理社会的，スピリチュアルな諸問題の早期かつ確実な診断，早期治療によって苦しみを予防し，苦しみから解放することを目標とする」と定義している[11]. この点からは，疾患の診断から終末期に至る疾患のすべての経過を包括する考え方である．

● 一方，エンドオブライフケアは，疾患の終末期におけるケアであり，死にゆく患者および家族に対するケアと考えられている[12]. この点からは，緩和ケアはエンドオブライフケアを含むものであるが，緩和ケアは終末期に至る前からQOLや症状を緩和しようとする考え方である．特に，COPDに対する多職種による緩和ケアは前述のように，症状改善のみならず予後も改善することが報告され[5]，その重要性はますます増加している．

● 2 に従来のCOPDに対する緩和ケアの考え方と，前述の考え方を考慮した新しい緩和ケアの考え方の相違を示した．これまで，COPDにおいては，緩和ケアは疾患の終末期にのみ実施されていたが，一方，新しい緩和ケアの考え方は，終末期に至る数年前に従来の治療に加えて緩和ケアを導入して，症状を緩和して，事前ケアプランを整備しようとするものである[1].

● わが国においてもこのような緩和ケアの考え方を導入していく必要があるが，日本人の死生観は欧米のそれと大きく異なることが指摘されている[13]. 今後，わが国独自のCOPDの終末期医療や緩和ケアに対するコンセンサス作りが必要である．

非薬物療法／エンドオブライフケア（終末期ケア）と緩和ケア

**2** COPDに対する従来の緩和ケアと新しい緩和ケアの考え方の相違

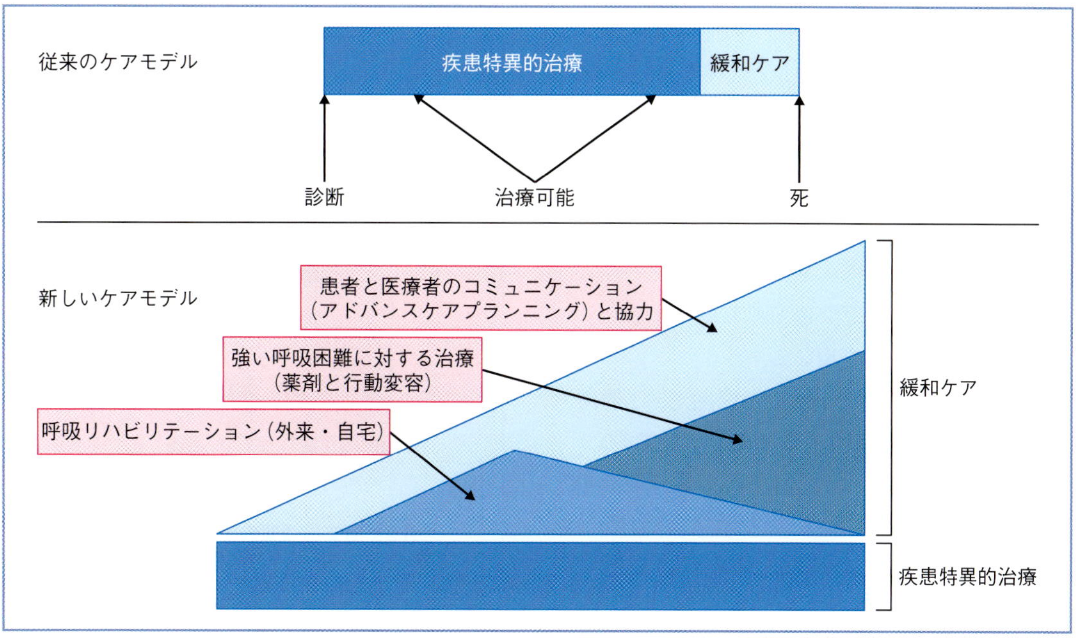

（Vermylen JH, et al. Int J Chron Obstruct Pulmon Dis 2015；10：1543-51[1] より）

**3** COPDの終末期の呼吸困難に対する緩和治療の効果

| 酸素療法 | 薬物療法 | 非薬物療法 |
|---|---|---|
| 低酸素血症（＋）↑<br>低酸素血症（－）→ | オピオイド<br>・経口↑<br>・経腸↑<br>・吸入↓<br>抗精神薬<br>・抗不安薬↓<br>・フェノチアジン↓<br>・SSRI→<br>フロセミド吸入→<br>Heliox→ | リハビリテーション↑<br>栄養療法→<br>心理的サポート→<br>呼吸法↑<br>・ポジショニング<br>・口すぼめ呼吸<br>呼吸困難クリニック→ |

↑ 科学的根拠あり
→ 今後の検討要
↓ 効果なし

（Uronis HE, et al. Int J Chron Obstruct Pulmon Dis 2006；1：289-304[14] より）

## 症状緩和の方法

- COPDでは終末期の症状の中では呼吸困難が最大の苦痛であり，肺癌の苦痛を凌ぐため，その対策が緩和ケアでも重要である[4]．
- UronisらはCOPDの終末期の呼吸困難に対して緩和治療に用いる治療法の効果のまとめを**3**のように要約している[14]．COPDの呼吸困難の緩和ケアでは，それまで行ってきた標準的な薬物療法や呼吸法などの呼吸リハビ

リテーションの要素をできるだけ継続することが重要である．

- COPDの終末期の呼吸困難に対しては，モルヒネはその効果が確立しており，投与量を適切にコントロールすれば呼吸抑制の問題はほとんどなく，頻呼吸で喀痰が少ない症例がよい適応であるとされる[15]．ベンゾジアゼピンなどの抗不安薬は十分なエビデンスには乏しいが，呼吸回数が少ないのに呼吸困難が強い患者には試みる価値がある[15]．

295

- 終末期の呼吸困難に対してオピオイドを実際どのように用いるかについての報告は少ない．Rockerら[16]はCOPDの呼吸困難に対するオピオイドの使用方法に関しては，WHOの癌の疼痛コントロールを模して段階的なアプローチを推奨し（**4**），オピオイドを用いるときには以下のアプローチを推奨している．

  ①低用量から開始し，ゆっくり増量する．
  ②モルヒネ塩酸塩を用いる．
  ③具体的には1〜2.5 mgから開始し，1週間で1〜2.5 mgを4時間ごとまで増量する．
  ④呼吸困難があれば1週間で25％ずつ増量する．
  ⑤2週間安定していれば，徐放剤に変更する．

- COPDの終末期に対するオピオイドの投与に関しては，欧米ではコンセンサスが得られているが，わが国ではモルヒネ塩酸塩のみが激しい咳嗽発作に対する鎮咳のみに保険適用であり，COPDの呼吸困難に対するオピオイドの使用に関しては適用外使用になるため，今後解決すべき課題である．
- これらのアプローチを十分行っても呼吸困難が改善されない場合には最終手段として鎮静を考慮する．この場合，患者，家族から十分なインフォームドコンセントを得るとともに，医療チームの討議を経て導入することが望ましい[15]．

**4** 終末期のCOPDの呼吸困難に対する緩和ケアの実際

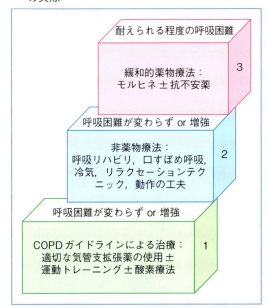

(Rocker G, et al. Thorax 2009；64：910-5[16] より)

（桂　秀樹）

## 文 献

1) Vermylen JH, et al. Palliative care in COPD：an unmet area for quality improvement. Int J Chron Obstruct Pulmon Dis 2015；10：1543-51.
2) Blinderman CD, et al. Symptom distress and quality of life in patients with advanced chronic obstructive pulmonary disease. J Pain Symptom Manage 2009；38：115-23.
3) Janssen DJ, et al. Symptoms, comorbidities, and health care in advanced chronic obstructive pulmonary disease or chronic heart failure. J Palliat Med 2011；14：735-43.
4) 桂秀樹．慢性閉塞性肺疾患の終末期医療と緩和ケアの意義．日臨 2003；61：2212-19.
5) Higginson IJ, et al. An integrated palliative and respiratory care service for patients with advanced disease and refractory breathlessness：a randomised controlled trial. Lancet Respir Med 2014；2：979-87.
6) Curtis JR, et al. Patient-physician communication about end-of-life care for patients with severe COPD. Eur Respir J 2004；24：200-5.
7) Heffner JE, et al. Attitudes regarding advance directives among patients in pulmonary rehabilitation. Am J Respir Crit Care Med 1996；154：1735-40.
8) Janssen DJ, McCormick JR. Palliative care and pulmonary rehabilitation. Clin Chest Med 2014；35：411-21.

9) Patel K, et al. Advance care planning in COPD. Respirology 2012；17：72-8.

10) 日本呼吸器学会COPDガイドライン第4版作成委員会編．COPD（慢性閉塞性肺疾患）診断と治療のためのガイドライン第4版．日本呼吸器学会；2013.

11) World Health Organization. WHO definition of Palliative Care. World Health Organization；2015. Available from：https://www.who.int/cancer/palliative/definition/en/　Accessed March 20, 2016.

12) Curtis JR. Palliative and end-of-life care for patients with severe COPD. Eur Respir J 2008；32：796-803.

13) 辻文生．尊厳死をともに考える．大阪府薬雑誌2016；67：4-8.

14) Uronis HE, et al. Palliative management of refractory dyspnea in COPD. Int J Chron Obstruct Pulmon Dis 2006；1：289-304.

15) 日本呼吸器学会COPDガイドライン第5版作成委員会編．COPD（慢性閉塞性肺疾患）診断と治療のためのガイドライン2018，第5版．日本呼吸器学会；2018.

16) Rocker G, et al. Palliation of dyspnea in advanced COPD：revisiting a role for opioids. Thorax 2009：64：910-5.

## 安定期の管理

### 非薬物療法
# 患者のQOL評価

## はじめに

● 2018年，COPDの治療指針となる『COPD（慢性閉塞性肺疾患）診断と治療のためのガイドライン2018，第5版』[1] が日本呼吸器学会より上梓された．前版である第4版以降に新たな知見や治療の導入などが進み，改訂の運びとなったものである．今回の改訂のポイントが巻頭にまとめられており，管理目標が4項目に整理された．すなわち，第4版で6項目であった管理目標のうち，4項目を実践すれば，残りの2項目の「疾患進行の抑制」や「生命予後の改善」にもつながるとしたものである．**1** に示すように，管理目標は「現状の改善」と「将来のリスクの低減」に大別され，前者には「症状およびQOLの改善」「運動耐容能と身体活動性の向上および維持」が，後者には「増悪の予防」「全身併存症および肺合併症の予防・診断・治療」が掲げられている．

● QOL（quality of life）は「生活の質」「生命の質」などと訳され，患者の身体的な苦痛の軽減，精神的・社会的活動を含めた総合的な活力，生きがい，満足度という意味が含まれ，有症状患者が多いCOPDにおいては治療目標となるものである．その一方，GOLD 2019ドキュメント[2] では，QOLを評価項目としてcombined assessmentを行い，安定期治療の方針決定に用いており，今日のCOPD治療において患者のQOL評価は欠かさざるものとなっている．本稿では，CATやSGRQなどQOL質問票について概説する．

## QOLとPRO評価

● 治療介入のもたらす結果を「アウトカム」と称するが，COPDにおけるアウトカムとして

### **1** COPDの管理目標

Ⅰ．現状の改善
　①症状およびQOLの改善
　②運動耐容能と身体活動性の向上および維持
Ⅱ．将来のリスクの低減
　③増悪の予防
　④全身併存症および肺合併症の予防・診断・治療

（日本呼吸器学会COPDガイドライン第5版作成委員会編．COPD〈慢性閉塞性肺疾患〉診断と治療のためのガイドライン2018，第5版．日本呼吸器学会：2018[1] より）

は，死亡や急性増悪，入院回数といった臨床上のイベントや，呼吸機能，運動耐容能といった生理学的な指標が用いられてきた．これらの医師を含めた医療従事者からの客観的評価（研究者報告型アウトカム investigator reported outcomes）に対して，患者が主観的に直接自分の状態を評価する症状，身体機能，健康状態やQOLなどのアウトカム（患者報告型アウトカム patient reported outcomes：PRO）が，近年重視されてきている．COPDが気流制限の進行に伴う呼吸困難の悪化によって日常生活が制限され，QOLが障害されていく慢性疾患であることからQOL評価は非常に重要である．

● 欧米では約20年前から科学的な「尺度」を用いてQOLを定量評価する努力がなされ，さまざまなQOL質問票が開発され，COPDにおけるアウトカムとして定着している．しかしながら，わが国ではまだQOLを「客観的に定量的に評価する」という概念が乏しく曖昧なイメージとして扱われることが多かった．QOLを定量的に評価するため，PROによる評価が必要である．PROの実施においては，医療従事者の解釈をはさまない患者の自己評

## 2 Refined ABCD assessment tool

Spirometrically Confirmed Diagnosis → Assessment of airflow limitation → Assessment of symptoms/risk of exacerbations

Post-bronchodilator $FEV_1/FVC < 0.7$

| Grade | $FEV_1$ (% predicted) |
|---|---|
| GOLD 1 | $\geqq 80$ |
| GOLD 2 | 50-79 |
| GOLD 3 | 30-49 |
| GOLD 4 | $< 30$ |

Moderate or Severe Exacerbation History

$\geqq 2$ or $\geqq 1$ leading to hospital admission

0 or 1 (not leading to hospital admission)

|  |  |
|---|---|
| C | D |
| A | B |
| mMRC 0-1 CAT<10 | mMRC $\geqq 2$ CAT$\geqq 10$ |

Symptoms

(Global Initiative for Chronic Obstructive Lung Disease. Global Strategy for the Diagnosis, Management, and Prevention of Chronic Obstructive Pulmonary Disease 2019 REPORT[2] より)

価のために「質問票」の自己記入または面接法により，疾患による患者の日常生活や健康への影響を数値化して定量評価される．これらの質問票は，識別性，信頼性，妥当性，反応性が検証されている必要がある．

## QOLとGOLD combined assessment

● 閉塞性換気障害を示すCOPDでは，1秒率（$FEV_1/FVC$），％1秒量（% $FEV_1$）などの閉塞性換気障害の指標が診断や重症度の判定に用いられており，患者の病態評価に統合的評価（combined assessment）の考え方が導入されたGOLD2011ドキュメント以前では，唯一の重症度指標であった．呼吸機能やその経年変化は予後の推定に重要である一方で，労作時の呼吸困難を筆頭とするCOPDの症状や増悪，予後といった臨床上重要なアウトカムとは必ずしも関連が強くないことが指摘されている．

### ■ GOLD combined assessment

● GOLD2011ドキュメント以降では，気流閉塞による重症度分類はあくまでもスパイロメトリー上の分類と定義し，病態の評価のためには自覚症状と増悪リスク評価の2つのディメンションで行うこととなった．2つのディメンションそれぞれの評価を2群に分類して，結果として病態を4群に分けて評価するようになり，最新のGOLD2019ドキュメントにおいても，2 に示すように "Refined ABCD assessment tool" として引き継がれている．

● まず，スパイロメトリーで$FEV_1/FVC$が70％未満であることを確認のうえ，% $FEV_1$により気流閉塞の指標であるGOLD1からGOLD4に分類する．そして，横軸に症状（QOL）としてのCAT[3]，mMRC Dyspnea Scale[4]，縦軸に増悪リスクとしての前年の増悪頻度を用いてAからDの4群に分類するものであり，COPD患者の病態，重症度を評価するうえで自覚症状（QOL）は非常に重要で

ある．症状（QOL）の評価に単純な呼吸困難のスケールであるmMRCで十分であると考えられていたが[4]，COPDは患者のQOLに息切れのみでなくさまざまな影響を及ぼしていることが知られており[5]，さまざまな症状を包括したQOL質問票が推奨されている．

## ■QOL質問票

● QOL質問票には，大別すると「包括的尺度」と「疾患特異的尺度」がある．包括的尺度は，その測定対象を特定疾患に限定しないもので，異なる疾患間や健常人と比較する場合に有用である．COPDにおいてはMedical Outcomes Study 36-Item Short Form Health Survey（SF-36）[6]，Nottingham Health Profile（NHP）[7] などが使われている．

● SF-36は，健康を多次元的に測定するプロファイル型尺度に属し，36の質問項目，8つの下位尺度（身体機能，日常生活機能〈身体〉，身体の痛み，全体的健康感，日常役割機能〈精神〉，社会生活機能，活力，心の健康）から構成されている．一方，疾患特異的尺度は，その質問内容は疾患に特徴的な症状や身体機能に基づいている．したがって，疾患特異的尺度のほうが一般的に反応性に優れており，医療介入におけるQOLの変化をみる場合にも有効である．

● 本稿で論じるQOL質問票は，疾患特異的尺度であるが，疾患特異的なQOL質問票としては，chronic respiratory questionnaire（CRQ）[8]，SGRQ[9]，CAT，clinical COPD questionnaire（CCQ）[10] などのQOL質問票が作成されている．

● CRQはカナダのGuyattらにより開発されたQOL質問票である．CRQは20項目からなり，呼吸困難（dyspnea，5項目），疲労（fatigue，4項目），感情（emotional function，7項目），病気による支配感（mastery，4項目）の4つの領域のスコアと総スコアが用いられ，スコアが高いほどQOLは良いと評価される．一方，SGRQはイギリスのJonesら

によって開発されたQOL質問票である．SGRQは50項目からなり，症状（symptoms，8項目），活動（activities，16項目），影響（impacts，26項目）の3つの構成要素のスコアに加えて総スコアを算出して評価し，スコアが高いほどQOLが悪い．

● QOL評価は，患者間のQOLの差を分別する「分別性」や，治療介入に伴うQOL変化を評価する「反応性」，将来のリスクを予測する「予測性」が重要であるが，CRQやSGRQは，分別性や反応性に関して同等に他の質問票より優れていることが報告され，同様に汎用されてきたが[11]，予測性において死亡，急性悪化や再入院の予測の点からSGRQのほうが優れていることがわかっている[11,12]．

● CRQやSGRQは包括的ではあるが，質問に答えるアイテム数も多く，評価も複雑であるため，日常のルーチン検査としては適していない．一方，これらの問題点を解消するために，CATやCRQが開発された．CATは8項目の単一次元形式であり，原文の英語版作成の後に日本語版が検証された[13]．「質問票」**2**（p.164）に示すように，「咳」「痰」「呼吸困難（胸部圧迫感）」「労作時呼吸困難」の症状と，生活，外出，睡眠などへのインパクトと全般的状態の評価の8項目（1項目0点から5点）の質問となっており，スコアは0点から40点と簡便であり，解釈についても一覧が示されている（**3**）[14]．CATの作成者はSGRQと同じくイギリスのJonesらであり，CATはSGRQと相関を有しており，幅広く使われている[15]．

● GOLD combined assessmentにおけるQOL評価の適応に関しては，COPD患者においてSGRQは通常25以上であり，健常人では25を超えることはきわめてまれであることより，SGRQスコア25がカットオフと判断された．しかし，前述のようにSGRQは実臨床で使い勝手がよくないため，SGRQと相関を有し，使い勝手がよいQOL質問票として

### 3 CATスコアによる症状

| CAT score | Descriptions |
|---|---|
| 40 | Cannot move far from bed or chair<br>Have become frail or an invalid<br>Cannot do housework |
| 35 | Cannot take bath/shower or takes a long time<br>Breathless walking around the home<br>Chest trouble has become a nuisance to friends/relatives |
| 30 | Everything seems too much of an effort<br>No good days in the week<br>Stops patient doing most of what they want to do |
| 25 | Feel that not in control of chest problem<br>Cough/breathing disturbs sleep<br>Get afraid or panic when cannot get breath |
| 20 | Wheeze worse in the morning<br>Breathless on bending over<br>Wheezing attacks on most days |
| 15 | Cough several days a week<br>Breathlessness on most days<br>Housework takes a long time or have to take rests |
| 10 | Usually cannot play sports or games<br>Gets exhausted easily<br>Walk slower than other people or stop for rests |
| 5 | Breathlessness stops patient doing one or two things<br>Chest condition causes a few problems<br>Breathless walking up hills |

This ladder is a Guttman scale, so at any given level of CAT score, it is probable that the patient will experience most of the less severe descriptions.

(Jones PW, et al. BMC Pulm Med 2011 ; 11 : 42[18] より)

CATが採用され，SGRQスコア25に対応するカットオフとしてCATスコア10が推奨された．

- 労作時呼吸困難の症状評価にmMRCが頻用されていることから，GOLD combined assessmentにおけるQOL評価にmMRCも併記されることとなり，SGRQスコア25以上では通常mMRCスコア1以上であるが，労作時呼吸困難の有無の評価としてmMRC 2以上が設定され，他の症状も評価するように記載された[2]．CATとmMRCのあいだには有意な正の相関を認め，近似直線はmMRC 2がCATスコア10程度あることを示す一方で（4），CATスコア10とmMRC 2が完全には一致しないために，「mMRCに基づくcom-

### 4 mMRCとCAT

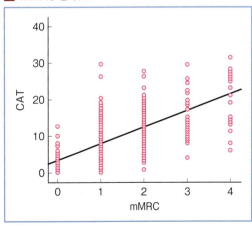

(Rieger-Reyes C, et al. Arch Bronconeumol 2014 ; 50 : . 129-34[16] より)

## 5 mMRCとCAT

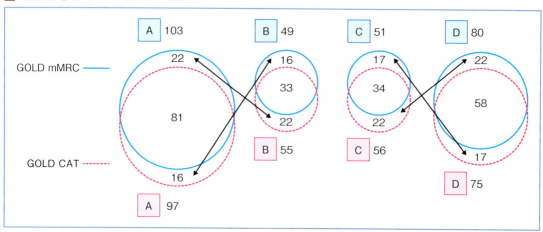

(Rieger-Reyes C, et al. Arch Bronconeumol 2014；50：.129-34[16]より)

## 6 わが国でよく用いられているCOPD向けの疾患特異的QOL質問票

| 疾患特異的質問票 | 質問項目 | 項目数 | 点数範囲 | MCID | 使用許可 |
|---|---|---|---|---|---|
| St George's Respiratory Questionnaire (SGRQ) | 症状(symptoms)，活動(activities)，影響(impacts) | 50 | 0-100 | 4 | 要 |
| St George's Respiratory Questionnaire for COPD (SGRQ-C) | 症状(symptoms)，活動(activities)，影響(impacts) | 40 | 0-100 | 4 | 要 |
| Chronic Respiratory Disease Questionnaire (CRQ) | 呼吸困難(dyspnea)，疲労(fatigue)，感情(emotional function)，病気による支配感(mastery) | 20 | 1-7 | 0.5 | 要 |
| COPD Assessment Test (CAT) | 咳，痰，胸部絞扼感，息切れ，活動性，睡眠，元気さ | 8 | 0-40 | 2 | 不要 |

(日本呼吸器学会COPDガイドライン第5版作成委員会編．COPD〈慢性閉塞性肺疾患〉診断と治療のためのガイドライン2018．第5版．日本呼吸器学会：2018[1]より)

bined assessment」と「CATに基づくcombined assessment」に差異が生じることがある(5)[16]．臨床上では，より包括的なCATに基づくQOL評価が勧められ，より適正なcombined assessmentによりCOPDの治療方針が推奨される．

- その他，本邦でよく用いられるQOL質問票としてよりCOPDに特異的なものとして，SGRQ for COPD (SGRQ-C)がある[17]．オリジナルのSGRQからQOLに相関の乏しい10項目を除き40項目としつつ，オリジナルSGRQとの相関を維持しており，実臨床での利用性を高めている．
- わが国でよく用いられているQOL質問票を6に示す[1]．質問項目，項目数のほか，治療介入効果の判定にQOLを用いる場合，臨床的に患者が自覚しうる最小有意差(minimal clinically important difference：MCID)も重要であり，通常スコアの統計学的有意差だけでなくMCIDも考慮しなければならない．

### おわりに

- 症状およびQOLの改善はCOPDの管理目標における現状の改善のうちの一つであり，疾患特有のQOLは質問票を用いて半定量評価ができる．QOLは管理目標であるとともに，治療方針決定に重要である．

〈浅井一久〉

## 文　献

1) 日本呼吸器学会COPDガイドライン第5版作成委員会編. COPD（慢性閉塞性肺疾患）診断と治療のためのガイドライン2018, 第5版. 日本呼吸器学会；2018.

2) Global Initiative for Chronic Obstructive Lung Disease. Global Strategy for the Diagnosis, Management, and Prevention of Chronic Obstructive Pulmonary Disease 2019 REPORT.
https://goldcopd.org/wp-content/uploads/2018/11/GOLD-2019-v1.7-FINAL-14Nov2018-WMS.pdf

3) Jones PW, et al. Development and first validation of the COPD Assessment Test. Eur Respir J 2009；34：648-54.

4) Fletcher CM. Standardized questionnaire on respiratory symptoms：a statement prepared and approved by the MRC committee on the Aetiology of Chronic Bronchitis（MRC breathlessness score）. BMJ 1960；2：1662.

5) Jones PW. Health status measurement in chronic obstructive pulmonary disease. Thorax 2001；56：880-7.

6) Ware JEJr, Sherbourne CD. The MOS 36-item short-form health survey（SF-36）. I Conceptual framework and item selection. Med Care 1992 30：473-83.

7) Hunt SM, et al. The Nottingham Health Profile：subjective health status and medical consultations. Soc Sci Med A 1981；15：221-9.

8) Guyatt GH, et al. A measure of quality of life for clinical trials in chronic lung disease. Thorax 1987；42：773-8.

9) Jones PW, et al. A self-complete measure of health status for chronic airflow limitation. The St. George's Respiratory Questionnaire. Am Rev Respir Dis 1992；145：1321-7.

10) van der Molen T, et al. Development, validity and responsiveness of the Clinical COPD Questionnaire. Health Qual Life Outcomes 2003；1：13.

11) Jones PW. Health status measurement in chronic obstructive pulmonary disease. Thorax 2001；56：880-7.

12) Oga T, et al. Analysis of the factors related to mortality in chronic obstructive pulmonary disease：role of exercise capacity and health status. Am J Respir Crit Care Med 2003；167：544-9.

13) Tsuda T, et al. Development of the Japanese version of the COPD Assessment Test. Respir Investig 2012；50：34-9.

14) 一般社団法人GOLD日本委員会. COPD情報サイト. http://www.gold-jac.jp/support_contents/cat. html

15) Karloh M et al. The COPD Assessment Test：What Do We Know So Far？：A Systematic Review and Meta-Analysis About Clinical Outcomes Prediction and Classification of Patients Into GOLD Stages. Chest 2016；149：413-25.

16) Rieger-Reyes C, et al. Classification of chronic obstructive pulmonary disease severity according to the new Global Initiative for Chronic Obstructive Lung Disease 2011 guidelines：COPD assessment test versus modified Medical Research Council scale. Arch Bronconeumol 2014；50：129-34.

17) Meguro M, et al. Development and Validation of an Improved, COPD-Specific Version of the St. George Respiratory Questionnaire. Chest 2007；132：456-63.

18) Jones PW, et al. Creating scenarios of the impact of COPD and their relationship to COPD Assessment Test（CAT™）scores. BMC Pulm Med 2011；11：42.

# 増悪期の管理と増悪予防

# 6章

増悪期の管理と増悪予防

# 増悪の診断と重症度判定

## COPDの増悪

- COPDでは，気道感染などを契機に急速に病状が進行して悪化することがあり，COPDの増悪とよばれる．
- COPDの増悪は，「息切れの増加，咳や喀痰の増加，胸部不快感・違和感の出現あるいは増強などを認め，安定期の治療の変更が必要となる状態をいう．ただし，他疾患（心不全，気胸，肺血栓塞栓症など）の先行の場合を除く．症状の出現は急激のみならず緩徐の場合もある」と定義されている．
- COPD患者では増悪を起こすと呼吸機能の低下が加速され，QOLやADLが悪化する（ 1 )[1]．さらに増悪を繰り返すほど生命予後が悪化する．また，年間の増悪頻度が多いほど死亡のリスクが高く，増悪なしの患者と比較して年1～2回の増悪をきたした患者では，Hazard Ratio（HR）2.00（95％ CI 1.01-3.98），年3回以上増悪をきたした群ではHR 4.13（95％ CI 1.80-9.45）と報告されている（ 2 )[2]．
- 一般にCOPDの病期が進行しているほど，増悪頻度が高くなる．また，病期にかかわらず過去1年間の増悪歴が，増悪頻度の重要な予測因子であり，1年間に頻繁な増悪を起こした患者は，2年後，3年後にも増悪を繰り返していることが報告されている[3]．

## 増悪の原因

- 増悪の原因として多いのは，呼吸器感染症と大気汚染であるが，約30％の症例では，十分検索しても原因が特定できない（ 3 )[4]．
- 感染症による場合，50％が細菌感染症，30％がウイルス感染症であり，マイコプラズマやクラミドフィラも原因となりうる．細菌感染症で多いのは，インフルエンザ菌，*Moraxella catarrhalis*，肺炎球菌であり，重症例では緑膿菌の割合が増加する．
- ウイルス感染症では，インフルエンザウイルス，パラインフルエンザウイルス，アデノウ

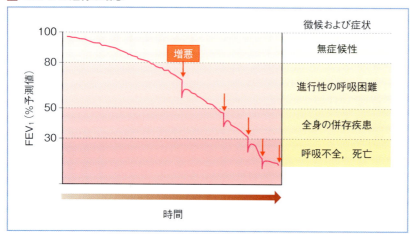

1 COPDの進行と増悪

COPDは増悪を繰り返すことにより，進行し予後が悪化する．
(Hansel TT, et al. Lancet 2009 ; 374 : 744-55[1]をもとに作成)

## 2 増悪頻度による生存率の違い

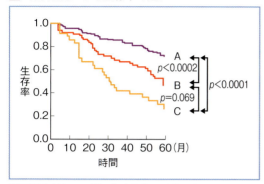

増悪頻度が高いほど，生命予後は不良である．
グループA：増悪なし，グループB：1〜2回の増悪，
グループC：3回以上の増悪．
（Soler-Cataluña JJ, et al. Thorax 2005；60：925-31[2]より）

イルス，ライノウイルスが原因と報告されている[5]．

- 大気汚染に関しては，オゾン，窒素酸化物，大気中の浮遊粒子状物質などの吸入が原因となる．

### 増悪の症状

- 増悪の症状としては息切れ，喘鳴，胸部狭窄感，咳嗽，喀痰の増加，喀痰の膿性化や切れにくさ，発熱などがある．
- チアノーゼなどの低酸素血症の症状，不眠，頭痛などの高二酸化炭素血症の症状にも注意が必要である．

## 3 増悪の原因と病態

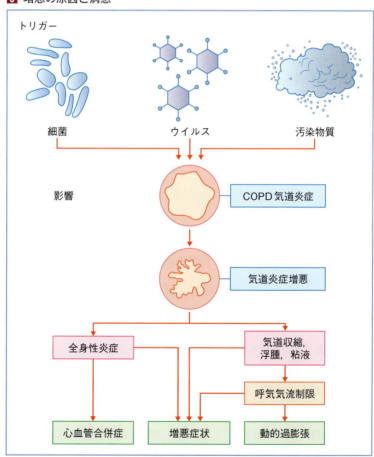

COPDはウイルス感染や細菌感染，大気汚染によって，咳，痰や呼吸困難などの症状が悪化し増悪を起こす．
（Wedzicha JA et al., Lancet 2007；370：786-796[4]をもとに作成）

## 急性増悪時の徴候・身体所見 ④

● 意識状態，会話が可能かどうか，呼吸回数，胸鎖乳突筋，斜角筋など呼吸補助筋の使用，奇異性呼吸などの呼吸状態，チアノーゼの有無，浮腫の有無，右心不全の徴候や血行動態の不安定などの心不全徴候を把握する．

## 増悪時に推奨される検査 ⑤[6)]

● 増悪時に必要な検査としては，診断，他疾患との鑑別のための検査や重症度を判定し入院の適応や治療方針の決定のための検査がある．

### ■すべての患者に推奨される検査

#### SpO₂測定と動脈血ガス分析

● 増悪の重症度評価にはパルスオキシメーター測定による低酸素血症の確認が不可欠であり，酸素療法の必要性や調整などに有用である．

● さらに，動脈血ガス分析による酸素分圧や二酸化炭素分圧の評価は，重症度の判定や治療方針の決定にきわめて重要である．

#### 胸部単純X線写真

● 肺炎，気胸，心不全などの合併の判断や鑑別診断に有用である．

#### 心電図

● 心疾患（特に不整脈や虚血性心疾患）を疑う場合や心疾患のスクリーニングのために行う．

#### 血液検査

● 白血球数やCRPなどの炎症反応の評価，電

### ④ COPD増悪時の徴候・身体所見

> ● 意識レベルの低下などの精神状態の徴候
> ● 呼吸補助筋の使用や奇異性呼吸
> ● 右心不全の徴候や血行動態の不安定などの心不全徴候
> ● チアノーゼ

呼吸補助筋：慢性呼吸不全患者で呼吸筋の機能が低下した場合に胸鎖乳突筋，斜角筋などの呼吸補助筋が補助的に働く．
奇異性呼吸：COPDが進行すると横隔膜の筋力が低下するため吸気時に腹壁が内方に陥凹する．COPD増悪において，奇異性呼吸を認める場合には機械的換気補助の必要性を示唆している．

解質異常，肝機能や腎機能の異常，低栄養や脱水の有無についても評価を行う．

### ■必要に応じて行う検査

#### 胸部CT

● 胸部単純X線写真では判断困難な肺炎などの微細な所見の評価も可能である．また，肺動脈血栓塞栓症を疑う場合は，造影CTで肺動脈内血栓や深部静脈血栓症の有無についての評価も行う．

#### 喀痰グラム染色・培養，血液培養，肺炎球菌尿中抗原，プロカルシトニン（PCT）など感染症採血

● 呼吸器感染が疑われる患者では，喀痰塗抹・培養・感受性検査，尿中・喀痰抗原検査を可能なかぎり行い，抗菌薬の決定や変更の指標とする．

#### BNP，D-ダイマー採血，心臓超音波検査

● 心臓超音波検査は，左心不全，虚血性心疾患，肺高血圧の評価を行うことができ，さら

### ⑤ COPD増悪時に行う検査

| 原則としてすべての患者に推奨される検査 | 必要に応じて行う検査 |
|---|---|
| ● パルスオキシメトリーと動脈血ガス分析<br>● 胸部単純X線写真<br>● 心電図<br>● 血液検査（血算，CRP，電解質濃度，肝腎機能など） | ● 胸部CT<br>● 血液培養，喀痰グラム染色と培養，肺炎球菌尿・喀痰中抗原[*]，プロカルシトニンなどの感染症検査<br>● 心臓超音波検査，血清BNP（NT-proBNP）濃度検査，凝固能検査（D-ダイマーなど） |

*保険診療請求は尿または喀痰の一方しか認められない．
（日本呼吸器学会COPDガイドライン第5版作成委員会編．COPD〈慢性閉塞性肺疾患〉診断と治療のためのガイドライン2018，第5版．日本呼吸器学会：2018[6)]より）

に下大静脈径（IVC）を測定することで，血管内の体液量を評価することができる．脳性ナトリウム利尿ペプチド（BNP）による心不全の評価，肺血栓塞栓症についてはD-ダイマーの測定を行う．

## 増悪の鑑別診断

- 気管支喘息，肺炎・胸膜炎，気胸，心不全，虚血性心疾患，肺血栓塞栓症，気道内異物，神経筋疾患，急性呼吸促迫症候群などがあげられる

## 増悪の診断と問題点

- 診断は定義に基づくが，増悪の診断上の問題点は，患者あるいは医師が認識していない増悪（unreported exacerbation）が増悪の半数を占めることである．unreported exacerbationは，息切れ，喀痰量，痰の色調変化などの症状が同時に複数出現することが少なく，持続期間も比較的短いため増悪と診断されにくいが，患者あるいは医師が認識する増悪（reported exacerbation）と同様にQOLを低下させることが報告されている[7]．

## 増悪の重症度判定

- 増悪の重症度は，症状，病歴，徴候・身体所見，パルスオキシメータ（動脈血ガス分析）などの臨床検査に基づいて総合的に判定する．重症度の分類としては，症状からの分類[8]と治療面からの分類[9]が用いられる．

### ■ 症状からの重症度分類

- 軽症：呼吸困難の悪化，喀痰の膿性化，喀痰量の増加のうち1つと，5日以内の上気道感染，ほかに原因のない発熱，喘鳴の増加，咳の増加，呼吸数あるいは心拍数の20％以上の増加のうち1つ以上がみられる．

### ⑥ COPD増悪時の入院適応

- 安静時呼吸困難の増加，頻呼吸，低酸素血症の悪化，錯乱，傾眠などの著明な症状
- 急性呼吸不全
- チアノーゼ，浮腫などの新規徴候の出現
- 初期治療に反応しない場合
- 重篤な併存症（左・右心不全，肺塞栓症，肺炎，気胸，胸水，治療を要する不整脈など）の存在
- 不十分な在宅サポート
- 高齢者
- 安定期の病期がⅢ期（高度の気流閉塞）以上

（日本呼吸器学会COPDガイドライン第5版作成委員会編．COPD〈慢性閉塞性肺疾患〉診断と治療のためのガイドライン2018，第5版．日本呼吸器学会；2018[6]より抜粋/Global Initiative for Chronic Obstructive Lung Disease（GOLD）. GOLD 2017 Global Strategy for the Diagnosis, Management and Prevention of COPD. 2017を改変）

- 中等症：呼吸困難の悪化，喀痰の膿性化，喀痰量の増加のうち2つがみられる．
- 重症：呼吸困難の悪化，喀痰の膿性化，喀痰量の増加のすべてがみられる．

### ■ 治療面からの重症度分類

- 軽症：短時間作用性気管支拡張薬のみで対応可能な場合
- 中等症：短時間作用性気管支拡張薬に加え抗菌薬あるいは全身性ステロイドが必要な場合
- 重症：救急外来受診あるいは入院を必要とする場合

## 入院の適応（⑥）[6]

- 入院の目的は，呼吸不全や合併する病態を適切に管理し，それ以上の悪化を防止することである．呼吸不全を呈している場合や初期治療に反応が乏しい場合では，入院加療が勧められる．

（町田健太朗，井上博雅）

## 文　献

1) Hansel TT, Barnes PJ. New drugs for exacerbations of chronic obstructive pulmonary disease. Lancet 2009；374：744-55.

2) Soler-Cataluña JJ, et al. Severe acute exacerbations and mortality in patients with chronic obstructive pulmonary disease. Thorax 2005；60：925-31.

3) Hurst JR, et al. Susceptibility to exacerbation in chronic obstructive pulmonary disease. N Engl J Med 2010；363：1128-38.

4) Wedzicha JA, Seemungal TA. COPD exacerbations：defining their cause and prevention. Lancet 2007；370：786-96.

5) Sethi S, Murphy TF. Infection in the pathogenesis and course of chronic obstructive pulmonary disease. N Engl J Med 2008；359：2355-65.

6) 日本呼吸器学会COPDガイドライン第5版作成委員会編．COPD（慢性閉塞性肺疾患）診断と治療のためのガイドライン2018，第5版．日本呼吸器学会；2018.

7) Xu W, et al. Negative impacts of unreported COPD exacerbations on health-related quality of life at 1 year. Eur Respir J 2010；35：1022-30.

8) Anthonisen NR, et al. Antibiotic therapy in exacerbations of chronic obstructive pulmonary disease. Ann Intern Med 1987；106：196-204.

9) Global Initiative for Chronic Obstructive Lung Disease（GOLD）：GOLD 2019 Global Strategy for the Diagnosis, Management and Prevention of Chronic Obstructive Pulmonary Disease. 2019 REPORT. https://goldcopd.org/wp-content/uploads/2018/11/GOLD-2019-v1.7-FINAL-14Nov2018-WMS.pdf

増悪期の治療—薬物療法と呼吸管理

## 増悪期の管理と増悪予防

# 増悪期の治療—薬物療法と呼吸管理

## COPDの増悪時の薬物療法

- 基本はABCアプローチが推奨されていて，Aはantibiotics（抗菌薬），Bはbronchodilators（短時間作用性気管支拡張薬），そしてCがcorticosteroids（全身性ステロイド薬）を指す．このアプローチ（A，BおよびCの組み合わせ）で増悪患者の80％以上が外来管理可能とされている[1]．

### ■気管支拡張薬

- 増悪時には，その重症度にかかわらず，短時間作用性$\beta_2$刺激薬（SABA）の吸入が第一選択薬である．症状に応じて1時間から数時間ごとに反復投与するが，気道攣縮が強く，心循環系の問題がなければ30分から60分ごとの投与も可能である[1]．

- SABAは，短時間作用性抗コリン薬（SAMA）より即効性があるとされ，一般的にSAMAよりSABAが選択されることが多い．SABAのみで十分な効果が得られなければSAMAを併用することもある．しかしいずれも明確なエビデンスがあるわけではない．

- 定量噴霧式吸入器（metered dose inhaler：MDI）やネブライザーなどの吸入デバイスの違いによる有用性に差はないとされる．増悪時に頻呼吸状態にある患者に吸気同調を要するMDIは使用しにくいこともあり，ネブライザーが選択されることもある．

- 長時間作用性気管支拡張薬にも即効性の薬剤もあるが，増悪時の追加吸入の有益性を示す臨床研究はない．吸入薬で奏効しないときにはメチルキサンチン（主にアミノフィリン持続静注）を併用することができるが，有用性は確立されていない．副作用に注意が必要

で，使用の際は血中濃度モニタリングが望ましい．

### ■抗菌薬

- 増悪の原因としてウイルスや細菌などの気道感染は重要である[1]．細菌の起炎菌としてインフルエンザ菌，肺炎球菌，*Moraxella catarrhalis*などの頻度が高いとされる．しかし増悪時の抗菌薬使用に関しては現在もなお議論の余地がある[2]．さらに薬剤耐性（antimicrobial resistance：AMR）★1の観点からも抗菌薬の乱用は避けなければならない（**1**）[3]．

- 抗菌薬を適正に投与するために増悪時の細菌感染の関与を見極める必要がある．喀痰の膿性化は細菌感染の関与が示唆され，抗菌薬の投与が推奨される（エビデンスB）[4]．また喀痰好中球と好酸球のバランスによって細菌あるいはウイルス感染の関与を推察する．その他に悪寒や発熱，白血球増多（好中球増多あるいは左方移動）あるいはCRP上昇は感染症の関与を疑う．さらにプロカルシトニン（保険適用上，入院管理下での検査が望ましい）の上昇は細菌感染の関与を強く示唆する．

- キノロンとペニシリンを比較した研究では，感染症の中でも細菌感染の関与が考えられた増悪にはキノロンの成績がよかったとする報告がある（**2**）[5]．増悪時にどの薬物を選択すべきかのエビデンスはない．したがって感染症の動向やAMRの観点から抗菌薬は選択されるべきである．

- COPDではインフルエンザ菌が気道感染症の

---

★1　AMR

AMRとは，抗菌薬を使用すれば使用するほど抗菌薬に対する耐性菌が増加あるいは多様化することを指し，世界的にできる限り抗菌薬の使用を控えることが提唱されている．

311

### 1 薬剤耐性（AMR）アクションプラン（概要）

a. ヒトの抗菌薬の使用量（人口1,000人あたりの1日使用量）

| 指標 | 2020年（対2013年比） |
|---|---|
| 全体 | 33% |
| 経口セファロスポリン，フルオロキノロン，マクロライド系薬 | 50% |
| 静注抗菌薬 | 20% |

b. 主な微生物の薬剤耐性率（医療分野）

| 指標 | 2014年 | 2020年目標値 |
|---|---|---|
| 肺炎球菌のペニシリン耐性率 | 48% | 15%以下 |
| 黄色ブドウ球菌のメチシリン耐性率 | 51% | 20%以下 |
| 大腸菌のフルオロキノロン耐性率 | 45% | 25%以下 |
| 緑膿菌のカルバペネム耐性率 | 17% | 10%以下 |
| 大腸菌・肺炎桿菌のカルバペネム耐性率 | 0.1〜0.2% | 同水準 |

厚生労働省[3]の報告．

### 2 増悪時のキノロンとペニシリンとの有用性の比較

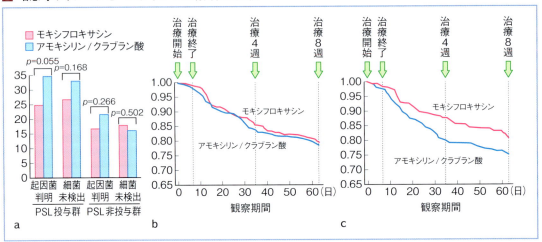

モキシフロキサシン400 mgを5日間とアモキシシリン／クラブラン酸875/125 mgを7日間投与の比較では，有用性に差はない．
a. 臨床的な治療無効例の患者割合（%；per protocol例で算出）．経口プレドニゾロン（PSL）5日間の総投与量は180（50〜350）mgであった．
b. 起因菌不明例（細菌感染が増悪の原因であったかが不明な例）の治療無効例割合の累積．
c. 起因菌判明例（細菌感染が増悪の原因であったと考えられた例）の治療無効例割合の累積．

（Wilson R, et al. Eur Respir J 2012；40：17-27[5]より）

原因菌として最頻であり，耐性菌としてBLNAR（β-lactamase-negative, ampicillin-resistant）株の増加が問題となっている．国内の成人の呼吸器感染症例を対象としたサーベイランス（日本化学療法学会，日本感染症学会，日本臨床微生物学会の3学会合同）では，インフルエンザ菌の4割以上をBLNAR株が占めていた[6]．

- BLNAR株は，ピペラシリン以外のペニシリン系薬（β-ラクタマーゼ阻害薬配合剤を含む）に対して薬剤耐性を示すため，抗菌薬の選択の際には注意を要する．前述のサーベイ

**3** 増悪時の経口プレドニゾロン（PSL）の投与期間による有用性の差

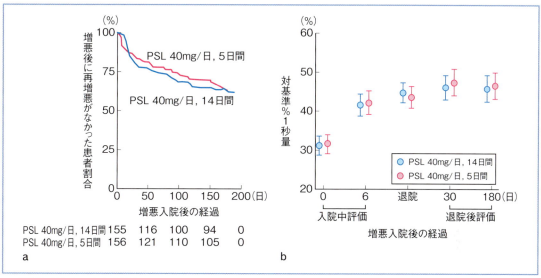

a. 再増悪がなかった患者割合.
b. 増悪時からの1秒量の推移.

（Leuppi JD, et al. JAMA 2013；309：2223-31[8]）より）

ランスにおいて，ABPC（アンピシリン），SBT/ABPC（スルバクタム/アンピシリン），およびCVA/AMPC（クラブラン酸/アモキシシリン）に対し，それぞれ，100％，93％および73％が耐性を示していた．一方，CTRX（セフトリアキソン）とTAZ/PIPC（タゾバクタム/ピペラシリン）に対して，ともに100％感受性があり，LVFX（レボフロキサシン）とCPFX（シプロフロキサシン）に対しては，それぞれ94.8％，85.2％が感受性であったと報告されている[6]．薬剤の選択は，COPDおよび呼吸器感染症の重症度，緑膿菌の関与の可能性，誤嚥のリスク，およびβ-ラクタム系薬へのアレルギーの有無などを考慮して行う．

- 重症の増悪で人工呼吸管理（NPPVやIPPVのいずれも）使用例では抗菌薬の投与が推奨される[7]．

### ■ステロイド薬

- 安定期の気流閉塞が高度の患者や，入院を要する増悪時における短期間のステロイド全身投与（経口ないし経静脈投与）は，呼吸機能（1秒量）や低酸素血症をより早く改善させ，回復までの期間を短縮する[1]．さらに早期再発リスクの低下，治療失敗頻度の減少，入院期間短縮も期待できる．外来治療可能な程度の増悪であってもステロイドの全身投与は呼吸機能を改善させ，入院頻度も抑制傾向がみられるが，治療失敗率や死亡率の改善効果は確認されておらず，明らかなQOLの改善も証明されていない[1]．

- プレドニゾロン換算で1日量30〜40 mg程度が使用される．投与期間として従来10〜14日間の投与が多かったが，5日間程度の短期投与でも効果が変わらないと報告されている（**3**）[8]．一方，14日を超える長期投与は副作用の懸念から推奨されない．経口投与と経静脈投与には効果の差はないとされる．

### ■喀痰調整薬（去痰薬）

- 増悪時には気道感染の有無にかかわらず喀痰量が増加する．喀痰調整薬（去痰薬）の追加投与に関するエビデンスは乏しい．

### ■その他の薬剤

- 換気不全あるいは呼吸不全を伴う増悪にドキ

サプラムなどの呼吸中枢刺激薬の使用は推奨されない[1]. 体液バランスや栄養状態の管理, 併存症の治療は重要である. 心不全併存例では非選択性$\beta$遮断薬よりも選択性$\beta_1$遮断薬のほうが好ましい.

- 入院患者では深部静脈血栓や肺血栓塞栓症のリスクが増加することが知られており, その予防策を講じるべきとされる[1].

## COPDの増悪期の呼吸管理

- 新たな酸素投与や普段の酸素量の増加あるいは換気補助療法の新たな導入や換気補助の設定強化を要する増悪は, 入院あるいは必要に応じたICU管理が望ましい.

- 増悪の特徴として, 気道の攣縮や分泌物の増加により空気の捉えこみ現象(air trapping)が増大する. air trappingの増大が内因性呼気終末陽圧(positive endexpiratory pressure：PEEP)を増加させる[1]. 内因性PEEPの増加は吸気筋の負担となるが, 外部から補助換気によってこれを相殺する. 非侵襲的陽圧換気療法(noninvasive positive pressure ventilation：NPPV)の場合は, 呼気気道陽圧(expiratory positive airway pressure：EPAP)を加えることで呼吸仕事量を軽減でき, さらに陽圧換気補助を行うことで換気量を増大させることができる[1].

### ■酸素療法

- 動脈血酸素分圧(partial pressure of arterial oxygen：$PaO_2$) 60 Torr未満あるいは動脈血酸素飽和度(saturation of percutaneous oxygen：$SpO_2$) 90％未満の場合に酸素療法の適応となる. 酸素療法は$PaO_2$ 60 Torr以上あるいは$SpO_2$ 90％以上を目標とする.

- COPDの特徴から, 気流閉塞が重度になればなるほど, 換気不全をきたしやすくなる. つまり低酸素血症と高炭酸ガス血症が共存しやすい疾患といえる. したがってII型呼吸不全では$CO_2$ナルコーシス発症を抑制する目的で低濃度の酸素投与から開始する. たとえばベ

ンチュリーマスクを用い低濃度(24％)から開始する. 酸素流量は, $PaO_2$ 60～80 Torr以上あるいは$SpO_2$ 90～95％以上を目標に設定する. ただし$CO_2$貯留をおそれて低酸素状態を放置するべきではなく, まず低酸素状態是正の優先が望ましい.

- 増悪時の酸素療法開始後のモニタリングは, 動脈血ガス分析による酸素化, 高二酸化炭素血症の有無やpHのモニタリングが必須である. 汎用されているパルスオキシメータでは, 二酸化炭素・アシドーシスのモニタリングができない. $CO_2$ナルコーシスの主症状は, ①意識障害, ②自発呼吸減弱, ③高度の呼吸性アシドーシスである. $CO_2$ナルコーシスの発症初期に, 呼吸促迫, 頻脈, 発汗, 頭痛, 血圧上昇や羽ばたき振戦などの不随意運動が認められることもある. 酸素療法だけでは呼吸状態の改善が得られない場合は, 換気補助療法の適応を検討する(**4**)[1]. $PaCO_2$上昇の可能性がある場合には, 流量変更30分後に動脈血ガス分析を行うことが望まれる.

### ■換気補助療法

- 増悪に対して十分な薬物療法・酸素療法を行っているにもかかわらず呼吸状態が改善しない場合には, 呼吸不全対策として, 外因的なPEEPを加える目的に持続陽圧呼吸(continuous positive airway pressure：CPAP)療法が選択されることもある. また換気補助療法の適応となる. $PaCO_2$ 45 Torr超かつpH 7.35未満の場合には, 換気補助療法の適応を検討する(**4**)[1]. $PaCO_2$ 45 Torr超であるがpH7.35以上の場合には, $SpO_2$ 90％以上を保つように酸素流量を調整し, 2時間以内に動脈血ガス分析を行う(**4**)[1].

- 増悪時の換気補助療法としては, マスクを用いるNPPVと気管挿管下に行う侵襲的陽圧換気療法(invasive positive pressure ventilation：IPPV)がある. NPPVには導入が容易で装着が簡単なことや, 患者への侵襲度が低いなどの利点がある. 一方では, 気管挿管の

### 4 増悪時における呼吸管理

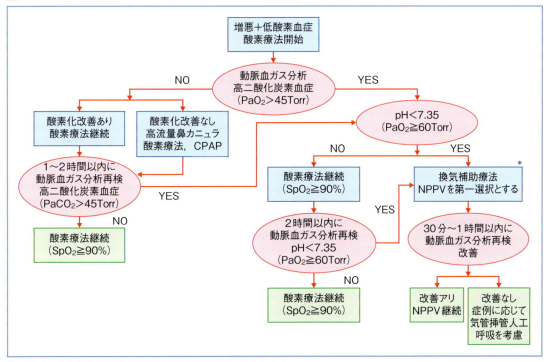

*NPPVの除外基準に該当する場合は気管挿管人工呼吸を考慮
(日本呼吸器学会COPDガイドライン第5版作成委員会編．COPD〈慢性閉塞性肺疾患〉診断と治療のためのガイドライン2018，第5版．日本呼吸器学会；2018[1]より)
CPAP：continuous positive airway pressure, NHFI：nasal high flow insufflation, NPPV：noninvasive positive pressure ventilation.

ように気道確保ができないことや気道内の吸引処置が困難になることから，誤嚥がある場合や気道分泌物の喀出が困難で気道確保が優先される場合にはIPPVを行う．またNPPVで用いられるBi-levelタイプの人工呼吸器では，設計上ある程度の空気漏れ（リーク）を許容しているため，一定量の換気確保が必要な場合にはIPPVのほうが適している．ただしNPPVであってもIPPVであっても気道内圧を高めることがあり，圧あるいは容量肺損傷の危険性がある．肺気腫を伴うCOPDは気胸あるいは縦隔気腫に注意する必要がある．

- 増悪時の換気補助療法の適応は，患者や家族の希望，これまでの治療経過，増悪原因の改善の見込みなどを考慮して総合的に判断する．またNPPVが成功しなかった場合にIPPVを実施するのか，あるいはNPPVを最大限度の治療にするのかについても，事前に患者や家族と相談しておく必要がある．

### NPPV

- NPPVはCOPD増悪時の換気補助療法の第1選択である[1]．ただし最近ではNPPVに代わってⅡ型呼吸不全を呈する増悪であっても経鼻高流量送気(nasal high flow insufflation：NHFI)療法またはカニュラ(nasal high flow cannula：NHFC))療法が選択されるようになってきた(**4**, **TOPICS**参照)[1]．

- NPPVは，増悪に対して頻呼吸や呼吸困難の改善，動脈血ガス所見の改善，入院期間の短縮や気管挿管率の低下や死亡率の抑制が期待でき，その成功率は80％強である．

- 利点として，①鎮静が不要なことが多い，②導入が容易で装着が簡単，③会話や食事摂取

## 5 鎮静スケール（RASS：Richmond Agitation-Sedation Scale）

| スコア | 状態 | 臨床症状 |
| --- | --- | --- |
| +4 | 闘争的，好戦的 | 明らかに好戦的，暴力的，医療スタッフに対する差し迫った危険がある |
| +3 | 非常に興奮した過度の不穏状態 | 攻撃的，チューブ類またはカテーテル類を自己抜去する |
| +2 | 興奮した不穏状態 | 頻繁に非意図的な体動があり，人工呼吸器に抵抗性を示しファイティングが起こる |
| +1 | 落ち着きのない不安状態 | 不安で絶えずそわそわしている，しかし動きは攻撃的でも活発でもない |
| 0 | 覚醒，静穏状態 | 意識清明で落ち着いている |
| −1 | 傾眠状態 | 完全に清明ではないが，呼びかけに10秒以上の開眼およびアイコンタクトで応答する |
| −2 | 軽い鎮静状態 | 呼びかけに開眼し10秒未満のアイコンタクトで応答する |
| −3 | 中等度鎮静状態 | 呼びかけに体動または開眼で応答するが，アイコンタクトなし |
| −4 | 深い鎮静状態 | 呼びかけに無反応，しかし身体刺激で体動または開眼する |
| −5 | 昏睡 | 呼びかけにも身体刺激にも無反応 |

(Sessler CN, et al. Am J Respir Crit Care Med 2002；166：1338-44[11] より )

が可能，④いつでも中断ができる，⑤体位変換が容易である．またNPPVではIPPVに比べて人工呼吸器関連肺炎（VAP）の合併症が低い[9]．ただし，しばしば患者の協力が不可欠で，気管内吸引が困難である．マスクの不適合によって医原性褥瘡の原因になることがある．高い気道内圧確保が必要な場合IPPVへの変更を考慮する必要がある．

### IPPV

● 呼吸が微弱で生命の危機が迫っている場合や気道確保が必要な場合にはIPPVを選択する（**4**）[1]．時にNPPV不成功例にIPPVが選択されるが，むしろIPPVは入院期間延長や死亡率を悪化させることがある．したがってIPPVをやむなく選択した場合でも，できるだけ早くIPPVから離脱できるように努める．

● IPPV離脱には人工呼吸器離脱プロトコルを利用するこが望ましい[10]．人工呼吸器離脱プロトコルを利用する際の覚醒確認には**5**の鎮静スケール[11]を用いて鎮静スコア0から−1まで鎮静薬を減量し，自発覚醒トライアル（spontaneous awakening trial：SAT）から自発呼吸トライアル（spontaneous breathing

trial：SBT）に進める（**6**）[10]．

● しかしIPPVからの離脱が困難になった場合には気管切開が考慮される．換気不全を伴う場合にはしばしば人工呼吸器からの離脱が困難になる．気道分泌物吸引の確実性あるいは再増悪時の緊急補助換気の利便性から気管切開は永久開孔が考慮されるが，増悪からの離脱あるいは社会復帰が望める場合には一時的な気管切開術を選択する．

● 離脱時のIPPVからNPPVへの変更は，IPPVのPSVモードと比べて人工呼吸器からの離脱が容易になり，ICUの滞在日数や死亡率にも改善が期待される[12, 13]．

### NHFIまたはNHFC療法

● COPD患者にとって，高流量あるいは高濃度酸素療法は$CO_2$ナルコーシスの危険性が高まることはすでに述べた．NHFI（NHFC）療法は，換気不全を伴わないあるいは高炭酸ガス血症を有する増悪患者に対して，高炭酸ガス血症の危険性が少なく，安全に頻呼吸を改善させることが報告されている（**7**）[1, 14-16]．

● 酸素療法より，酸素化の効果が高く，$CO_2$ナルコーシスの危険性も少ない．ただしNHFI療法後に高炭酸ガス血症あるいはpHの低下

増悪期の治療—薬物療法と呼吸管理

**6** 人工呼吸器離脱プロトコル

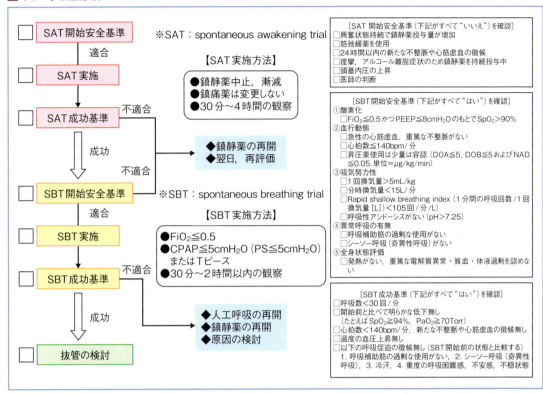

CPAP：continuous positive airway pressure, DOA：dopamine, DOB：dobutamine, FiO₂：fraction of inspiratory oxygen, NAD：noradrenaline, PEEP：positive end-expiratory pressure, PS：pressure support, PaO₂：partial pressure of arterial oxygen, SAT：spontaneous awakening trial, SBT：spontaneous breathing trial, SpO₂：saturation of pulse oxygen.

（日本集中治療医学会ほか．人工呼吸器離脱に関する3学会合同プロトコル[10]をもとに作成）

> **TOPICS**
>
> **経鼻高流量送気（NHFI）またはカニュラ（NHFC）療法について**
>
> 　NHFI（NHFC）療法は，1分間に20から60Lの酸素と空気混合液を経鼻カニュラを介して，気道に送り込む方法である．高流量の酸素が供給でき，急性呼吸不全や慢性呼吸不全の急性増悪の対応に便利である．通常の鼻カニュラと異なり，カニュラの先端が鼻孔を塞ぐように装着される．そのため空気漏れ（リーク）が抑制される．おそらくリークが少なく，高流量の空気を気道に送気することが換気を促すと考えられ，高炭酸ガス血症（換気不全）併存例においても安全に使用できる．またNPPVやIPPVに比較して，簡便に準備ができることで注目を浴びている．しかしCOPDの増悪におけるNHFI（NHFC）療法のエビデンスは充分とはいえず，研究成果の蓄積が望まれる．

## 7 経鼻高流量送気(カニュラ)療法の有用性

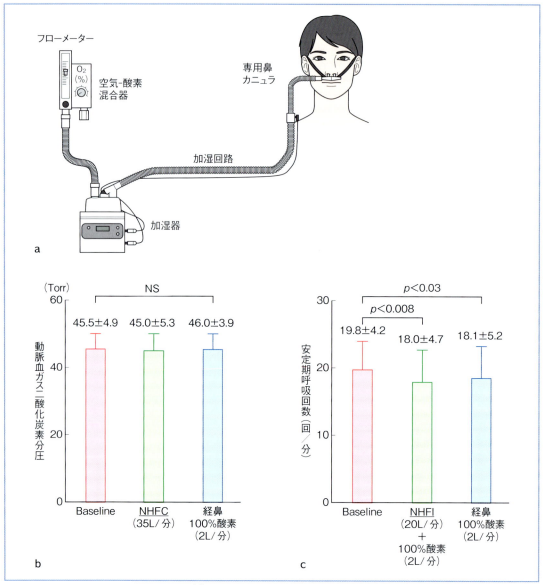

a. 経鼻高流量送気(カニュラ)療法の回路[14].
b. 換気不全を伴わないCOPD患者への経鼻高流量送気(カニュラ)療法と経鼻酸素療法との比較[15].
c. 高炭酸ガス血症を伴うCOPD患者への経鼻高流量送気(カニュラ)療法と経鼻酸素療法との比較[16]. NHFIを追加しても低呼吸にならず,高炭酸ガス血症を悪化させなかった.
NHFC:nasal high flow cannula, NHFI:nasal high flow insufflation, NS:not significant.

(文献14-16をもとに作成)

が認められれば,ただちにNPPVあるいはIPPVを考慮する(**4**).

(川山智隆,森渕粛斗,時澤冴子)

## 文　献

1) 日本呼吸器学会COPDガイドライン第5版作成委員会編．COPD（慢性閉塞性肺疾患）診断と治療のためのガイドライン2018，第5版．日本呼吸器学会；2018.

2) Vollenweider DJ, et al. Antibiotics for exacerbations of chronic obstructive pulmonary disease. Cochrane Database Syst Rev 2012；12：CD010257.

3) 厚生労働省．薬剤耐性（AMR）アクションプラン（概要）．
https://www.mhlw.go.jp/file/06-Seisakujouhou-10900000-Kenkoukyoku/0000120777.pdf

4) Ram FS, et al. Antibiotics for exacerbations of chronic obstructive pulmonary disease. Cochrane Database Syst Rev 2006；(2)：CD004403.

5) Wilson R, et al. Moxifloxacin versus amoxicillin/clavulanic acid in outpatient acute exacerbations of COPD：MAESTRAL results. Eur Respir J 2012；40：17-27.

6) Yanagihara K, et al. Nationwide surveillance of bacterial respiratory pathogens conducted by the surveillance committee of Japanese Society of Chemotherapy, the Japanese Association for Infectious Diseases, and the Japanese Society for clinical microbiology in 2014：General view of the pathogens' antibacterial susceptibility. J Infect Chemother 2019：S1341-321X (18) 30334-9.

7) Woodhead M, et al. Guidelines for the management of adult lower respiratory tract infections. Eur Respir J 2005；26：1138-80.

8) Leuppi JD, et al. Short-term vs conventional glucocorticoid therapy in acute exacerbations of chronic obstructive pulmonary disease：the REDUCE randomized clinical trial. JAMA 2013；309：2223-31.

9) Girou E, et al. Association of noninvasive ventilation with nosocomial infections and survival in critically ill patients. JAMA 2000；284：2361-7.

10) 日本集中治療医学会ほか．人工呼吸器離脱に関する3学会合同プロトコル．日本集中治療医学会ホームページ．https://www.jsicm.org/pdf/kokyuki_ridatsu1503b.pdf

11) Sessler CN, et al. The Richmond Agitation-Sedation Scale：validity and reliability in adult intensive care unit patients. Am J Respir Crit Care Med 2002；166：1338-44.

12) Esteban A, et al. Noninvasive positive-pressure ventilation for respiratory failure after extubation. N Engl J Med 2004；350：2452-60.

13) Hilbert G, et al. Noninvasive pressure support ventilation in COPD patients with postextubation hypercapnic respiratory insufficiency. Eur Respir J 1998；11：1349-53.

14) Nishimura M. High-flow nasal cannula oxygen therapy in adults. J Intensive Care 2015；3：15.

15) Atwood CW Jr, et al. Impact of Heated Humidified High Flow Air via Nasal Cannula on Respiratory Effort in Patients with Chronic Obstructive Pulmonary Disease. Chronic Obstr Pulm Dis 2017；4：279-86.

16) Nilius G, et al. Effects of nasal insufflation on arterial gas exchange and breathing pattern in patients with chronic obstructive pulmonary disease and hypercapnic respiratory failure. Adv Exp Med Biol 2013；755：27-34.

Mini Lecture

## Mini Lecture

# COPD増悪—全身ステロイド薬は投与すべきか

### はじめに

COPD患者の増悪とはしばしば息切れや湿性咳嗽などの症状が感冒などを契機に数日内で悪化し，安定期治療にさらに追加治療を要する状態である．臨床的には息切れ，咳，痰の増加や膿性化などの症状が悪化し，増悪の程度によっては気流閉塞やガス交換障害の進行による低酸素血症がより悪化する．COPD増悪時の基本治療はABCアプローチといわれている．すなわちA（antibiotics）：抗菌薬，B（bronchodilator）：気管支拡張薬，C（corticosteroids）：ステロイド薬を選択・考慮しながら治療を行う．増悪時の治療の詳細は他稿に譲るが，本稿では増悪時の全身ステロイド投与に関して概説したい．

### COPD増悪におけるステロイド全身投与の現在の見解

安定期のCOPD治療として長期全身ステロイド投与はその副作用の観点からも推奨されていない．一方で増悪時にはわが国の最新のガイドライン『COPD（慢性閉塞性肺疾患）診断と治療のためのガイドライン2018，第5版』によれば，安定期の気流閉塞が高度のCOPDでの増悪や入院を要するような増悪では，禁忌となる合併病態がなければ副腎皮質ステロイド（以下ステロイド）の全身投与が推奨され（エビデンスA），また外来治療可能な比較的軽症例においても呼吸機能改善促進の点でステロイド投与は推奨される（エビデンスB）と記載されている．これまで海外のデータでも，COPD増悪時，特に中等度以上の増悪におけるステロイド投与のエビデンスが散見され，GOLDドキュメントの中でも全身ステロイド投与は呼吸機能（$FEV_1$）や回復までの期間や入院期間の短縮に

有効であると述べている．

ステロイドの投与期間はGOLD 2011ドキュメントでは10〜14日間の投与が推奨されていたが最新のGOLD 2019ではプレドニゾロン40 mg（経口）で5日間が目安となっている．COPD患者は高齢なことが多く糖尿病などの併存症や免疫力低下などがその背景にあることを考慮し，長期投与は副作用の面から避けるべきである．また投与終了に際して漸減の必要はなく，同量のまま投与を中止して問題はないとされている．

### 全身ステロイド投与に際して気をつけるべきCOPD増悪例

COPDの増悪時の原因として多いのは呼吸器感染症であり，細菌感染ではインフルエンザ菌，*Moraxella catarrhalis*，肺炎球菌，ウイルス感染ではインフルエンザウイルス，パラインフルエンザウイルス，アデノウイルス，ライノウイルスなどがあげられる．他の原因による可能性も十分に留意しながら，これら感染症の存在が増悪背景に疑われ呼吸困難感の悪化，膿性痰の増加があればまずは抗菌薬の投与を考慮する．外来における経口薬の選択薬としてペニシリン系（インフルエンザ菌のBLNAR株に対しては効果が期待できないことに注意．「増悪期の治療—薬物療法と呼吸管理」p.311参照）あるいはニューキノロン系抗菌薬による治療で5〜10日間の投与を行う．入院が必要な重症例さらには人工呼吸器（NPPV含む）での管理が必要な症例では$\beta$-ラクタム系薬/$\beta$-ラクタマーゼ阻害薬，第3・4世代セフェム系薬，カルバペネム系薬，ニューキノロン系薬による点滴治療を考慮し，重症度に応じて使用期間延長を考慮

する．実際に喀痰の膿性化を認める中等〜重症COPD患者における抗菌薬の投与は短期間死亡率を低下させ，増悪治療を成功させると報告されている[1]．よって感染症が原因で増悪をきたしたと考えられるCOPDでは抗菌薬の投与を考慮し，一方で全身ステロイド投与の判断はその副作用に留意し慎重に行うべきである．

## 全身ステロイド投与が有効と考えられるCOPD増悪例

近年COPD増悪のバイオマーカーの一つとして末梢血好酸球が注目されている．COPD患者の約40％が血中好酸球2％以上を認め，COPD増悪のおよそ30％が好酸球性気道炎症と関連しているといわれている．また末梢血好酸球数が340 cell/$\mu$Lより多いと中等度〜重度の増悪を起こす可能性があると報告されている[2]．さらに興味深いことにCOPD患者における好酸球増加は現喫煙者より元喫煙者に多く，急性増悪の指標になりうる可能性が示されている[3]．

好酸球はステロイド感受性のある細胞であり，安定期あるいは急性増悪時において好酸球の変動，増加があるCOPD病態に好酸球が関与しているのであればステロイド治療に対する反応は期待できる．Bafadhelら[4]によれば増悪時に末梢血好酸球割合が2％以上の場合，2％未満と比べて全身ステロイド治療により反応することを示しているが，これまで末梢血好酸球と急性増悪における全身ステロイド治療による効果をみた報告はいまだ少なく最終的な結論に至っていない．現在好酸球を指標としたCOPD急性増悪時の全身ステロイド投与に対する効果について多施設ランダム化試験が行われており，2020年に結果が公開される予定である[5]．

## まとめ

COPD増悪における短期間の全身ステロイド投与はこれまでの報告からも有効である可能性はある．しかし，感染症が増悪の誘因である場合や糖尿病などの合併症がある場合などは慎重に投与を判断しなくてはならない．一方で末梢血好酸球が全身ステロイド投与のよい指標になる可能性があり，今後さらなる臨床研究の結果が待たれている．

（福永興壱）

### 文献

1) Ram FS, et al. Antibiotics for exacerbations of chronic obstructive pulmonary disease. Cochrane Database Syst Rev 2006；（2）：CD004403.
2) Vedel-Krogh S, et al. Blood Eosinophils and Exacerbations in Chronic Obstructive Pulmonary Disease. Am J Respir Crit Care Med 2016；193：965-74.
3) Kerkhof M, et al. Blood eosinophil count and exacerbation risk in patients with COPD. Eur Respir J 2017；50（1）.
4) Bafadhel M, et al. Blood eosinophil guided prednisolone therapy for exacerbations of COPD：a further analysis. Eur Respir J 2014；44：789-91.
5) Sivapalan P, et al. A multi-center randomized, controlled, open-label trial evaluating the effects of eosinophil-guided corticosteroid-sparing therapy in hospitalised patients with COPD exacerbations - The CORTICO steroid reduction in COPD（CORTICO-COP）study protocol. BMC Pulm Med 2017；17：114.

## 増悪予防と管理

### はじめに
- COPDの自然史における増悪というイベントは，患者のQOLを低下させ，さらには生命予後を悪化させる．よってCOPDの治療管理においては，増悪の予防に努めることが重要な目標のひとつとなる．
- 増悪を適切に管理するための方法には，非薬物療法と薬物療法の2つがあり，それぞれ適切な手段を選択，または組み合わせることによって，増悪リスクを最小限に抑える必要がある（**1**）．したがって増悪の予防手段の選択に際しては，増悪の原因やCOPDの病型を把握するための詳細な問診を聴取することが重要であり，また，初診患者においては，喫煙状況や日頃の症状などを把握することはもちろんのこと，過去の増悪の頻度なども聴取する必要がある．
- 特に，COPD患者の中には，自身の病態に対する認識不足から，増悪を長引く風邪などと誤って理解しているケースもあり，医師に報告がなされない増悪（unreported exacerbation）なども存在していることが報告されている．このような報告されない増悪も，COPDの経年的な悪化に影響を及ぼしていることが明らかにされており[1]，医師は詳細な問診や患者教育によってCOPD患者の増悪を正確に把握しておく必要がある．

## COPDの増悪予防の非薬物療法

### ■患者教育と禁煙指導
- 増悪について患者にあらかじめ説明することが必要であり，それによって患者は自身の病態を把握しやすくなり，また，患者が増悪に対してできるだけ適切な対応が取りやすくなる．
- 増悪が疑われる症状や事態に際して，対処方法（アクションプラン）を事前に患者と相談しておく必要がある．たとえば，呼吸困難の悪化に対する短時間作用性気管支拡張薬の増量，痰の増加や膿性痰の出現の際の去痰薬や抗菌薬の内服，必要によってはステロイドの短期内服などは事前に患者に指導しておく必要があり，医療機関への連絡方法，受診のタイミングなどについても指導しておく必要がある．
- 禁煙によりCOPDの増悪を減少させることが期待できるため，COPD患者への禁煙指導は特に重要である．禁煙したCOPD患者は，

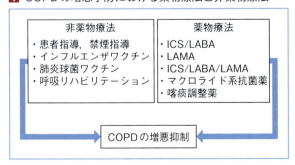

**1** COPDの増悪予防における薬物療法と非薬物療法

喫煙を継続した患者よりも増悪が少ないことが報告されている．さらに，増悪が発生した年には，喫煙者のFEV$_1$は有意な減少がみられたが，禁煙した患者では呼吸機能の低下がみられなかったことも報告されている．このことは，禁煙がCOPDの増悪頻度を減少させ，さらに，増悪によりもたらされる呼吸機能低下の進行をも予防することを示している[2]．

- COPD患者は長期にわたる喫煙習慣をもつ場合が多く，禁煙が難しいケースがしばしばみうけられるが，ニコチン製剤やニコチン拮抗薬などの禁煙補助薬と積極的な禁煙に対する行動療法を実施した場合にその有効性が確認されており[3]，これらの手段による積極的な禁煙対策を実施する必要がある．

### ■ ワクチン

- COPDの増悪の少なくとも70％は感染が原因であり，呼吸器RNAウイルスが約30％の症例で確認されている[4]．なかでも，インフルエンザはライノウイルスに次いでCOPD増悪の原因として2番目に多いウイルス感染であり，2.5から11.6％の範囲の有病率であると報告されている[5]．インフルエンザワクチンは，COPD増悪を減少させることが多くの研究によって示されており[6]，COPD増悪に伴う合併症や関連する医療費に寄与するインフルエンザ感染の影響を考慮し，世界保健機関（WHO），米国疾病管理予防センター，欧州疾病管理予防センター（ECDC）など，すべての保健機関は，インフルエンザに対する予防接種をCOPD患者に対して実施することを推奨している[7,8]．わが国においても65歳でインフルエンザの定期接種が行われるようになって以降，65歳以上のCOPD患者のインフルエンザ流行期の死亡率が低下したとの統計分析もあり[9]，本邦のガイドラインにおいてもCOPD患者へのインフルエンザワクチンの摂取が推奨されている．

- 肺炎球菌ワクチンには，23価（PPSV23）と13価（PCV13）の2種類のワクチンが使用できるが，前者は65歳以上を対象に現在は定期接種となっいる．COPD患者へのPPSV23の投与は，肺炎および増悪を減少させるとされている[10]．PCV13はCOPD患者を含む65歳以上の高齢者の肺炎球菌性肺炎を4年間にわたって抑制することが報告されている．よって，65歳以上のCOPD患者には増悪抑制や肺炎予防を含めPPSV23の投与が推奨され，また，年齢や時期を考慮しつつPCV13を併用することも，COPDの増悪予防対策としては考慮される選択肢となる．

### ■ リハビリテーション

- COPD患者における身体活動性の低下は，増悪頻度を増大し，生命予後の悪化につながる．身体活動レベルの低下は，将来の増悪の強い予測因子であるが[11,12]，増悪により身体活動機能も低下するため悪循環が生じる．身体活動性の向上はCOPDの予後を改善しうることが期待される．増悪後の呼吸リハビリテーションは，患者の運動耐容能を改善し，再入院を減少させる可能性があることが報告されている[13]．

- しかしながら，最大の問題として，呼吸リハビリテーションの診療体制の構築がいずれの地域においても十分ではなく，増悪リスクをもつCOPD患者の呼吸リハビリテーションへのアクセスが容易でないことがあげられる．薬物療法のみならず，呼吸リハビリテーションによりCOPDを包括的に治療する診療体制の構築が急務である．

## 薬物療法

### ■ 軽症COPD患者の薬物療法

- 軽度から中程度の気流制限を有する患者におけるCOPD増悪は，患者の生活の質，以前の増悪歴，および肺炎歴と関連している[14]．このような，気流閉塞の程度が比較的軽い（GOLDのstage 1またはstage 2）患者を対象に実施されたチオトロピウムの臨床試験で

は，24か月でプラセボよりも高いFEV$_1$をもたらし，GOLD stage 1または2の比較的早期のCOPD患者においても気管支拡張薬使用後のFEV$_1$の年間低下を改善したことが示されており[15]，症状や増悪歴のあるこれら比較的軽症のCOPDに対しては，長時間作用性の気管支拡張薬を使用することが推奨される．

### ■中等症以上のCOPD

- 薬物療法によるCOPD患者の増悪抑制効果は，主に中等症以上を対象に臨床試験が実施されており，メタ解析においてはLAMA，LABA，ICS（本邦ではCOPDの保険適用はなし）いずれも増悪頻度を減少させることが報告されている[16-18]．LAMAはLABAに比べて増悪に対する予防効果が大きいとの報告がある．

- LAMA/LABA配合剤は，LAMA単剤よりも増悪に対する予防効果が大きい[19]．一方，ICS/LABAは，それぞれの単剤に対しては増悪予防効果が高いことが示されている[20]．ただし，ICSの使用については肺炎のリスクがあり注意が必要である．LAMAとLABA併用とICSとLABAの併用の比較においては，LAMAとLABAが，ICSとLABAのコンビネーションに比べて予後がよいことがメタ解析で示されている[21]．たとえば，インダカテロール/グリコピロニウムとフルチカゾンプロピオン酸エステル/サルメテロールの1年間の増悪抑制効果を比較した試験においては，LAMA/LABAのICS/LABAに対する増悪抑制に対する優位性が示された[22]．ただし，この試験においては，喘息の既往や血中好酸球数が600/$\mu$L以上の患者など，喘息の合併を疑わせる要素をもつ患者を除外していることを留意しておく必要がある．

- 過去の喘息既往のある症例を除いていないCOPD患者を対象にした，ICS/LABA/LAMAと，LAMA/LABAまたはICS/LABAに対する増悪抑制効果を比較した検討において

は，ICS/LABA/LAMAが最もその効果が優れていたことが報告されており，また，LAMA/LABAに対してICS/LABAが優位であったことが報告されている[23]．

- COPD患者へのICS使用における肺炎のリスクを考慮すると，喘息または喘息様の病態を合併した患者を適切に除外し，ICS/LABA，またはICS/LABA/LAMAあるいはICS/LAMAの使用症例を適切に選択することが，今後のCOPD増悪管理においては重要な課題になる．

### ■喘息合併のCOPD

- 喘息合併のCOPDについては，『喘息とCOPDのオーバーラップ（Asthma and COPD Overlap：ACO）診断と治療の手引き』により，本邦独自の診断基準が示されている．本手引では，ACOの定義を「慢性の気流閉塞を示し，喘息とCOPDのそれぞれの特徴を併せもつ疾患」としている．

- 適切なエビデンスに基づくACOに対する増悪抑制のエビデンスは確立されていない．現在のところ，ACOの治療方法は喘息およびCOPDの推奨治療の中から選択される．その際に最も重要なことは，ACO患者の気道では合併する喘息によるアレルギー性気道炎症が存在するため，ICSを第一選択薬として使用する必要がある．

- いずれにしても，ACOと診断された患者では，気管支拡張薬のみで行われることがないように注意が必要である．繰り返される増悪を経験するACO患者では，増悪の原因および免疫病理学的機序の同定が必要で，重篤な症例では，抗IgE抗体や抗IL-5抗体などの生物製剤の使用を考慮する必要がある場合もある．

### ■マクロライド系抗菌薬療法

- マクロライド系抗菌薬は，COPD増悪および重篤な増悪の頻度を抑制し，増悪による予定外受診や入院を減少させ，増悪による治療期間の短縮，次の増悪が生じるまでの持続期間

増悪予防と管理

の短縮やQOLの改善などの効果が，多くの臨床研究で示されている．また，メタ解析においても，同様の増悪抑制作用があるとの結論が得られており，これらの効果はICSや気管支拡張薬を吸入している患者に対する上乗せ効果としても，その効果が確認されている[24]．

- 一般的に，このような用途で使用されるマクロライド系抗菌薬は，クラリスロマイシン，エリスロマイシン，アジスロマイシンがあるが，近年，非結核性抗酸菌症が増加傾向であることを考慮すると，他のマクロライド系抗菌薬に先行して，エリスロマイシンが試されることが推奨される．

### ■徐放性テオフィリン

- 徐放性テオフィリンの増悪予防効果については，小規模な検討ではあるが，低用量（200 mg/日）の内服の効果を検討したプラセボ対象のランダム化試験において，COPD増悪が抑制されたという報告がある[25]．

- 一方，$FEV_1$が50％以下の比較的重症のCOPDを対象とした小規模のプラセボ対象のランダム化試験においては，その効果が確認できなかったことが報告されており[26]，徐放性テオフィリンのCOPD増悪に対する抑制効果は限定的と思われる．

### ■喀痰調整薬

- カルボシステインのCOPDの増悪抑制効果を検証したプラセボ対象のランダム化比較試験であるPEACE研究において，喀痰調整薬がCOPDの増悪を抑制することが報告されている[27]．

- その後，4つの臨床試験の結果から導き出されたメタ解析の結果からは，カルボシステイン（500 mg 1日3回）の長期使用がCOPD患者の増悪率の低下，およびQOLの改善と関連している可能性が示されている[28]．

（權　寧博，清水哲男）

## 文　献

1) Langsetmo L, et al. Underreporting exacerbation of chronic obstructive pulmonary disease in a longitudinal cohort. Am J Respir Crit Care Med 2008；177：396-401.

2) Kanner RE, et al；Lung Health Study Research Group. Lower respiratory illnesses promote FEV(1) decline in current smokers but not ex-smokers with mild chronic obstructive pulmonary disease：results from the lung health study. Am J Respir Crit Care Med 2001；164：358-64.

3) van Eerd EA, et al. Smoking cessation for people with chronic obstructive pulmonary disease. Cochrane Database Syst Rev 2016；(8)：CD010744.

4) Mohan A, et al. Prevalence of viral infection detected by PCR and RT-PCR in patients with acute exacerbation of COPD：a systematic review. Respirology 2010；15：536-42.

5) Mohan A, et al. Prevalence of viral infection detected by PCR and RT-PCR in patients with acute exacerbation of COPD：a systematic review. Respirology 2010；15：536-42.

6) Bekkat-Berkani R, et al. Seasonal influenza vaccination in patients with COPD：a systematic literature review. BMC Pulm Med 2017；17：79.

7) European Centre for Disease Prevention and Control (ECDC) Seasonal influenza vaccination in Europe. Overview of vaccination recommendations and coverage rates in the EU member states for the 2012-13 influenza season. 2015.

8) Centers for Disease Control and Prevention (CDC). People at High Risk of Developing Flu-Related Complications 2015. http://www.cdc.gov/flu/about/disease/high_risk.htm

9) Kiyohara K, et al. Changes in COPD mortality rate after amendments to the Preventive Vaccination Law in Japan. Eur J Public Health 2013；23：133-9.

10) Walters JA, et al. Pneumococcal vaccines for preventing pneumonia in chronic obstructive pulmonary disease. Cochrane Database Syst Rev 2017；1：CD001390.

11) Garcia-Aymerich J, et al.；Estudi del Factors de Risc d'Agudització de la MPOC investigators. Risk factors of readmission to hospital for a COPD exacerbation：a prospective study. Thorax 2003；

58：100-5.

12) Pitta F, et al. Physical activity and hospitalization for exacerbation of COPD. Chest 2006；129：536-44.

13) Puhan MA, et al. Pulmonary rehabilitation following exacerbations of chronic obstructive pulmonary disease. Cochrane Database Syst Rev 2016；12：CD005305.

14) Kim JK, et al. Factors associated with exacerbation in mild- to-moderate COPD patients. Int J Chron Obstruct Pulmon Dis 2016；11：1327-33.

15) Zhou Y, et al. Tiotropium in Early-Stage Chronic Obstructive Pulmonary Disease. N Engl J Med 2017；377：923-35.

16) Rodrigo GJ, Nannini LJ. Tiotropium for the treatment of stable chronic obstructive pulmonary disease：a systematic review with meta-analysis. Pulm Pharmacol Ther 2007；20：495-502.

17) Appleton S, et al. Long-acting beta2-agonists for chronic obstructive pulmonary disease patients with poorly reversible airflow limitation. Cochrane Database Syst Rev 2002；(3)：CD001104.

18) Agarwal R, et al. Inhaled corticosteroids vs placebo for preventing COPD exacerbations：a systematic review and metaregression of randomized controlled trials. Chest 2010；137：318-25.

19) Wedzicha JA, et al. Analysis of chronic obstructive pulmonary disease exacerbations with the dual bronchodilator QVA149 compared with glycopyrronium and tiotropium (SPARK)：a randomised, double-blind, parallel-group study. Lancet Respir Med 2013；1：199-209.

20) Nannini LJ, et al. Combined corticosteroid and long-acting beta-agonist in one inhaler versus inhaled steroids for chronic obstructive disease. Cochrane Database Syst Rev 2007；(4)：CD006826.

21) Horita N, et al. Long-acting muscarinic antagonist (LAMA) plus long-acting beta-agonist (LABA) versus LABA plus inhaled corticosteroid (ICS) for stable chronic obstructive pulmonary disease (COPD). Cochrane Database Syst Rev 2017；2：CD012066.

22) Wedzicha JA, et al；FLAME Investigators. Indacaterol-Glycopyrronium versus Salmeterol-Fluticasone for COPD. N Engl J Med 2016；374：2222-34.

23) Lipson DA, et al.；IMPACT Investigators. Once-Daily Single-Inhaler Triple versus Dual Therapy in Patients with COPD. N Engl J Med 2018；378：1671-80.

24) Herath SC, Poole P. Prophylactic antibiotic therapy for chronic obstructive pulmonary disease (COPD). Cochrane Database Syst Rev 2013；(11)：CD009764.

25) Cosio BG, et al. Oral Low-dose Theophylline on Top of Inhaled Fluticasone-Salmeterol Does Not Reduce Exacerbations in Patients With Severe COPD：A Pilot Clinical Trial. Chest 2016；150：123-30.

26) Zhou Y, et al. Positive benefits of theophylline in a randomized, double-blind, parallel-group, placebo-controlled study of low-dose, slow-release theophylline in the treatment of COPD for 1 year. Respirology 2006；11：603-10.

27) Zheng JP, et al. Effect of carbocisteine on acute exacerbation of chronic obstructive pulmonary disease (PEACE Study)：a randomised placebo-controlled study. Lancet 2008；371：2013-8.

28) Poole P, et al. Mucolytic agents versus placebo for chronic bronchitis or chronic obstructive pulmonary disease. Cochrane Database Syst Rev 2015；(7)：CD001287.

# 教育・指導，病診連携

# 7章

# 教育・指導，病診連携

# 吸入療法管理・支援（指導）

## COPD薬物治療管理

- COPDは治療可能な疾患であり，治療管理目標は，長時間作用性気管支拡張薬を中心とした吸入療法による薬物治療と禁煙指導や呼吸リハビリテーションなど非薬物療法とを組み合わせることで，患者の自覚症状とQOLの改善，運動耐容能と身体活動性の向上と維持により現状を改善するとともに，増悪の予防により生命予後を改善させることにある[1]．
- 薬物治療の経過・管理では，毎回の診察ごとに，まずreview（見直し）とassess（評価）を行い，必要に応じてadjust（調節）することを原則とする[2]（**1**）．
  ①review（見直し）：症状（特に呼吸困難）と増悪リスクを見直す．
  ②assess（評価）：吸入手技とアドヒアランスを，非薬物療法とともに評価する．
  ③adjust（調節）：治療強度（治療薬の追加，削除など）の変更を含めて薬物治療を調節する．吸入デバイスや同クラス（異なる作用機序の長時間作用性気管支拡張薬）の薬物の変更についても必要に応じて検討してもよい．治療内容を少しでも変更したら，その後の臨床経過について，有害事象を含めて，繰り返してreview（見直し）する必要がある．

## COPD吸入療法に用いる薬剤

- COPD治療の中心として使用される吸入薬には，
  ①安定期治療の中心となる長時間作用性抗コリン薬（LAMA）と長時間作用性$\beta_2$刺激薬（LABA），両者の配合剤（LAMA/LABA），主に喘息の合併時に用いる吸入ステロイド（ICS）や配合剤（ICS/LABA），これら3つの配合剤（LAMA/LABA/ICS）など，

**1** COPD薬物治療管理サイクルと吸入療法支援（指導）

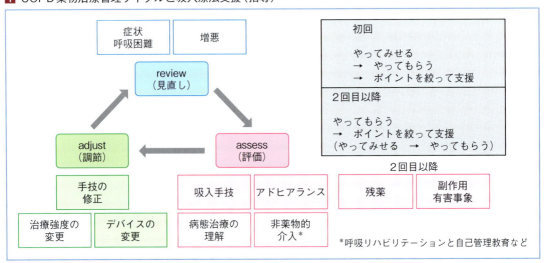

*呼吸リハビリテーションと自己管理教育など

②呼吸困難発作時や増悪時（レスキュー・ユース），およびあらかじめ呼吸困難が出る前（アシスト・ユース）に使用する短時間作用性$\beta_2$刺激薬（SABA），短時間作用性抗コリン薬（SAMA）など，がある．

- これら薬物を吸入するためのデバイスには，
  ①加圧式定量吸入器（pressured metered drug inhaler：pMDI）
  ②ドライパウダー定量吸入器（dry powder inhaler：DPI）
  ③ソフトミストインヘラー（soft mist inhaler：SMI）
  ④ネブライザー
  などがある．

- pMDI，DPIおよびSMIは，各製薬会社が薬理学的に優れた薬物と人間工学的に優れた吸入デバイスを開発してきており，現在わが国では10種類以上が臨床的に使用できる．

- 吸入デバイスは形状とともに各々の操作手技も異なるため，各製薬会社が作成・提供している吸入手順を示したリーフレット，パンフレットや映像資材などを利用できる．

- 製薬会社以外からも，吸入デバイスの操作手技をまとめたインターネット[3]やスマートフォン[4]を利用した映像資材や，吸入療法について理解できる書籍[5,6]なども利用できる．

## 吸入療法の特徴・意義

- 吸入療法は，気管支などの病変部位に直接薬物を到達させ作用させるため，より早い効果発現とより少ない用量で最大限の治療効果を上げることができ，全身的な有害事象・副作用を少なくできる安全性などに特徴があり，COPD[1,2]や喘息[7,8]などの薬物治療の中心である．

- 吸入療法の特徴を活かし，的確に治療効果を得るためには，患者の適切な吸入手技とアドヒアランス，すなわち正しい吸入を安定して継続できていることが重要かつ不可欠である．

- 吸入療法は，内服治療とは異なり，吸入手技の支援（指導）[★1]や定期的な吸入器の誤操作の確認など，きめ細かい服薬管理が必要である．吸入療法によるCOPD・喘息の管理には，患者自らが自身の病状の管理に積極的に参加することが重要である．医師は患者のセルフマネージメントについて教育し，看護師や薬剤師と連携してそれを積極的に支援（指導）することが求められている．

## 吸入療法のアドヒアランス

- 吸入療法では，指示通りの用法で服薬することと吸入デバイスを正しくすることの2つのアドヒアランスを維持する必要がある．吸入療法の服薬アドヒアランスは内服薬のそれに比べて低いことが指摘されている（**2**）．

- COPD患者のアドヒアランスに影響を及ぼす因子として，患者関連要因，医師（医療者）関連要因および社会的要因（ヘルスケアシステム）が知られている（**3**）[9]．

- 患者や家族に限らず，医師など医療職であっても，薬物と吸入デバイス，提供されたリーフレットやパンフレット，映像資材だけで，吸入デバイスを適切に扱うことは難しい．患者の70〜80％以上は，処方された吸入薬を正確に使用することができていない[8]．また，多くの医療職も吸入デバイスの使用法を正しく実演することができていない．

- 特定の吸入デバイスに限らず，すべての吸入デバイスで，薬物の肺への到達に実質的にかかわることとなる重大な誤操作（critical error；平均30％〈15〜47％〉）が報告されてい

---

**★1　指導か支援か**

指導（guidance/leadership）とは，「ある目的・方向に向かって教え導くこと」であり，上から引っ張るイメージで，上から目線的な印象がある．一方，支援（support）とは，「力を貸してその活動を助けること」であり，下から支えるイメージで，それとなく少し下から目線の印象である．その結果，「気づいてもらえれば」とか，「できないところを何とかしよう」とかいう感情がわき，患者目線からみた視点に基づいた患者との良好なコミュニケーション形成につながる可能性が高い．

る[10]．吸入手技の重大な誤操作は，COPD増悪頻度の増加と関連する．アドヒアランスが低い患者では，COPD増悪の割合も高くなる．実臨床での吸入デバイスの誤操作に対する過小評価は，COPDの増悪だけでなく，救急受診や入院などのリスクを増大させる．

- 個々の患者により，また吸入デバイスごとで誤操作は多種多様であり，加齢現象，個性や習慣，生活スタイルなども個別に配慮する必要がある．的確な吸入支援（指導）を行うためには，患者情報の収集と蓄積，多（医療）職種間での共有が基盤となる．
- 吸入療法にかかわる知識と手技について，患者自身が感じる主観的評価と医療職からみた客観的評価とには，乖離がある[11]．医療者の思いだけで患者に伝えようとすることには限界があることが指摘されている．

## ② 吸入療法の現状と吸入指導（支援）*の重要性

- 患者の半数以上は正しく吸入できていない
- 最も多い不良手技
  pMDI：同調，ゆっくり深く吸う，吸入後の息止めなどができていない
  DPI：薬剤のセット，吸入前に吐く，吸入後の息止めなどができていない
- 多くの医療スタッフは吸入方法を正しく示すことができない
- 吸入手技の不良な患者はそれに気づいていない
- 完全な吸入器は存在しない
- 短時間の吸入指導（支援）*が喘息（COPD）*コントロールの改善につながる
- 舌を吸入器の下に入れ，なるべく下げるように指導する
- 正しい吸入手技は薬剤の副作用を軽減する
- 患者教育の一環としてコミュニケーションや信頼関係の構築が重要

( )*は筆者加筆．
（喘息予防・管理ガイドライン2018作成委員会作成，日本アレルギー学会喘息ガイドライン専門部会監．喘息予防・管理ガイドライン2018．協和企画；2018[7]より）

## なぜ吸入療法支援（指導）が必要なのか

- 吸入薬で治療が行われる場合は，吸入手技の教育とトレーニングはいくら重視しても，しすぎることはない[2]．
- 吸入療法を行うにあたり，「現在の治療が不十分であると結論づける前に，吸入手技と治療へのアドヒアランスはかならず評価すべきことである」[2]ことを忘れてはいけない（④）．さらに，「適切かつ十分な治療薬の処方にもかかわらず，良好なコントロールが得られ

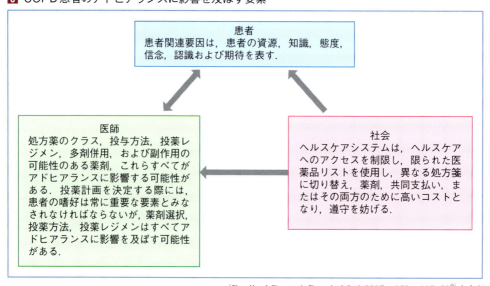

③ COPD患者のアドヒアランスに影響を及ぼす要素

患者
患者関連要因は，患者の資源，知識，態度，信念，認識および期待を表す．

医師
処方薬のクラス，投与方法，投薬レジメン，多剤併用，および副作用の可能性のある薬剤，これらすべてがアドヒアランスに影響する可能性がある．投薬計画を決定する際には，患者の嗜好は常に重要な要素とみなされなければならないが，薬剤選択，投薬方法，投薬レジメンはすべてアドヒアランスに影響を及ぼす可能性がある．

社会
ヘルスケアシステムは，ヘルスケアへのアクセスを制限し，限られた医薬品リストを使用し，異なる処方箋に切り替え，薬剤，共同支払い，またはその両方のために高いコストとなり，遵守を妨げる．

（Rogliani P, et al. Respir Med 2017：129：117-23[9]より）

ず，症状や増悪が持続するとき，また，良好であったコントロールが悪化してきたときは薬剤増量や変更など治療の強化（ステップアップ）を検討するが，その前にはかならず，吸入手技が正しいか，アドヒアランスが不十分でないか，などを評価し，修正する必要がある」[7]．

● 吸入療法に関する支援（指導）内容は吸入薬の操作や吸入動作などの手技を始め，アドヒアランス向上のため，吸入薬の重要性の説明や副作用対策の説明なども必要となり，その内容も多岐にわたる．また，吸入薬のデバイスの種類も増え，吸入デバイスごとに注意しなければならない事項もある[12]．

● 少なくとも，吸入薬の重要性の説明，吸入操作指導，吸入動作指導，副作用防止についての説明は必須である．これらの項目を適正に，かつ指導にかかわる多くの医療職種間で連携しながら実施していくことが重要である．

● COPD（や喘息）に対して処方される吸入デバイスが，しばしば不適切に使用されることがあり，管理上注意が必要となるため，正しい吸入方法を患者に教育することは，吸入療法を行ううえで重要な部分を占めている．医師や薬剤師が初診時に吸入療法支援（指導）を十分行ったにもかかわらず，吸入デバイス手技を確認すると誤操作により十分な吸入がなされていない場合もあり，高齢者に限らず，吸入療法支援（指導）を定期的に行うことが必要であり，適切な吸入デバイスへの変更も考慮する必要がある（**1**）．

## 吸入療法の効果を最大限にするために

● 吸入療法の効果を最大限に得るための基本項目として，「4つのC」：Choose（選択），Check（チェック），Correct（修正），Confirm（確認）がある[8]．この4つのCは，すべての吸入デバイスに共通する事項であり，すべての医療職が認識しておくべきことである[13]．

### 4 吸入療法支援（指導）のポイント

● 吸入デバイスの選択は個々の患者に合わせる必要があり，アクセス，費用，処方医師，および最も重要なこととして，患者の能力と希望によって決定する．
● 吸入薬を処方する場合には，吸入デバイスが適切に扱えるように支援（指導）を行い，正しい吸入法を示し，患者が継続的に吸入デバイスを正しく使用できるように診察の度に再確認することが不可欠である．
● 吸入デバイスの取り扱い（および治療のアドヒアランス）は，現在の治療法が不十分であると判断する前に評価すべきである．

(Global Initiative for Chronic Obstructive Lung Disease (GOLD). Global strategy for the diagnosis, management and prevention of COPD. 2019[2] より）

①Choose（選択）：医師は患者にとって最適な吸入薬と吸入デバイスを，患者の操作技術や操作上の障壁（関節障害，筋力低下，巧緻障害など），コストなどの要素を考慮して選択する．複数の吸入薬が必要な場合や治療内容の調整に伴う変更もあるが，医師は一人の患者に対してはできるだけ同じタイプの吸入デバイスで治療するのが望ましい．患者個人にとって満足度の高いデバイスこそが吸入手技とアドヒアランスを良好に保ち，増悪頻度も減少させることができるという報告もあることから，可能であれば吸入薬の選択は，異なる吸入デバイスの同効薬を提示したうえで，患者の感覚にあったものを患者とともに行うのがよい．

②Check（チェック）：吸入手技は機会あるごとにチェックを行う．いつもと同じように吸入を実演してもらい，医療職はその手技を確認する．標準化されたチェックリストを用いれば，数分で項目ごとに手技の成否を示すことができる．支援（指導）直後には正しく吸入していても，時間とともに患者自身も気づかずに誤った操作を継続していることも少なくないため，特に再診時の繰り返しチェックはきわめ

## 7章　教育・指導，病診連携

### 5 吸入療法支援（指導）の一例

- ●初回の吸入療法支援（指導）
  - ◇ 吸入薬を吸入できるか：吸入流速を確認する（フローボリューム曲線の吸気側を参考にする，吸入デバイス専用の笛などを吸ってもらう，など）
  - ◇ 吸入デバイスを操作できるか：実際に患者の前で行ってみせる．患者にも行ってもらいチェックする．リーフレット，パンフレット，映像資材を利用しても良いが，必ず吸入手技を実演してみせることが大切である．
  - ◇ ピットホールを見つけ，重点的に行う．
  - ◇ 薬を胸の奥まで吸入してもらうことにも注目する．
- ●2回目以降の吸入療法支援（指導）
  - ◇ 吸入薬をどのくらい吸入したのか，残薬はどのくらいかについて，症状の推移とともに，忘れずに確認する．受診のたびに，手元にある薬をお薬手帳とともに持参してもらう方法もある．
  - ◇ 吸入していないことが判明した際には，なぜ吸入しなかったのか，友好的に，まず，話，訳を聞く．
  - ◇ 問題点を明らかにしてから，解決策を見つけるようにする．

て重要である．

③Correct（修正）：誤ったポイントは，医療職が正しく実演してみせながら修正を行う．問題となったポイントに注意し，再チェックと修正を繰り返す，何度繰り返しても正しく操作できないときは別の吸入デバイスを検討する．

④Confirm（確認）：使用される各吸入薬については，医療職自身が正しい手技を実演できる必要がある．薬剤師や看護師など多（医療）職種は非常に有効な吸入手技支援（指導）を提供しうる．

## 正しい吸入を安定して継続するために

●吸入手技の習熟・改善には，まず患者に最適な吸入薬を選択し，その薬物と吸入デバイスの特性に応じた支援（指導）を医療職が直接支援（指導）すると効果的である．その際にteach-back法[14] ★2 を用いて，繰り返しのチェックと修正を行うとよい（15）．

### 6 患者の治療アドヒアランスを高める条件

- ● 喘息（COPDも）＊は常に治療を必要とする疾患であることを患者が認識すること
- ● 処方された治療薬が安全であることを患者が認識すること
- ● 自分の症状が治療により改善していることを患者が実感できること
- ● 医療関係者と患者が信頼関係を築くこと
- ● 身につけた対処法を患者自身が評価し自己管理能力に自信を持つようになること

（　）＊は筆者加筆．
（喘息予防・管理ガイドライン2018作成委員会作成，日本アレルギー学会喘息ガイドライン専門部会監．喘息予防・管理ガイドライン2018．協和企画；2018[7] より）

- ●患者個人に最適な吸入薬・吸入デバイスとは，患者自身にとって最も使いやすい吸入デバイスであり，日常の吸入で最もなじむ吸入デバイスである[5]．同効薬があり複数の中から選択可能であれば，候補となる吸入デバイスを提示し，簡単な説明とともに，患者に選択（第一印象や好感度など）してもらうと，アドヒアランスが高くなる可能性がある．

- ●アドヒアランスの向上，維持には，障壁となる要因を的確に判断したうえで疾患病態や薬効に関する丁寧な説明を行い，患者とともに治療方針を決定するとよい（6）．また，可能なかぎり単純化した薬物療法，治療に関するフィードバックを行うことで，医師・多（医療）職種と患者・家族間での適切な情報共有，円滑なコミュニケーション，セルフマネージメントの支援（指導）が可能となり，その重要性は計り知れない．

#### ★2　teach-back法
医療職が話したことを患者が理解できているかどうかを確認し，患者の理解が確認できるまで患者に合った新たな説明を繰り返す教育的介入法である．患者に話したことを，患者自身に説明や実演をしてもらい，うまくできなければもう一度，別の方法で話をする．たとえば，吸入支援では，「COPDの吸入デバイスの使い方をみせてもらえますか．私がきちんと教えられたか確認したいのです」と質問し，実際に患者に実演してもらい，問題点があれば，ポイントを絞って介入を繰り返すとよい．COPD患者に対して正確な吸入手技の実施と自己管理能力向上に効果がある．

## これからの吸入療法管理

- 吸入療法を行っている患者のアドヒアランスが低い要因として，吸入療法に関する十分な情報が一般臨床の場で共有されていないことがあげられている．COPDはごくありふれた疾病の一つであり，その治療・管理は呼吸器専門医だけでなく，かかりつけ医が行うことが多くなる．さらに，看護師，薬剤師，理学療法士，作業療法士さらには管理栄養士といった多（医療）職種との協働が必要である．
- 実効性の高い吸入支援（指導）とアドヒアランスの向上には，医師のみならず薬剤師や看護師など多（医療）職種が連携して役割を担うことが期待され，患者・家族を中心にしたよりよいパートナーシップの形成が求められている．
- 地域によっては，医師会や薬剤師会，医療機関が中心となって，定期的なアドヒアランスのモニタリングや吸入手技の統一など[6]，治療効果を上げるための取り組みを行っている．
- 核家族化や高齢者の独居化が進む中で，多（医療）職種が連携して，行政（介護）などを含めて地域全体で患者と家族を支える必要がある．患者と家族を中心にして各医療職種が機能に応じた適切な支援（指導）と管理を提供できるように，地域の多（医療）職種が相互に協調して連携し，吸入療法などに関する患者情報の収集と蓄積，共有化を図る機能的なネットワークサークルの構築が必要である[7]

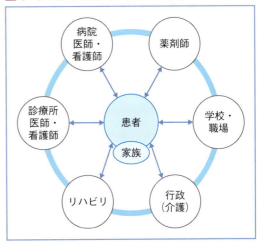

**図7 多（医療）職種連携ネットワークサークル**

（喘息予防・管理ガイドライン2018作成委員会作成，日本アレルギー学会喘息ガイドライン専門部会監．喘息予防・管理ガイドライン2018．協和企画；2018[7]より）

（図7）．患者・家族に寄り添い患者目線からみた多（医療）職種と協働した適切な吸入支援（指導）が有用である[15]．
- 吸入手技にとどまらずカウンセリングやコーチングなどを含む，より高度な支援（指導）・教育法に習熟した医師，薬剤師，看護師，理学療法士などを育成しようという試みも日本各地で行われるようになりつつある．COPD，喘息などの薬物治療管理のなかで今後も中心的役割を担う吸入療法を，すべての患者が，より効果的に実施し継続するには，医師だけでなく多（医療）職種の教育，レベルアップ，充実も必要である．

（西川正憲）

## 文献

1) 日本呼吸器学会COPDガイドライン第5版作成委員会編．COPD（慢性閉塞性肺疾患）診断と治療のためのガイドライン2018，第5版．日本呼吸器学会；2018．
2) Global Initiative for Chronic Obstructive Lung Disease（GOLD）．Global strategy for the diagnosis, management and prevention of COPD. 2019.
3) 日本アレルギー協会．吸入療法サポートチャンネル「吸チャン」．http://9-chan.net/medical/
4) 「吸入レッスン」ウェブサイト．http://www.kyunyu.com/Public/menu
5) 大林浩之．メカニズムから見る吸入デバイスのピットホール―喘息・COPD吸入療法の患者指導に必携！日経BP社；2016．

6) 駒瀬裕子監，横浜市旭区瀬谷区薬剤師会特定非営利活動法人吸入療法のステップアップを目指す会編．すべての医療者のための明日からできる実践吸入指導，改訂第3版—指導から支援へ．メディカルレビュー社；2018.

7) 喘息予防・管理ガイドライン2018作成委員会作成，日本アレルギー学会喘息ガイドライン専門部会監．喘息予防・管理ガイドライン2018．協和企画；2018.

8) Global Initiative for Asthma. Global Strategy for Asthma Management and Prevention, 2018 (updated 2018).

9) Rogliani P, et al. Adherence to COPD treatment：Myth and reality. Respir Med 2017；129：117-23.

10) Molimard M, et al. Chronic obstructive pulmonary disease exacerbation and inhaler device handling：real-life assessment of 2935 patients. Eur Respir J 2017；49：1601794.

11) Hira D, et al. Problems of elderly patients on inhalation therapy：Difference in problem recognition between patients and medical professionals. Allergol Int 2016：65：444-9.

12) 堀口高彦，近藤りえ子．吸入薬の特徴と選び方—吸入指導も含めて．喘息・COPD吸入治療の新しい展開．医学のあゆみ2017：261：239-43.

13) 東元一晃，井上博雅．有効性の高い吸入指導とは？．喘息・COPD吸入治療の新しい展開．医学のあゆみ2017：261：248-52.

14) Emralino DD. A Critical Review of the Effectiveness of "Teach-Back" Technique in Teaching COPD Patients Self-Management Using Respiratory Inhalers. Health Education J. 2014；73：41-50.

15) 神奈川県内科医学会呼吸器疾患対策委員会編，西川正憲監．患者目線からみた吸入療法支援—成人・高齢者．アドメディア；2018.

## 患者教育，吸入指導のための資材と活用法

### Column

# 患者教育，吸入指導のための資材と活用法

## COPDの患者教育

COPDの患者教育とはなんであろうか．COPD患者は高齢者が多く，自身の疾患について十分に理解してもらうことはかなり難しい．また病院を受診するCOPD患者は日本人の特性から多くは依存的であり，高齢であることと相まって自分の病気を理解することがきわめて難しい．COPDという疾患名も日本ではなかなか定着しにくい．このように高齢者に理解してもらい，自分自身のこととして取り組んでもらうためには多くの医療者の関与が必要である．

高齢者には以下の点の理解が必要と思われる．

①COPDという疾患が，喫煙がもとで起こった疾患であること．禁煙が薬物治療の前に必要であり，患者自身のマネージメントの第一歩であること

②COPDは慢性の疾患であり，肺をもとに戻すことはできないが十分に共存できる疾患であること．

③COPDの病態をしっかりと理解し，増悪についての理解も必要であるが，対応は可能であること

④COPDにはリハビリテーションをはじめとする非薬物療法と薬物療法をあわせて治療に取り組むことが重要であること

⑤薬物療法に関しては，効果がすぐに現れなくても継続が重要であること

## 患者教育に利用できるツール

以下にいくつか紹介する．

①植木ら（順天堂大学）はCOPD患者を対象としたiPadによるセルフマネジメント教育プログラムの開発を行い，現在患者のアドヒア

ランスや，息切れ，健康関連QOL，日常生活の活動量，増悪の判断や増悪時の行動にプログラムが及ぼす影響について検証している．COPDエデュケーターフォーラム[1]において受講すると，iPadを用いた患者の教育を行うことができる．

②環境再生保全機構において作成されたさまざまなパンフレットを利用することが可能である．特に，COPDのリハビリテーションに関するテキストが豊富で患者の教育に用いることができる[2]．

③肺の健康ダイアリー：COPDにおいては身体活動性が重要であることが指摘されるようになった．Garcia-Aymerichら[3]によるCopenhagen Heart StudyでのCOPD患者2,386人の20年にわたる追跡調査で，1週間に4時間以上歩行あるいは自転車に乗る習慣のある人は，ほとんど動かない人に比べて5年生存率において約20％，10年生存率において約30％生存率が高いことが指摘されている．また，COPDの身体活動は多岐にわたる因子により規定されており，アウトカムに関しては，死亡率のみならず，増悪，健康関連QOL，呼吸困難，運動耐容能などに影響を及ぼしていることが示されている[4]．身体活動性の改善には，呼吸リハビリテーションが有用であるが，最近では歩数が身体活動性を表す簡便な指標となっていることがわかってきた．そのために患者に歩数も含めた全身管理を行うための患者日記が有用である．日記にはCOPDの病態，リハビリテーションの実際などが記載されており，患者の教育ツールともなっている．歩数を毎日つけることにより，セルフマネジメントを可能にする．肺

Column

**1 笛**

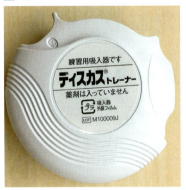
ディスカス®トレーナー
（グラクソ・スミスクライン）

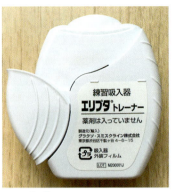
エリプタ®トレーナー
（グラクソ・スミスクライン）

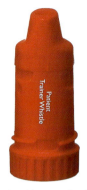
タービュテスター®
（アストラゼネカ）

の健康ダイアリーは環境再生保全機構で作成された．

④Living Well with COPD[5]：カナダにおいて患者の教育に用いられているテキストが日本語に訳された．現在効果を確認中である．

### 吸入支援に必要な資材

吸入薬はCOPD治療の中心である．しかし，吸入薬のデバイスは種類が多く，それぞれの操作方法もまったく異なる．現在COPDに用いることのできる吸入薬はLAMA，LABA，LAMA/LABA配合剤，ICS/LABA配合剤，LAMA/LABA/ICS配合剤，SABA，ICSの併用（気管支喘息合併の場合）など種類が多く，さらにそれぞれ複数のデバイスがある．吸入薬の正しい操作は若い人でも難しいが，高齢者では操作の習得に時間がかかり，さらに一度できたものも途中でできなくなることは少なくない．したがって，処方早期に吸入方法を繰り返し指導するのみならず，常に吸入方法をチェックし，アドヒアランスについても確認が必要である．アドヒアランスが低下することで認知症などが初めてわかることもある．この際地域の調剤薬局としっかり連携をとることが必要である．病院だけでなく地域の医療者も活用し患者教育を行う．

**2 スペーサー**

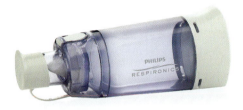

オプティチャンバーダイアモンド®
（フィリップス）

◆ モック

吸入指導を行うためにはモック（主薬の入っていない原寸大の製剤見本の意味）が必要である．薬剤の種類や指導のタイミングによっては実薬を用いても問題ないが，LAMA製剤は尿閉を起こす副作用もあるため，可能であればモックが望ましい．現在多くの製薬会社がモックを作成しているが，費用がかかることから中止されたものも少なくない．また，モックをやめて薬剤が入ったものをそのまま提供しているものもある．いずれも高額であり，十分に配慮して使用したい．なお，LAMA/LABA/ICS配合剤として2019年5月にテリルジーエリプタ®が発売，6月にビレーズトリエアロスフェア®の製造承認がおりた．いずれもモック製剤が入手できる．

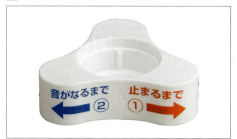

**3** タービュヘイラー®のグリップサポーター

（アストラゼネカ）

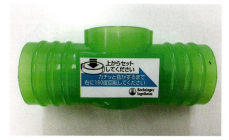

**4** レスピマット®の「回転君」

（日本ベーリンガーインゲルハイム）

◆ 吸入を練習するための"笛"（**1**）

　ドライパウダー製剤（DPI）では吸入を練習するための笛（一定の吸気流速で音が鳴るようにつくられた専用トレーナー）が有用であるが（ディスカス®，エリプタ®，タービュヘイラー®），タービュヘイラー®の笛は手に入りにくくなっている．レスピマット®の笛は音を出す程度の吸入を行うが使用目的がDPIのものとは異なるので使用法に注意する．

◆ スペーサー

　気管支喘息合併時に使用されるMDI（定量噴霧式吸入器）製剤の吸入補助器具であるスペーサー（エアロチャンバー，オプティチャンバーなど）は購入する必要がある．現在65歳以上の喘息患者に関して喘息管理料2を算定することが可能である（**2**）．

◆ その他の補助器具

　タービュヘイラー®のグリップサポーター（**3**），MDI製剤のグリップ，レスピマット®の「回転君」（**4**）などを無償で手に入れることが可能である．

◆ 病診連携

　COPD患者は増悪時には専門医による治療が必要であるが，安定しているときには非専門医でも十分に治療が可能である．また，合併症の多い疾患であり，他の疾患とともにかかりつけ医が管理するのが望ましい．いくつかの地区で専門医と一般医のあいだで病診連携が行われて

いる．最も早くから効果が検証されているのが石巻COPDネットワークであるが[6]，筆者のいる横浜市西部地域でも病診連携を積極的に行って効果を得ている．また東京都渋谷区では東海大学，日赤医療センターなど複数の専門病院と診療所で病診連携を行っている．病診連携に必要なツールとしては患者カードと連携パスであるが，それぞれの地区の実情にあったものを作成している．

　以上患者教育用のツールなどについて述べてきた．しかし，実際にこの患者教育を行うことは，我々医療者自身が教育されていることでもあることを述べておきたい．

（駒瀬裕子）

## 文献

1) http://www.copd-educator.com/
2) 環境再生保全機構・大気環境・ぜんそくなどの情報館. https://www.erca.go.jp/yobou/pamphlet/form/index.html
3) Garacia-Aymerich J, et al. Regular physical activity reduces hospital admission and mortality in chronic obstructive pulmonary disease: a population based cohort study. Thorax 2006; 61: 772-8.
4) Gimeno-Santos E, et al. Determinants and outcomes of physical activity in patients with COPD: a systematic review. Thorax 2014; 731-9
5) Living Well with COPD. https://www.livingwellwithcopd.com/
6) 安倍なつみほか. 石巻地区COPEネットワーク（ICON）における教育効果のCOPD増悪に及ぼす影響. 日本呼吸ケア・リハビリテーション学会誌2016; 26: 285-90.

7章　教育・指導，病診連携

教育・指導，病診連携

# 医療連携─病診連携，在宅訪問診療

## はじめに

- 21世紀に入り世界に類をみない速さで超高齢社会を迎え，わが国の医療制度は大きな転換点にさしかかっている．厚生労働省は診療・介護報酬の改定はもとより，医療と介護の総合的な確保へ向けた法整備を行い，さまざまな施策を進めている．疾病構造も変化し，生活習慣病を含めた慢性疾患患者が増えるなかで「治す医療」から「支える医療」を提供するために今までとは異なるシステムの枠組みを構築し，多職種によるチーム医療★1を提供しなければならない．ここでは医療連携を行ううえで必要な概念と，COPDにおける連携のあり方について概説する．

## COPDの医療提供に必要な枠組み・概念

### ■ 医療連携

- 医療連携とは「地域の実情に応じて医療提供施設間での機能分化や役割分担を進め，地域の医療資源の有効で効率的な運用を図ることで，地域住民に適切な医療を継続的に提供するための地域システム」とされ[1]，いわゆる病院完結型から地域完結型の医療提供体制へ

---

★1　**チーム医療**

厚生労働省のチーム医療検討委員会の報告書によれば「医療に従事する多種多様なスタッフが，各々の高い専門性を前提に，目的と情報を共有し，業務を分担しつつも互いに連携・補完し合い，患者の状況に的確に対応した医療を提供すること」と定義されており[12]，専門性をもちながらも適宜補完してタイムリーな医療を提供し，チームでしか得られない成果を生み出すことである．とりわけ病院において多様化した医療の場で重要であり，2000年に入り緩和ケア診療加算，褥瘡ハイリスク患者ケア加算，呼吸ケアチーム加算など診療報酬にも反映されている．今後は病院から地域レベルでのチーム医療の推進が求められる．

---

の転換を促す概念である．医療者が各々の施設の機能に応じて，効率的に福祉サービスなどとの有機的な連携を図るよう医療法で定められている．

- 医療連携の動きは海外で先行し，いわゆる"integrated care（統合されたケア）"として各国の実情に応じて取り組まれてきた．COPDにおけるintegrated careの効果に関するメタアナリシスでは健康関連QOLの改善，運動耐容能の改善，入院率や在院日数の低下が示されている[2]．わが国においては専門的かつ入院機能を備えた病院と全人的かつプライマリ・ケアを担う診療所による連携（病診連携）が連携システムの根幹の役割を担っている．

### ■ 慢性疾患ケアモデル

- これまでの医療システムは感染症や外傷といった急性疾患に最適化されたものであった．Wagnerらが提唱した"chronic care model（慢性疾患ケアモデル）"は自己管理教育，計画的なケア，エビデンスに基づく意志決定，情報共有が可能なチーム医療によってアウトカムを改善するという管理モデルである（**1**）[3]．これまでの事後に対応（reactive）する医療から予防的対応（proactive）を目指す医療への転換を図るもので，うつ，心不全，糖尿病，喘息，COPD[4]においても本モデルの有用性が示されている．

### ■ 地域包括ケアシステム

- わが国における医療と介護の連携推進策である地域包括ケアシステムは「高齢者の尊厳の保持と自立生活の支援を目的とし，可能な限り住み慣れた地域で自分らしい暮らしを人生の最期まで続けることができるための地域の

338

**1 慢性疾患ケアモデル**

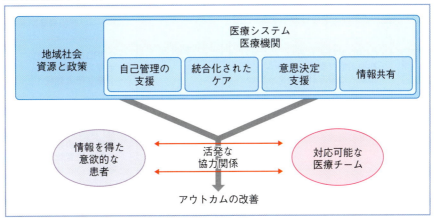

慢性疾患におけるアウトカム改善を行うためには患者と医療チームの協力関係が必要であり，医療システム内に，①患者の自己管理支援，②医療者の役割が明確な連携による長期間フォローアップ体制，③ガイドラインなどに基づいた方針決定，④迅速ににアクセス可能な情報共有システム，の4つの構造(structure)が必要であるとした．

(Wagner EH. Eff Clin Pract 1998；1：2-4[3]より)

包括的な支援・サービス提供体制」と定義され[5]，保険者である市町村や都道府県が地域の自主性や主体性に基づき，地域の特性に応じて構築するといういわゆるcommunity-based careの概念が盛り込まれている．すなわち住まい，医療，介護，予防，生活支援などの社会資源を総合的に確保し，重度な要介護状態となっても対応できることを目指したものである．

## COPDにおける医療連携のあり方

- 慢性呼吸器疾患であるCOPDにおいて地域で質の高い医療を提供するためには，医師らによる病診連携に加え，薬剤師による薬物療法を支援するファーマシューティカルケア，理学・作業療法士による身体機能を支えるフィジカルケア，そして看護師による患者に寄り添い日々の生活や増悪への早期対処を支援するナーシングケアを多施設でタイムリーに提供できる仕組みが必要となる．専門医は地域における一連の呼吸ケア・リハビリテーションの技術指導や均てん化推進の役割を担っている．

- 本邦では呼吸器専門医が診療しているCOPD患者は全体の2～3割程度にとどまり，多くはプライマリ・ケア医が担っている[6]．したがって病診連携の推進がCOPDの医療の質向上の鍵となる．ガイドラインで示された現状の改善(症状およびQOLの改善，運動耐容能と身体活動性の向上および維持)と将来のリスクの低減(増悪の予防，全身併存症および肺合併症の予防・診断・治療)の2つの管理目標を達成できるように役割を分担する．

- 基本的にはプライマリ・ケア医においては早期診断・生活習慣改善を含めた併存症管理を，呼吸器専門医は多職種によるハイリスク患者を対象としたチーム医療の実践が主たる役割となる．専門医とプライマリ・ケア医はお互いの状況を踏まえて適宜補完しながら個々の患者に最適な医療を提供するよう努める(**2**)[7]．これらの枠組みを構築するうえで必要となる関係性の構築や基本的事項については地域医療者間で話し合いや学びの場を作ることが望ましく，COPD対策推進会議や医療連携勉強会などの機会を活用するとよい．

## 2 COPDにおけるプライマリケア医と呼吸器専門医の病診連携の例

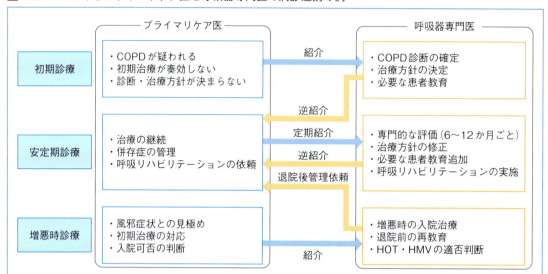

プライマリケア医は主に診断，薬物療法の導入，禁煙，日常生活指導，ワクチン接種，併存疾患管理など幅広く関わる一方で，呼吸器専門医は治療の最適化，呼吸リハビリテーションの導入，増悪管理，HOT・HMVの導入などの専門性の高い領域を担う．地域の特性を踏まえて双方が適宜補完しながら個々の患者に最適な医療を継続的に提供する．
(日本呼吸器学会COPDガイドライン第5版作成委員会編．COPD〈慢性閉塞性肺疾患〉診断と治療のためのガイドライン2018，第5版．日本呼吸器学会；2018[7]より／日本COPD対策推進会議編．COPD診療のエッセンス2014年版．2014を改変)

### ■診断

- 高齢者を診療する際は喫煙の有無にかかわらずCOPDである可能性を常に疑い，COPD-PSなどの質問票を活用し，スパイロメトリーで診断を確定する．スパイロメトリーは定期評価でも活用できるためいずれかの医療機関で実施できるような体制を整えておく．
- 専門医は診断に難渋する患者や，スパイロメトリーによる肺気量測定，気道可逆性試験，呼気NO濃度測定，喀痰中好酸球測定による喘息合併の有無の検討を行う．さらに他科からの診断依頼に応需し，かかりつけ医への情報提供や定期フォローアップの提案を行う．

### ■治療

#### 薬物療法・禁煙・ワクチン

- 薬物療法の長期継続の必要性を繰り返し説明し，アドヒアランスの維持・向上に努める．とりわけ吸入薬については，初回導入時の指導のみならず定期的に吸入手技，薬効，副作用の有無を確認してアドヒアランスを高めるよう継続的な支援を行う(「吸入療法管理・支援(指導)」p.328参照)．かかりつけ薬局に服薬情報等提供の依頼を行い，円滑な吸入指導と長期的な支援体制を築く．
- 定期的なスパイロメトリーやCOPDアセスメントテスト(CAT)などを用いて患者QOLの治療評価を行う．CATスコアが10点以上であれば日常生活に中程度以上の影響があるため，専門医へ紹介することが望ましい．
- 禁煙，ワクチン全身併存症の管理はプライマリ・ケア医が主たる役割を担う．専門医はプライマリ・ケア医を補完しながら，肺合併症を含めた包括的な重症度の評価と治療最適化を定期的に実施する．

#### 呼吸リハビリテーション

- 呼吸リハビリテーションは「呼吸器に関連した病気をもつ患者が，可能な限り疾患の進行を予防あるいは健康状態を回復・維持するため，医療者と協働的なパートナーシップのもとに疾患を自身で管理して，自立できるよう

生涯にわたり継続して支援していくための個別化された包括的介入」と定義されている[8].

- 運動療法と自己管理支援が主軸となった構造化されたリハビリテーションプログラムによって患者が健康維持のために望ましい行動に変化するよう多職種で継続的に支援する.海外の研究では専門施設での提供のみならず,居宅におけるリハビリテーションの有効性を示すエビデンスが報告されているが[9, 10],わが国の医療特性を踏まえたプログラムの標準化が今後の課題となる.

- リハビリテーションの主たる提供者は専門医となるが,プライマリ・ケアにおいても口すぼめ呼吸,腹式呼吸など基本的なリハビリのスキルと身体活動を高める介入ができるよう勉強会などで技術の共有を行う.

### ■ 増悪管理

- 感冒様症状で受診することが多いため,プライマリ・ケア医においては増悪の可能性を念頭におき,早期診断・初期治療を心がける.CATスコアが5点以上悪化した場合は増悪である可能性が高い[11].対応困難な場合や初期治療後48時間で改善が得られない場合には専門医に委ねる.あらかじめ増悪時の初期対応法や緊急受診先を医療者間で共有しておく.

- 専門医は増悪入院治療を担い,早期離床・退院を目指したチーム医療を実践する.在宅復帰を目指したリハビリテーションを早期から積極的に実施し,退院支援チームと協働し自宅療養における課題抽出,介護資源の活用などによる問題解決を行う.在宅酸素療法(HOT)や非侵襲的陽圧換気療法(NPPV)の適応についても適宜検討する.増悪は患者教育の好機であり,禁煙,薬物,運動療法などを医療チームで提案・実施することが肝要となる.必要に応じて身体機能障害の申請を行うのも専門医の役割である.介護認定申請に際しては呼吸機能障害者では要介護度の認定が軽度となる可能性があり,日常生活動作の

制限の実際や低酸素血症の程度など,具体的に記すよう努める.

- 再増悪時のために増悪時の行動や緊急薬の使用の手順(アクションプラン)を患者・家族に説明し,書面にしておくとよい.アクションプランは包括指示としてあらかじめ医療者間で共有することで,訪問看護師などの在宅チームの支援が円滑に実施できる.

### ■ 在宅医療・終末期医療

- 独居例や増悪を繰り返しきたす場合は早期に在宅ケアを導入することが望ましい.重症例では呼吸リハビリテーションの継続だけでなくHOT,NPPVなどの在宅利用機器の管理,増悪時の初期対応などさまざまなことを身につける必要がある.したがってケースマネージングを担うことができる慢性呼吸器疾患認定看護師,呼吸ケア指導士などの呼吸ケアに熟達した医療者の関与が望ましく,専門医とともにチーム医療を進めていくことが望ましい.

- 一方通院困難な患者に対してはプライマリ・ケア医を中心とした訪問診療を行う.COPDの終末期の判断は困難となる場合が少なくないため,患者や家族を交えてあらかじめ人生の最終段階のあり方,増悪治療の上限(人工呼吸器使用の可否)について話し合う機会を設け,チーム全体で共有・検討する.

- いずれの場合も在宅呼吸ケアが可能で24時間対応できる訪問看護ステーションが中心となって介護も含めた連携・調整を行う.また在宅医療機器を使用中の患者において災害時の避難先についても事前に確認しておく.

## 医療連携のこれから

- 地域包括ケアシステムを持続可能なものにしていくためにも,都道府県が進める地域医療構想・地域医療計画の見直しが行われ,医療機関の役割は今後も変わることが予想される.連携もこの変化に対応するためのツールが必要となる.

**ADVICE**

**地域連携の質向上に必要な3つのポイント**

医療の質を改善するためには品質管理という視点が欠かせない．業務改善をうまく進めるための3つのポイントを紹介したい．

**①標準化を行う**

標準化とは標準を定め，これを活用する組織的活動である．その意義は目的を達成するために標準と実際の業務の食い違いを一定の範囲に収めることにある．標準は関係者の合意によって成り立つもので，いわゆる画一化とは異なる．医療者の標準化に対する理解はいまだ十分とはいえないが，医療提供の公平性と質の担保に欠かせない概念である．

**②PDCAサイクルを回す**

米国のデミングらによって提唱された業務改善のための手法でPlan（立案），Do（実施），Check（評価），Action（改善）の4つのステップを繰り返すことでプロセスを継続的に改善していく．エビデンスがめまぐるしく変わりゆく現代の医療においてはこのPDCAサイクルを繰り返すことで新たな標準を導き，システムの機能を保つことができる．国が推進する医療計画においてもこの手法が用いられている．

**③クリニカル（クリティカル）パスを作成する**

よりよい診療の結果（アウトカム）を得るためには，診療の内容・過程を最適化しなければならない（プロセスマネジメント）．パスは「患者状態と診療行為の目標，および評価・記録を含む標準診療計画」とされ，一連のプロセスを可視化して患者・家族にわかりやすく予定を示すことができる．また標準との違い（バリアンス）を分析することで，医療の質向上のための業務改善を円滑に行うことができる．前述のPDCAサイクルを回すツールとして活用できる．

## ■ 地域連携パス

- クリニカル（クリティカル）パスは診療の標準化による入院期間の短縮など，医療の質向上のためのツールとして病院で活用されてきた．地域連携においては2006年より入院患者が退院後連携施設で治療を継続する場合一部の疾患において診療報酬の算定が可能となっていたが，2016年に疾患限定が解除とされ，地域連携診療計画加算[★2]として算定できるようになった．COPD連携では増悪患者が退院する際のプライマリ・ケア医での治療継続目的として，またかかりつけ医からの

診断・精査・定期評価やリハビリテーション依頼・継続を目的とした地域連携パスの活用が期待される．

## ■ ICT（情報コミュニケーション技術）/テレメディシン

- 多施設多職種で効率よく患者介入を行うためには医療情報の共有が必須であり，従来の紙ベースからICTへの情報共有基盤の移行は今後の多施設連携に必須となるだろう．COPDにおいては増悪時のアクションプランを用いた在宅管理において，訪問看護師はじめ在宅ケアスタッフとの連絡や遠隔医療を行ううえで欠かせない．また，吸入指導や自己管理教育などにおいてICT活用の有効性も示されつつあり，今後のエビデンスの集積が待たれる．

- テレメディシン（遠隔医療）は海外における先行事例の成果が報告されている．平成30年度診療報酬改定では遠隔医療を盛り込む方針が示され，その一つとして在宅酸素療法遠

---

★2　**地域連携診療計画加算**

平成28年度診療報酬改定において従来の地域連携診療計画管理料に代わって設けられたもので，平成30年度改定で入退院支援加算の一部として算定できるよう改められた（計画策定病院で300点が，連携機関では50点）．退院に困難な要因を有する患者を対象に入院後7日以内に診療計画を作成・説明し，文書により提供する．従来は大腿骨頸部骨折，脳梗塞，癌に限定されていたが，疾患ごとの連携診療計画（パス）を作成することが可能となった．施設要件を満たし，連携施設間での定期的な会合などを行うことが必要である．

隔モニタリング加算[★3]が新設された．解決すべきいくつかの課題はあるものの，呼吸器診療における遠隔医療の緒として今後の活用を期待したい．

---

**★3 在宅酸素療法遠隔モニタリング加算**
平成30年度診療報酬改定においてわが国のエビデンス[13]をもとに新設された．COPDの病期分類でⅢ期以上の在宅酸素療法患者で情報通信機器を活用して，血圧・脈拍・酸素飽和度などの状態について定期的にモニタリングを行い，状況に応じて療養上必要な指導や受診を促すよう対応する（未受診月において，月1回150点）．前述の看護師による遠隔モニタリング介入群と対照群におけるCOPD増悪率の比較を目的とした無作為比較試験では介入によって増悪が32.9%減少した[13]．

## おわりに

● 質の高い医療を提供するためには医療連携の質も高めるよう地域にかかわることが必須の時代となった．集患を目的とした病診連携が叫ばれて久しいが，地域包括ケアシステムの推進が行われている今こそ連携の基盤としてあらためて見直し，「地域に根ざした」病診連携に発展させる好機といえる．専門医としてプロセスマネジメントの考え方を踏まえて地域の多くの医療者を巻き込み，連携医療の技術を向上させることで地域社会に貢献していくことが望まれる．

（堀江健夫）

## 文 献

1) 日本医療病院管理学会学術情報委員会編．医療・病院管理用語事典．市ヶ谷出版社；2011.

2) Kruis AL, et al. Integrated disease management interventions for patients with chronic obstructive pulmonary disease. Cochrane Database Syst Rev 2013；(10)：CD009437.

3) Wagner EH. Chronic disease management：what will it take to improve care for chronic illness? Eff Clin Pract 1998；1：2-4.

4) Adams SG, et al. Systematic review of the chronic care model in chronic obstructive pulmonary disease prevention and management. Arch Intern Med 2007；167：551-61.

5) 厚生労働省ホームページ．地域包括ケアシステム．
https://www.mhlw.go.jp/stf/seisakunitsuite/bunya/hukushi_kaigo/kaigo_koureisha/chiiki-houkatsu/，2019年1月10日アクセス．

6) 一ノ瀬正和ほか．日本における慢性閉塞性肺疾患（COPD）患者の大規模電話実態調査―Confronting COPD Japan Survery．日呼吸会誌 2007；45：927-35.

7) 日本呼吸器学会COPDガイドライン第5版作成委員会編．COPD（慢性閉塞性肺疾患）診断と治療のためのガイドライン2018，第5版．日本呼吸器学会；2018.

8) 植木純ほか．呼吸リハビリテーションに関するステートメント．日本呼吸ケア・リハビリテーション学会誌 2018；28：95-114.

9) Wuytack F, et al. Comparison of outpatient and home-based exercise training programmes for COPD：A systematic review and meta-analysis. Respirology 2018；23：272-83.

10) Horton EJ, et al. Comparison of a structured home-based rehabilitation programme with conventional supervised pulmonary rehabilitation：a randomised non-inferiority trial. Thorax 2018；73：29-36.

11) Mackay AJ, et al. Usefulness of the Chronic Obstructive Pulmonary Disease Assessment Test to evaluate severity of COPD exacerbations. Am J Respir Crit Care Med 2012；185：1218-24.

12) 厚生労働省チーム医療の推進に関する検討会．チーム医療の推進について（チーム医療の推進に関する検討会報告書）．2010.

13) 亀井智子ほか．COPD在宅酸素療法実施者への在宅モニタリングに基づくテレナーシング実践の急性増悪および再入院予防効果―ランダム化比較試験による看護技術評価．日本看護科学会誌 2011；31：24-33.

# Mini Lecture
## 身体障害者手帳の申請と公的支援──受けられる福祉サービス，助成（国，地方）

### 身体障害者手帳と取得者数の年次推移

身体障害者福祉法（以下，身障法）により受けることができる公的支援は，患者の社会的あるいは経済的な負担を軽減し，QOLの改善に寄与すると考えられる．

厚生労働省が平成28年度に全国約2,400の国勢調査区で施行した「平成28年度生活のしづらさなどに関する調査」における障害種別にみた身体障害者手帳（以下，身障者手帳）所持者数は年々増加傾向にあり，その数は400万人を超えた．「呼吸器機能障害」が含まれる「内部障害」についても同様に増加傾向にある（**1**）[1]．

### 身障者手帳の申請方法と等級について

身障者手帳は，身障法に示されている一定の機能障害を有する者に対して，都道府県知事から交付されるものである．身障法の指定医が記載した身障者診断書と意見書を，患者側から市

**1** 障害種別にみた身障者手帳所持者数（推定値）

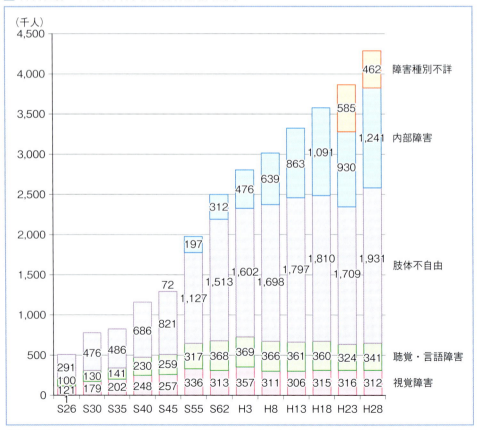

（厚生労働省社会・援護局障害保健福祉局 企画課編．平成28年生活のしづらさなどに関する調査（全国在宅障害児・者等実態調査）：結果の概要．2018．p.2-3[1]より）

町村の福祉事務所あるいは障害福祉担当課に提出し，都道府県知事が交付の必要性を決定する（**2**）[2]．

日本呼吸器学会が報告した「在宅呼吸ケア白書」では，身障者手帳の勧めについては，「主治医」からが最多であり，主要情報源と考えられる．したがって，身障者手帳の申請において，主治医の果たす役割は非常に大きい．身障者手帳の対象となる患者が，申請をせずに本来受けられる福祉サービスを受けずにいることがないようにしたい．そのためには，主治医は，身障者手帳の申請基準や方法，そして受けることのできる公的支援の内容を熟知し，患者の呼吸器機能障害の評価を定期的に行い，身障者手帳の申請の対象となった患者に対しては，速やかに申請を勧められるようにしたい[3]．また，呼吸器診療に従事している場合は，呼吸器機能障害における身障法の指定医になっておくと便利である（**ADVICE**）．

身障者等級は，呼吸器機能障害の程度により決定される（**3**）[2]．その判定には，臨床症状，

### 2 身体障害者手帳の申請と取得

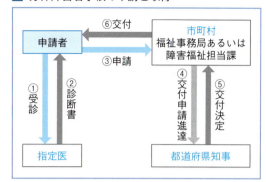

(日本呼吸器学会COPDガイドライン第5版作成委員会編．COPD〈慢性閉塞性肺疾患〉診断と治療のためのガイドライン2018，第5版．日本呼吸器学会；2018[2] より)

動脈血酸素分圧，呼吸機能検査所見が必要であり，その際，呼吸機能検査所見は，予測肺活量1秒率（指数）が用いられる．なお，呼吸器機能障害の等級は，1級，3級，4級で構成され，2級，5級，6級は存在しない．

予測肺活量1秒率は，スパイロメトリーで測定された1秒量の予測肺活量に対する百分率で

---

> **ADVICE**
>
> **身体障害者福祉法第15条指定医の申請について**
>
> 　身障者手帳の申請書類（身体障害者診断書・意見書）の作成には，身体障害者福祉法第15条の規定に基づく指定を受けた医師であることが必要である．医師の指定申請は，原則として1人1科目となっている．医師の指定は都道府県ごとに行われるが，審査基準が各都道府県で同一ではないため，指定を受けやすいところとそうでないところが存在することになる．たとえば，呼吸器機能障害における指定を受けるために必要な診療の経験年数は，神奈川県では，①病院または診療所において，呼吸器機能障害の医療に関係のある診療科の診療に5年以上専ら従事していること．あるいは，②病院のうち大学病院またはこれに準ずる病院においては，呼吸器機能障害の医療に関係のある診療科の診療に3年以上専ら従事していること，となっており，大学病院での診療歴がある場合は，条件が大きく緩和されている．一方，東京都の指定は，主として標榜する診療科名について，医師免許を取得した後，大学病院またはそれに準ずる病院の当該診療科で，5年以上の臨床経験を有するもの，となっている．なお，呼吸器機能障害の医療に関係のある診療科名としては，神奈川県では，内科，呼吸器内科，気道食道内科，外科，呼吸器外科，気管食道外科，胸部外科，小児科，小児外科，リハビリテーション科としている（東京都では，条件を満たせば神経内科も可としている）．また，申請書類として，大阪府では，該当する専門分野に関する業績として，①論文・学会発表リスト（筆頭論文3編以上が望ましい），②該当する専門分野の学会の専門医，認定医，指導医の写しの提出を求めている．

## Mini Lecture

### ③ 呼吸器機能障害等級

| 級数 | 区　分 | 解　説 |
|---|---|---|
| 1級 | 自己の身辺の日常生活活動が極度に制限されるもの | 呼吸困難が強いため歩行がほとんどできないもの．呼吸障害のため指数の測定ができないもの．指数が20以下のもの，または動脈血酸素分圧が50 Torr以下のもの． |
| 3級 | 家庭内での日常生活活動が著しく制限されるもの | 指数が20を超え30以下のもの，もしくは動脈血酸素分圧が50 Torrを超え60 Torr以下のもの．またはこれに準ずるもの． |
| 4級 | 社会での日常生活活動が著しく制限されるもの | 指数が30を超え40以下のもの，もしくは動脈血酸素分圧が60 Torrを超え70 Torr以下のもの．またはこれに準ずるもの． |

(2018年3月現在)

(日本呼吸器学会COPDガイドライン第5版作成委員会編．COPD〈慢性閉塞性肺疾患〉診断と治療のためのガイドライン2018，第5版．日本呼吸器学会：2018[2]より)

### ④ 身体障害者福祉法等による自治体の福祉サービス例

| | |
|---|---|
| 医療 | 重症心身障害者医療費の助成 |
| | 老人保健医療の給付（65歳以上） |
| | 更生（育成）医療の給付 |
| 手当・年金等 | 特別児童扶養手当 |
| | 重度心身障害児福祉手当 |
| | 特別障害者手当・障害児福祉手当 |
| | 障害基礎年金・障害厚生年金 |
| | 心身障害者扶養年金 |
| 税 | 所得税・住民税の控除 |
| | 自動車税・自動車取得税の減免 |
| 割引・減免 | 鉄道・バス・航空運賃等の割引 |
| | タクシー料金の割引 |
| | 有料道路運賃料金の割引 |
| | NTT番号案内料金の減免 |
| | NHK放送受信料の減免 |
| 介護 | 重度心身障害児・者の短期入所 |
| | ホームヘルパーの派遣 |
| 生活 | ネブライザー等の給付（貸与） |
| | 在宅酸素療法患者に対する電気代助成 |
| | 住宅改造費助成 |
| | 公営住宅の優先入居 |
| | 福祉タクシー利用金助成 |
| | 重度障害者入浴サービス |
| | 自動車改造費助成 |
| | 自動車運転免許取得費助成 |

(日本呼吸器学会COPDガイドライン第5版作成委員会編．COPD（慢性閉塞性肺疾患）診断と治療のためのガイドライン2018，第5版．日本呼吸器学会：2018[2]より)

ある．臨床現場でよく使用されるいわゆる「1秒率」は，実測値努力肺活量（Gaensler）を用いるため，予測肺活量1秒率とは異なり，注意を要する．

なお，常時人工呼吸器を必要とする患者は1級として認定されることとなっている一方で，夜間のみの使用の場合はそれに該当しない．

### 身障法により受けることが可能な福祉サービス

身障法に基づき受けることが可能な福祉サービスは，④に示したとおりである[2]．医療費の助成については，各都道府県および政令指定都市・中核市の独自制度であり，対象者や所得制限などはそれぞれの地域で条件が異なる．通常，医療費の助成制度の対象者となるのは，身体障害者手帳の等級が，重度の1級と2級の地域が多い．たとえば東京都では，1級と2級（および3級の呼吸器機能障害を含む内部障害の一部）では医療費の自己負担が1割になる．ただし，1割負担の場合でも，月あたりに負担する上限額が定まっており，どんなに高額な医療費になっても，この上限金額までの負担ですむ．一方で，医療費の助成には所得制限があり，収入が多いと対象外となる．

呼吸器機能障害による身障者が希望することが多い日常生活用具・補装具として，パルスオキシメータ，ネブライザー，吸引器があげられる．これらは，おおむね3級以上が給付の対象

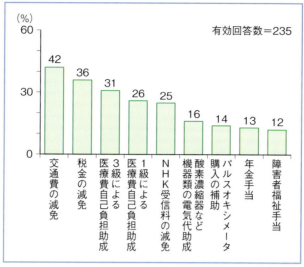

**5** 身障者手帳で受けているサービス

(日本呼吸器学会肺生理専門委員会在宅呼吸ケア白書 COPD疾患別解析ワーキンググループ編. 在宅呼吸ケア白書 COPD（慢性閉塞性肺疾患）患者アンケート調査疾患別解析. 日本呼吸器学会；2013[3]より)

となることが多いが，横浜市の場合は，パルスオキシメータは3級以上だが，ネブライザーと吸引器は全等級を対象としている．これらは，原則1割負担（月額上限負担額あり）で給付可能である．

**5** は，「在宅呼吸ケア白書」において有効回答を得ることができたCOPD患者235人のうち，それぞれの福祉サービスを受けている患者の割合を示したものである[3]．「交通費の減免」が42％（98/235人），「税金の減免」が36％（84/235人），「3級による医療費自己負担助成」が31％（72/235人）と高い割合を示した．一方で，身障者手帳を取得したものの，特に福祉サービスを受けていない患者は21/235（9％）であり，受けることが可能な福祉サービスについては，主治医からの情報提供が必要と考えられる．

## おわりに

主治医の認識不足により，身障者手帳の対象でありながら申請に至らず，本来受けることができる福祉サービスを受けることができていないケースが相当数あるものと考えられる．したがって，身障者手帳の対象となる患者に対しては，主治医が速やかに申請を促して，福祉サービスの積極的な利用を勧めることが重要である．

（原　悠，金子　猛）

### 文献

1) 厚生労働省社会・援護局障害保健福祉局 企画課編. 平成28年生活のしづらさなどに関する調査（全国在宅障害児・者等実態調査）：結果の概要. 2018. p.2-3.
2) 日本呼吸器学会COPDガイドライン第5版作成委員会編. COPD（慢性閉塞性肺疾患）診断と治療のためのガイドライン2018, 第5版. 日本呼吸器学会；2018.
3) 日本呼吸器学会肺生理専門委員会在宅呼吸ケア白書COPD疾患別解析ワーキンググループ編. 在宅呼吸ケア白書 COPD（慢性閉塞性肺疾患）患者アンケート調査疾患別解析. 日本呼吸器学会；2013.

# 索　引

## 和文索引

### あ

アクションプラン　341
アクリジニウム　172
アシストユース　167, 329
アジスロマイシン　207
アセチルシステイン　202, 203
アディポネクチン　83
アドエア　186
アノーロ　176, 189
アポトーシス　44
安静時エネルギー消費量　272
アンチオキシダント　43
アンブロキソール　202, 203

### い

息切れの評価方法　149
イギリス学説　45
胃食道逆流症　85
一酸化炭素　145
一酸化窒素　145
医療連携　338
インスリン抵抗性　86
インダカテロール　174, 183, 229
インダカテロール/グリコピロニウム　188, 232
インフルエンザワクチン　252, 323

### う

うっ血性心不全　160
ウメクリジニウム　173
ウメクリジニウム/ビランテロール　176, 189
ウルティブロ　175
運動中の呼吸困難の評価方法　150
運動負荷試験　137

### え

栄養障害　272
栄養評価　272
栄養補給療法　274
栄養療法　272
エピジェネシス　36
エラスチン　42
エリスロマイシン　207, 225, 325
エリプタ　336
エルゴメータ　138
遠位細葉型肺気腫　122
遠隔医療　342
炎症性メディエーター　6
エンドオブライフケア　293

### お

オキシダント　44
オキシダント・アンチオキシダント
　不均衡説　43
オートファジー　44
オピオイド　296
オランダ学説　45
音声振盪　118
オンブレス　229

### か

加圧式定量吸入器　329
喀痰検査　144
喀痰診療の原則　205
喀痰調整薬　200, 205
ガス交換障害　62
加速度計　266
カニュラ療法　318
加熱式タバコ　39, 245
カルボシステイン　202, 203, 206
簡易栄養状態評価表　272
簡易酸素マスク　284
簡易睡眠ポリソムノグラフィ検査
　140
換気・血流比不均等　62
換気補助療法　314
環境タバコ煙　248

### 間質性肺疾患　160
患者教育　322, 335
患者報告(型)アウトカム　151, 298
鑑別疾患　155
管理目標　219
緩和ケア　293

### き

奇異呼吸　117
気管支インターベンション　278
気管支拡張症　158
気管支拡張薬　171
気管支鏡的肺容量減量術　278
気管支喘息　156
気管支平滑筋弛緩　195
キサンチン誘導体　195
気腫合併肺線維症　106, 161
気腫性病変の評価　122
喫煙率　11, 243, 250
気道抵抗　60
気道病変の評価　124
機能的残気量　129
奇脈　118
急性呼吸不全　284
吸入コーチング　168
吸入酸素濃度　284
吸入ステロイド薬(ICS)　8, 103, 185
吸入療法　328
吸入療法支援　330
境界域低酸素血症　285
強制オッシレーション法　131, 134
莢膜ポリサッカライド　257
虚血性心疾患　83
去痰薬　205
気流閉塞　34, 56, 59
　──の可逆性試験　127
禁煙　90, 241
禁煙支援　244
禁煙指導　322
筋力トレーニング　269

## 索 引

### く

口すぼめ呼吸　60, 116
苦悶様顔貌　117
クラリシッド　207
クラリス　207
クラリスロマイシン　207
クリアナール　202
グリコピロニウム　172
グリコピロニウム/インダカテロール　175
グリコピロニウム/ホルモテロール　189
クリティカルパス　342
クリニカルパス　342
クリーンエア（一般社団法人）　20
グレリン　79

### け

経横隔膜圧差　140
経口栄養補給療法　274
経腸栄養剤　274
珪肺　158
経鼻高流量送気　315, 317
血中メディエーター　146
健康関連QOL　151
健康日本21　19
検出バイアス　238
減衰バイアス　238

### こ

口腔内圧測定　140
好酸球性COPD　99
好中球エラスターゼ　42
好中球性炎症性気道疾患　208
高二酸化炭素血症　283
高分解能CT　121
高流量鼻カニュラ酸素療法　284, 286
鼓音　118
呼気一酸化炭素　145
呼気一酸化窒素　96, 145
呼気凝集液　146
呼気終末肺気量　61
呼吸インピーダンス　132
呼吸器機能障害等級　346
呼吸機能検査　127

呼吸器リハビリテーション料　261
呼吸筋の評価　139, 140
呼吸ケア指導士　341
呼吸困難　149
呼吸性アシドーシス　283
呼吸不全　283
呼吸リハビリテーション　9, 260, 269, 323
　　――のプロセス　262
呼出煙　248
骨格筋機能障害　81
骨強度　80
骨質　80
骨折リスク　80
骨粗鬆症　80
骨密度　80
混合粉じん性じん肺　158
コンディショニング　262

### さ

最大吸気量　128
在宅医療　341
在宅酸素療法　284, 290
在宅酸素療法遠隔モニタリング加算　343
細葉　49
細葉中心型肺気腫　122
サーファクタント蛋白　146
サルコペニア　81, 117, 118, 154, 273
サルメテロール　174, 229
サルメテロール/フルチカゾン　186
残気率　130
残気量　130
酸素投与システム　283
酸素療法　283, 314

### し

ジェヌエア　173
脂質性メディエーター　217
ジスロマック　207
持続陽圧呼吸　314
疾患特異的質問票　152
疾患特異的尺度　151, 300
実行バイアス　238
指定医　345
シムビコート　186, 189
シャトルウォーク試験　137

修正Borgスケール　150
終末期医療　341
終末期ケア　294
終末糖化産物受容体　36
術後予測1秒量　93
出版バイアス　239
受動喫煙　241, 248
　　――の法的規制　250
受動喫煙防止条例　251
受動喫煙防止法　251
主流煙　248
上腕筋囲　272
上腕三頭筋部皮下脂肪厚　272
食事指導　273
除脂肪体重　272
人工呼吸器離脱プロトコル　317
心尖拍動　118
身体活動性　266
身体障害者手帳　344
身体障害者福祉法　344
心肺運動負荷試験　138
じん肺症　158
心不全　83

### す

睡眠時検査　140
睡眠時パルスオキシメトリー検査　140
睡眠時無呼吸症候群　86
睡眠ポリソムノグラフィ検査　141
ステロイド全身投与　320
ストレッチ　269
スパイロメトリー　127, 135, 223
スピオルト　176
スピリーバ　202, 229
スペリア　203

### せ

声音震盪　118
成長障害　67
静的肺過膨張　60
静肺コンプライアンス　129
世界COPDデー　29
脊柱起立筋横断面積　81
セルフマネジメント教育　265
セレベント　229
全身性炎症　51, 78

全身併存症　76
喘息・COPDオーバーラップ（AOC）
　96, 103, 156, 324
選択的PDE4阻害薬　215
選択バイアス　238
全肺気量　130

## そ

側面徴候　117
ソフトミストインヘラー　329

## た

大規模臨床試験　238
体プレティスモグラフ法　130
高畠研究（山形）　12, 25
タバコ煙　48, 248
たばこ規制枠組条約　250
タービュヘイラー　337
樽状胸郭　60, 117
炭鉱夫じん肺　158
短時間作用性$\beta_2$刺激薬　166, 311
短時間作用性抗コリン薬　166

## ち

チアノーゼ　117
地域包括ケアシステム　338
地域連携診療計画加算　342
地域連携パス　342
チオトロピウム　172, 202, 229
チオトロピウム/オロダテロール
　176, 232
チーム医療　338
チャンピックス　246
長期酸素療法　284
長時間作用性$\beta_2$刺激薬　84, 171
長時間作用性気管支拡張薬　182
長時間作用性抗コリン薬　84, 171

## つ

ツロブテロール　174

## て

低吸収領域　122
低酸素血症　283, 291

低酸素性血管収縮　62
ディスカス　336
テオフィリン　195, 325
　――の抗炎症作用　198
テリルジー　216
テレメディシン　342
電子タバコ　39
　――の副流煙　40
電子タバコリキッド　40
転写コアクチベーター　217

## と

動的肺過膨張　60, 128
糖尿病　85
動脈血酸素分圧　283
動脈血二酸化炭素分圧　283
ドライパウダー定量吸入器　329
トリプルセラピー　188
努力呼出曲線　127
トレッドミル　138

## な

長浜研究（京都）　13

## に

ニコチン依存症　244
日常生活動作　153
日本COPDサミット　30
ニューモバックスNP　257
ニンテダニブ　111

## ね

ネクロトーシス　45
ネブライザー　311, 329
ネブライザー式酸素吸入装置　284

## は

バイアスリスク　238
肺移植　277
肺炎球菌ワクチン　7, 253, 257, 323
バイオマーカー　142
バイオマス燃料　33
肺拡散能力　130
肺過膨張　60

肺癌　89, 110
　――の合併症としてのCOPD　93
　――の予防　90
肺気腫　4, 49, 56, 107, 122
　――の病型　50
肺気量分画　129
肺血管の変化　124
肺高血圧症　110
杯細胞増生　56
肺線維症　107
肺年齢　128, 244
肺の健康ダイアリー　335
肺容量減量術　277
バケツの取っ手運動　117
ばち指　117
鼻カニュラ　284
バレニクリン　246
汎細葉型肺気腫　122
ハンディヘラー　172

## ひ

非喫煙者のCOPD　71
久山町研究（福岡）　13
ヒストン脱アセチル化酵素　37
ビソルボン　203
びまん性汎細気管支炎　156
ビランテロール/フルチカゾン　186
ピルフェニドン　111

## ふ

不安症　85
フィブリノーゲン　146
フェネストラ　50
副鼻腔気管支症候群　156
副流煙　248
藤原京研究（奈良）　13
ブデゾニド/グリコピロニウム/ホル
　モテロール　189
ブデゾニド/ホルモテロール　189
フドステイン　202
ブリーズヘラー　172, 175
フルチカゾン/ウメクリジニウム/ビ
　ランテロール　189
フルチカゾン/ビランテロール　189
フレイル　117, 154
プレドニゾロン　313

プロテアーゼ・アンチプロテアーゼ
不均衡説　42
フローボリューム曲線　129
ブロムヘキシン　202
分煙　249

## へ

閉塞性換気障害　59, 70, 107
閉塞性細気管支炎　156
平地歩行試験　137
ベクロメタゾン　185
ベクロメタゾン/ホルモテロール/グ
リコピロニウム　188
ベンチュリマスク　284
扁平上皮化生　56

## ほ

包括的質問票　152
包括的尺度　151, 300
包括的リハビリテーション　85
報告バイアス　238
補助換気療法　283
歩数計　266
北海道COPDコホート研究　22, 57
ホルモテロール　174
ホルモテロール/ブデゾニド　186
ポンプの持ち手運動　117

## ま

マイクロバイオーム　32
マイトファジー　45
マクロライド系抗菌薬　207, 324
末梢血好酸球　146
マッチ試験　119
マトリックスメタロプロテアーゼ
35, 40, 42
慢性気管支炎　4
慢性呼吸器疾患認定看護師　341
慢性呼吸不全　284
慢性持続性喘息　34
慢性疾患ケアモデル　338
慢性非特異的肺疾患　2
慢性閉塞性肺疾患→COPD

## み

ミオカイン　82, 274

## む

ムコソルバン　202, 203
ムコダイン　202, 203
ムコフィリン　202, 203
ムチン　144, 200

## も

モバイルヘルス　265
モルヒネ　295

## や

薬剤耐性　311

## ゆ

有酸素運動　270
誘発喀痰検査　144

## よ

抑うつ　85
予測肺活量1秒率　345

## り

リアクタンス　134
リンパ脈管筋腫症　159
リンパ濾胞　51

## れ

レスキュー・ユース　329
レスピマット　172
レルベア　186, 189

## 数字・欧文索引

### 数字・記号

1秒率　70, 127
1秒量　70, 127
6分間歩行試験　137
％IBW　273

### ギリシャ文字

$\alpha_1$-アンチトリプシン　42
$\alpha_1$-アンチトリプシン欠損症　35
$\beta$遮断薬　83

### A

ABCアプローチ　9
ACIP（Advisory Committee on
Immunization Practices）　258
ACO（asthma-COPD overlap）　96,
103, 156, 324
── を示唆する所見　100
ADAM33　36
ADL（activity of daily life）　153
ADL評価　153
air trapping　60, 121, 166, 314
antimicrobial resistance（AMR）
311
apoptosis　44
AQS（Automated Quantification
System）　109
asthma-like features　192
asthmatic bronchitis　185
autophagy　44
AWGS（Asian Working Group for
Sarcopenia）　81

### B

barrel chest　117
BDI（baseline dyspnea index）　149
*BICD1*遺伝子　36
bioelectrical impedance analysis
（BIA）　272
BLNAR（$\beta$-lactamase-negative,
ampicillin-resistant）株　312

索引

blue bloater 53, 117
BODE index 139
BOLD Study 11
Borg CR-10 (Category-Ratio 10) 150
bronchiolitis obliterans 156
bronchoscopic lung volume reduction (BLVR) 278

## C

CALIPER (Computer-Aided Lung Informatics for Pathology Evaluation and Rating) 109
cardiac dullness 118
cardiopulmonary exercise test (CPET) 138
CAT (COPD assessment test) 152, 162, 164, 300, 302
CCL-18/PARC 146
ceramide 44
childhood disadvantage factors 67
CHRNA3遺伝子 36
CHRNA5遺伝子 36
CHRNB4遺伝子 36
chronic nonspecific lung disease (CNLD) 2
chronic obstructive lung disease (COLD) 2
clubbed finger 117
$CO_2$ナルコーシス 284, 314
coarse crackles 118
combined pulmonary fibrosis and emphysema (CPFE) 106, 161
continuous positive airway pressure (CPAP) 314
COPD (chronic obstructive pulmonary disease)
── における気道過分泌発現機序 200
── の2段階治療 210, 236
── の安定期の治療管理 7
── の画像診断 120
── の鑑別疾患 155
── の管理目標 298
── の質問票 162
── の終末期 293
── の進行 306
── の増悪 9, 306

── の増悪機序 212
── の増悪期の呼吸管理 314
── の増悪予防 322
── の定義 4, 6
── のバイオマーカー 142
── の病因 42
── の病型 3
── の病理 48
── のフェノタイプ分類 226
── の薬物療法の変遷 181
── の有病率 11
COPDエデュケーターフォーラム 335
COPDガイドライン 2, 6
COPD合併肺癌 90
COPD啓発プロジェクト 19
COPD疾患概念の歴史的変遷 2
COPD死亡数 14, 16
COPD潜在患者数 27
COPD体操 269
COPD治療中の肺癌治療 92
COPD年齢調整死亡率 16
COPDGene study 106
COPD-PS (COPD population screener questionnaire) 162, 163
CRP 146
CRQ (chronic respiratory disease questionnaire) 152, 300, 302
CT値 121
Cu依存性リシルオキシダーゼ 108
CXCL8 40
CYP遺伝子 35

## D

depletion of susceptibles 191
diffuse panbronchiolitis (DPB) 156
DLco 130
dry powder inhaler (DPI) 172, 329
dual energy X-ray absorptiometry (DXA) 272
DYNAGITO試験 233
dynamic hyperinflation 60
dysanapsis 68
Dyspnea-12 149

## E

ECLIPSE研究 58, 85, 143, 146
elafin 43
end-expiratory lung volume (EELV) 61
endothelial monocyte-activating protein II (EMPAII) 44
environmental tobacco smoke (ETS) 248
EPHX1遺伝子 35
EWGSOP 273
exhaled breath condensate (EBC) 146

## F

FAM13A遺伝子 36
features of asthma 192
FeNO (fractional exhaled NO) 96, 101, 145
$FEV_1$ 70, 127
$FEV_1$/FVC 127
forced oscillation technique (FOT) 134
frailty 118
Framework Convention on Tobacco Control (FCTC) 250
F-V曲線 129

## G

GesEPOC 58, 97, 225
Goddard法 122
GOLD 3, 299
GOLDドキュメント 222
GOLD日本委員会 19, 29
GOLDリボン 30
GOLD ABCD分類 187, 221, 299
GOLD combined assessment 299
GST遺伝子 35

## H

HADS (Hospital Anxiety and Depression Scale) 85
He希釈法 130
health-related quality of life (HRQOL) 151

353

*HHIP*遺伝子　36

high flow nasal cannula oxygen therapy（HFNCOT）　284, 286

high resolution CT（HRCT）　121

histone deacetylase（HDAC）　37

*HMOX1*遺伝子　35

home oxygen therapy（HOT）　284, 290

Hoover徴候　60, 117

hypoxemia　283

hypoxic vasoconstriction　62

## I

ICT　342

IL-1$\beta$　35

IL-6　36, 79, 82, 275

IL-8　82, 146

IMPACT試験　189

inducible nitric oxide synthase（iNOS）　82, 96, 145

inhaled corticosteroid（ICS）　8, 103, 185

INTENSITY試験　229

INVIGORATE試験　229

IOS　134

iQOS（アイコス）　39

*IREB2*遺伝子　35

## K

KRONOS試験　189

Kussmaul徴候　117

## L

LABA（long-acting $\beta_2$-agonist）　84, 171, 229

LABA/ICS　186

LAMA（long-acting muscarinic antagonist）　84, 171, 229

LAMA/LABA配合剤　175, 181, 232, 235

LC3B　45

LCADL（London Chest ADL scale）　153

lean body mass（LBM）　272

LIBERATE研究　278

Living Well with COPD　336

long term oxygen therapy（LTOT）　284

low attenuation area（LAA）　122

lung volume reduction coil（LVRC）　279

lung volume reduction surgery（LVRS）　277

lymphangioleiomyomatosis（LAM）　159

## M

matrix metalloproteinase（MMP）　35, 40, 42

Medical Outcomes Study Short-Form 36-Item（SF-36）　152, 300

metabolic equivalents　267

METs　267

minimal clinically important difference（MCID）　239, 302

Mini Nutritional Assessment Short-form（MNA®-SF）　272

mitophagy　45

mMRC（modified British Medical Research Council）　149, 169

MostGraph　134

MUC5AC　200

## N

nasal high flow insufflation（NHFI）　315, 317

necroptosis　45

NELSON trial　92

neutrophil elastase（NE）　40

neutrophil gelatinase-associated lipocalin（NGAL）　101

NHP（Nottingham Health Profile）　300

NICE study　11

NPPV　286

nuclear factorerythroid 2-related factor 2（Nrf2）　43

nuclear factor $\kappa$B（NF-$\kappa$B）　44, 82

## O

OCD（oxygen cost diagram）　149

## P

p38 MAPK　40

PaCO$_2$　283

PaO$_2$　283

paradoxical pulse　118

passive smoking　248

patient reported outcome（PRO）　151, 298

PCV13　253, 258, 323

PDCAサイクル　342

PEmaxの予測式　140

PGC-1$a$　275

PImaxの予測式　140

pink puffer　54, 116

PLATINO Study　11

PneumRx®　279

POET試験　229

positive endexpiratory pressure（PEEP）　314

PPSV23　253, 257, 323

predicted postoperative FEV$_1$（PPO-FEV$_1$）　93

pressured metered drug inhaler（pMDI）　329

*Pseudomonas*　34

pulmonary rehabilitation　9, 260, 269, 323

## Q

QOL（quality of life）　298

　——の評価　151, 298

QOL質問票　300

## R

RAGE　36

rapid shallow breathing　287

RASS（Richmond Agitation-Sedation Scale）　316

RENEW研究　279

reported exacerbation　309

respiratory failure　283

resting energy expenditure（REE）　272

rhonchi　119

ring shadow　121, 124

roflumilast　215, 225

RTP801　44

## S

SABA (short-acting $\beta_2$-agonist)　166, 311
SABA アシストユース　169
SAMA (short-acting muscarinic antagonist)　166
sarcopenia　81, 117, 118, 154, 273
Schamroth徴候　117
secretory leukocyte protease inhibitor (SLPI)　43
sedentary behavior　268
*SERPINA1*遺伝子　35
SF-36　152, 300
SGRQ (St. George's Respiratory Questionnaire)　152, 162, 175, 300, 302
SGRQ-C　302
SHINE研究　232, 237
shuttle walk test (SWT)　137
sinobronchial syndrome (SBS)　156
six-minute walk test (6MWT)　137

sleep apnea syndrome (SAS)　86
Sniff圧　140
sniff nasal inspiratory pressure (SNIP)　140
*SOD*遺伝子　35
soft mist inhaler (SMI)　329
SPARK試験　233
SP-D　36, 146
SpO$_2$　141
static hyperinflation　60

## T

tactile fremitus　118
TAZ　217
Tc1型CD8$^+$細胞　51
TDI (transition dyspnea index)　149, 175
teach-back法　332
TLR4　36
TNF　79
*TNF*遺伝子　35
TORCH trial　90
tram line　121, 124
TRIBUTE試験　188
tympanic sound　118

## U

unreported exacerbation　309, 322
UPLIFT試験　64, 84

## V

$\dot{V}$a　283
VAS (visual analogue scale)　150
vascular endothelial growth factor (VEGF)　44
$\dot{V}$CO$_2$　283
VIVACITO試験　232
vocal fremitus　118

## W

wheezes　118

## X

Xe-CT　125

## Z

Zephyr$^®$ endobronchial valve　278

中山書店の出版物に関する情報は,小社サポートページを
御覧ください.
https://www.nakayamashoten.jp/support.html

呼吸器疾患 診断治療アプローチ

# COPD 慢性閉塞性肺疾患

2019年9月10日　初版第1刷発行 ©
〔検印省略〕

| 専門編集 | ——— | 金子　猛 |
| 発行者 | ——— | 平田　直 |
| 発行所 | ——— | 株式会社 中山書店 |

〒112-0006 東京都文京区小日向4-2-6
TEL 03-3813-1100（代表）
振替 00130-5-196565
https://www.nakayamashoten.jp/

装丁 ——————— 花本浩一（麒麟三隻館）

印刷・製本　　株式会社 真興社

Published by Nakayama Shoten Co., Ltd.
ISBN 978-4-521-74529-9　　　　　　　　　　　　　　　　　　　　　Printed in Japan
落丁・乱丁の場合はお取り替え致します.

・本書の複製権・上映権・譲渡権・公衆送信権（送信可能化権を含む）は株式会社中山書店が保有します.
・JCOPY 〈（社）出版者著作権管理機構 委託出版物〉
本書の無断複写は著作権法上での例外を除き禁じられています．複写される場合は，そのつど事前に，（社）出版者著作権管理機構（電話03-5244-5088，FAX 03-5244-5089，e-mail:info@jcopy.or.jp）の許諾を得てください．

本書をスキャン・デジタルデータ化するなどの複製を無許諾で行う行為は，著作権法上での限られた例外（「私的使用のための複製」など）を除き著作権法違反となります．なお，大学・病院・企業などにおいて，内部的に業務上使用する目的で上記の行為を行うことは，私的使用には該当せず違法です．また私的使用のためであっても，代行業者等の第三者に依頼して使用する本人以外の者が上記の行為を行うことは違法です．

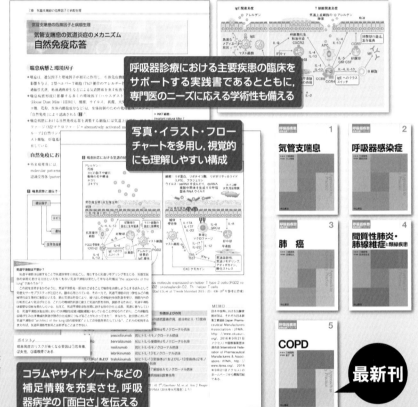